# 看護実践における認知行動療法

編
Sharon Morgillo Freeman, PhD, MSN, RN-CS
Arthur Freeman, EdD, ABPP

監訳
白石裕子

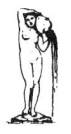

星 和 書 店

Seiwa Shoten Publishers

2-5 Kamitakaido 1-Chome
Suginamiku Tokyo 168-0074, Japan

# Cognitive Behavior Therapy in Nursing Practice

editors

Sharon Morgillo Freeman, PhD, MSN, RN-CS

and

Arthur Freeman, EdD, ABPP

Translated from English

and supervised

by

Yuko Shiraishi, RN, Med

*English Edition Copyright © 2004 by Springer Publishing Company, LLC,*
*New York 10036*
*Japanese Edition Copyright © 2008 by Seiwa Shoten Publishers, Tokyo*

# 目 次

序　文　xvii

個人的経験　xix

## 第1部　認知行動療法と看護実践

### 第1章　認知行動療法とロイ適応モデル：看護実践へのCBTの統合 —— 3

理論とモデルの一般的な概観　4

精神科看護　6

概念の理論体系の開発　7

　　CBTとRAMの類似点　7

認知行動療法の概観　9

　　CBTの基本原理　9

　　CBT概念　10

　　スキーマ　11

　　学習と感情　12

ロイ適応モデルの概観　14

　　モデルの開発　14

　　基本原理と仮定　16

　　適応の中心概念　17

　　刺激のタイプ　19

　　対処反応　20

　　適応様式　22

　　CBTとRAMの統合　23

行　動　24
　　　環　境　25
　要　約　26
　　〈参考文献　28〉

## 第2章　CBT技法の概観 ──────────── 31
　治療的介入　32
　認知的変化における問題　33
　行動的変化における問題　34
　情緒的変化における問題　35
　治療への認知行動療法的アプローチ　36
　　協働的治療関係　36
　　認知的ケースフォーミュレーション　37
　　構　造　38
　　認知モデルのための患者の社会化　38
　　認知行動技法　38
　　ノーマライゼーション　39
　　技法の実例：ジョンのケース　40
　　現在の問題　40
　　ケースフォーミュレーション　41
　　治療方略　42
　　ABCモデル　42
　　気分と活動スケジュール表　43
　　毎日の気分日記　43
　　感情選択技法　44
　　不安調査　45
　　領域モデル　46
　　　●100人の人技法　47　　●娘技法　48

　　　　　　　　　　　　　　　　　　　　　　　　　　　　目　次　v

　　　行動調査　49
　　医療実践におけるCBT技法の適用　50
　　結　論　50
　　　〈参考文献　51〉

# 第2部　認知行動療法による特定症状の治療

## 第3章　うつ病 ─────────────────── 55

　　薬物療法　55
　　アセスメント　57
　　うつ病の認知理論　58
　　認知の三つ組　59
　　スキーマ　60
　　認知の歪み　62
　　　自動思考　64
　　　　●うつ病の行動的側面　65
　　CBTとうつ病　66
　　認知行動療法のプロセス　68
　　　最初のセッション　68
　　　　●典型的なセッションの構造　72　　●事例A　76
　　　セラピーの中期段階　78
　　　　●事例B　80　　●仮説の検証　81
　　　　●セラピーにおける感情の用い方　83　　●ホームワーク　84
　　　治療の最終段階　87
　　　　●再発予防計画　87
　　結　論　89
　　　〈参考文献　90〉

## 第4章 不安スペクトラム障害 ― 95

### 文献レビュー　97
　特定の恐怖症　97
　パニック障害と広場恐怖　98
　全般性不安障害　99
　社会恐怖　99
　心的外傷後ストレス障害　100
　強迫性障害　100

### 問題の討議　101
　特定の恐怖症　103
　パニック障害と広場恐怖　104
　全般性不安障害　106
　社会恐怖　107
　心的外傷後ストレス障害　108
　強迫性障害　109

### CBT，薬物療法，連携的実践の問題　110
　選択的セロトニン再取り込み阻害薬　111
　ベンゾジアゼピン　113
　ベータ遮断薬　114

### 認知行動療法　114
　エクスポージャー法（暴露法）　114
　特定のテクニック　116
　リラクゼーション訓練　119
　筋緊張の適用　119
　呼吸再訓練法　120
　事　例　120

### まとめと今後の方向性　122

　〈参考文献　123〉

## 第 5 章　物質乱用障害 ——————————————— 127

 依存と乱用の総合的概観　128

  禁断症状　129

   ● アヘン剤　129　　● アルコール　132

   ● ベンゾジアゼピンまたはバルビツール　132　　● ハルシノゲン　132

   ● アンフェタミンとメタンフェタミン　133　　● 吸入剤　133

   ● マリファナ　134

  臨床的解毒の概観　134

  脳報酬系の神経薬理学　135

   ● 耐性，禁断症状，痛覚刺激　135

  疼痛障害と物質乱用との関連　136

  物質乱用と人格障害との識別　138

 認知と行動，治療の選択肢　140

  変化モデルの修正段階　140

  変化への動機づけと行動観察　141

  変化への阻害要因　143

  CBT と物質関連障害　148

  入院中の物質乱用患者　149

  事　例　151

   ● 既　往　151　　● 診断的印象　153　　● 事例検討　153

 物質乱用患者の治療への取り組み　155

 まとめと今後の方向性　158

  〈参考文献　160〉

## 第 6 章　慢性疼痛の管理 ——————————————— 163

 慢性の痛みに関する感情的な反応　164

  抑うつと痛み　164

  心配と痛み　165

思考能力と痛み　166
　認知スタイル　167
　痛みに対する行動　169
　認知行動的介入　170
　利益の維持管理　172
　鎌状赤血球症（SCD）の慢性疼痛のためのCBT　173
　　SCDにおける慢性疼痛　173
　　　●プロジェクトの目的　174　●研究デザイン　175　●被験者　175
　　　●手　順　175　●対象者の特徴　176　●心理的尺度　177
　　　●その他に集められた情報　178　●結果と議論　179
　　治療に対する患者の評価　181
　まとめ　182
　謝　辞　183
　　〈参考文献　183〉

# 第7章　認知行動療法と慢性疾患 ―― 189
　身体活動に影響を与えている疾病の全国的発生率　190
　精神科の合併症　191
　ハイリスク，あるいはクリティカルな患者　193
　生活の質　195
　概念的な問題としての生活の質　196
　医学的ストレッサーに対する反応の評価　198
　病気をもつ患者の生活の質の測定　198
　　事　例　199
　変化と心臓リハビリテーションの段階　204
　治療についての論議　205
　興味深いその他の事項　207
　結論と今後の方向性　208

〈参考文献　209〉

## 第8章　外傷性脳損傷をもつ患者の認知行動療法　——— 213

　損傷のメカニズム　215
　ＴＢＩの重症度の連続性　216
　ＴＢＩに伴う機能的変化　216
　ＴＢＩに伴う精神医学的障害　218
　　　抑うつ　218
　　　不安障害　219
　　　物質乱用障害　220
　ＴＢＩのスクリーニング　220
　　　基準1：頭部の強打あるいは脳機能に影響を与える出来事を経験している　221
　　　基準2：意識喪失あるいは精神状態の変調を伴っている　221
　　　基準3：後遺症として，身体的，認知的，情動的変化がある　222
　照会の際の考慮事項　223
　ＴＢＩ患者へのＣＢＴの修正　223
　　　感情の後遺症の改善　228
　　　　●認知再構成法　229　　●統制と喜びの評定　229
　　　　●自己言明法の導入　230　　●リラクゼーション法　231
　　　　●エクスポージャー法（暴露法）　231
　薬物使用の際の留意点　232
　事　例　236
　　　　●アセスメント　236　　●ケースマネジメント計画　237
　　　　●ＣＢＴの第1局面　238　　●ＣＢＴの中間局面　238
　　　　●ＣＢＴの最終局面　239
　結　論　239
　　〈参考文献　239〉

## 第9章　終末期の問題 ——————————————— 247

文献レビュー　249

終末期問題に関する議論　252

治療的セッション　255

事　例　259

　事例1　259

　事例2　262

　事例3　264

要　約　265

〈参考文献　266〉


## 第10章　人格障害 ——————————————————— 269

背　景　270

スキーマ　271

　人格障害におけるスキーマの使用　275

診　断　278

治療目標　280

治療的関係　281

薬物療法　287

認知行動療法　288

　認知的技法　288

　行動的技法　290

PDクラスター　291

　クラスターA：妄想性，統合失調質，統合失調型　292

　　●クラスターA　例：妄想性PD　293

　クラスターB：反社会性，境界性，演技性，自己愛性　295

　　●クラスターB　例：境界性PD　295

　クラスターC：回避性，依存性，強迫性　298

●クラスターC　例：強迫性PD　　298

　まとめ　300

　　〈参考文献　301〉

# 第11章　精神病性障害 ──────────── 305

　はじめに　306

　精神病性障害　307

　文献レビュー　308

　理論的背景　310

　精神病性障害の偏見　313

　治療と環境の開発　318

　ゲーム理論　321

　薬物的問題　322

　まとめと今後の方向性　323

　　〈参考文献　324〉

# 第3部　特定の設定および特殊な集団

## 第12章　集団精神療法 ──────────── 333

　背　景　333

　集団療法の治療的側面　334

　　治療的契約　334

　　診断機能　335

　　一般性（普遍性）　336

　　関係性と支持　336

　　心理教育の形式　336

　　実験のための研究室　337

　　モデリングと社会技能訓練　337

　　　　個別治療に対する動機づけ　338
　　　　自　覚　338
　　　　新しい行動のリハーサル　339
　　　　資源管理　340
　グループの選択　340
　セッションの期間と頻度　341
　場所と設定　341
　治療者の変数　342
　今，ここでの焦点化　342
　ペースの設定　343
　認知療法　345
　　　　特異な言動の理解　345
　　　　歪みの分類（ラベリング）　346
　　　　内的会話の言語表現（自動思考）　347
　　　　エビデンスを疑うこと　347
　　　　脱破局化　348
　　　　有利な点と不利な点　350
　　　　適応的な自己命令を構成すること　351
　　　　リフレーミング　352
　　　　選択肢と二者択一の検討　353
　行動の手順　353
　　　　活動計画表　353
　　　　段階的な作業課題　353
　　　　行動の構成要素　354
　GCTにおける転移と逆転移　354
　治療へのアドヒアランス（遵守）欠如の勧告　355
　グループ認知療法：形式　356
　　　　自由なGCT　357

交替するテーマグループ　360

　　　プログラム化されたグループ　362

　　　家族グループ　365

　　　ホームワークのグループ　366

　　　その他のグループ　366

　まとめ　366

　　〈参考文献　367〉

# 第13章　高齢患者との仕事 ―――――――――――――― 369

　文献レビュー　370

　問題の議論　371

　　　個人的失敗　371

　　　不適格　372

　　　罰　373

　　　子育ての失敗　374

　　　負担　375

　　　放棄　376

　　　自律とコントロールの損失　376

　　　病気と死　377

　治療論争　378

　うつ病高齢者のためのCBTグループモデルの提案　382

　　　事例の概要　386

　将来的方向性　391

　　〈参考文献　392〉

# 第14章　カップルのためのCBT ―――――――――――― 395

　取り組み，問題および可能性　397

　契約の原則：セラピーで守るべき・べからず集　398

失望と怒り　399

競争か混同─精神病理学　401

愛着の障害もしくは問題　402

物質乱用　404

不倫　406

薬理学的介入　409

転移および逆転移　409

カップル機能における認識の役割　410

治療，再建，そして改造　411

カップルセラピーにおけるホームワーク　415

認知行動技法　416

事例　417

　事例1　417

　事例2　420

要約　422

〈参考文献　424〉

## 第15章　子どもと家族のためのCBT ─── 427

若者の照会　428

両親が尋ねる質問に取り組むこと　430

アセスメント　432

　親の報告書　432

　学校の報告書　433

　若者による自己報告書　433

　直接観察　433

若者照会に隠された思惑　434

子どもと青年に関する認識の歪み　435

家族システム　437

BASIC ID　438
微妙で明白なサイン　439
若者のためのCBT　441
親への働きかけのためのCBTの段階　442
CBTのための形式　443
　　若者だけ　443
　　若者と親　444
CBT技法　444
子どもの自殺　446
家族との作業　449
再婚家族あるいは混合家族のための活動　452
若者の人格障害　453
　　児童期の人格障害に対する議論　454
　　若者の人格障害に対する議論　454
　　児童期の人格障害の展望　455
　　家族とシステムの展望　455
　　機能に対する人格障害の影響　457
治療のために最適な焦点を選ぶこと　458
治療問題　459
要　約　459

　〈参考文献　461〉


# 第4部　結　論

## 第16章　追想，統合，展望 ── 465
追　想　465
統　合　466
　　活動性　466

　　　　指示的　　466
　　　　先見性　　467
　　　　時間限定性　　467
　　　　協働的　　467
　　　　重要他者と二次的資源の活用　　467
　　　　問題の焦点化　　468
　　　　構　造　　468
　　　　原動力　　468
　　　　心理教育的　　469
　　　　ホームワーク　　469
　　展　望　　469


索　引　　471
監訳者あとがき　　477
編　者　　480
執筆者　　482


　　　　　　　＊　　＊　　＊

　　　　〈本書に出てくる薬剤の表記について〉
●一般名の表記
　すべて小文字の英文で表記しています。
●商品名の表記
　日本で発売されているものは，カタカナで表記しています。
　日本未発売のものは，頭文字が大文字の欧文で表記しています。

# 序　文

　過去 20 年以上にわたって，認知行動療法（cognitive behavior therapy：CBT）は，広範な心理学的障害の治療における最も有効な心理モデルとして証明されてきた。これは短期間で効果的な―全体的なこころを扱うよりむしろネガティブな思考パターンや行動を「調整する（fixing）」ことを目的としている。さらに，理論的な有用性として，CBT は，スタッフの訓練，コンサルテーション，生産性や組織的発展といった領域についても応用できるものである。しかしながら，CBT は，臨床的な看護実践の文献においては，長い間放置されるか簡単に紹介されていたに過ぎない。本書は，多くの異なった患者集団への看護専門職の高度な実践的援助を約束することのできる幅広い洞察や介入を提供する。編者の Sharon Morgillo Freeman, PhD, MSN, APRN-CS と Arthur Freeman, EdD, ABPP は，看護と認知療法の領域で最も著名な著者を選び，章を組み立てた。

　上位の学位を取得したり，個別的な実践を発展させている精神科看護師が急速に増大している。上級実践看護師（advanced practice nurse：APN）は，様々な設定における包括的なアセスメントや予防や治療的アプローチの専門家である。これらのアプローチは，精神科薬物療法，身体合併症，相反する心理学的条件などにより，さらに複雑化しており，APN は，このような実践を導くための専門的な参考となる情報を必要としている。この情報には，研究的基礎をもち，経験的に試され，臨床的に証明されたものが必要である。本書は，APN にとって「最良の実践」の導きとなる結果をもたらすものであり，心理学的，身体的および看護理論と CBT に基づいた協働的実践基準の共同作用を含んでいる。

　この 25 年にわたって，Mahoney（1974, 1984）が提唱した「認知の革命

（cognitive revolution）」が去来した．もっとも革新的だったのは，その確立にふさわしい大変革の構造のための創設の門が，初期の改革者によって叩かれたことで進展したことである．CBT は，実践のモデル，実践の専門用語，行動的，力動的な治療者が出会う場所となった．過去 20 年以上に出現した広範な文献を通して，CBT は，実質的なすべての患者集団や治療内容や診断的カテゴリーに応用されてきた．この革命（とその文献）は，地球を旋回している．認知行動療法（CBT）の協会は，ヨーロッパ，北米，南米，アジア，オーストラリア，アフリカで設立されている．

　心理学の学問の中に初めて出現してから，CBT は多年にわたり主要な治療モデルの1つとして成長してきた．興味深いことに，初期の最も重要な貢献者は医師であった（たとえば Wolpe や Beck）にもかかわらず，CBT は，近年では精神科のみで扱われている．Goisman（1983）は，CBT が精神科に移行した問題を，より上級者や精神分析的指向の教授の権力と影響力があったためではないかとしている．健康と精神保健実践の領域で最も重要なものの1つである看護は，CBT 革命の一翼を担ってこなかった．その基礎となる研究者や学生はほとんどいなかった．しかし，いくつかの国，特にスウェーデンでは，看護師が CBT の発展に積極的に取り組んだ．

　本書の目的は，看護実践の本流に CBT を据えることである．編者の目的は，看護師のレベルがどうであっても，理論，研究，治療を包括的に集めた CBT の基礎的なテキストを提供することである．われわれは，このテキストブックが，APN のための専門的な参考書として大学院レベルの看護プログラムのテキストおよび看護実践における CBT のさらなる拡大を期待するものとして価値づけられると考えている．

# 個人的経験

Arthur Freeman

　1966年に，Arthur Freeman は，ニューヨークの自宅から約35マイル離れた小さなカレッジで初めての教職をスタートさせた。CBT のパイオニアの1人である Albert Ellis は，「近代社会における性」という科目の講師として，そのカレッジで講義を行っていた。Freeman は若手教員のメンバーとして，Ellis をニューヨーク市にある彼の研究所に迎えにいき（その研究所は，論理的生活：Rational Living のための施設で，今は Albert Ellis 研究所となっている）カレッジまで車で送り，講義が終了するとまた家まで送っていた。Freeman はその機会を楽しんだ。4時間の送迎の後，彼はこの CBT のパイオニアの，合理的で明確な思考を印象深く感じた。Freeman は，後に Ellis 研究所で研究を行い，ほぼ40年近く Ellis と強い学問的関係を持ち続けた。

　その後の10年以上，Freeman は，ニューヨークの Metropolitan Institute for Psychoanalytic Studies で研究活動を行い，精神分析モデルの基礎について学んだ。彼は，精神分析的精神療法の研究と実践を行い，個人分析を終了させた。彼はニューヨークのアドラー研究所（Alfred Adler Institute）でも学び，Kurt Adler, Alexandra Adler やその他多くの著名なアドラー派の人たちと共に勉学する機会を得た。個人分析としての精神力動的分析を終了させたにもかかわらず，Freeman は，1970年代の初期に個人的な危機を迎えた。彼は，そのとき，ニューヨークのコロンビア大学教育学部の博士課程の学生であった。彼は，自分の課程と博士論文のための研究をすべて終了し，印刷のためコンピュータセンターに向かったが，その研究の結果と考察の章は完成しないままであった。自宅で机の前に座って，いく晩も，博士論文を書くための気力をふり絞ろうとした。しかし，約8カ月たっても全く気力がでな

かったので，彼は心配し始めた。いったいどうなっているんだ？　彼は，博士論文のために必要なことが何もできていなかったし，罠にかけられているように感じた。治療者の常として，彼は作業を完成するための援助を得るセラピーを探そうと思った。個人分析の経験があったため，彼は，精神分析を行う治療者と会うことに決めた。当時，治療者は個人的な治療の代わりに，全員博士論文の完成に問題をもっている数人の博士課程の学生を集めグループセラピーを行っていた。このグループセラピーは，1週間に1度，彼らの博士論文の進捗についての話題に触れない話し合いを行っていた。

　このグループは博士論文の進捗についての話題には触れない状況で展開された。彼らは，博士課程の作業の最終段階に着手できないことについて可能な解釈や洞察や弁解をするよう提案された。彼らは，解釈や洞察があまりに多すぎたり，もしくはまだ十分ではないと考えていた。多分，そこには彼らの指とミステリアスに結合された，博士論文をタイプしたり書いたりすることへの無意識の抑圧や力動があったのかもしれない。ともかく，グループセラピーで素晴らしい洞察を得たにもかかわらず，彼らの中の誰も，それ以上の進歩がみられなかった。しかし，彼らは，大きな集団凝集性を発展させることになった。彼らは，お互いに優しくなった。誰も進歩のないことに関して他のグループメンバーに対して挑むことはなかった。結局，彼らは全員，個人が"準備（たとえば，洞察を発展させる）"が整ったときに，変化することができ，それ以前では無理であることを確信した。

　Freemanは，絶望に陥った。彼はどうしたか？　彼の指導教員と助言者は，博士論文を完成させるように圧力をかけた。彼の友人も，終了させるよう圧力をかけた。不幸なことに，治療グループのメンバーは，彼に終了させるよう圧力をかけなかった。なぜなら，彼は彼らと一緒に，多くの洞察を得ていたからである。結局，彼らは，自分たちは"準備"ができていないだけで，準備ができたら魔法のように博士論文を完成させることができると信じていた。彼は，こんな単純な話ではどうにもならないことを知っていた。彼は，物事を変化させるための何か先見的な行動を起こそうと決意した。洞察は簡

単だが，十分ではない（この考えがなかったら，治療における洞察と変化の役割についての大いなる洞察を彼は得られなかっただろう）。彼は，別の治療者に会いに行くことと，さらにグループセラピーを行うことを決めたが，この付け加えたセラピーについてはそのグループのメンバーには言わなかった。しかし，誰に会いに行くのか？　彼は，別の精神分析的治療者には会いに行かないと決めていた。なぜなら，変化のない洞察を一生懸命に行っていたからである。彼は，今までとは全然違う治療者を選ぼうと思い，Albert Ellis に予約をとることにした。彼の最初の経験から，Freeman は，Ellis は無意味でない（no-nonsense）という印象をもっていたし，Freeman はこの時点で彼の無意味でないアプローチが必要だということがわかっていたからである。

　Freeman がオフィスに入ると，Ellis は簡単に「私はあなたに何ができるでしょうか？」と訊ねた。Freeman は，彼に自分の目標は，できるだけ早く博士論文を終了させることだと話した。Ellis は，何があなたを中断させているのかと聞いた。Freeman は，この質問に対する準備ができていた。彼は，治療グループでの大いなる精神力動的な洞察の蓄積があったので，今やそれを使うときだと思っていた。彼は，Ellis に，自分の兄が歯科医で，"博士"の学位をもっており，彼と同じ称号を得るためにしぶしぶ博士に挑戦しており，それゆえ，博士課程が終了しないということを早口で話した。結局，彼が兄に挑戦したとしても，彼は，大きな不安を経験したことだろう。Ellis は，Freeman の手を取り，話を制止し，再び訊ねた。「何があなたの博士論文を中断させているのですか？」。Freeman は，Ellis は，聴覚障害があるのかと推測し，再び大きな声で自らのストーリーを話した。この時点で，Ellis は，彼を制止して言った。「フロイト派の無意味な話はやめて，何が現実にあなたを中断させているのかを話してください」。そのときの，治療的会話は，このようなものだった。

Ellis　：　以前に論文を書いたことはありますか？
Freeman：もちろん。

Ellis：　　　あなたは怠け者ですか？
Freeman：もちろん違います。
Ellis：　　　それならあなたは博士論文を書くために机の前に座っていないから，終わっていないのですね。多分，あなたの代わりに誰かがそれをしてくれるのを望んで待っているのでしょう。

　Freemanは，めんくらった。まず，彼の分析者もグループ治療者もこのようなやり方で彼に挑んだことはなかったからである。彼らは，彼の洞察は，的を得ていると考えており，生産的でないことの理由として完全に受けいれられていたからだ。しかし，今は，彼が一生懸命に洞察し共有していたものを，Ellisは洞察ではなく，その行動について聞いたのである。次に，Ellisはどういうわけか，博士論文に対する意気込みを知っていた。これには本当に狼狽した。Ellisの指示的形式による助言を得た後，Freemanは，基本的に1週間に1度，約2カ月間彼のもとに通い，博士論文を完成させることができた。Ellisは，Freemanに達成することができるように，課題を細分化するよう助言し，執筆の問題と延期させることへの対処を教えた。Ellisは，Freemanに，内的会話（internal dialogue）を聴くこと，そしてそれに反応する方法を学ぶことを教えた。たとえば，Freemanが，自分自身で「この論文はあまり良くないし，価値がない」と言ったとき，「それは事実かもしれない。私は誰かにこれを読んでもらい論評してもらおう。彼らは，論文の内容や様式を改善することを助けてくれるだろう。最初に書いたものを最終的な論文にする必要はない。編集の目的は，変化を起こすことである」と反応することを学んだ。

第 1 部

# 認知行動療法と看護実践

# 第1章

# 認知行動療法とロイ適応モデル：
# 看護実践へのCBTの統合

Sharon Morgillo Freeman and Sr. Callista Roy

> 良いも悪いもすべては，考え方次第で決まる
> (Hamlet, Act II, scene 2, Shakespeare)

　上級実践看護師（advanced practice nurse：APN）のための認知行動技法に関する本に，看護モデルや看護基礎理論についての議論がなければ不十分である。看護実践は看護の知識に基づいている。看護師は理論的な概念を引き出し評価する際に，学問分野の特有なモデルを使用する。しかしその中で共通点がみつかれば，既存の理論を看護モデルに結びつけることは可能である。本章では，CBTまたは医学的モデルによるアプローチと，RoyとCBTの統合による看護心理セラピスト（nurse psychotherapist）の実践を比較した。看護心理セラピストは，心理療法的手法を用いて，経験的に証明された理論的なアプローチと看護モデルを統合することによって，他の実践家によって提供されるものとは違う全体的な（holistic）ケアを提供するユニークな存在である。

　本章では，看護実践のための認知行動療法（CBT），心理療法の理論およびロイ適応モデル（Roy Adaptation Model：RAM）を概観し，CBT理論の中で明らかにされた選択的概念が，RAMの概念に"適合"するかについて議

論する。看護モデルと一致しないCBT理論の領域があれば検討され，可能であれば，ロイモデルとの統合の促進のために改良されるだろう。この章では，CBT概念を，看護モデルや現実的なAPNの実践に適合させるプロセスを例示することにより，実践的アプローチの展開に焦点をあてた。その展開や改良や統合の妥当性は，RAMとCBTの結合を繰り返すことによって確立することができるだろう。

## 理論とモデルの一般的な概観

　看護のための概念モデルは，看護実践のための広範囲なキー概念の用語を概説する枠組みである。それぞれのモデルには，人間，環境，健康および看護における特定の解釈が記述されている。看護理論は，実践の中で生じた疑問や実践と結びついた概念を説明する明確な目的をもった概念モデルを導き出し，考え抜かれた特定の原理のための構造を提供する (Fawcett, 2000)。「理論」という言葉は，ギリシア語のtheoriaに由来し，「調べる・考察する」を意味する (Merriam-Webster, 1998)。理論は，相互に関係する一連の事実や概念を分析する。理論は，概念間および概念の中の系統的な連結をもたらし，結果としてそれは形式的な構造となる。最近の定義では，理論は「現象の暫定的，目的的，系統的な見解を投影した観念の創造的，厳密な構造である」とされている (Chinn & Kramer, 1999, p.51)。中範囲理論 (middle-range theories) は，明確に定義された，いくつかの概念によって特徴づけられる。それらは具体的でテスト可能だが，一般的に研究と実践には十分ではない。看護の中範囲理論の例として，Mishel (1997) の病気中の不確実性に関するものがある。その理論は不確実性を定義し，刺激，認知能力，提供者，時間といった概念の関係性を示している。認知行動療法は中範囲理論である。それは，定義され，相互に関連し，経験的に検討された特定の概念から構成されている。中範囲理論と比較すると，概念モデルは，規則的枠組みに沿った考えや概念や現象を普遍的な視点で捉えるものである。中範囲理論はそのモデルの一定

の概念を，より特定の方法で展開する。

　最初の精神科看護の理論は，医学，心理学およびソーシャル・ワークのような類似の科学の理論を用い，その知識を洗練し，応用してきた（Wilson & Kneisl, 1996）。これらの知識は，看護モデルとの理論的な概念が一致したという評価を通して，看護に適用され，それによって共有される理論を生みだした。理論を合成するこの方法は，看護に特有なものではなく，他の学問にも用いられている。Johnson（1968）によれば，知識は，一学問分野に特有なものではあるが，1つの学問分野を超えて知識を高めるために，拡大し，統合されるものである。このプロセスの1つの例として，心理学から得られた知識を，教育と経済学に関する理論を活用し，新しいプログラムを導入するためのスタッフの成長や訓練のための方法を開発したものがある。看護学は，基礎的な哲学上の遺産やその焦点およびその学問分野の目標が異なる点で，医学と意見を異にしている。特に，医学は，主として生物学的障害に関心をもっているが，一方，看護は，RAM によれば，人間を適応システムとみなし，彼らの適応の促進に関心をもっている（C. Roy & Andrews, 1999）。これらの医学と看護学との一般的な違いに基づいて，人間科学を専門とする看護師は，看護実践の目標と一致する看護理論を開発することに挑戦している。これは様々な看護モデルや医学およびその他の科学基盤となる適切な理論を含む大理論(grand theory) と連携することを余儀なくされ，それによって，精神科看護のための実践的パターンが開発されている。精神科看護実践のために開発された有用なモデルには，RAM (C. Roy & Andrews, 1999)，ニューマンシステムモデル（Neuman, 1995）および看護における人間関係に関するヒルデガード・ペプローの理論（Wilson & Kneisl, 1996）が含まれる。看護モデルおよび基盤となる理論の基本構成要素は，健康，人，環境および看護（実践）という看護のメタパラダイムの概念を含んでいる：
Fawcett（2000）はこれらの中心的な4つの概念を以下のように定義した：
　(1)「人」は看護の受け手である；
　(2)「環境」は人間をとりまく重要な周囲の状況である；

(3)「健康」は人間の安寧の状態である；

そして，(4)「看護」は，人／家族／グループに代わって，あるいはその人と共に看護師によって実践された行為を含んでいる。

看護実践の焦点は個人，集団，社会としての人間である。

4つの中心的メタパラダイム概念の結合は，最終的には，看護実践・教育・研究・管理のためのモデルや理論の出発点を創造する。

## 精神科看護

今日，精神科におけるAPNは，家族成員への教育支援を含む看護過程を用いる治療者として機能している（American Nurses Association, 2000）。歴史上，最初の精神科看護師は，主として患者の身体的健康に責任を負い，精神科医の権限であるカウンセリングはしないように警告された（Wilson & Kneisl, 1996）。看護師は，インシュリンや電気ショック療法を受けた後の患者の薬物治療や身体的なニーズに対するケアとバイタルサインを観察することに責任を負っていた（Wilson & Kneisl, 1996）。最近の10年間で，精神科看護師は，看護の変種であるこの専門領域の倫理的・臨床的境界を明確に定め，組織化するために，実践用の具体的な指針を概説し定義した。アメリカの精神科看護師協会によれば，ベーシックとアドバンスの2段階の看護実践があるといわれている。ベーシックなレベルの看護師の実践の基準は下記のとおりである：

個人，家族，集団および社会の健康ニーズの査定や看護診断・計画・実践・評価を行う；これらの介入は，患者の精神的健康に注目し，健康増進・予防・健康維持を含む。査定，スクリーニングおよび評価；治療環境の管理；セルフケア活動を支援すること；心理療法を含む精神療法，健康教育を実施したり監視したりすること；危機介入とカウンセリング；ケース・マネジメント（American Nurses Association, 2000, p. 13）。

精神科登録看護師のアドバンスな実践の基準は下記のとおりである：

修士または博士号の取得。修士を終えた看護師は臨床実践の指揮をとる。かれらは成人，子どもおよび思春期の精神看護における専門家として保証される。基礎的なレベルの機能に加えて，上級実践看護師は精神疾患および潜在的精神的問題を査定し，診断し，治療する。彼らは，個人，家族，集団および社会に対して主要な精神的健康のためのケアを十分に提供し，さらに心理セラピストとしての機能を持ち，薬物処方の権限を持つ地位である。高度な精神看護師は，施設，地域，家，病院および事務所などで，直接的ケアを独自に提供する資格を与えられている。精神科臨床専門看護師の中には，身体的な病人に直接的な援助をしたり，一般的な医療環境の中でスタッフと協議したりと協議／連絡を実践する者もいる（American Nurses Association, 2000, p. 13）。

どちらのレベルの看護師も，実践のために知識を用いる。この知識は，看護のキー概念がどのように実践と相互に関係づけられるかに基づいている。上級実践レベルの看護師は特に，実践に役に立ち，発展し，試され，ベーシックなレベルでの看護実践に用いることができる理論の統合に関心を持っている。

## 概念の理論体系の開発

RAM概念とCBT技法が統合することによって，看護実践のための概念的理論システムが構成される。このシステムは，2つのアプローチの類似点をみつけて，詳細に検討することにより開発され，それによって，新しい総合体へのアプローチへと統合されていく。

### CBTとRAMの類似点

CBT治療者は，個人の認知に基づいた行為（行動）によるプロセスの評価はもちろん，人が自分をとりまく世界を構築し理解する方法（認知）を検証する協働的なプロセスに関わっている。対象となる行動や認知に対して，その人の思考，行動，相互作用や，可能なときは環境に対する段階的変化を目的とした一連の行動的，認知的実験を通して取り組んでいく。治療者は，個人の現在の感情，行動，思考に無意識に影響を及ぼしている断定的な考えを

曝露するために，発見への導きのプロセスから始める（Freeman, 1987)。一旦，患者がスキーマと呼ばれる断定的な考えに気づけば，治療者は，患者がこの誤った推理の"証拠"を査定するために，代替の反応を試すことができるよう支援する（Freeman, 1987)。

　同様に，RAM を用いた APN は，個人の現在の問題や反応に影響を与える4つの適応モデルである，生理的，自己概念／集団同一性，役割機能，相互依存における刺激の査定を行う（C. Roy & Andrews, 1999)。患者と APN は，協働してそのモデル内の適応の統合，代償，障害レベルに関連したニーズを同定する。さらに，それぞれの様式で同定されたニーズに関しての，特定の焦点刺激，関連刺激および残存刺激の影響を査定する評価を行う。看護師と患者は，試行され，評価された目標を一緒に同定し，定義し，必要であれば，目標に適合した適応的な反応が実践できるまで，修正，再評価，再テストを行う（C. Roy & Andrews, 1999)。

　RAM と CBT は類似したプロセスを共有している。看護師は，積極的に患者から情報を収集し，意思決定および到達目標に患者を参加させ，現在の問題を査定したアウトカムと関連づけて，刺激への適応を改善するための方略を患者とともに開発する。RAM と CBT のプロセスは，行動には目的があり，適応に向かうという予測を基盤としており，また，両者は実際の計画や実践において協力的に機能する。その問題は，この文脈では，患者の適応レベルという用語で評価されるが，Roy（1984）の用語では，焦点刺激，関連刺激，残存刺激という用語で評価する。RAM と CBT では，評価は，期待する適応レベルの決定やセラピー中の進歩を測定するために重要である。

　2つのアプローチをつなぐ基本原理については，次の項で，より詳しく述べる。

## 認知行動療法の概観

### CBTの基本原理

　CBTは，主としてAaron T. Beckによる認知療法の研究会から発展した。Albert Ellisの論理情動療法（rational-emotive therapy: RET）やArnold Lazarusのmultimodal therapy（多手法療法）のようないくつかの認知療法や認知行動療法がある。しかしながら，今日実践されているCBTは，Beckの独創的な仕事の中にその起源があると言われている（Freeman, 1987）。認知療法は，うつ病や自殺念慮に関する一連の研究に続いて1960年代に開発された（Beck, 1963）。Beckは，精神分析的心理療法モデルがうつ病の治療に有効だという経験的なエビデンスの評価に興味をもったが，精神分析的心理療法モデルに基づいた介入の効果のエビデンスを確認するのは難しいことを発見した（Beck, 1963）。代わりにBeckが見出したのは，うつ病の人達は，人生において一般に自己否定的認知，思考の誤り，見とおしの短縮等特殊な思考をするという示唆であった（Beck, 1964）。特に，彼は，過度の一般化（overgeneralization），恣意的推論（arbitrary inference），選択的抽出（selective abstraction）を含む論理的思考の誤り（logical errors of thinking）を同定した（Beck & Greenberg, 1984）。彼は，否定的思考をする人はうつ状態が基盤にあり，逆に，否定的思考が中断したら，うつ状態は改善されると仮定した（Beck, 1964）。

　さらに，CBT理論の試行は，Beckの独創的な仮説を強固にし，その理論を継続的に洗練させる結果をもたらした。洗練された理論は，個人が感じ，行動する方法と，世界や自分自身や将来についての見解との間には密接な相互作用があると仮定する（Beck, Rush, Shaw, & Emery, 1979; Beck & Weishaar, 1989）。特に，基本原理は以下のとおりである：

　(1) 外部事象のみでなく，思考・知覚は，個人の感情や気分，結果的に，行動的反応を形成する。(2) 歪曲された否定的思考（distorted negative

thought）や自滅的な信念（self-defeating beliefs）は，不安，うつ状態および怒りのような不快な感情を引き起こす。(3) 非効果的，もしくは歪められた思考パターンを変更することによって，人はどのように行動し，感じるかを変えることができる（Beck & Weishaar, 1989）。

CBT の活用は，心理学的障害の適用範囲を広げ，心理療法の有効的，短期的，指示的，協働的，力動的モデルとして広く研究され，経験的に有効であることが確認されている(Beck, Freeman, & Associates, 1990; Beck, Freeman, Davis, & Associates, 2004)。この理論では，相互に影響しあう構成要素として，個人の行動，心理過程，環境，感情および認知を定義する。これらの構成要素は関連性があり，相互的で対話型なので，1つの構成要素への指示的介入が残りの構成要素に影響を及ぼすことが期待される（Beck & Weishaar, 1989）。

### CBT概念

CBT は，思考，行動，感情は，認知の"組み合わせ"の形態として相互に作用していると仮定する。この組み合わせは変化したり，変化に適応するために変更される。構成要素のいずれか1つが変更されれば，残りの要素も変更されるだろう。この反応における変更は，RAM の中で概説された適応の原理と類似している。特に人間は全体的な存在であるため，内的であろうと外的であろうと，刺激の変化に対する彼らの反応は，調節器(cognator)，認知器(regulator) と相互に関係した適応様式である全システムに影響を与える。

APN と患者はその組み合わせを調べ，合理的で，到達可能で，測定可能な目標を設定する。APN の主要な役割は，プロセスを通じて患者を導き，必要な技術的訓練を提供し，成功の可能性が高い適切な実験を計画することである(Beck & Weishaar, 1989)。APN は，個人が間違った想定やその他の認知の誤りに取り組むことを支援するために，協働的な経験主義や発見への導きのプロセス(ソクラテス的質問) を含む技法を用いる（Beck & Weishaar, 1989）。

不安や抑うつのように，個人が抑圧されている場合，その人独自のコード化機能は，より原始的・反動的になり，情報処理の歪みを起こす。この歪みの結果は，個人の解釈，推論およびコード化機能にずれを生じる「認知の転換(cognitive shift)」をもたらす(Beckら, 1979)。個人のコード化システムに基づく歪みのプロセスは，心理的苦痛に陥りやすい独自で特異な脆弱性を生じさせる (Beck & Weishaar, 1989)。エピクテトスは数千年前に，「人は自分が作り上げた見方によってすべてのことに対処するに違いない」と言っている("Epictetus", 2001)。ものごとに対するその人なりの見方は個々の認知処理パターンの表明である。

## スキーマ

Beckによって論じられたそれぞれの特異な脆弱性は，自分自身と世界に対する個人的な構造および基本信念と関係がある。これらの主観的な信念は，その人の対処を示すもので，スキーマと呼ばれる。スキーマは，他者や環境との相互作用としての個人の経験を基礎として，人生早期に発展する(Beck & Weishaar, 1989; Shulman, 1985)。スキーマは，概念を形成するためのより多くの"データ"を加え，人生経験や学習状況をとおしてさらに限定され，洗練される。結局，個人の自己や世界に関する断定的結論は，それぞれの思考，行動，感情の基礎となる。これらのスキーマは，彼らが経験している情報を説明したり，既にコード化され蓄積された情報を検索したりするためのルールを含んでいる (Beckら, 1979)。

たとえば，2人の女性が，初めて事業貸付金に担保をつけるために銀行に行ったとする。最初の女性は，そのような状況で正常に考え，軽度の不安を経験する。彼女は深く息を吸い，最初の書類をつくり始める。書類ができあがると，不安は少なくなる。第2の女性は，銀行の入口で躊躇する。彼女の手のひらは汗ばみ，呼吸や心拍数が速くなる。彼女は「どうして私はこんなことをやっているの？ ローンなんか借りられるわけないじゃない！ 考えるほど馬鹿げている。ここにいる私は馬鹿みたい」と自問を始める。

2人の女性の違いは，自己との対話（self-talk）の中に含まれている。最初の女性は，一個人として，独立して，創造的な意思決定で成功したという人生経験をもっている。彼女のスキーマには「私は独立して仕事を成功できるだろう。また，私はよいアイデアをもっている」ということが含まれている。しかし，第2の女性は，彼女のすべての決定を「過剰に助ける」親に支配され，危機的な環境で成長した。第2の女性は，大人として，大会社の成功した弁護士だが，彼女のスキーマには，「お金や職業のことになると，私は独立した決定を下すことができない。私は悪い決断を下してしまう。だから，決定を下すのに助けが必要である」というルールが含まれている。2人の女性の銀行でのスキーマの活性化は，2人がほとんど同一の状況にも関わらずそれぞれの反応に影響を与えている。第2の女性は，悪い決定を下した過去の結末の影響を認識していないかもしれない。状況に対する彼女の適応の入力のタイプは，Royの残存刺激と類似している。2人の仮説的な履歴をみると，読者にとっては，この刺激の影響はわかりやすいだろう。しかし，それを経験する人にとってはその問題の起源が明白でないため，このような思考パターンを明確にすることに熟練している面接者（心理治療者）による系統的アセスメントが，この履歴を意識化するために必要とされるだろう。最も頻繁にみられる思考の誤りについては，この本の第2章と第3章で議論する。

### 学習と感情

前の例は，学習能力が人生経験における系統的な吟味を通して身に付くことを実証している。学習は，私たちが成長し，様々な状況を経験し，以前に集められた情報に新しい情報を統合する受動的な様式で生じる。残存刺激の影響を変更し，それによって行動への影響を修正するために，APNは学習過程を理解しなければならない。RAMは調節器サブシステムにおける経路であるこの重要な過程を含んでいる。前述したように，このサブシステムは，知覚，情報処理，学習，判断，感情を含んでいる。認知器サブシステムは，また，手のひらの汗ばみ，心拍数や呼吸の増加を含む自律反応として表出さ

れるように活性化される．この活性化は，それ自身のフィードバック回路として作動する．女性がそのような症状を経験すればするほど，より不安の感覚に焦点が当てられ，さらなる不安は，「私は不安だ」という認識を思考の中に加えることになる．

　CBT は，心理教育的なプロセスであり，セラピーの熟達モデルでもある (Beck, Freeman, & Associates, 1990; Beck, Freeman, Davis, & Associates, 2004)．CBT のプロセスは，意識的，無意識的に患者が機能させている基本的な思考の誤りやスキーマを，APN が患者と共に明らかにするソクラテス的質問などを通じて，発展する．これらのスキーマが明らかにされると，仮説が生じる．これらは治療的変化のための潜在的な目標を同定できるように，治療者と患者を支援する．APN は，適応的，非効果的反応の基礎をなす論理を明らかにし，その人の問題行動パターンに関与している思考，感情，行動を同定するよう試みる．治療は，夢，イメージ，記憶などで表現された思考の評価を通じて，習慣的な思考様式を調べ，スキーマを引き出すことから始まる (Beck, Freeman, & Associates, 1990; Beck, Freeman, Davis, & Associates, 2004)．

　したがって，CBT では，前の例の第 2 の女性に関わる APN は，女性と共に，介入，プロセス，実験を通じて展開していく．これらは，現在の状況に対する影響を調べる関連刺激（contextual stimuli）に気づくために，学習の誤りをもたらす残存刺激（residual stimuli）を変更することを目指している．APN は，この女性が自分の非効果的な対処反応を理解できるように，RAM を用いて指導していく．セラピーでは，調節器と認知器サブシステム関与の理解に基づいて，残存刺激への気づきを引き出し，女性が状況判断をすることによって，思考の誤りを修正できるよう援助するために CBT 法が使用されるだろう．一旦，この刺激が関連刺激の範囲に移行されたならば，APN は明らかにされた情報に基づく介入を標的とする．APN は，対処の問題についての理解に加え，認知器サブシステムを理解することを通して，可能な限り，薬物療法，リラクゼーション技法，および（または）内分泌系機能の評価と

いった形式で，生物学的介入のためのアセスメントを行う。図1.1は心理療法に関するCBT理論の概要を示す。

## ロイ適応モデルの概観

　前述したように，精神科看護実践と一致すると考えられた最初の看護モデルは，RAMであった（Wilson & Kneisl, 1996）。精神科看護における介入は，アセスメント，診断，介入のプロセスを起動させるRAMのような看護の概念モデルに基づいていなければならない。それぞれの介入は，特定のプロセスや同定されたニーズを対象とする。枠組みや系統的なモデルのない系統的なアセスメントは，直接的介入に失敗する。そのような計画がないと，看護師は，看護実践は，緊急的行動への一連の危機的反応であると感じるだろう。これは，救急看護師が，出血が起こっている経路を遮断せずに，出血部分に包帯をすることに似ているだろう。看護モデルは，看護介入の全般的な目標を示すと同様に，患者に影響を及ぼす状況における患者の問題のアセスメントや同定のための手引きを提供する。精神科看護師は，精神科看護実践において，患者の適応を促進する目標を達成するためのアセスメントや計画を通して，問題の重要性を明らかにする。

### モデルの開発

　RAMは，1970年に看護実践のための枠組みとして初めて公表された。その時以来，RAMは，教育，実践，管理，研究の中で使用されてきた。最初の25年間の看護研究に関するレヴューでは，167の公表された研究，命題および研究報告が明らかになった（C. Roy & Andrews, 1999）。Dorothy E. Johnsonが学生に，看護の本質を明らかにするように求めたとき，Royは，看護は適応を促進するという見解を提出した。Johnsonの発した質問に影響されたその最初の見解から，RAMの長年にわたる開発が続いた。Johnsonは，看護師たちに，実践に使用する知識の独自性を定義するように積極的に促し

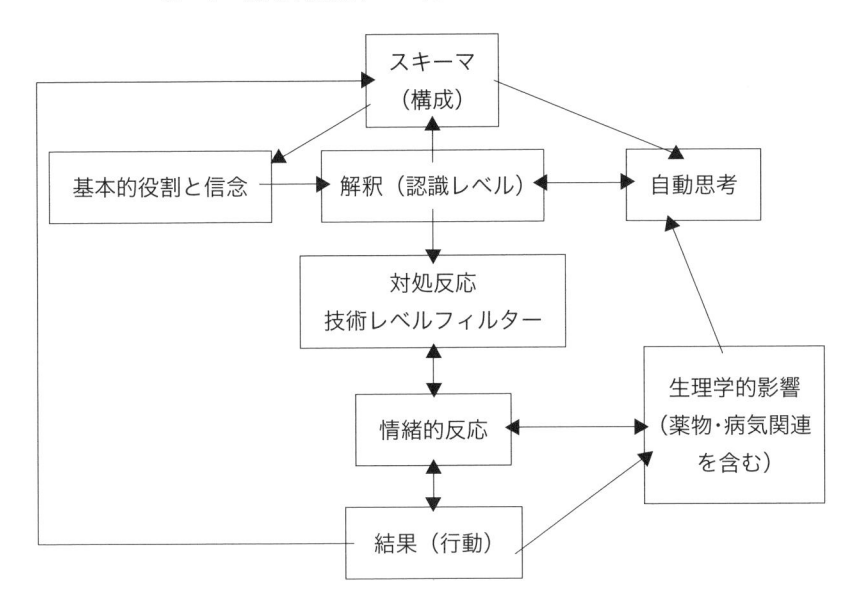

第1章 認知行動療法とロイ適応モデル：看護実践へのCBTの統合　15

図 1.1　認知行動モデルの描写

た（S. C. Roy, 1989）。Royは，システム理論，適応理論，および人道主義と人間存在の有意味性（veritivity）に関する哲学的想定から得られた知識を系統的に拡張したモデルを開発した（C. Roy & Andrews, 1999）。その理論は実践のための看護の枠組みを作成するために，評価され統合された。Bertalanffyによって説明されたシステム理論は，モデルの発展に影響を与えた。Helsonによる適応レベル理論は，変化への肯定的反応は状況や内部資源の要求によって影響を受ける，というRoyの適応の概念に影響を及ぼした（C. Roy & Andrews, 1999）。

　1970年には，そのモデルが，カリフォルニアのロサンジェルスにあるセントメアリーズ大学の看護カリキュラムの枠組みになった。特定の適応様式を含むモデルのパイロットスタディや洗練や拡張によって，モデルは全国的に流布され，結局世界的なモデルとなり，今日では，看護研究の理論的な枠組みの1つとなっている（S. C. Roy, 1997; C. Roy, & Andrews, 1999）。1982年

から2000年のCINAHL(訳注：Cumulative Index to Nursing & Allied Health Literatureのこと。看護および保健関連の文献情報データベース）の調査で，Alligood（2002）は，Royがすべての出版物で，最も頻繁に用いられている3つのモデルの1つであると報告した。

### 基本原理と仮定

システム理論の原理は，一連の部分は，様々な部分の相互依存を通して全体として機能する方法，言いかえれば全体性（holistically）として関連づけられたものである，と明言されている（C. Roy & Andrews, 1999）。全体（holism）という言葉は，南アフリカの哲学者 Jan Smuts（1926）が最初に用いた。その語源は，ギリシア語のholosにあり，全体的システムや組織に関する研究と関連している。従って，システムは1つ1つの部分の総和を越えるものである。それらは，目的をもったパターンの中で，全体的な様式で機能する。RAMモデルの中心原理としての人道主義の哲学や心理学は，個人や人間の経験の主観的な局面を知識や価値付けの中心として認識する（S. C. Roy, 1989）。人道主義の中核的仮定には，個人として，あるいはグループの中で，人間はみな創造力を共有しているという信念が含まれている（S. C. Roy, 1989）。さらに，それは，行動は目的的であるが，必ずしも原因―結果の反応に従う必要はないと仮定している。個人は本来全体の存在であり，完全を維持し，関係を深める重要性を認識するために努力している（Roy, 1989）。この人間統一体（unity of human）という考えは，Roy（1989）によって作り出された人間存在の有意味性（veritivity）に反映されている。その言葉は，真実性を意味するラテン語"veritas"が語源である。人間性の原理として，人間存在の有意味性は，人間存在の意義（the purposefulness of human existence），人類の目的の普遍性（unity of that purpose），共通善のための活動性と創造性（activity and creativity for the common good），人生の価値と意味（value and meaning of life）を示している。

人間存在の有意味性の原理は，アドラー心理学の原理に非常に似ている。

Adler は，行動にはすべて目的があり，個人は，不適当な感情に基づいた目標へ向かって努力すると述べている（Ansbacher & Ansbacher, 1979; Shulman, 1985）。Adler は，目標が「最高の母親」になることであれ「最高のうそつき」になることであれ，個人が精通した方向に向かう生まれながらの願望を経験すると確信した。Adler はさらに，個人の人生における成功は，社会の一員としての効果的で共同的な機能に依拠すると述べている。アドラー心理学における，成功する機能や精神的健康の定義は，人生における3つの主要な課題の成就に基づいている。これらの課題は，仕事（社会への貢献），性（親密な関係を形成し維持する能力），友情（他者と尊重しあい，意味のある，バランスを保つ関係）である（Shulman, 1985）。

### 適応の中心概念

モデルを構成する適応を理解するためには，それを概念として理解することが重要である。一般に，適応は，生存（survival），成長（growth），生殖（reproduction），円熟（self-mastery）および人と環境の相互作用など，人間の目標を達成する反応として概念化される（C. Roy & Andrews, 1999; S. C. Roy, 1989）。数千年前に，ギリシアの哲学者エピクテトスは，人が会話や娯楽や単純な親密性をもって他者と頻繁な交流をしていれば，彼らと同様になるか，彼らを自分の様式に変更させるかのどちらかになるはずだ，と語った。多くの内的・外的な力の相互作用に基づく個人の変化に関するこの理解は，看護実践の主要な概念の基礎を形成する。人間関係のプロセスである看護は，看護師がかかわる人々の適応的変化を促進するために用いることができる。

適応のプロセスについて記述するために，Roy は Helson の適応レベル理論に注目した（C. Roy & Roberts, 1981）。しかしながら，歴史上，適応理論は，進化論として最初に記述された。適応は，種の生存目的のための環境に対する反応である。Darwin によって最初に記述されたように，このプロセスは自然界において通常自然淘汰として行われている。Merriam-Webster（1998）は，適応を，「その生物にとって環境によりよく適合していくための自然淘汰

によって形成された生物のある特性」と定義している。21世紀における人類の複雑さは，ほとんどの人間の問題が，生存するために最適のものを選択するだけでは解決することができない状態をもたらしている。もし自然淘汰がすすめば，非効果的もしくは不適応な特性は消滅するであろう。これが実際はそうではないため，看護はより高い人間の目標を目指すだけでなく，生存を視野に入れた目標に焦点をあて，どのように適応に影響を与えるかを学習する機会となる。

　看護にとっての適応は，効果的な対処，ホメオスタシス（恒常性），統合および変換を維持するのに必要な個人のニーズや要求に基づいている。個人が肯定的様式で環境上の変更に適応したり変化する能力は，その人の適応能力の機能である（C. Roy & Andrews, 1999）。人間と環境は，変化の一定のプロセスであるから，これらの変化に対する優れた適応は，人間の有効性を維持していくために重要である。RAMに記述された3つの適応レベルは，統合（inte-grated），代償（compensatory），障害（compromised）である。個人は外的・内的刺激という形での入力に反応し，3つの適応レベルの1つがそのアウトカムになる（C. Roy & Andrews, 1999）。適応の統合レベルは，適応的変化を備えた肯定的なアウトカムである。生活過程の構造および機能が，人間のニーズを満たすために全体として働くことで，このすばらしい適応が生じる。適応の代償レベルは，生活過程の統合に取り組んだり，システムが適応のための支援を必要とするために，調節器と認知器が活性化される。適応の障害レベルは，生活過程の統合や代償が不十分な，すなわち，適応問題に起因する貧弱なアウトカムである。システムのアウトカムである出力は，適応もしくは非効果的反応としての個人の行動である。反応はそれ自体，システムへのフィードバックの役割を果たし，個人はそれらを解釈し，様々な対処反応を使用する。個人は，適応的または非効果的行動を，継続するか，修正するか，中止することを選択する。

　適応の概念は，個人自身の内部統合および環境への統合を促進するために，意識的な気づきや創造的な選択のプロセスを含んでいる（Roy, 1997）。人の

適応を看護アセスメントするカテゴリーをデザインするために，Royは4つの適応様式，あるいは適応が看護師に明示される方法について記述している。これらのカテゴリーは患者500人を対象として抽出された。適応様式には，個人にとっての生理的様式（physiologic），自己概念（self-concept），役割機能（role function），相互依存（interdependence）が含まれる（C. Roy & Andrews, 1999）。看護師は，個人が全体的な適応システムであることを認識し，それによって，適応様式，および調節器と認知器の有効性を正確にアセスメントし，また，相互に合意された目標や介入が選択されたケア計画を通して，適応反応を促進していく。

## 刺激のタイプ

適応システムへの入力は，さらに，適応レベルと同じく，焦点・関連・残存の種類の刺激を含んでいると定義されている（C. Roy & Andrews, 1999）。焦点刺激は，システムとしての人間が最も直接に直面している内的・外的刺激である。この直接的な刺激には，静脈注射が始められるときに経験する痛みや患者の部屋への看護師の入室などが相当する。関連刺激は，焦点刺激の影響に貢献する状況に存在している，その他のすべての刺激である。これには，部屋の気温，看護師の表情，あるいは患者が経験している発熱などが含まれるだろう。残存刺激は，現在の状況に影響していると思われるが，その効果については明確ではない，人間システム内部または外部の環境要因である。たとえば，残存刺激は，過去のヘルスケアに関する経験や文化的な期待を含んでいる。したがって，患者の反応は，若いころ白衣の医療従事者に怯えさせられたりしたのと同様の状況が引き金となって起こる感情のように，長く忘れられていた経験に影響を受けるかもしれない。

これらの刺激は，個人の状況に対する反応に強い影響を与え，どの刺激による相互の影響でも変わりうる。人が主な注意の焦点を移行する場合，以前の焦点刺激が関連刺激になることがある。たとえば，上記の患者は，IV挿入に注目していたかもしれないが，その後，その人が熱発のため足が非常に冷

たいことに注目すると，注入（IVH）は完全に関連刺激になる。室温はその感覚を改善するかもしれないし悪化させるかもしれない。熱発自体が，その人の集中に影響を与えるかもしれないし，その人が原因について心配すれば，不安をつのらせるかもしれない。あるときは，病原微生物が患者のシステムを脅かし，微生物の増加を抑えるために熱を生産するための調節器に焦点刺激として働く。刺激は，意識的，無意識的に人に影響を与える。もし看護師が真剣な表情をしていたら，患者は，自分の健康状態が悪化したのか，何らかの理由で患者に対して怒っているのか，あるいは患者の状態をみるために部屋に来たことで，仕事が邪魔されたことに対して苛立っているのかもしれない，などと気づかって解釈するかもしれない。患者は，苛立った表情が個人的なものと関連しているとは気づいていない。彼らは，権威者の苛立った表情が，通常楽しくない状況に引き続いて表れることを，人生を通じて学習しているのである。いいかえると，残存刺激は必ずしも人の意識的自覚として気づくものでもなく，はっきりとみえるものでもない。しかしながら，看護師が，個人の蓄積された背景の中にある残存刺激に気づくことは，現在の状況における患者の感覚に影響を与えるかもしれない。

　3つの刺激はすべて，人と環境の相互作用から発生する。外的環境から発生する刺激は，多くの場合より容易に認識され，介入はより容易に計画され実行される。その人の反応に影響する個人の内部から発生する刺激は，査定したり，看護計画に統合することが困難なことが多い。多くの人にとって，3つの刺激のうちのどのタイプに適応しても，それは変化しやすいと同時に，徐々に発展し変化していくものである（C. Roy, 1989）。内的・外的環境の進行中の変化と共に，適応システムとしての個人は，既存のシステムにデータを入力し続けている。このプロセスは，対処反応に好機を与え，新しい反応を作り出している。

### 対処反応

　人は対処反応の活性化のプロセスを通じて適応する。対処反応は，絶えず

変化する環境との相互作用の方法として生得的にもっているか，あるいは獲得していくものである。言い換えると，結果として生じる適応的出力は，効果的にもなるし，非効果的にもなるということである。有効な反応は，全体的な適応と，生存，成長，生殖，円熟，人と環境の相互作用といった人間の目標を促進する。個人にとっての対処反応は，調節器と認知器という2つの主要なサブシステムから構成されることがRoyによって明らかにされた（C. Roy, & Andrews, 1999）。調節器サブシステムは，神経学的（neurological），化学的（chemical），内分泌的（endocrine）反応のように自動的な基礎的反応で構成される。内的・外的環境からの刺激は個人に影響を及ぼし，自動的で無意識的な生理学的反応を引き起こす。たとえば，看護師が，初老の混乱した患者が，彼の部屋から階段の上の方へ徘徊しているのをみれば，交感神経系活動である調節器サブシステムの活性化を含む自動的反応がおこるだろう。この活性化は心拍数を速くし，視覚反応を増大させ，ノルエピネフリンの活性化や逃避，恐怖，立ちすくむなどの反応を動員させるだろう。その看護師は，活性化されているプロセスに意識的に気づいていないが，だれかが患者を階段からの危険な落下から防ぐために走るのをみて，後で感謝する。

　認知器サブシステムは4つの認知―情動チャンネル：知覚による情報処理（perceptual and information processing），学習（learning），判断（judgment），情動（emotion）のチャンネルを含んでいる（C. Roy & Andrews, 1999）。知覚による情報処理チャンネルは，選択的関心，習慣づけおよび記憶のプロセスを含んでいる。学習チャンネルは模倣，強化，洞察力を，判断チャンネルは，問題解決と意思決定を含んでいる。情動チャンネルは，愛着を形成する能力と同じく，不安または抑うつ状態に反応するために用いるプロセスを含んでいる。個人よりもむしろ集団に適用される2つの追加サブシステムは，ここでは記述しない。これらのサブシステムは安定器（stabilizer）と変革器（innovator）サブシステムである。

## 適応様式

　人の調節器と認知器のサブシステムは，身体の生理的変化やその他の内部変化を含む内的なものと環境的入力を調整する。調節器と認知器の活動は，生理的，自己概念，役割機能，相互依存の4つの適応様式の中の1つの行動反応の結果として生じる。

　生理的様式は，環境と人間の物理的／生理的な相互作用に関係している。生理的相互作用は，細胞や器官レベルとして示すことができ，酸素化（oxygenation），栄養（nutrition），排泄（elimination），活動および休息（activity and rest）のようなニーズ，感覚（senses）の複雑なプロセス，水分と電解質バランス（fluid and electrolyte balance）および神経機能（neurologic）・内分泌機能（endocrine）を含んでいる（C. Roy & Andrews, 1999）。自己概念は，個人の自分自身についての考え方，態度および感情を合成したものである。

　これらの態度や考え方は，内的な知覚，他者の反応の知覚，および個人の身体イメージ，身体感覚，自己一貫性（self-consistence），自己理想（self-ideal），道徳的―倫理的―霊的自己（moral-ethical-spiritual self）のような身体的自己（physical self）から形成されている（C. Roy & Andrews, 1999）。役割機能は，社会，特に家族または仕事上の地位のような集団における役割に注目する。この機能は，それらの役割に関連する期待，知覚，行動に注目する（C. Roy & Andrews, 1999）。最終様式は，人々の親密な関係性やその目的，構造，発展に属する相互依存である。この様式は，愛情，尊敬，価値を与えたり受けたりすることを含んでいる（C. Roy & Andrews, 1999）。この様式における個人の成功した適応は，通常，他者や支援システムとの重要な関係性により明らかに示される。人が全体として機能するので，適応様式は，他者に影響を与えるどの様式における変化とも相互関係にある。

　看護師は，それぞれの適応様式における個人の適応行動と個人の行動に影響を与える刺激を評価する。そのアセスメントに基づいて，看護師は，患者と協力して計画と介入を展開する。その計画は，刺激の管理および適応反応

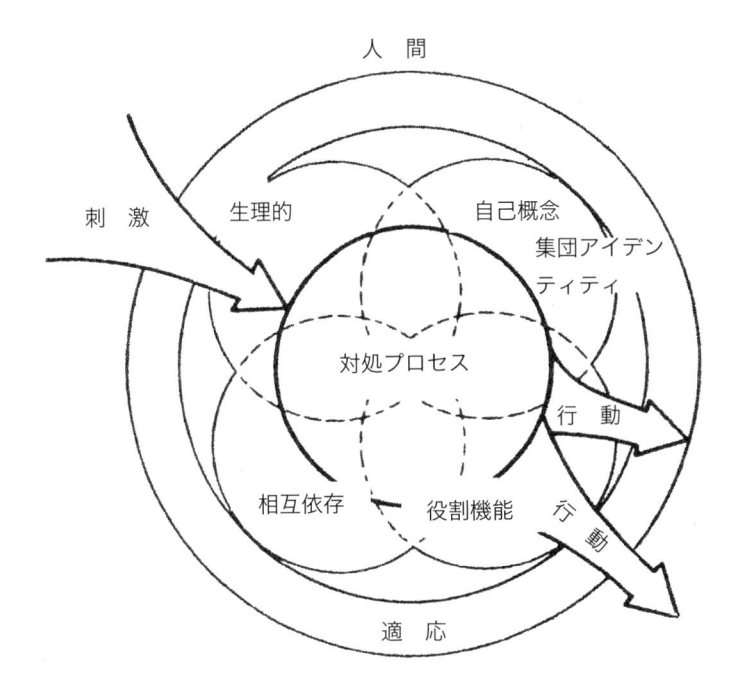

図1.2 適応システムとしての人間(出典：Roy. S. C. & Andrews, H. A. (1999). The Roy Adaptation Model (2nd ed). Stamford, CT: Appleton & Lange, p. 50)

の促進を目指した行動的実験を含んでいるかもしれない。その目標は有効な反応を強化し，非効果的な反応と診断された場合は，これらを効果的な適応反応に変化させるだろう。適応反応の促進は，健康と安寧を促進するために非効果的な対処に労力を費やさないようにする。

### CBTとRAMの統合

　BeckとRoyは，人間を全体的で，創造的で，大部分のことを自己決定できる存在としてとらえる。人間の自己に対するとらえ方の土台には，認知と行動の成長とともに始まる，理論的，心理学的な変化理論が基礎的なものとして構築されている。人が自分を満足させたり，喜ばせたり，気分が良いと

感じるなら，その時変化には関心がない。しかし，自己や世界に対する見方が，人生のストレス，苦痛あるいは困難を引き起こし，どういうわけか行動の選択に影響を及ぼしているならば，その人は自己や他者もしくは両者を変化させることに興味をもつかもしれない。上述したように，Adler はすべての行動が，最終的に，架空の目標へ向かって行くという目的をもつと強調した（Dreikurs, 1989）。この考えの目的論的様式では，個人は，自発的に自分自身や社会に適応する方向へ駆り立てられるという前提に基づいている（Dreikurs, 1989）。

その他の理論家は，過去の経験が人の状況の認識を形成するため，各個人のストレッサーに対する反応は独特であると提言している（Ansbacher & Ansbacher, 1979）。これらの認識は，力動的，統合的，発展的システムの結果としての，個人の過去の反応，思考，解釈，感情のパターン，行動によって形成され，現実となる（Adler, 1958; Beck & Weishaar, 1989）。Adler（1958）によれば，人間は，人類に関連した意味を与えた体験的環境の領域に生きている。これらの特有な認識，スキーマ，現実は，看護や心理学的介入の標的になる。

## 行　　動

認知行動理論は，行動は人の自己のとらえ方および自己をとりまく世界の特異なとらえ方によって決定されると仮定している（Beck & Weishaar, 1989）。この理論では，個人を，異なる状況で存在し，創造的で，ユニークで，系統的な方法で自己と他者に関する考えを導くデータに反応する何者かであるとみなしている。この考えは，RAM と一致している。すなわち人を統一体（a unified whole）として機能する，全体的・適応システムとしてみているのである（C. Roy & Andrews, 1999）。この構造では，人間を，患者と治療者の積極的な協働が要求される，ユニークで，創造的で，適応性のある統一体とみなしており，それは，CBT と RAM との統合に関連している。個人は，データのアセスメント，目標の設定と介入およびアウトカムの評価にお

ける副調査者あるいは協働者とみなされる。この協働作業モデルは，行動選択に影響する基本的前提の修正に影響を及ぼす快適な方法を提供する(Beck & Weishaar, 1989)。

　認知はRAMとCBTにおいて，信念体系を含む思考過程と定義されている。これらの信念体系は行動と理性に影響を及ぼす基本的前提である。理論は，個人における社会，環境，身体的変化に対する対処反応の選択に影響を及ぼす。これらの対処反応は，個人が人生のある状況で遭遇する学習過程をとおして，生得的もしくは発達的に獲得する。各人によって引きおこされる独特な解釈や結論やスキーマは，同じ状況やストレッサーに対する様々な個々の反応と説明できる。情報処理と学習には，その有機体（個人）が適切なデータを分析したり統合したり，そのデータに基づいた計画を作ることができる能力をもっていることが要求される(Beck & Weishaar, 1989)。RAMとCBTは，生存が情報処理や学習への適応に依存するという前提に基づいている。

## 環　　境

　情報処理は，生存のために，一連の"規則"の中にデータを分類するコード化機構として作動する，という基本的前提に影響を受けている（Beck & Emery, 1979)。ロイモデルでは，生存のための規則は，適切な関連刺激および残存刺激と呼ばれる。CBT理論では，生存のための規則は個人のスキーマの一部になるだろう。入力は，各個人に特定の，明確で特有な一連の反応の結果である生理的システムやパターンを通して調整される。BeckとRoyによれば，これらの一連の反応は，フィードバックシステムの中の付加された刺激として機能する行動的，感情的，認知の出力として示すことができる(Beck & Weishaar, 1989; C. Roy, & Andrews, 1999)。図 1.3 は RAM の拡大解釈としての CBT を表している。表 1.1 は，RAM および CBT 理論の主な概念の比較をしている。

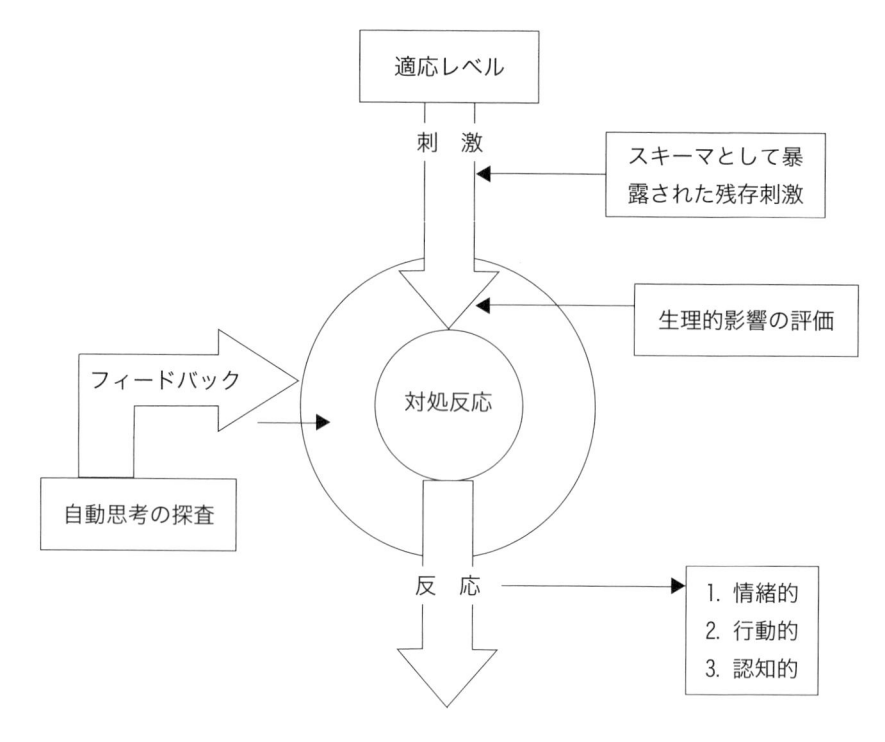

図1.3　RAMの拡大解釈としてのCBT

## 要　約

　これまでの議論で，ロイ適応モデルと認知行動療法の論理的な統合について論証した。モデルから理論への結合は，アセスメント，全体的適応システムとしての個人のとらえ方，適応レベルの理解，刺激のタイプ，およびこれらの関連というプロセスを含んでいる。したがって，RAMによって導かれた実践を行う看護心理セラピストにとっては，CBT技法を，モデルと理論とのつながりを理解して心理療法を実行するための概念的理論体系として使用することが可能である。健康を促進し，病気を防ぐこと，すなわち看護ケアの目標は，もっぱらAPNと個人または集団の間の協働的努力によって実現

表1.1 CBTとRAMの構造比較

| CBT（認知行動療法） | 構造 | RAM（ロイ適応モデル） |
|---|---|---|
| 全体的創造的個別的システム | 人間 | 全体的適応システム<br>統一体 |
| 現象学的：主観的個人的な経験は結果「寛大な」決定に影響する | 結果 | 結果は生理的なことを含む適応レベルで決定される。ほとんど自己決定（同じような道筋）である |
| 目的論的：すべての行動はゴールへ向かっている | 行動の考え方 | 有意味性：人間の目的は行動。行動は創造的である |
| 相互作用 | 社会的影響と指向 | 相互作用 |
| システム内のすべての要素はお互いに影響し合う | 環境の影響 | すべての状況がシステムに影響する。刺激は焦点・関連・残存する（瞬間活性化） |
| 指導：治療者は経験と技術を用い，人々と協調する | 治療者の役割 | 協働：人々はケアに活発に参加する |
| 経験を生かし，発見へと導く | 戦略 | 支援と促進<br>4つの適応モデルで適応 |
| 既往の分析，対処技能の評価，役割モデルの同定から始める | 査定 | 人間の対処規制を弱めるような観察できるまたはできない行動の収集 |
| 新旧技術や実践を競う（新しい行動を伴った試みをする | 治療のゴール | 適応行動を維持または高める適応行動の促進 |
| 人々の主観的報告 | 結果の評価 | 結果の客観的測定（人間の主観的報告に基づく） |
| スキーマの活性化 | 結果に影響する無意識な思考プロセス | 調節器・認知器サブシステムを活性化する残存刺激 |

されるだろう。特定の目標は，適応または非効果的な行動，不完全な情報処理の識別，機能障害の（非効果的）信念や仮定の修正，維持・増強・促進的な適応行動を評価することを含んでいる（Beck & Weishaar, 1989; C. Roy & Andrews, 1999）。これらの目標は，協働的・論理的な検査のプロセスを通じて，または関連・残存刺激あるいはスキーマの形式である個人の中核信念の系統的な実験を通して達成される。中核信念は，個人が相互に吟味した技法を用いて明らかにされ，明らかにされた誤った思考パターンは，系統的な取り組み，テストおよび検査の対象となる（Beck & Weishaar, 1989; C. Roy & Andrews, 1999）。一度失敗した信念は，調節器や認知器を直接活性化している残存刺激の形で明らかにされ，APN は，統合した適応レベルを例示する相互に同定された目標および行動計画を策定する。

〈参考文献〉

Adler, A. (1958). *What life should mean to you.* New York: Capricorn Books.
Alligood, M. R. (2002). The state of the art and science of nursing theory. In Tomey & Alligood *Nursing theorists and their work* (5th ed., pp. 643-649). St. Louis, MO: Mosby.
American Nurses Association (2000). *Scope and standards of psychiatric-mental health nursing practice.* Washington, DC: American Nurses Publishing.
Ansbacher, H. L., & Ansbacher, R. R. (Eds.). (1979). *Alfred Adler: Superiority and social interest* (3rd rev. ed.). New York: Norton.
Beck, A. T. (1963). Thinking and depression: 1. Idiosyncratic content and cognitive distortions. *Archives of General Psychiatry, 8,* 324-333.
Beck, A. T. (1964). Thinking and depression: 2. Theory and therapy. *Archives of General Psychiatry, 10,* 561-571.
Beck, A. T., & Emery, G. (1979). *Cognitive therapy of anxiety and phobic disorders.* Philadelphia Center For Cognitive Therapy.
Beck, A. T., Freeman, A., Davis, D., & Associates (2004). *Cognitive therapy of personality disorders* (2nd ed.). New York: Guilford Press.
Beck, A. T., Freeman, A., & Associates. (1990). *Cognitive therapy of personality disorders.* New York: Guilford Press.
Beck, A. T., & Greenberg, R. L. (1984). Cognitive therapy in the treatment of depression. In N. Hoffman (Ed.), *Foundations of cognitive therapy* (pp. 155-178). New York: Plenum.

Beck, A. T., Rush, A. J., Shaw, B. F., & Emery, G. (1979). *Cognitive therapy of depression.* New York: Guilford Press.

Beck, A. T., & Weishaar, M. (1989). Cognitive therapy. In A. Freeman, K. M. Simon, L. E. Beutler, & H. Arkowitz (Eds.), *Comprehensive handbook of cognitive therapy* (pp. 21–36). New York: Plenum.

Chinn, P. L., & Kramer, M. K. (1999). *Theory and nursing: Integrated knowledge development* (5th ed.). St. Louis, MO: Mosby.

Dreikurs, R. R. (1989). *Fundamentals of Adlerian psychology.* Chicago: Adler School of Professional Psychology.

Epictetus. (c. 50 a.d., 2001). *The Columbia encyclopedia* (6th ed.). New York: Columbia University Press.

Fawcett, J. (2000). *Analysis and evaluation of contemporary nursing knowledge: Nursing models and theories.* Philadelphia: F. A. Davis.

Freeman, A. (1987). Cognitive therapy: An overview. In A. Freeman & V. B. Greenwood (Eds.), *Cognitive therapy: Applications in psychiatric and medical settings* (pp. 19–35). New York: Human Services Press, Inc.

Johnson, D. E. (1968). Theory in nursing: Borrowed and unique. *Nursing Research, 17*(3), 206–209.

Merriam-Webster. (1998). *Merriam Webster's Tenth Index Edition Dictionary.* Springfield, MA: Merriam-Webster.

Mishel, M. H. (1997). Uncertainty in acute illness. *Annual review of nursing research,* (Vol. 15, (pp. 57–80). New York: Springer Publishing Co.

Neuman, B. (1995). The Neuman systems model (3rd ed). In Tomey & Alligood (Eds.), *Nursing theorists and their work* (5th ed., pp. 38–90). St Louis, MO: Mosby.

Roy, C., & Andrews, H. A. (1999). *The Roy adaptation model* (2nd ed.). Stamford, CT: Appleton & Lange.

Roy, C., & Roberts, S. (1981). *Theory construction in nursing: An adaptation model.* Englewood Cliffs, NJ: Prentice Hall.

Roy, S. C. (1984). *Introduction to nursing: An adaptation model* (2nd. ed.). Englewood Cliffs, NJ: Prentice Hall.

Roy, S. C. (1989). The Roy adaptation model. In J. P. Riehl-Sisca (Ed.), *Conceptual models for nursing practice* (3rd ed., pp. 105–114). Norwalk, CT: Appleton & Lange.

Roy, S. C. (1997). Future of the Roy model: Challenge to redefine adaptation. *Nursing Science Quarterly, 10,* 42–48.

Shulman, B. H. (1985). Cognitive therapy and the individual psychology of Alfred Adler. In M. J. Mahoney & A. Freeman (Eds.), *Cognition and psychotherapy.* New York: Plenum.

Smuts, J. C. (1926). *Holism and evolution.* New York: Macmillan.

Wilson, H. S., & Kneisl, C. R. (1996). *Psychiatric nursing* (5th ed.). Menlo Park, CA: Addison-Wesley.

── 第2章 ──

# CBT技法の概観

Danny C. K. Lam

　認知療法は，1960年代にうつ病の理解と治療への経験的なアプローチとして発展した。精神医学におけるBeckの経歴は，精神分析から始まった。彼は認知療法の草分け的な存在として，最も創造的で影響力をもつ者の1人である。うつ病に関する彼の初期の概念は，精神力動的な通説から脱却する革新的な新しい試みであっただけではなく，精神病理学における感情障害の理解の基礎にもなった。そしてそれは，「認知療法と呼ばれるアプローチに貢献するそれぞれの精神病理学の認知理論の領域」の発展への機動力となった(Salkovskis, 1996, p. 509)。行動療法の初期の発展に多大な貢献をしたWolpeは，心理療法に革命をもたらした。彼は，初めて精神分析にわかりやすい選択肢を設け，経験主義の立場から，不安障害の治療における明確な具体的手順と文書化された結果を示すことを強調した。1980年代後期に，行動療法と認知療法の統合が始まり，徐々に認知的観念と経験主義の立場に立った行動的な方法である認知行動療法と呼ばれるアプローチに発展した。

　伝統的な認知行動の中心的な考えは，「ある個人の感情と行動は，その人がどのように世界を組み立てているかということに強く規定される」というものである (Beck, Rush, Shawn, & Emery, 1979)。ある個人がどのように世界を組み立て，他者を受けとめているのかは，その人が自分自身をどうみているかということと密接に関連している(Sullivan, 1953; Safran, 1998)。自分自身や世界や他者に関連した非機能的（または否定的）な思考は，本質的に，

多くの場合非合理的で，非論理的なものであると推測される。多くの患者は，自分自身の非機能的な思考が固定的で破壊的な性質をもっていることを意識的に認めないかもしれない。自分自身の非機能的な思考を，非合理的で，非論理的なものであると受け入れる人もいるかもしれないが，彼らはそれを変化させる方法を全く知らないのである。したがって，臨床的な方針は，発見への導きとソクラテス的質問や行動療法的な介入を通じて，自らの思考が非機能的な性質であることを理解させ，自己，他者，世界を受け入れるためのより現実的で適応した方法を開発する援助を行うことである。一般的に，一度患者が自分の考えで"現実的"になることができたら，彼らは回復過程にいると想定される。近年，伝統的な認知行動は，認知行動理論という枠内で，理論的な洗練というダイナミックな変革を通じて進化している（Salkovskis & Kirk, 1999; Segal, Williams, & Teasdale, 2002）。理論的な洗練と経験的なエビデンスは，認知，感情，行動は，精神病理の発達にとって中心的なものとなる環境との間の相互作用である，というコンセンサスを導いた。したがって，効果的で持続可能な治療的変化をもたらすためには，この3つの焦点に介入することが重要であるが，その中でも認知は軸となる重要なポイントである。本章では，認知行動療法の治療技法に焦点を当て，これらの技法が治療的な焦点にどのように影響を与えているかを示し，具体例としての挿話を用いてその変化のプロセスを方向づけていく。さらに，認知行動療法のアプローチの本質的な要素についても議論していく。

## 治療的介入

経験的なエビデンスの増大は，認知行動療法の経済効果を裏づけるものである（Mace, Moorey, & Roberts, 2001; Roth & Fonagy, 1996）。しかし，Salkovskis (2001) は，効果的な介入は臨床的実践の経験的な基盤を基にしているため，ナースセラピストが変化のプロセスにおいて何を行っているかについての批判的な熟考や評価が必要であると述べている。多くのナースセラピ

ストは，特に彼らがアプローチを学ぶ際に，彼らの介入が科学的実践者モデルを基盤にしているという問題を抱えている。

## 認知的変化における問題

　認識行動療法（CBT）における最大の問題の1つは，認知的介入のための最もふさわしい標的を，否定的な思考か非機能的な思考のどちらにするかを決定することである（Lam & Cheng, 1998）。Safran, Vallis, Segal, & Shaw,（1986）は，思考の中には，患者の問題としてその他のものより主要なものがあると述べている。あまり中心的でない思考や不適切な思考に取り組むことは，看護師と患者の双方にとって無益であり，欲求不満を生み出す。介入のために最もふさわしい標的は，患者の最近の経験（例：最近激しく落ち込んだときのことなど）から直接的に例を取り，患者にとって中心となる思考は何かを同定することである。Lam and Cheng（2001）は，この中心的思考の内容を修正することができれば，患者は情緒的苦痛を減らすことができると確信する。そして患者は別の中心的思考の信憑性にも疑問をもちはじめることもできるようになるだろう。

　もう1つの問題は，非機能的思考の修正に取り組むことは，過度に知的で合理的な理由づけを用いることになることである。Leahy（2002）は，合理性とは，患者が物事をつりあいの取れた見方ができるように援助することであると定義する。ある人が"正しい"と思う考え方は，他者の意見とは異なっているかもしれない。適切性（appropriateness）という言葉は，患者の信念が現在でもまだ適切なのか，それは成人の思考なのかを検討するという点で，合理性の定義において，より有益な概念となるであろう。学会（institutions）や政府が推奨する観念，信念，意見，政策（方針）は，過去においては適切なものもあったが，現在ではもはや適切でないかもしれない。同様な論法が，人が子どもから大人に変化する際に適用することができる。「もし，私がOKと思うことよりも，親が求めることをやるとしたら」ということは，子ども

が考えることとしてはふさわしいかもしれないが,「もし,私が OK と思うことよりも,他人が私に望むことをやるとしたら」と考えることは,大人の考えとしては,適切ではない。適切性は,行動的実験や調査のように,ソクラテス的質問や発見への導き,または現実検討を通して,現実的に評価することができる。

　CBT の文献では,患者が毎日の気分日記（Daily Mood Log）のような技法を用いて,合理的な反応によって否定的思考を置き換えていくことを促している。しかし,看護師はよく,否定的思考に代わるものとして,肯定的思考についての話をする（Peiffer, 1989）。これは,臨床経験上は,肯定的思考がそれほど重要ではなく,長期的には患者の気分に肯定的な影響を及ぼさないことを示しているため,問題となっている。肯定的思考の本質として,一定の信用性がもてないということが 1 つの説明になるだろう。この例として,「すべては問題ありません。私は対処することができます。これから私は,これ以上の間違いはしないつもりです」というものがある。この肯定的思考は明らかに非現実的であり,したがって達成できないものである。信用性は,代わりとなる有用な思考を生み出す鍵となる。たとえば,「完璧に物事を成し遂げることは満足することですが,人間は,失敗から学ぶものなのです」という考えは,「私はどんな失敗もしてはいけない」という考え方に代わる有益で現実的な思考である。最初の思考タイプは,信用性があるだけでなく,長期にわたって気分と行動への肯定的な影響をもたらすのである。

## 行動的変化における問題

　一度,患者が,自らの非機能的思考を認めて修正することができれば,彼らは回復途上にあるという一般的な仮説がある。これは,情緒的苦悩の経験が少ない方がより機能的になるということである。しかしながら,これは,特に深刻で再発を繰り返すうつ病,低い自尊心,物質乱用,精神疾患のような複雑な問題をかかえている多くの患者には,あてはまらないだろう。Ellis

(1994) は，治療的変化のプロセスの中では，知的な洞察と情緒的な洞察の区別をすることが重要であるとしている。知的な洞察は理解に関係するが，情緒的な洞察は確信に関係する。知的洞察が可能となった患者は，非機能的思考と自滅的な感情と自分が経験する行動の結果には関連があることを理解する。しかし，情緒的な洞察をする患者は，思考と結果の関係についてある程度の信念をもつようになるだけではなく，結果を変える行動をすることもできる。この区別は臨床的に非常に重要である。治療が持続して成功し，再発エピソードが減少するための治療的目標や目的は，患者が知的から情緒的な洞察に移行できるようになることである。それゆえ，変化のプロセスは，患者が一連の論理的および合理的信念に同意するのを援助するだけではなく，社会や仕事や対人関係における患者の自信やスキル（たとえば，自己主張やコミュニケーション機能）(Linehan, 1993) を開発し，そして不適応な行動を取り除くための方略を編み出していくことでもある (Salkovskis, 1991)。Burns (1999) は，「否定的な状況に現実的に対処する方法を学ぶことは，歪められた思考と感情を自分自身でどのように取り除くかを学ぶことと同じくらい重要である」と述べている (p. 7)。

## 情緒的変化における問題

　Burns (1999) は，否定的な感情の多くは，特に低いレベルにおいては，ある状況下においては一般的なものであり，適切なものだと考えた。たとえば，もしあなたが自分の父親と言い争いをしているならば，怒りや動揺を感じるのも無理はない。またあなたが，試験に落第したとしたら，おそらく悲しくて，失望するだろう。このような状況においては，否定的な感情が起こることはよくあることであり，適切なものだ。これらの否定的な感情を受け入れるのは，多くの場合それぞれの状況を建設的な対処法に導くときには最善なことである。これに関連して，楽しみ，幸せのような肯定的な感情と同じく，否定的な感情は，学んで，成長して，成熟するという，人間の大切な

経験としての極めて重要な部分である。Leahy（2002）は，患者の視点からみた否定的な感情（たとえば，悲しみ，失望，欲求不満，不安）が正常か異常かという重要な区別を行い，これらの態度が彼らの対処方略にどのように影響を与えたのかについて検討した。もし，患者が否定的な感情や気持ちが異常だと思っているのならば，不適切な行動（たとえば，回避，物質乱用）につながる。このような行動は，非機能的な思考を維持し，悪化させるものであり，悪性の思考―感情―行動サイクルを引き起こしてしまう。この区別は，特に，不安に対する不安があったり，心配に対する心配があったり，怒りに対する怒りのある患者にとって，臨床的に重要である。したがって，ナースセラピストは，否定的感情の受け入れを促進する治療的技法を用いることが重要である（Jacobson, 1994; Leahy, 2002）。これは，否定的感情を，良好により効果的に管理することにつながるであろう（Linehan, 1993）。

## 治療への認知行動療法的アプローチ

現代における認知行動療法には，協働的治療関係，認知的ケースフォーミュレーション，構造，社会化，認知行動技法，ノーマライゼーションの6つの必須要素がある。

### 協働的治療関係

協働的治療関係の進展がもたらす成功は，治療のすべての面における基盤となる。ナースセラピスト（NT）と患者の，誠実で，尊敬の念に満ちた信頼関係は，患者が治療関係にとどまり，変化への目標が達成される可能性を高める。上手くいく協働的治療関係を発展させるためには，NTと患者が変化のプロセスにおける各自の責任に関して，一緒にその意味を明確にし，同意することが重要である。NTの責任は，問題について患者と一緒に概念化すること；問題は何か，そして，これらの問題がどのように持続していくのかを明らかにすること；患者が変化の過程を通して，その問題を扱うための，

資源，自信，技術を身につけることである。患者の責任は，様々な個人的，社会的，対人関係の状況での実践により学びを深め，評価，反応，改善，強化のためのセッションに自らの経験（肯定的，否定的）を導入することである。この責任の共有を強調するパートナーシップアプローチは，効果的で持続的な治療的変化をもたらすために欠くことのできないものである（Lam, 2002）。治療同盟の発展だけでなく，患者の動機づけとエンパワーを促すことは，患者が変化のプロセスにおいて自分自身のエージェント（代理人）になることである。これは，再発予防における重要な一因となる因子であると考えられる。したがって，責任への同意が治療の早い時期に確立されること，そして，定期的に再検討と再確認をすることが特に重要である。これは，治療の成功にとって重要な協働的パートナーシップの発展を導く枠組みを与える。

## 認知的ケースフォーミュレーション

　ケースフォーミュレーションの目標は，診断的プロフィールを確立すること，患者の問題を概念化すること，セラピーのために患者の長所を評価すること，そして，患者の問題を扱うことが可能な多様な治療方略を提案することである。ケースフォーミュレーションには，患者の反応の失敗に対してできる限りの理由を明確にし，あてはまるならば，以前の治療やセラピーにおける抵抗の鍵となる局面を探索することも含まれる。したがって，認知的ケースフォーミュレーションは，最初のアセスメントや続くセッションで集められたデータを通して，患者の問題の基盤となる心理学的メカニズムに関する仮説を形式化し，検定し，洗練するプロセスである。これは，患者とNTが，患者の問題に関連する思考（そして行動）の代替の手段である形式化に同意することで，"共通理解"ができる最良の方法である。ケースフォーミュレーションのためのデータは，背景情報，現在起こっている問題と最新の機能，精神医学的診断，家族力動と家族関係，発達的プロフィール，認知的プロフィール，の6つのカテゴリーに実質的に分けることができる。ケースフォーミュレーションに関する詳細な議論は，様々な出典で読むことが可能

である（Persons, 1989; J. S. Beck, 1995; Clark, 1999; Lam, 2001a）。

## 構　　造

　変化のプロセスにおけるCBT治療法は構造的なアプローチに基づいている。構造は，治療同盟の発展にとって非常に重要であり，看護師と患者に方向感覚と焦点化をもたらす。

　CBTセッションの構造は，（1）課題設定，（2）問題の同定と取り扱い方，（3）定期的なフィードバック（4）ホームワークとしての課題，（5）まとめ，の5つの必須要素から構成されている。それぞれの要素についての詳細な議論は，様々な出典で読むことが可能である（J. Beck, 1995）。

### 認知モデルのための患者の社会化

　現代の認知行動モデルの中では，治療の初期において，患者を社会化することが重要である（Lam & Gale, 2000）。ABCモデルは，患者の問題の原因についての誤解を明確にし，多くの問題が生じているのは，中心的で主要な役割を演じる思考や感情や行動の相互作用であることを理解させるための手段として，最も有効な概念の1つである。そのモデルにおける社会化は，認知的ケースフォーミュレーションの完了，もしくは，そのモデルの概念を自らの生活に関連づける患者の能力の改善についての最初のアセスメント終了後に行うと，より了解しやすく理解が進むだろう。ABCモデルを理解することにより，患者に変化の可能性についての希望を徐々に浸透させ，自分たちの回復に責任をとるという動機づけを与え，看護師と協働して変化のプロセスに取り組むことを促すことが可能となる。

### 認知行動技法

　広範囲にわたる認知行動療法の技法は，様々な出典で記述されている（Beck and Emery, 1985; J. S. Beck, 1995; McMullin, 2000; Lam, 2001b）。そのなかには，ソクラテス的質問，合理的感情を用いたロールプレイ，中核的信

念ワークシート，イメージ，費用対効果分析，中核的信念記録の継続，行動的実験や調査が記述されている。本章では，実質的に認知的，行動的のどちらにも属している多くの技法と同様に重要な技法について論述していく。これらの技法は特に，下記に示すジョンの治療の実例に関連させた。実例での認知行動療法の技法では，患者の思考，行動，気分に影響を与えること，彼の仕事，社会，対人関係の状況で要求される対処技能（たとえば，自己主張のスキル）を開発する援助をすることを目的とした。

## ノーマライゼーション

ノーマライゼーションは，患者の社会への再統合のプロセスである。ノーマライゼーションのプロセスには2つの必須要素がある。それは，精神疾患のレッテルの脱烙印化と肯定的な経験の復元である。脱烙印化は，患者が精神疾患のレッテルについてもっているかもしれない（否定的な）意味づけを同定し議論することを意味している。これは，患者自身の自己スキーマ，個人的価値，そして精神疾患についての他者の意見に対する恐れを調べ，修正するために役立つ訓練である。因果関係における統合モデルの使用は，患者が，メンタルヘルスの問題が，心理学的，社会的，遺伝的，環境的な要因が絡み合う相互作用の結果であることを理解する助けとなる。特に強調されることは，問題を発展させ，維持している心理学的またはストレス関連の要因が，精神疾患というレッテルの烙印づけの効果を学習する場となっていることだ。肯定的な経験の復元は，患者があまりにも心配し過ぎたり，自分の問題で頭が一杯になってしまうこれまでのやり方を変え，生活においてバランス感覚をもつことの重要性についての現実的な描写を促進する助けとなる。充実感と満足感のあるバランスのとれた人生の質は，思考過程（プロセス）に肯定的な影響を及ぼし，環境の中でのより良い機能や対処を促し，再発エピソードを減少させる。これは患者の，個人的な興味や趣味といった肯定的な経験を同定し，発展させ，そして関係性に関心をもつことを促すことを意味している。後者は古い関係を修復し，新しい関係を獲得するために，現在

の関係性に取り組んでいくことである。

### 技法の実例：ジョンのケース

30歳のジョンは国営会社の管理職であった。大学での優秀な成績と努力とセンスで，彼はすぐに，会社の役職に就いた。彼は，結婚して7年で，自分を支えてくれる妻と，6歳と4歳と1歳の3人の子どもと幸せな生活を送っていた。彼は，激しい上腹部の痛みと嘔吐の発作のため，認知行動療法を紹介された。最初の発作は，およそ5年前に仕事中に起こった。地元の病院で検査をしても，医師は痛みと嘔吐に関する医学的な説明をすることができなかった。発作は頻繁に仕事中に起こることから，彼の信用に深刻な影響を及ぼした。発作の医学的説明ができないため，彼の主治医は，精神力動的な心理療法を薦めた。しかし，治療から2年ほど経過しても，この治療の効果や有益性が見当たらなかった。

### 現在の問題

集中的な医学的診察と検査にもかかわらず，痛みと嘔吐を身体的，医学的に説明できるものはなかった。ジョンは自分の症状をウイルスが原因によるものか，未確認のウイルスがもたらすものだと確信していた。心理学的治療が有効ではないという事実は，彼の主治医や精神科医が示唆するような，「痛みと嘔吐は自分の心や思考がもたらしたもの」だけではないという彼の確信を強めた。彼は，発作がいつ，どこでも，どんな日にも関係なく起こり，コントロールできないことを報告した。彼は痛みを感じ始めると，痛みについて不安を感じ，痛みが引いていくことを望みながら，ベッドに入った。しかし，大体いつも良くなる前に激しい嘔吐が続いてしまうのだった。彼は痛みを引き起こす誘引について見当がつかなかった。

ジョンは自分自身を，精力的で，創造的な人間だと評価したが，特に仕事に関しては，完全主義的な傾向を強くもっていた。彼は，完璧であるはずの仕事に失敗したり，自分の期待に応えることができないときは，自分自身や

他者に対して非常に批判的になった。彼は，仕事が完璧に進まなかったり，ミスをしたら，それは失敗だと信じていた。この完全主義的期待は，このように，彼の仕事の基準に関してだけではなく，他者が彼の仕事の基準や能力をどのように判断するのかという高いレベルの不安や心配を生み出していた。彼は，もし自分のメンタルヘルスの既往を公表したら，他者が自分を弱いと評価し，能力や適正を疑うようになるのではないかと考えていた。彼は，自分が会議に十分に参加することができない不安を感じ始めると，会議に参加することを避けはじめた。彼は，家に帰ってベッドに入り，虚しく痛みと嘔吐が引いてくれることだけを願うのだった。

### ケースフォーミュレーション

痛みと嘔吐についての身体的，医学的説明がない場合，彼に湧き起こってくる不安と，特に痛みのような身体感覚における否定的意味づけ（たとえば，「何か悪いことが私に起こっている」）との関連についての可能性は，もっともらしい説明になるであろう。これらは，嘔吐症状を誘発するように相互に影響を与えていた。彼の回避と安全探索行動は，彼の非機能的な思考を維持する役割を果たしていた。これらの考えには，「私は十分に会議に出席できていたら不安になるはずがない。会議やプレゼンテーションのときに最後まで出席できなかったらどうなると思う？　みんなは，いろんな心配事で私が弱り果てていると思うだろう。私はうまく対処して完璧にやり遂げなければならない。さもなければ私は落伍者だ」ということが含まれている。彼の両親は，彼に非常に高い期待をかけており，どんなときでも最善を尽くすことを期待した。対処することができない，他者の目からみて完璧で有能ではないという考えは，彼を不安にさせ，雇用の安定と将来についての心配をもたらした。また，これは，彼の自己信頼と自尊心への脅威となった。これは，彼の生物学的反応（痛みと嘔吐）を悪化させるものであり，対処方略として安全探索行動や回避を用いることに繋がった。

## 治療方略

　治療的な成功は，NT と患者が協働しており，患者が自分の問題の原因とこれらの問題がいかに持続しているかを理解することと密接に関連している。この原因を理解することは，生産的な治療同盟の構築を可能とするだけではなく，患者に変化への治療的なプロセスにおいて積極的な役割をとる権限と動機づけを与える。ジョンのケースでは，発症について予想可能なパターンがあったかどうかを立証し，発症の根本的な原因が何であったのかを同定し，思考，感情，行動が円環して相互的に関係しているという概念（ABC モデル）の中に彼を適合させる（社会化する）ことが重要であった。不安は明らかに彼の問題の一部であった。介入の焦点は，不安についての理解をより深めること，および不安のマネジメント技法の訓練を援助することであった。彼の中に潜む想定（たとえば，「もし失敗したならば，私は落伍者だ」）と，自己スキーマ（たとえば，「私は不適格だ」）を同定し，働きかけることは，彼の自己スキーマへの再評価と環境に対する行動を修正することになるため，治療方略の重要な部分であった。

## ABC モデル

　ジョンのケースにおいて，彼の生物学的脆弱性の発症を導いたのは，活性化された出来事（Activating: A）についての解釈や想定（Belief: B）の結果（Consequence: C）としての不安や心配といった情緒的な"負担"や様々な行動（たとえば，回避と安全探索行動）であった。ジョンはこのモデルについて合理的には理解することができたが，以前の心理学的治療の失敗により，自分の問題が，"自分のこころ"にではなく，身体的な問題であると確信していた。治療同盟の成功は，NT と患者の，問題の概念化についての同意のレベルと密接に関係している。したがって，ジョンにとっては，生物学的脆弱性の原因を特定することが重要だったのである。また，NT は，その問題が心理学的なものか身体的なものかのどちらかであるという立場をとらず，む

しろ，相互的な問題が関与しているという立場をとることを忘れてはならない。

## 気分と活動スケジュール表

ジョンのケースのように，気分と活動スケジュール表は，痛みと嘔吐のような生物学的脆弱性の潜在的引き金を同定するために有益なツールである。ジョンは，ホームワークとして，1ヵ月間，1時間単位で，彼の活動と気分を記録するように求められた。さらに，彼は痛みと嘔吐が，いつどこで起こったのかについて，日時を記録するように求められた。また，痛みと嘔吐の程度も，評価表（0%から100%）を用いて記録し，痛みや嘔吐が起こったときの思考も共に記録することになった。このベースラインのアセスメントは，高いリスク状況に対処するための方針を計画するときに用いられる。ジョンの場合，痛みと嘔吐と不安の程度の間に，はっきりとした相関関係があった。不安が高まると，痛みが増し，嘔吐を引き起こしていた。その記録から，ジョンのもつ不安が，とくに雇用の安定，仕事の業績，将来の見通し（高リスク状況）と関連していることがわかった。収集されたエビデンスの収支は，ABCモデルにおける思考—感情—行動のサイクルを支持するものであった。それによって，ジョンは自分の生物学的脆弱性が，彼の基底にある心理学的な問題であったことを受け入れることができた。

## 毎日の気分日記

毎日の気分を記録する目的は，患者がABCモデルにおける認知，感情，行動の相互的関係に気づき，不合理な信念の代わりに合理的な反応を用いることができるよう援助することである。ジョンの場合においても，彼が自分の生物学的脆弱性（痛みと嘔吐）と回避や安全探索行動を潜在的に導く非合理的な思考と感情（不安と心配）を客観的に分析することを援助した。毎日の気分日記は，状況，感情，非機能的思考，思考の歪み，合理的，論理的反応をリストアップして記述するための5つのコラムから構成されている

(Burns, 1999)。最初のコラムでは，ジョンは，自分の生物学的脆弱性と行動反応のためにリスクの高い状況に陥ってしまうことを記述した。次のコラムでは，彼がリストアップした非機能的思考に関して，どれくらいそれを信用しているかを評定した（0%から100%）。それから，彼は，それぞれの非機能的思考の歪みを同定した。次に彼は，状況と関連した感情をリストアップし，それらの強さを評定した（再び，0%から100%）。最後のコラムでは，ジョンは可能な限りの合理的な反応と，それらの反応に対する信用度を評定した。毎日の気分日記を用いることで，ジョンと治療者は彼の非機能的思考を同定し，働きかけることができた。変化させることが簡単な思考や感情もあったが，自己スキーマやルールに基づいた思考は，それらが非常に強大で，確信に満ちており，変化させることがより困難であった (Lam, 2001c)。ジョンは，「もし私が間違えたら，私は落伍者だ；自分は決して不安を感じたりする弱い人間ではない；私は会議を首尾よくこなさなければならない」ということを確信していた。

### 感情選択技法

この技法は，否定的感情は，人生や人間の学習経験の一部に過ぎないということを患者に教育するために用いる。そして，出来事に関する感情を選択するために，多くの感情の選択肢があるということも患者に示す。その選択は，選択した感情がその状況下で正常で適切であるかどうかが重要である。これは，実例を用いることで説明できる優れた技法である。ここでは，ピーターの例を用いる。ピーターは，非常に一生懸命勉強したにもかかわらず，オックスフォード大学の入学試験に受からなかった。しかし，彼は，レベルが高いものの，それほど名門とはみなされていない別の大学に入学することができた。この出来事に関した感情（幸せ，無関心，失望と悲しみ）のリストを用いて，NT はこの状況下において経験し表現するには，どれが正常で適切な感情かを客観的に議論する。

ジョンは，否定的な感情（たとえば，失望，悲しみ，または不安）が人生

や人間の学習経験の一部であることを理解した。これは，彼の会社がいつ別の会社に吸収されるのではないかという状況や，彼が仕事でミスをしてしまうときには，不安になったり心配することは正常なことであり，適切であることを彼自身が理解する助けとなる。しかし，もし不安や心配を異常なこととして捉えるならば（たとえば，私は不安になってはいけない。だめだ！私は不安だ），不安のための不安や心配のための心配といった問題を生み出し，否定的感情の悪循環をもたらす。ジョンは，不安（または他の否定的な感情）に対する自分の否定的な態度が，身体的な問題の原因となり，安全探索行動を招いていることを理解した。

### 不安調査

　この技法は，患者個人の経験を超えて，不安やその他の否定的な感情についての幅広い見識を構築する助けとなる。ジョンと治療者は協働的に，不安に対する人々の態度を調査する方法を考案した。ジョンは，仕事で偶然出会った最初の10人から（偏りを避けるため），不安に対する見解を収集するように指示された。この調査での質問の内容は以下の通りであった。

- あなたは，世界中で，人生において少しの不安も感じた経験がない，という人を指名することができますか？
- 人間にとって，全く不安がないということは可能ですか？
- あなたはときどき，自分の人生において，個人的に若干の不安を感じますか？
- （たとえば，不安定な状況に直面しているときや身体的な不快感があるというとき）わずかな不安を感じることは，正常で適切なことですか？

　この調査結果は，不安（または否定的感情）が人生と人生経験の重要な部分であるという Emotional Option Technique（感情選択技法）で例示された

合理的な説明を強化するものであった。不安に対するジョンの態度は変わり，不安を受容するようになった。彼は，不安によって引き起こされた身体的不快感を許容し，不安を管理する技法である呼吸法や気をそらす技法などを実践することで，自分の生物学的脆弱性についての非機能的思考に疑問をもつことを学んだ。これらの方法により，早期に悪循環を断つことができ，発作（痛みと嘔吐）が起こる頻度を減らすことが促進された。8カ月の期間にわたる16セッションのCBT療法が終了したとき，ジョンには，それ以前の6カ月でみられていた嘔吐の症状はまったくみられなくなっていた。彼は，依然として痛みは感じていたが，それはかつてのように深刻なものではなくなった。

### 領域モデル

自己スキーマとルールに関連した思考は，それらが非常に強大で説得力があるように思えるため，変更することはより難しい。ジョンは自分の生物学的脆弱性に関しては，かなり良くなっていたが，依然として自己スキーマやルールに強くしばられていた。これらの自己スキーマやルールは，彼の長期間にわたる問題を持続させるための鍵となる役割をしていると考えられた。もしそれらが，現実的な方法で修正されないならば，再発の可能性が増すであろう。Lam（1997）は，患者がスキーマやルールを上手く変化させるためには，活性化された，否定的な出来事に関する自己スキーマやルールに用いることができる客観的で抽象的な思考を養うことができるように援助することが最善であると提唱している。

領域モデルは，クライエントの，より高度で，抽象的で，客観的な思考の獲得を促進するために，異なる領域や背景での論議への転換を提唱している。新しい考えは，ジョンにとって，彼のスキーマやルールの論理性と合理性を再考する触媒となった。100人の人技法（Hundred People Technique）と娘技法（Daughter Technique）は，客観的で抽象的な思考の発達を促進する非常に有効な技法である。

## ● 100人の人技法

　この技法は，患者が異なる視点から自分の問題を理解し，自分の思考（自己スキーマやルール）が，社会の大多数のものと異なっていることを了解し，認知的柔軟性を増大させる援助のために用いる。また，患者の非機能的思考を修正するのに役立つような事実に基づいた情報の提供も行う。たとえばこの例において，ジョンは，プロジェクトで失敗したので自分は落伍者である，という彼の信念に，100人中何人が同意するかしないかを調べるよう求められた。以下に挙げた対話は，患者の問題（患者の領域）に戻る前の抽象的または一般レベル（異なる領域）での質問（もしくは論争）を追究した有益なものを記述した。

NT： あなたが，彼らと話しをしたと仮定してください。彼らのうち，どのくらいの人が，あなたの信念に同意するでしょうか？

患者： 相当多いでしょう。彼らの95％くらいが同意するでしょう。

NT： それが事実であるとしたら，あなたの考えに同意しない5％の人は何と言うと思いますか？

患者： 私には，彼らがなんと言うかわかりません。

NT： 推測でいいですよ！

患者： 彼らは，人間は間違いを犯すものだし，そこから学ぶものだと言うのでしょう。失敗って言うのは全てか多くのものをしくじることだというでしょう。

NT： これは役に立つ考えですか？　役に立たない考え方ですか？

患者： 役に立つと思います。

NT： あなたが非機能的な思考にこだわり続けるときに，その考えはどの程度役に立つと思いますか？

患者： すごく役に立つと思います。私はずっと不安で，心配で，落ちこんでいたのですから。

NT： そう，そのとおりです。実際，あなたがそれに対して何もしな

いなら，より悪くなるかもしれません。あなたは変わりたいですか？
患者： はい，私はとても変わりたいのです。
ＮＴ： 私たちの議論と，あなたの信念に賛成しない人の意見を考慮すると，あなたは，どのように変わることができると思いますか？
患者： あなたがおっしゃることはよくわかります。私は，自分の考えを現実的に考える必要があります。

●娘技法

　この技法は，ダブルスタンダード（double standard）を強調するか，患者が自分自身（自己スキーマ）と他者を，類似もしくは同様の環境（状況）において，定義するときに用いる２つの設定ルールを引き出すのに用いられる。この優れた技法（類推比較）は，患者と親密で親しい人の間に生じる仮説的状況（患者の経験と同様な）を提示する。ジョンは自分のプロジェクトでおかした失敗のために自分は落伍者だと信じていた。この技法を用いて，治療者はジョンに尋ねた。「もしあなたの娘が打ちひしがれ，涙ぐんでやってきて，（同じような問題のために）自分は落伍者だと告げたら，あなたはとても愛している娘にどのように言ってあげますか？」。ジョンは，自分の娘が，そんなことが原因で落伍者になるはずがない，と答えた。

　ＮＴが娘役を，ジョンが彼自身（父）を演じると，ロールプレイはこの状況でとても役に立つ。娘（ＮＴによって演じられる役）がより強固に，自分は落伍者にちがいないと信じ，主張すればするほど，患者は懸命に，合理的かつ論理的な根拠を用いて，娘の非機能的思考（自己スキーマ）を撃退しようとする。ロールプレイの後，焦点を患者の問題（クライアントの領域）に転じる。このロールプレイから患者が得たことを補強するために，ＮＴは「彼女が落伍者ではなく，あなたも落伍者ではないということは論理的だと思いますか？　このことからあなたは何を学んだと思いますか？　あなたのルー

ルまたは自己スキーマに代わりうる論理的で合理的な選択肢は何でしょうか？」と尋ねることができる。このような質問法は，現実に基づく思考を養い，それによってより効果的な問題解決法を促進する。

## 行動調査

このアプローチには，NTと患者がセッションで取り組んでいたものを強化し，実証する効果がある。また，患者に，全体的な変化を達成するためには，感情的，行動的な結果を変化させるという観念に基づいて行動をすることが重要であるという刺激を与える。行動調査を構築するために，NTと患者は，患者の思考の妥当性をテストする特定の質問を協働して考えたり，調査をどのように実施するか，たとえば対象者数や，調査する場所の決定が必要になってくる。ジョンのケースでは，「彼は，自分のプロジェクトで失敗したので，落伍者である」という個人的な失敗についての彼の信念に対する大衆からの同意もしくは非同意を測定するために，多くの質問が用いられた。これらの質問は以下の通りである。

- あなたは失敗をどのように定義しますか？
- あなたは自分の仕事（またはプロジェクト）でミスをしたら，自分自身を落伍者だと考えますか？
- もし，そう考えるのならば，なぜですか？
- もし，違うと考えるのならば，なぜですか？

この調査結果は，彼の信念が社会の大多数の人の考えと違っていることを明らかにした。調査それ自体は，娘技法と100人の人技法を用いたセッションでの達成からの論理的な前進である。行動調査の実施は，根拠やデータを提供するだけではなく，ジョンが異なる情報源を統合し評価することに役立った。これらの技法は，非機能的な信念を事実と区別するために，彼にとって非常に大切なものとなった。

## 医療実践におけるCBT技法の適用

　看護師は，医療実践の中で，特に慢性的疼痛，慢性疲労症候群，過敏性大腸炎症候群等のストレス関連症状のような，医学的な健康状態が障害された状況に対して，様々な方法でCBT技法を使用することができる。その技法は，身体的，感情的，心理学的要因が相互に関係していることを明確にし，医学的問題として，それぞれがどのように関連しあい，支えあっているかを明らかにする。CBT技法は，どのようなタイプの情緒的，心理的サポートが患者にとって最も役に立つか，どのようにそれらのサポートを行ったら良いのかを決定するための助けともなる。看護実践は，心理学的，情緒的ニーズを扱うことを含む医学的問題をもつ患者に，全体的なケアを提供する取り組みである。患者の自分自身の医学的問題や，それらに対する情緒的な反応に関する考え方は，治療結果に影響を及ぼす。多くの医学的問題は，トラウマとなる感情的な苦悩を引き起こし，次々に悪循環の一部として医学的な健康状態を悪化させる可能性がある。したがって看護師は，患者の情緒的，心理学的ニーズは，患者の病気の予後と治療結果にとって鍵となる要因であることを理解する必要がある。看護師は，アセスメント技法（たとえば毎日の気分日記や活動スケジュール表）を用いて，患者の医学的問題と関連した心理学的・情緒的な苦痛を同定することができる。さらに，CBT技法は，100人の人や行動調査，ABCモデル等のような技法を用いることで，役に立たない否定的思考を弱め，選択的で，より脅威的でない思考を発展させる適切なサポートの提供へと誘導する。

## 結　　論

　その概念の開発以来，認知行動療法モデルは洗練され，成熟したモデルへと発展し，精神科領域の幅広い問題に対応できる療法となった。しかし，治

療的成功や成功的介入は，臨床的問題のなぜ・どのようにという特定の局面に対する理解と密接に関連しているため，治療的努力の焦点を形成し，特定の臨床的問題に対する技法の使用や適応の柔軟性を高めていかなければならない。マイナスの効果は，治療的関係を引き裂いてしまうため，前向きで，治療的な成果を確実にするために，適切なスーパーヴィジョンが提供されなくてはならない。スーパーヴァイザーは，NT と協働的関係をつくり，NT の治療技法の使用能力の向上への援助も行っていく。

〈参考文献〉

Beck, J. S. (1995). *Cognitive therapy: Basics and beyond*. New York: Guilford Press.
Beck, A. T., Rush, A. J., Shaw, B. & Emery, G. (1979). *Cognitive therapy of depression*. New York: Guilford Press.
Beck, A. T. & Emery, G. (1985). with Greenberg, R. L. *Anxiety disorders and phobias: A cognitive perspective*. New York: Basic Books
Burns, D. D. (1999). *The feeling good handbook*. New York: Plume.
Ellis, A. (1994). *Reason and emotion in psychotherapy*. New York: Birch Lane Press.
Clark, D. A. (1999). Case conceptualisation and treatment failure: A commentary. *Journal of Cognitive Psychotherapy, 13,* 331–339.
Jacobson, N. S. (1994). Behavior therapy and psychotherapy integration. *Journal of Psychotherapy Integration, 4,* 105–119.
Lam, D. (1997). Cognitive behaviour therapy territory model: Effective disputing approach. *Journal of Advanced Nursing, 25,* 1205–1209.
Lam, D. (2001a). Cognitive behaviour therapy to treating bulimia nervosa: a case study. *Counselling Psychology Quarterly, 14 (1),* 1–13.
Lam, D. (2001b). *An integrated framework to disputing dysfunctional thoughts in cognitive behaviour therapy: From theory to practice*. Paper presented at the meeting of the European Congress of Behavioural and Cognitive Therapies, Istanbul, Turkey.
Lam, D. (2001c). *Territory model to schema change in cognitive behavior therapy: From subjectivity to objectivity (and back again)*. Paper presented at the meeting of the World Congress of Behavioral and Cognitive Therapies, Vancouver, Canada.
Lam, D. (2002). *A partnership approach to working together: Core tasks of psychotherapy*. Paper presented at the meeting of the British Association for Counselling and Psychotherapy 8th Research Conference, London.
Lam, D. & Cheng, L. (1998). Cognitive behaviour therapy approach to disputing automatic thoughts: A two-stage model. *Journal of Advanced Nursing 27,*

1143–1150.
Lam, D., & Cheng, L. (2001). Cognitive behaviour therapy approach to assessing dysfunctional thoughts. *Counselling Psychology Quarterly, 14*, 255–265.
Lam, D. & Gale, J. (2000). Cognitive behaviour therapy: Teaching a client the ABC model: The first step towards the process of change. *Journal of Advance Nursing 31*, 444–451.
Leahy, R. L. (2002). *A model of emotional schemas*. Paper presented at the meeting of the British Association for Behavioural & Cognitive Psychotherapies, Warwick, UK.
Linehan, M. M. (1993). *Cognitive-behavioral treatment of borderline personality disorder*. New York: Guilford Press.
Mace, C., Moorey, S., & Roberts, B. (2001). *Evidence in the Psychological Therapies: A critical guide for practitioners*. London: Brunner Routledge.
McMullin, R. E. (2000). *The new handbook of cognitive therapy techniques*. New York: Norton.
Fairburn (Eds.). *Science and practice of cognitive behaviour therapy* (pp. 1–26). New York: Oxford University Press.
Persons, J. B. (1989). *Cognitive therapy in practice: A case formulation approach*. New York: Norton.
Peiffer, V. (1989). *Positive thinking*. New York: Element.
Rachman, S. (1999). The evolution of cognitive behaviour therapy. In D. M. Clark & C. G. Fairburn (Eds.), *Science and practice of cognitive behavior therapy* (pp. 1–26). New York: Oxford University Press.
Roth, A. & Fonagy, P. (1996). *What works for whom? A critical review of psychotherapy research*. New York: Guilford Press.
Safran, J. D. (1998). *Widening the scope of cognitive therapy: The therapeutic relationship, emotion, and the process of change*. New York: Aronson.
Safran, J. D., Vallis, M. T., Segal, Z. V. & Shaw, B. F. (1986). Assessment of core processes in cognitive therapy. *Cognitive Therapy and Research, 10*, 509–526.
Salkovskis, P. M. (1991). The importance of behaviour in the maintenance of anxiety and panic: A cognitive account. *Behavioural Psychotherapy, 19*, 6–19.
Salkovskis, P. M. (1996). *Frontiers of cognitive therapy*. New York: Guilford Press.
Salkovskis, P. M. (2001). *80% of what we do is rubbish, 20% is useful*. Paper presented at the meeting of the European Congress of behavioural and cognitive therapies, Catania, Sicily.
Salkovskis, P. M., and Kirk, J. (1999). Obsessive-compulsive disorder. In D. M. Clark & C. G. Fairburn (Eds.), *Science and practice of cognitive behaviour therapy* (pp. 179–209). New York: Oxford University Press.
Segal, Z. V., Williams, J. M. G. & Teasdale, J. D. (2002). *Mindfulness-base cognitive therapy for depression: A new approach to preventing relapse*. New York: Guilford Press.
Sullivan, H. S. (1953). *The interpersonal theory of psychiatry*. New York: Norton.

## 第2部

# 認知行動療法による特定症状の治療

# 第3章

# うつ病

Arthur Freeman and Cynthia A. Diefenbeck

　米国において，うつ病は心臓疾患に続く能力障害の原因となっており，ほとんど全ての年代における，身体または精神障害の能力障害を招いている（National Institutes of Mental Health: NIMH, 2001）。うつ病は，直接的（入院や外来治療），間接的（失業，家族成員への負担）に非常に経費がかかる。この強大な精神障害に罹患していないと思われている健康な人の中にも，不幸なことに発見されずに，未治療のままでいる人も多い。未治療のままだと，確実な割合で約15％の人が自殺に至り（American Psychiatric Association: APA, 2000），残った家族や友人に深い傷を残すことになる。米国人の約4分の1が，人生におけるどこかの時点で，少なくとも一度はうつ病のエピソードを経験するであろうと予測されており，このことはメンタルヘルスの専門職だけでなく，すべての保健専門職にとって，この強大な障害のための正確なアセスメントと効果的な治療方略に関する知識を得ることの重要性を示すものである。

## 薬物療法

　管理的な治療が行われていた時代においては，薬物療法は多くの理由から，しばしば独占的に大うつ病エピソードの治療に用いられてきた。プライマリーケアの提供者と患者は，大うつ病の治療に，管理のしやすさとコストを

考えて単独の薬物療法を行ってきた。大うつ病に対する薬物治療は，障害を合法的で受け入れやすいものとしたことは周知の通りであり，前時代や前世紀の偏見とは顕著に異なるものとなった。しかし，たった1つのアプローチに偏った戦略を用いることは，うつ病は心理学的な障害である，という大前提を否定することになる。脳の化学的変性が先に生じて気分の減退を誘発したのか，気分の落ち込みによるストレスフルな出来事の結果として脳の化学的変性が生じたのかはまだ明らかになっていない。後者の説明を支持するものとして，うつ病におけるエピソードの多くは，ストレスフルなライフイベントによって先導されているというエビデンスがある（Brown, 1996）。これらの説明の複合がもっとも真実に近いと考えられている（ストレスが気分を低下させ，それは選択的神経受容体を低下させ，それにより個人はストレスに対してさらに脆弱になる等）。

　精神障害へのアプローチでは，実際のところ，障害はほとんどが多要因で，全体的なものとみなすことが重要である。幸運にも，この全体論的，多要因的，生物心理社会的な視点は，看護の哲学における基礎であり，精神科上級実践看護師（advanced practice psychiatric nurse: APRN）の，精神障害の予防や診断についての模範的な規律となっている。抗うつ薬は，非常に有効である。三環系抗うつ薬は，その効果において抗うつ治療の黄金律と考えられるが，広範囲に及ぶ副作用のため2番目に選択されるものとなっている。選択的セロトニン再取り込み阻害薬（Selective Serotonin Reuptake Inhibitors: SSRI)は，第1選択薬剤とされており，それは非常に効果が高く，副作用についても緩やかである。最後に，モノアミン酸化酵素阻害薬（MAOI）は，食物や薬物との相互作用で生命の危機を抱えているために他の薬剤に対して抵抗がある重篤なうつ症状を示す人に，第3の治療薬として用いられている（Cooper, Bloom, & Roth, 2002）。

　薬物療法を単独で行うことは，患者が新しい対処機能を発達させるための助けとならないだけでなく，最新のうつのエピソードに陥ったストレス源を明らかにする試みを促すことにもならない。薬物療法は，患者に，適合した

目標を明らかにすることを促すことや，その目標にふさわしい手段を形成する助けにはならない。新しいスキルを開発することなく，薬物療法のみを受けた患者は，しばしばストレスフルなライフイベントに対処できない以前の状態に逆戻りしてしまう。薬物療法に加えて認知療法を受けた人は，再発率が有意に減少している (Fava, Grandi, Zielezny, Rafanelli, & Canestrari, 1996; Fava, Rafanelli, Gradi, Conti, & Belluardo, 1998)。さらに，認知療法は，薬物療法を効果的にすることも示されており (DeRubeis, Gelfand, Tang, & Simons, 1999)，薬物療法単独よりも効果が持続することも報告されている (Koder, Brodaty, & Anstey, 1996; Leszcz, 1997)。ところが，薬物療法のみを受けた人は，様々な理由で断薬を希望する人が多く，うつ病が将来的に再発しないという保証がない。一方，認知療法は，副作用がなく，獲得したものは，錠剤にではなく患者に属している。

## アセスメント

　うつ病の治療について述べた文章の中に，うつ様の症状を呈する身体疾患に関する警告がないものは不完全なものである。残念なことに，甲状腺機能低下症状や低血圧，低血糖，貧血，Epstein-Barrウイルスなどの患者の多くが，症状を取り除くために行っている薬物療法をフォローする単純な血液検査しか受けずに，何年も抗うつ薬やあるいは心理療法の治療を受けている。それゆえ，ここでは，すべての精神科看護師に，身体疾患の既往歴と，基本的な治療開始時の記録として，甲状腺機能，血球検査，肝機能，Epstein-Barrウイルス評価，血糖レベルなどを含んだ化学検査を完全に捉えてアセスメントを始めるよう注意を促したい。加えて，尿検査，薬物スクリーニング，CTスキャンを基礎とした，現在の徴候と症状のアセスメントも必要である。本章の中で，うつ病の症状におけるすべての潜在的な生理学的要因を述べることは無理なので，読者にはKaplan & SaddockのSynopsis of Psychiatry (2003) のような基本的なテキストを参照し，さらに情報を得てもらいたい。

## うつ病の認知理論

　うつ病の治療に必要とされる特定の反応を起こす認知療法を最初に開発したのは Aaron Beck である (Beck, 1967, 1976; Beck, Rush, Shaw, & Emery, 1979)。何十年にもわたる研究で，その他の多くの精神障害と同様にうつ病の治療に効果的であることが裏づけられてきた。認知行動療法 (CBT) は，今や，大うつ病の非薬物的治療として最も効果的な療法とされている (DeRubeis ら, 1999)。CBT は，短期で，期間限定で，構造的なアプローチを特徴とし，個人が，創造的に積極的に治療に参加し，治療目標に到達することが期待されている。

　うつ病は，3つのレベルで明らかになる。最も明白なのは，感情の変化が起こることで，うつになった人は，多くのネガティブな感情の中でも，特に悲しみやいらいらや不安を経験する。しかし，うつ病は同様に認知や行動レベルでも明らかになる，絶望的な思考 (「私にとって物事は決して良くならない」)，無力感 (helplessness) (「このことをよくするために私ができることは何もない」)，自己敗北感 (「私はこんなにも敗者である」)，などがしばしば深く心の中に溜まっていく。ひきこもり，無気力，睡眠や食欲の変調，疲労感，意欲の欠如などのような行動的な変化が一般的に現れてくる。それは気分の面でも顕著な変化をもたらすが，直接的に人の気分を変化できるものはほとんどない。しかし，認知や行動のレベルは，非常にたやすく調査や操作が行いやすいとされている。看護の CBT 治療者は，認知，気分，行動の3つのレベルに同時に焦点を当てなければならない。これらのレベルのもつ本来の相互作用により，1つの変化がその他の変化を引き起こすことが推測される。CBT は認知と行動を直接的に変化させ，感情を間接的に変化させる。一方，薬物療法は，気分に直接的に作用する。うつ病における認知理論は，認知科学の情報過程モデルをルーツとしている (Young, Weinberger, & Beck, 2001)。強調したいことは，個人がどのように環境的な手掛かりを発見し解釈するか

ということである．本質的に，出来事は単独では良くも悪くもなく，正しいものでも間違ったものでも，怖いものでも穏やかなものでもない；しかし，なぜ人々は状況について様々な方法で受け止め，結果的にそのような行動を取るのかという疑問が CBT の基本である．

## 認知の三つ組

　Beck, Rush ら（1979）は，最初，抑うつ的な人は自分自身や，世界や将来についてネガティブな見解をもっていると仮定した．彼はこれを認知の三つ組と呼んだ．抑うつ的な人の視点では，自分自身を不適当で，愛されず，無能（対処不可能）な存在だととらえている．抑うつ的な人の視点からみた世界観は，脅威的で，敵意があり，厄介なものである．抑うつ的な人の将来観は，暗くて希望のないものである．認知の三つ組の3つの要素は，個人のうつに同等に貢献していると考えられているわけではない(Freeman, Simon, Fleming, & Pretzer, 1990)．たとえば，ある研究では，抑うつ的な人の思考における自己と世界に対するネガティブな視点は，将来に対するネガティブな見解より一般的であることを見出した（Blackburn & Eunson, 1989）．しかし，将来に対するネガティブな見解は，自殺をした人の思考の特徴でもある（Freeman & Reinecke, 1994; Salkovskis, Atha, & Storer, 1990）．さらに，世界に対するネガティブな視点は，うつにより怒りが増大する経験をした人のほうがより多く報告している（Blackburn & Eunson, 1989）．個人のうつに貢献する認知の三つ組の要素は多様なため，ナースセラピストは，各個人について徹底的にアセスメントを行う必要があり，それにより特定の領域が明らかになり，個人的なニーズに合わせた治療が可能となる．これらの要素は，うつ病の患者の治療のための理論的基礎として看護師が用いている，ロイ適応モデルを基礎とした包括的な適応アプローチと類似している（第1章を参照）．CBT モデルとロイ適応モデルは，どちらも認知的な観点を有するストレス素因（diathesis-stress）モデルである；ライフイベント，思考，行動，気

分がそれぞれ相互作用的様式で，密接につながっている(Freeman, Simonら，1990)。認知，行動，気分はすべて，情報処理過程，行動規範，動機の複合的な機能を受けもっている。さらに，認知的な視点は，人生早期のライフイベントや学習により，スキーマと呼ばれる情報処理パターンの形成を示唆している。これらのスキーマは，人々に特定の情動的脆弱性の素因をもたらし，一度行動，認知，気分のパターンが生じると，その情緒的困難が持続するよう前もって仕掛けている。

## スキーマ

　うつ病における認知の役割は，単にうつ病を引き起こすネガティブな認知（思考）の線状因果律の1つではない。もしそうだとしたら，うつ病の治療は極めて単純であり，ポジティブな思考の増加がうつ病を治療することになる。むしろ，認知はうつ的な感情と行動に寄与するものであり，その結果の両方を兼ね備えているのである。認知は，うつ病の仲介（脆弱性）と低減（表出と維持）の両方に関係している。2つのレベルの認知（深部と表面）は，これらのプロセスに影響を与えていると考えられている(Dobson & Shaw, 1986; Know & Oei, 1994)。深部の認知は，スキーマ，態度，基本的前提，中核信念とも呼ばれ，うつ病に対する脆弱性を仲介する素因を作る因子とみられている。KwonとOei (1994) は，認知の深部レベルは，安定し，状況を超えた，認知的組織化の基本的要素で構成されていると述べている。スキーマは，人生の初期に構築され，多くの場合，情緒的に高い負荷がかけられた状況において，確実に有無を言わせず動因や作用を強化する。またスキーマは，個人が，ある時点において重要な根源的な出来事と類似しているとみなしたライフイベントにより引き起こされた認知，行動，気分に影響を及ぼす可能性がある。この類似性が筋の通らないものであったにせよ，スキーマは適合しないところにも適用しようとする。深部の認知，もしくはスキーマは，社会的学習やオペラント学習（訳注：オペラント〔操作可能な行動〕な自発的反応

を強化し，個人の行動がある環境に操作を加えることで変化を起こすこと）を通して，人生早期の経験への反応から形成される。スキーマは，うつ病の初期の段階に，先立ったり付随したりする。スキーマは能動的に操作され，個人の日常の行動の大部分を決定したり，または潜伏して，特定の出来事により作動することもある。加えて，スキーマは，強制的であり，抵抗や非服従が困難で，容易に逆襲される (Beck, Freeman, Davis, & Associates, 2004; Freeman, 1988; Freeman & Leaf, 1989)。スキーマは，基本的な推定や仮説，もしくはその人の世界や世界におけるその人の場所についてのルールである。スキーマは，世界についての個人の組織化され構築された情報のプロセスを導く。スキーマは，情報が個人の知覚領域に入り，その情報の意味を理解できるように導いている。特に，スキーマは，個人が情報の選択に専念したり，探索することを導き，また情報がみつからないときには，探索手順のパターンや終結を提供するよう導く (Dent & Teasdale, 1988; Hollon & Garber, 1990; Nasby & Kihlstrom, 1981)。さらに，スキーマは，情報の検索過程にも影響を与えている。情報の暗号化や検索を指示することにより，スキーマは経験の個人的記憶を支配する。スキーマは，世界に対する個人的な経験の一まとまりを築く。スキーマがなければ，入力される豊富で複雑な情報で，人間の心のプロセスは圧倒されてしまうだろう。スキーマは，情報プロセスや学習を促進するために，入力される情報をふるいにかけ，分別する。学習は，新しい情報と既存の知識のかたまりを比較し，対比させるときに生じる。

　学習や適応は，同化や順応と言い換えることができる。適応のプロセスにおいて，入力された情報は，まず既存の知識やカテゴリーと比較され，階層化される。個人の内的，外的刺激に対処する最初の試みは，「それはどういうもので，私の過去の経験や知識のどこに適合するのか？」と問うことである。もし，既存の知識の構造と刺激との間に十分な類似性が見出されたら，脳は「釣り合っている」と感じ，情報過程の探索手続きは満足する。そして新しい出来事は既存の知識の中に同化する。しかし，もし非類似性が大きかったら，探し出した対比するものを順応させようと，知識体系や規則の変更を行う。

変更することが非常に少なかったら，対処のために必要な変更は最小限です む。一方，非類似性が広範囲で，全体的なものであったら，既に適切とされ ている文脈を基礎にした新しいカテゴリーを作るか，新しい既存の知識体系 の部分集合（subset）を作る必要があるかもしれない。

## 認知の歪み

有効な情報過程を促進するためにスキーマを使用することで，行動を導き表面的な認知に適合できる"十分"なものが，多くの状況下で提供される。しかし，状況によっては悪くなることもある。すべての認知は，本質的な保守性や情報プロセスの効率化により歪まされると定義されており，うつ病の人の認知は，苦痛を作り出し，適応的な行動が妨げられほど歪まされている。特に変化や順応に抵抗を示すスキーマは，脆弱性をもつ人の適応を困難にする。なぜならスキーマが指示した情報の探索や解釈が，環境や生じたスキーマと一致しないと当惑するからである。その情報が，その人の合意を得られる妥当な解釈と一致しない方法で解釈された脈絡である場合には，特に突出してしまうため，その情報を一致させるためスキーマを活性化させるか，さもなければその情報は全て無視される。これらの高い情緒的負担のかかったスキーマは，適応に代わって，Beck のいう「ネガティブな認知へのシフト（negative cognitive shift）」といった，より論理的に誘導されたスキーマになることがある（Beck, Freeman & Associates, 1990）。

スキーマの発達に影響を与えるその他の役割についても，過小評価するわけにはいかない。主要な養育者は，特に影響が大きい。両親の支配力や，繰り返される親の子どもへの意味づけ（meaning-making）は，子どもへの影響力を強大にする。良好にみえる状況であっても，親の意見は子どもの自己や世界や経験に対する見方に永続的な影響を及ぼす。子どもに対する親のコミュニケーションの信念や態度は，親の人生経験や学習により偏っている。スキーマは，家族的，文化的な規範のパターンの一部分であり，個人自身で

は見出しにくい。結果としてのプロセスの間違い（認知の歪みと呼ぶ）の多くが明らかにされている(Beck, Rushら, 1979; Burns, 1999; Freeman & Zaken-Greenburg, 1989)。抑うつ的な人は一般に，恣意的推論，個人化，選択的抽象化，過度の一般化，拡大化と矮小化，といった5つの間違いを犯している（Beck, 1976; Simon & Fleming, 1985)。これらの歪みのグループは，より適応可能な情動や行動的反応をもたらす経験についてのすばらしい側面をとり入れずに，それぞれ，既存のスキーマを強固に不適切に適用している。抑うつ的な人は，特に自己や世界や未来に対するネガティブな見解を強化する方向性についての歪んだ情報をもっている。

　恣意的な推論は，個人が客観的な証拠に一致しない結論を下しているときに生じる。抑うつ的な人は，中立的でポジティブな解釈がより適切な出来事でも，ネガティブに解釈する傾向がある。たとえば，15歳の少女が，彼女の学校のロッカーにペンキを塗った生徒達に対して，彼らは私のことが嫌いだから懲らしめるために"標的"にしたのだ，と結論づけてしまう。しかし，色づけされたロッカーは，その学校では社会的に好ましいサインと思われていた。

　個人化は，状況に対する自己評価的意味づけを不適切に関連づける。抑うつ的な人は，失敗や喪失といった経験の要因が，状況や他者にあるときでも，その原因を自分自身に求める。前述した15歳の少女は，友達が嫌がらせの電話を受けたのは，もはや自分のことを好きではない第三者のせいだと決めつけた。

　選択的抽象化は，個人がスキーマに一致した情報に過剰に注目したり，一致しない情報を無視するという仮説に伴って生じる。うつ病では，人々は自己や世界や将来に対するネガティブな見解に一致するものを捜し求め，この見解と一致しないものは，どのように妥当な情報も，求めたり，感じたり，理解しようとしない。あるクライアントは，自分の息子が学校でうまくいっていないことについて，自分が母親として失敗したからだと考えていた。彼女は，それ以外では息子がうまくやれていることや，他者への同情心や，学習障害にも関わらず自信をもっていることについては，自発的に思い出そうと

しなかった。これらのことに気づくと,彼女は悪い母親としての自分への抵抗のサインだと感じるのであった。

過度の一般化は,類似していると知覚したものを基礎とした全体の経験の中から,特殊な例を当てはめ,適用して結論づけてしまうことを意味している。これは全般的な合理化の一例である。うつ病では,人々は「すべては悲惨である,私のすべての人生はこうなのだ」という状態にいるのである。

拡大化と矮小化は,個人が重要だと思うことに過度に注目したり,誇張したり,ポジティブな経験の適切さを軽んじたり,低く見積もったりするときに生じてくる。あるクライアントは,学生による評価の後に,いつもうつに陥っていた。それはいくつかの批判的なコメントにだけ注目し,その他の多くの学生が行った正しく評価したコメントは無視していたからである。

**自動思考**

スキーマの同定と修正はうつ病のCBTに必須であるため,それらを直接判断することは当たり前だと思われる。しかし,スキーマは他者によって直接観察できるものではなく,また個人が報告できるようなものでもない。表面的認知(もしくは自動思考)は,スキーマと対照的に,比較的不安定で,一時的なものであり,状況に特化している(Beck, Rush, Shaw & Emery, 1979; Kwon & Oei, 1994)。自動思考は,すばやく自動的におこり,習慣的で反射的にみえる。自動思考は,個人が意識的にコントロールできるものではなく,躊躇なく受け取られ,完璧にもっともらしくみえる。自動思考は,ほとんどの人にとって,先立って生じたり同時に生じたり,その後に起こる感情を十分に意識していても無意識に生じるつかの間の思考である(Beck, 1976; Freeman & Associates, 1990)。自動思考は,個人が従う情報プロセスの規則に基づいて引き出された結論として表される。つまり,自動思考は,スキーマを構成するプロセスと構造の産物であるといえる(Beck, 1976; Freeman, 1986, 1993)。なぜなら,プロセスを経た情報(スキーマ)経路に関する規則は,それまでの経験や学習によって偏っており,自動思考は中心命題をめ

ぐって，その内容と情緒的色彩の中で繰り返し思案する傾向があるからである。内省によって理解することが比較的困難なスキーマと違う点は，自動思考は内省と自己報告を通して理解しやすいということである。すべての測定用具が構成概念を考慮されたデザインではないが，自動思考や表面的な認知の測定法がいくつか作成されている。このような測定用具には Automatic Thoughts Questionnaire (Hollan & Kendall, 1980)，ベックうつ病尺度 (Beck, Ward, Mendelson, Mock & Erbaugh, 1961)，Beck Hopelessness Scale (Beck, Weissman, Lester & Trexler, 1974)，Beck Anxiety Inventory (Beck, Epstein, Brown, & Steer, 1988)，その他がある。

自動思考は，個人に直接考えていることを聞くことで判断できることが多い。NTや患者が感情の変化を記述するときには，自動的な過程を妨害して単純に探りを入れ（「今何を考えていますか？」），自分の思考について考えるように促す（メタ認知）(Beck, Freeman & Associates, 1990; Hollon & Garber, 1990; Meichenbaum, 1994; Shiffrin & Schneider, 1977)。スキーマと自動思考と歪曲は，抑うつ的な人の個人的経験の遠因，近因となるよう結びついていることは明らかである。この様式は，認知的脆弱性を生み出すことで，うつ病の発現を仲介し，ネガティブなライフイベントの際に，ストレス素因モデルとして，一斉に始動する。

● うつ病の行動的側面

理論的純粋主義においては区別されるが，ますます行動理論と技法の認知的枠組みへの包括化が進んでいる。前述したように，気分，認知，行動の多くのレベルで，うつ病は明白な症状を示す。抑うつ的な人々の行動は量的，質的にうつ病ではない人と異なっており，しばしば行動的無気力やひきこもりなどを呈する。行動療法家は一般的に，正常または異常行動が何によって起こり，持続しているかを限定するために，環境の機能的アセスメントを行う。Burns (1999) は，抑うつ的な人は一般的に，逃避的，回避的な行動をとることが多く，それに付随してポジティブさを強化する行動は減少すると

示唆している。これは，うつ病の発症は，不愉快なライフイベントの増加と関連し，楽しいライフイベントでは減少する，という仮説が基になっている (Lewinsohn & Graf, 1973)。

行動的活性化（behavioral activation: BA）は，生物学的観点は放棄していないが，特に偶発的な状況（環境）におけるうつ病の発症と持続の概念化に用いられてきた枠組みである (Jacobson, Martell, & Dimidjianm, 2001)。さらに，「最も一般的なその他のうつ病モデルと異なり，［行動的活性化］は，うつ病をもたらすエピソードの引き金が，個人的欠損というよりもむしろ，うつ病に罹患する人の人生に最も効果的に配置されているという仮定から始まる」(Jacobsonら, 2001, p. 258)。抑うつ的な人の機能はさしあたって残っているにも関わらず，社会的ひきこもりや非活動性といった行動的パターンがみられることは，「彼らの人生における潜在的な抗うつ的資源の強化と接触する方法や機会」(Jacobsonら, 2001, p. 259) を排除していることになる。加えて，回避やひきこもりは，仕事や関係性の喪失など二次的なネガティブな結果をもたらし，それゆえ，さらにうつ病を複雑にする。非うつ病期にあった行動の古い習慣が再建もしくは再生されることで行動活性化が起動する。情緒的安寧のためには，行動の安定したパターン（正の強化のための多数の機会）が十分に存在していることが絶対的に必要だと考えられている。

## CBTとうつ病

CBTは，うつ病の心理学的治療の中ではユニークなものである。まず，CBTは，理論的試行として典型的な治療コースとして12～20週間行われる短期療法(brief therapy)である (Blackburn, Bishop, Glen, Whally, & Christie, 1981; Murphy, Simons, Wetzel, & Lustman, 1984; Rush, Beck, Kovacs, & Hollon, 1977; Simons, Cahalane, McGeary, & Harden, 1991)。予想に反する要因があった場合は（たとえば，Axis Ⅰ，Ⅱ，Ⅲ診断の合併），より長期の治療を必要とする。改善の多くは治療の最初の1週間に起こるとされているが

(Berlin, Mann, & Grossman, 1991），再発予防には20セッション以上を必要とする（Shea, Elkin, Imber, & Sotsky, 1992; Thase, Simons, Cahalaneら, 1991; Thase, Siomns, McGearyら, 1992）。最初の1～3セッションでは，一般的に訴えの特性をアセスメントし，取り組むための概念化を組織立てる。次の4～10セッションでは，うつ病の人が早く楽になれるよう症状の緩和のために用いる。セッション11～17では，クライアントが自らの非機能的スキーマと認知の歪みの原因と不適切な自動思考を再組織化できるよう援助するために用いる。最後に，残りの3セッションで再発予防に焦点を当てる。

CBTは，クライアントと行動モデルをとるナースセラピスト（NT）との協働的な努力である。協働的なアプローチは，クライアントの効力感を高め，逆に，自己や世界や将来に対するネガティブな特性を低下させる。クライアントとNTの協働の協議と治療目標の設定は，どちらもセッション中の実践スキルやロールプレイを活発にさせる。

なぜなら治療の主な目標は，自主的に認知や行動を扱う能力を獲得することであり，クライアントが，治療の課程を通して，方向づけや焦点化やペースをつかむ能力を増大させるように実行していかなければならない。それらの重要な特性であるスキーマを消失させることはできないが，再構築することはできる。同様に，自動思考も消失させることはできないが，モニターし，評価することはできる。NTは，認知や行動や感情における改善と解釈できる対処スキルの獲得を促進するために，幅広い認知と行動のテクニックを使用する。Youngら（2001）は，「最も効果的な認知療法家は，特に患者の視点から物事をみるというスキルをもっている」と示唆しており，それは「正確な共感」と呼ばれる（p. 274）。

非特定要因も，すべての治療的モデルと同様にCBTに重要な貢献をもたらす（Frank, 1985）。これらには，暖かさや共感が含まれる。治療的ラポートをすばやく築く能力は，治療の成功には絶対不可欠である。全体的にみれば，うつ病に対するCBTの主要な標的は，第一に，うつ病を持続させているネガティブな自動思考と，個人をうつに陥りやすくさせているスキーマ（仮説と

信念)の両方である (Kwon & Oei, 1994)。主要な焦点は, クライアントが自らの経験の意味を導き出している方法に, 気づき, 評価し, 再構築していくことを援助することである (Berlinら, 1991)。クライアントは, 認知的, 行動的に, 新しい反応様式で実験していくことを促される。認知は治療の主要な焦点であるが, NT も, 認知と行動面のどちらも適合させる目的で広範囲な行動的アプローチを用いる (Freeman ら, 1990; Stravynski & Greenberg, 1992)。NT のねらいは, 心理教育やスキル構築の実践を通して治療過程のなぞを解くことである。最終的なクライアントの目標は, 治療過程を内在化し, 公式なセッションの範疇を超えて治療の利益を刈り取り続けることである。

## 認知行動療法のプロセス

### 最初のセッション

CBT の最初のセッションは, 次のようなことを達成できるようデザインされる。(1) 治療の準備, (2) 個人と現在の問題のアセスメント, (3) 認知モデルに基づいた問題の構造化, (4) 認知モデルのための個人の社会化, (5) モデルと矛盾しない目標と適切な介入の明確化。これらの課題はしばしば重なりがある。クライアントは一般的に聞かれることから安心感を得たり, ポイントを絞った質問をされることで, 以前には抱かなかったような視点をもつことがあるため, アセスメントは, 治療的プロセスを含んでいたり, プロセスそのものであったりする。治療モデルのための個人の社会化は, 意味ある変化を創出したり, アセスメントや概念化のためにフィードバックする介入そのものの中にある。

　うつ病のクライアントは, しばしば治療のための準備を必要とする。激しい無力感と絶望感により自己効力感の低下が顕著となるため, うつ病のクライアントは自分には何も期待できず, 自ら安心感を得ることはできず, どんな安心感も他者から来るものだと信じている。同時に, 彼らは, どのような失敗も, 自分自身(内的), 気分の永続性(安定), 全体的な性格(全体的)に属

していると考えている。彼らは，絶対的で，自動的で，急速な安心感を期待し，そうでないものはなんでも失敗だと決めつける（Abramson, Seligman, & Teasdale, 1978）。この強固なこだわりがあるために，協働的プロセスにおいて，クライアントとラポールを築いたり，成功できる契約を結ぶことが困難になる。行動的介入における信頼性は，セラピーの初期の段階と特に抵抗のあるクライアントではより重要となる。

　認知療法の構造的で教訓的なアプローチは，認知療法の契約のための個人の意欲を高める。治療への準備は，NTの説明と書面（Burns, 1999; Freeman & DeWolfe, 1989, 1991）や，ビデオを用いて行われる（Schotte, Maes, Beuten, Vandenbosshe & Cosyns, 1993）。伝えられるところによれば，準備で最も助けとなるのは，症状とうつ病の原因，うつ病の治療の概観，うつ病の一般的な思考，行動，感情の例の説明である（Schotteら, 1993）。CBTのNTは，標準的な臨床的面接に加えていくつかのアセスメントの測定を用いる。特に留意しなければならないことは，認知の三つ組みの提示が確立されているかということである。NTは，クライアントの帰属と期待の様式の明らかな歪みを同定する。個人のスキーマの発達の歴史も調査される。アセスメントでは，病理的なレッテルをつけるのではなく，変化の潜在能力と変化への自発的欲求を引き出すやり方で，介入のポイントを決定しなければならない。

　最近のエピソードから，うつ病の引き金となるライフイベントが調査される。ソーシャル・サポートの存在は，再発と再燃予防に関連している。既婚者にとって，結婚生活の葛藤やサポートは，再発と治癒に強く関連している。個人が報告する思考や行動や気分の，仲裁者，調整者，沈殿物，結果が調査される。アセスメントにより，個人のうつ病の概念化が展開される。概念化の展開のプロセスは，観察や仮説形成や仮説の実験といった段階をとり，個人は治療の中で，次のようなことを問われる。これらの段階は以下のような議論である。

1. 問題は何か？ これはかなり単純に聞こえるが，治療の中で多分最も重要でありながら，最もつかみ所がないものである。ちょうど正確な診断と腫瘍の摘出がピンポイントで的確さを求められるように，CBTの有効性には，的確さのうえに特殊性や詳細な問題の同定が求められる。しばしばクライアントは，問題を「私はただ以前できていたことができないだけだ」，「私はがんばることができない」，「以前の自分に戻りたい」のように漠然と全般的に考えている状況にいる。Persons (1989) は，「最初の課題は，その訴えを1つかそれ以上の個々の問題に移し変えることである……特に，患者の報告の内容の中から，気分や行動や認知の要素を探し出すことである」(p.21) と示唆している。問題は，特定の具体的な用語で明確に表現されるべきである。たとえば，「私の結婚は，以前の様にはいかなくなっただけだ」という訴えは，「妻と私は月に1度だけ外出し，通り過ぎるときだけ言葉を交わし，2カ月間もセックスがない」と置き換えられる。クライアントとNTは完全な問題リストを作るために一緒に作業を行う。その問題の影響が調査される。問題の範囲を探索することにより，その基底にあるスキーマに主眼があてられる。

2. 個人はどのように問題を理解しているか？ 彼らは問題を自分自身でどのように説明するか？ 原因モデルにおける個人の見解は何か？ うつ病に関して個人が抱えている帰属と予測は何か？ うつ病の脆弱性と表現型は認知構造とプロセス（スキーマと自動思考）に関連している。

3. うつ病の結果としての，不愉快なライフイベントの反応における個人の認知，行動，気分の相互作用は何か？ これらの関連の原因として，その人がもっている別の説明は何か？ 環境におけるストレスの原因とサポート資源の両方を探すこと。個人の反応とサポートシステムの使用について調査すること。

4. その問題の個人的仮説を支持する根拠は何か？ その仮説を否定する

根拠は何か？ その相互作用についてより簡単に説明できるその他のモデルや仮説はあるのか？ うつ病を持続させている個人の認知，行動，環境はどうなのか？

5. 個人は現在の思考，感情，行動の相互作用のパターンをどのように発達させてきたのか？ NTとクライアントは，クライアントのスキーマに関連する子ども時代の経験を調べることによって，クライアントの認知がどのように偏り歪んで発展してきたかについての仮説を構築する。これは，根源的な刺激—反応回路と社会的学習のエピソードについての遡及的な調査である。

6. この仮説で現在や過去の出来事をどのように説明するのか？ 個人のスキーマと自動思考が，将来的にセラピーの中やそれ以外で明らかになる方法に関して，どのような予測があるのか？

7. もし，仮説が正しいとして，最も成功できる介入は何か（Persons, 1989）？ NTの仕事は，クライアントが現在の根拠に基づいたCBTモデルに十分に適合するかどうかを調査し，より助けとなる新しいモデルを開発する手助けをすることである。手を携えて，的確な特定の問題の同定を行うことが，治療目標設定のための課題である。問題が的確に同定され，優先度が決まるまで目標を設定することはできない。クライアントとNTは，治療の出発点で協定を結ぶ。クライアントにとってセラピーの初期にある程度の成功を経験することは，必須の課題である。うつ病のクライアントに，基本的で，具体的で，簡単に到達可能な目標を設定することから始めて，全般的な自己達成感の感覚を与えることは，NTとセラピーそのもののプロセスに対する信頼と信用を築くために重要である。

　看護師は，クライアントと一緒に協働的に，現実的で計測可能で時間限定の目標を設定することに，十分に精通していることが必要である。それはCBTでも同じである。新しいところへ旅行するためには，地図が必要である。さらにより重要なのは，特定の，計測可能な治療

目標を，目標達成までの進捗状況がモニターできるように取り決めることである。看護計画や心理療法の治療目標は，成功を確実にするために，継続的な評価や修正が必要である。

### ●典型的なセッションの構造

認知療法は，構造的で，時間限定の形式であるという事実を考えると，それぞれのセッションは，治療の成果に向けた進歩を確実にするために，同様に構造的でなければならない。典型的なセッションは討議事項を設定することから始まる。討議事項は，45～50分の治療セッションの中でカバーできる広い範囲の話題から決定される。討議事項設定の後に，NTは，クライアントが1週間毎に書き込んで行くことで，量的に進歩がわかるように，いくつかのアセスメント用具を用いる（たとえば，ベックうつ病尺度-Ⅱ，Beck Hopelessness Scale, Beck Suicide Scale）。この復習により，適切な問題を討議に加えることを確実なものにする。アセスメント測定用具は，前の週に行った検査結果を，次のセッションの復習の一部分として用いるための補助にもなる。クライアントは，問題領域に関連した1週間の出来事を手元において，全体をみるように促される。クライアントは，前の週のセッションでの特定の反応についても尋ねられる。

ホームワークの吟味は，もう1つの討議事項である。クライアントはホームワークやスキルの実行や成果などの進展を詳しく述べるよう促される。セッションの実質的な部分は，一般的に優先問題リストからの特定の問題に専念することである。前述したように，問題リストの優先順位づけのプロセスは，協働作業の1つである。NTは，その問題の具体的な特性を探索する方向性や，その問題を概念化し，管理する方略を考案するための認知行動的枠組みを与える。次の週までのホームワークの課題は，一般的に，セッションの一部分に由来したものが出される。

最後に，典型的なCBTセッションは，要約して終了する。NTは，クライアントが（問題の）領域をカバーできたか，スキルを練習できたかについて

まとめるよう促す。このプロセスは，セッションの終了という感覚を与え，獲得したものを安定化させることを援助し，持続の感覚や，目標に向けて全般的に進歩しているという感覚を提供する。加えて，NT は，クライアントとともに，彼らがセラピーに対してどのように感じているかをチェックする。特に，クライアントは治療的な進展や期待と同様に治療的信頼関係の感覚についても尋ねられる。治療における成功の相当な部分が，直接的に治療的関係の成功と関連していることが事実とすれば，セッションの終了時の記録は軽んじてはいけない。

　CBT に関して言えば，より重篤なうつ病のクライアントには，最初の介入はより行動的にするべきである。初期の認知的介入は，自動的で，反射的な情報処理を遮断することがある。自動的で反射的な情報処理は，習慣的で，非機能的で非常にネガティブな思考や行動の源泉となる。初期の CBT 技法の目標は，クライアントに，このような思考を中断させるために，その存在への気づきを増大させることである。クライアントは，情報処理過程において反射的（reflexive）でなく，反映的（reflective）な用い方を学ぶ。NT は，評価のために自動思考を利用するいくつかのテクニックを用いる。たとえば，セッション中，クライアントに，「今あなたがお父さんといる場面について話しているときに，どのような考えが浮かびましたか？」や「夫があなたとの記念日を覚えていないときに，どのような考えが浮かんだかを話してくれますか？」などと尋ねる。セッション中に，クライアントが気分の変化に気づくことは，今現在の思考が誘発されるための機会となる。

　NT が，クライアントを援助するためのもう 1 つの方法は，イメージを用いて自動思考を同定することである（Young ら，2001）。クライアントが，苦痛を感じる状況を再生するよう促すことは，自動思考の同定を容易にする。このようなケースが当然であるという根拠は，幾分，事態依存学習（state-dependent learning）の概念にある。周囲にある手がかりと苦痛をもたらした状況とが適合したときに，記憶は簡単に想起される。これらの手がかりは，感覚（におい，音，景色，等）や筋肉感覚（内臓）や感情である。また，苦

痛をもたらしたときと同じような感情や体験を経験したとき，類似した記憶はより容易に入力される。同様に，セッションでその状況をロールプレイすることは，クライアントが感情と認知的側面の関連を再生する助けとなる。

　毎日の思考記録（Daily Thought Record: DTR）（図 3.1）は，セッション中でもセッション間でも自動思考をとらえ，分析するために用いられる（Beck, Rush ら，1979）。DTR は，最初に段階的に指導され，その後セッションで実践し，ホームワークにも用いられる。DTR は，一般的に段階的に適用される。たとえば，NT の導入で，クライアントが，セッション中に，最初の 3 つの欄（状況，感情，自動思考）を完成する。彼らは，次の週までに 3 つの欄について，1 つの DTR を完成させてくるように求められる。これは，次のセッションに必要な練習課題を明らかにするものである。セッションでは，NT とクライアントは，論理的反応と気分の再査定（DTR の第 4，5 の欄）を行う作業をする。クライアントは，次のセッションまでに，全 DTR を完成させるよう求められる。DTR は，最初は事後分析（post-hoc analysis）を行うが，実践と再査定を繰り返すことで，個人の中に内在化してくる。DTR は，クライアントが自動思考を同定したり，行動的な介入を採用する学習を助ける。行動的活性化は，「行動変化が起こる前には気分の変化が起こることが必要であるという神話を拭い去る」ことである（Jacobson ら，2001, p. 260）。事実，特に楽しい出来事が増えると，うつ的な気分や非機能的行動（無気力やひきこもり）という悪循環を断ち切ることが考えられる。行動的テクニックでは認知の変化も用いられる。活動スケジュール表（activity scheduling）は，とりわけセラピー初期の介入で特に重篤なうつ病の人にとって有益である（Thorpe & Olson, 1997）。抑うつ的な人の人生には，しばしば楽しい出来事が不足していることがある。活動スケジュール表が作成されたならば，特定の楽しい活動を含んだものに適合するよう協働して調整していかなければならない。抑うつ的な人は失感情のため，楽しい活動を同定するのが困難であるかもしれないので，NT は，クライアントの過去を探ったり，家族や友人の励ましが必要になるだろう。うつ病のクライアントは，セッションの間に，

| 状況 | 感情 | 自動思考 | 論理的反応 | 結果 |
|---|---|---|---|---|
| 何が起こったかを記述する | どのように感じたか？<br>1. 悲しみ／不安／怒りなどの特定化<br>2. 感情の評定 0－100% | 1. 感情が起こる前の自動思考を書く<br>2. 自動思考の確信の評定 0－100% | 1. 自動思考に対する論理的反応を書く<br>2. 論理的反応の確信の評定 0－100% | 1. 自動思考の確信についての再評定 0－100%<br>2. 結果としての感情の特定化と再評定 0－100% |
|  |  |  |  |  |
|  |  |  |  |  |
|  |  |  |  |  |

図 3.1　毎日の思考記録（Beck, Rush ら, 1979）

ホームワークとして，セラピーの進展に伴って徐々に増加する特定量の楽しい活動に携わるよう促されるべきである。加えて，とりわけ圧倒的で回避できない課題は，スモールステップとしての段階的課題（graded-task）様式のアプローチを用いて，楽しさを強化することで補っていく。

活動スケジュール表は，その後の楽しさと統制（mastery）の両方の得点を評定することが可能である。活動スケジュールは，行動的技法のようにみえるが，認知の要素を取り入れる評定のようなものも含んでいる。評定は，活動の前後で行う。個人は，まず，予定している活動や出来事についての，自分の対処（統制）能力と楽しさ（pleasure）を予測するよう求められる。これは，個人のネガティブな予測を判断するためである。うつ病の人は，一般的に課題についての困難度を過大評価する傾向がある。加えて，彼らは，自分の対処能力や楽しむ能力を過小評価する。

計画した出来事に続いて，個人はその課題に対する対処と楽しむ能力について再評定する。予測と実際の経験との違いは，行動と気分における認知の効果を証明し，しばしばセッションで詳しく討議される。評定される活動は，しばしば個人がネガティブな予測のために過去に撤退したり，回避したことであったりする。多くの場合，うつ病の人は最初の予測よりもより対処できたり楽しめたりしていることがあるのである。このため，うつ病の人はしばしば「気分は真実ではない」ということに気づき勇気づけられる。こうした新事実は，確実な方法で行動を決定することが，自動的なプロセスに基づいた感情から離脱できる一歩であるということを示している。セッション中やセッション間における，様々なテクニックを用いたうつ病の人の思考と行動の誘導を通して，思考と行動のパターンが見出され，認知モデルと提携して明るみに晒されるのである。

●事例A

35歳の女性が，母親からの電話があるといつも，泣きたくなる，抑うつ，不安などの症状がみられた。母親はクライアントが子どものころ，厳しく，虐

待傾向があった。クライアントの母親は，平手打ちをしたり，つねったり，大きくなった娘に対し，小さなことでもみんなの前でガミガミ怒鳴ったりした。母親の電話（前提）はいつもクライアントの自己批判や自殺念慮を招く結果となっていた。これには，自動思考（「私は耐えられない。死んだほうがましだ」）と中核信念（「私は良くない，何ができるのか？　良くなることはない，私の失敗だ」）の両方の存在があった。彼女は重篤なひきこもりと夫への依存の増加という反応を示した（結果）。

　セラピーの初期に，個人の意味づけを行うプロセスと，根本的な前提への気づきに導くために，特別な技法を用いる。これらには下向きの矢（downward arrow）の技法も含まれる（Burns, 1999）。これは個人に自らの思考と経験についての意味づけと，原因帰属に関する「それでその意味は？　もし，そうだとして，それが意味するものは何？　もし，それがそうだったとして，それがどうしたの？」というような一連の質問を行うものである。スキーマのプロセスをより明らかにし，特有の意味づけを明らかにするために用いられるもう一つの技法がある。NT は，クライアントが全般的な言葉や一般的な言葉を用いることを中断させ，具体的で記述的な用語を用いるように促す。クライアントは，全般的な思考を調整するための，「いつも」や「決して」などの絶対的な言葉や，「みんな」や「彼ら」など，個人を全般的なカテゴリーであらわす言葉を明確にするよう促される。

　どちらの技法も，彼らの関連連鎖と原因となる論拠を明白にすることを促進するものである。それらは，その個人のモデルや仮説を明らかにし，その人がメタ認知（どうしてそのような意味づけを行うプロセスに至ったかを考える）できるよう促がす。経験や行動の意味を通じて純粋にスキーマを変化させることも可能なように思えるが，認知と中核的前提とは距離があり，経験を真実よりもむしろ主観的，仮説的に捉えることから，認知療法により変化のプロセスが容易になることが想定される（Meichenbaum & Turk, 1987）。

　しばしばセラピー初期に，認知の NT により用いられるもう 1 つの介入として，認知の歪みのラベリングがある。それには，歪曲，定義，例示等の様々

なリストがある (Burns, 1980; Freeman & Zaken-Greenburg, 1989)。歪曲のラベリングの目的は，クライアントやその考えを診断することではなく，クライアントの情報探索や解釈の歪みのパターンを抽出し，情報処理のプロセスが一時的により慎重なものになるように，クライアントに，自動思考プロセスを中断させ，彼らの思考に関する思考のための道具を提供することである。セラピーの第1段階では，クライアントの解釈モデル（スキーマ，中核信念，帰属様式），情報探索の偏りや習慣の種類，認知，行動，ライフイベント，気分やその他の関連した手段に光を当てるように導いていく。複雑な段階ではあるが，通常，比較的短い手順で達成される。クライアントが自発的に発見するプロセスをもたらすことは，そのままクライアントにとっての治療的プロセスとなり，結果的に症状からの回復や変化が生じてくる。事実，自己報告でうつの症状が最も消失するのは，認知療法の最初の4週間の間に起きていることが明らかにされている (Berlin ら, 1991)。

## セラピーの中期段階

セラピーの2番目の段階の目的は，不適切な自動思考と非機能的な行動を修正し，基礎となるスキーマを再構築することである。これは，代替行動，帰属，期待，仮説の生成とその検証，実践により達成される。この時期のクライアントには，治療の最も初期に検討したスキルに熟練し，情報処理プロセスや意味づけの活動で今現在進行中の偏りに意識的に気づき始めることが求められる (Hollon & Garber, 1990)。この自己覚知のレベルに到達することは，多くの人々にとって信じられないような違和感をもたらす。それは彼らに自らの歩き方を変え，自分を物理的に移動させる新しい方法を創造するよう求めるようなものである。それはしばしば不便で不快なものである。中期段階におけるうつの自己報告の症状は変動する (Berlin ら, 1991)。

クライアントにこのプロセスの予測を，比喩で説明することがある。たとえば，初めて車を運転するときに，人は頻回に大げさな自己命令を行う。運転の動作は，慎重で几帳面である。認知は他の活動（たとえば話したり，ラ

ジオのチャンネルを変えるなど）に利用するために，少ししか残されていない。運転をマスターすると，大げさな独り言は減り，間欠的になる。結局，運転は，自己決定のための思考や意識をあまり必要としない自動的なプロセスなのである．しかし，車が暴走したり，事故にあったり，天気が悪くなったりしたら，自己説明と独り言がまた現れるであろう。同じように，自動思考やスキーマが変わるときには，大げさな自己命令やメタ認知（思考のための思考）が必要なのである。逆説的な方法として，この経験や，経験を正常化することに伴う居心地の悪さを予測することは，二次的な苦痛を緩和することになる。代替の帰属，期待，行動の生起，検証，実践は，様々な介入方法を用いることで達成される。自動思考やスキーマに反応することは，自動的なプロセスを遮断し，メタ認知を増加させ，問題解決を改善し，帰属を再区分する目的がある。セラピーのこの段階では，クライアントは，初めは回顧的に，それから今現在起こっている自動思考の同定と反論について教えられる。

　ソクラテス的質問（「あなたが考えたことについて，それ以外の説明がないのはどうしてでしょう？」）や，確率的な問い（「もう1つの説明ができるでしょう？」）のどちらも，クライアントにとって，代替リストを作る助けとなる。代替リストは，うつ病の人の‘全か無か’の考えを打ち砕き，再帰属（reattribution）の手ほどきをし，未熟なデータ収集の手順を終了させる。クライアントは，帰属や期待に関する彼らの考えについて調査し，評価をするよう求められる。クライアントに，彼らの仮説の根拠とそれに反対する根拠のどちらも考えるように求めることは重要なことである。加えて，たとえ彼らがNTに対してより適応的に代替モデルを提示したようにみえたとしても，そのモデルに賛成，反対の根拠を質問することは重要である。現在考えていることに関する思考，感情，行動の代替案や生成した選択肢を細かく吟味することは，その状況に対するその他の可能な見方や説明を探求することになる。

　脱破局（decatastrophizing）は，うつ病の人が，ある出来事から非常に強

いネガティブな結果を予測し，それに対して自らがほとんど対処できないという思い込みがあるときに用いる技法である。本質的に，クライアントが破局を感じたとき，彼らは潜在するネガティブな結果を誇張し，その状況に対処するための手段を過小化する。それゆえ脱破局は，ネガティブな期待に逆行する方法なのである。脱破局の目的は，リスクと将来のできごとの資源に対するクライアントの予測を，より現実的にすることである。

階層化（scaling）は，二極化や誇張的思考を抑えるために用いられる技法である。うつ病の人々は，二極化した思考を用いる傾向がある。すなわち，完璧か失敗かなどのような，2つの相反した，相互に排他的なカテゴリーの中の1つを，自分の経験であると主張する傾向がある。クライアントは，カテゴリー化された変数を連続的なものとしてみるよう勧められる。誇張した視点で表現する（絶対的思考）クライアントには，その連続体の上で，その出来事の性質が両端からどれくらいの位置であるかを尋ねる（たとえば，1-10もしくは1-100）。たとえば，クライアントは，自分が困惑するもので，最大と最小と感じているものを同定するよう求められる。これらが，連続体の両端に置かれる。ひとたび2つの留置点が確立すると，比較ができるようになる。クライアントは，それからその連続体の中に最新の経験を位置づけるよう求められる。個人の最新の困惑のレベルは，それまでの極端なレベルと比較される。何回も階層化を繰り返すことは，うつ病の人の症状改善への取り組みの手助けとなる。

### ●事例B

主観的な報告（週毎のアセスメント得点の改善）や，客観的根拠（家の周囲での仕事が行えている）や，配偶者による報告でも活動レベルや気分のレベルが改善しているにも関わらず，自分自身で「全体的なうつ状態である」と継続的に語っている女性の例。うつ病の連続体を作成するために，NTは彼女に「あなたが最もうつと感じたのはどの日？」と尋ねた。彼女は，愛する姉ががんであると診断された日だと明らかにした。その日は「100」という

評価がなされた。最もうつ状態を感じなかった日は，自分の結婚式の日で，その日は「1」という評価がなされた。このような評点を用いて，出来事や日時を階層化していくと，彼女は毎日のうつ状態の経験について正しく位置づけることができる。

声の内在化は，自動思考やスキーマを明らかにし，判断したり，検証したりそれに反論するために有効な方法である。加えて，この技法は，ライフイベントや生起した思考に関するスキーマの起源を明らかにすることの助けとなる。声の内在化は個人の内的な会話を明らかにする。声の内在化はクライアントが，異なった視点にある程度気づいているが，より有効で適応した視点に到達するには，やや困難があるときに用いる。クライアントは，自動思考とその思考に対する論理的でより適応した反論について報告するよう求められる。これら2つの"声"は，それによってより明らかになる。2つの視点からの"討論"に光を当てることを通して，クライアントは，2つの立場からデータや根拠を集めることについて，より慎重なプロセスを取ることができる。同時に，NTは，情報の検証のために熟考できる十分な長さを維持できる討論ができるように，2つの声の弱い方の立場に立つ。セラピー後期に，クライアントは，自動的プロセスの中断や，より慎重な情報収集プロセスの実施や，予期されたストレスフルな出来事のロールプレイのために，声の内在化の実践を行う。

● 仮説の検証

仮説の検証は，CBTの協働的経験論の鍵となる要素である。仮説の検証は，非機能的思考や行動を変化させるときに使うもう1つの技法である。仮説の発達のプロセスは，うつ病の人の自己効力感を高めると同時に，問題解決能力を改善させる。仮説の検証は，特定の思考の妥当性を確立するための認知的なものとして用いることができる。たとえば，クライアントが「私が生きようが死のうが誰も気にしていない」と報告したとしよう。NTは，クライアントにその思考を支持する証拠と，同様にその思考に反論する証拠の両方を

リストに挙げるよう促す。NTは，客観的で他者がその議論に入っても立証できるようなものだけを証拠としなければならない。クライアントはしばしば，しっかりした事実よりも，最初の思考を支持するようなその他の非機能的な思考をもってくることがある。

　利点や不利な点の生成は，仮説の検証の枠組みを用いたもう1つの技法である。それは口頭や文章で行う。しかし，紙に書いたほうが，代替のものを具体的に，十分に考えることができるだろう。書面の形式は，将来再び用いることができるようなモデルにもなる。利益や不利益は，認知的にも行動的にも用いることができる。この技法は，どの思考がより適応的なのかを判断したり，どの行動様式が最も利益があるかを判断するために用いられる。

　仮説の検証は，もう1つの形式をとることができる。クライアントは，非常に強固な結果の予測を前もってもっていることがある（破局のケースにあるような）。仮説の検証は，特定の信念を支持したり反証したりするのに必要な情報収集のために行動的な手法を用いる。たとえば，あるクライアントが，他者が彼についてどう思っているかについて，その信念を検証する実験的な計画を促すことである。クライアントとNTは，揃っていない靴下を履いて検証することを決定する。彼は，何人の人がそれに気づき，反応をするかをモニターしなければならない。彼は，人々は一般的に自分自身のことに気を奪われていて，他人のことは気にしていないことを発見して驚くだろう。彼の自意識は急速に緩和される。

　事例Aのクライアントには，彼女の母親の冷酷で罵倒する行動に関する代替の仮説を開発するための援助を行った。それは，極端な支配をしなければならない母親のニーズに対する行動帰属と，クライアントの内的帰属への対抗に焦点を当てることであった。そうすることでクライアントは，母親の行動に対する異なった方法での反応を探求し，再帰属を生じた。彼女は，母親のコミュニケーションが口汚くなるやいなや会話を終わらせる非直面化の方法をとることで落ち着いていた。これは，後にクライアントと母親の間で行われる面と向かっての相互関係や，母親の行動やクライアントの子どもとの

コミュニケーションに汎化していた。

　認知療法は，認知，気分，行動と，認知に重きを置くライフイベントにおける相互作用を強調した変化のプロセスを概念化しているにも関わらず，その変化のプロセスは，個人の行動パターンに影響を及ぼすまでは完成されない。活動スケジュール表やイメージテクニックやその他の技法の行動的・認知的な2つの側面については既に言及した。技法は，行動的なものとみなされるが，社会技能訓練やアサーティブトレーニング（自己主張訓練）や，漸近法（successive approximation）のための段階的課題，行動的リハーサル，現実刺激によるエクスポージャー法，リラクゼーション訓練などがNTのレパートリーとして用いられることがある。これらは，直接的教示や，人間関係機能，問題解決，自己統制に関連した特定のスキルの実践を通した対処方略の改善として用いられていた。APRNの手法では，これらの方法のそれぞれの認知的側面が浮き彫りにされる。つまり，それぞれの技法やスキルを初めて経験するときや習熟に伴う帰属や期待の自己申告は，行動的実践に加えてセラピーに精通することでもある。

●セラピーにおける感情の用い方

　感情，思考，行動は認知療法の中心的局面である。情緒的な記号であるスキーマを含むこの理論は，論理的な記号の学習より効果がある。つまり，情緒的学習は認知的な記号の学習よりきわだっているということである。たとえば，身体的虐待を受けているときに「お前はだめだ」という言葉を聞いた子どもは，課題が良くできたときに，時折教師から「よくできたね」と聞かされたときよりも，そのメッセージはたやすく記号化される。さらに，情緒的記号としてのスキーマは，情緒的な意味づけをした状況に対する個人の反応に対して初期の方向づけをする。それゆえ，スキーマは，記号化に伴う感情が発生したときや，それに伴って，今現在の感情表出が活性化したときに修正をするのがベストである。情緒的活性化は，個人が自分のライフヒストリーを語っているときに自然に起こってくる。もし，困難さを話すとき無感

情な様子ならば，その人の情緒は，下向きの矢の技法を用いたり，彼らが話す問題で，一番に思い浮かぶ出来事について話すように求めることで活性化できるだろう（重要な出来事）。新しい学習は，もし感情的記号化がなかったら，ネガティブな認知へシフトする対象として残るであろう。不適切なスキーマであっても，新しい信念として定着するには，類似の感情状態に伴う記号化が不可欠である。最初のスキーマと争って記号化された事態依存学習は，状況に対する批判的な特性と，それに続く思考や行動パターンとの関連を弱める。つまり，最初の刺激—反応の連結は，中立で実行可能な代替の反応が構築されることによって弱まるということである。これは，少なくとも，問題のある行動や認知パターンに対する今現在使用可能な選択肢になるであろう。

● ホームワーク

認知療法は，セッション間に，知識を移動させたり一般化させたりすることを促進するためにホームワークを用いることを重要視している。セラピーでの作業を非治療的な時間へ系統的に拡大していくことは，より早く，より包括的な改善へと導くことになる（Burns & Auerback, 1992; Meichenbaum & Turk, 1987; Neimeyer & Feixas, 1990）。実際, Kazantis, Deane, & Ronan (2000) は，最近メタ分析を用いて，ホームワークの遵守は有意にCBTの成果と関連があるという事実を支持している。セラピーにおいて，効果的で現在進行中のスキルや新しい認知や新しい行動を得るためには，そうしたものが，実際に適用されなければならない。ある状況で生じた学習や変化は，その他の状況においても積極的に一般化されなければならない。この方法で，新しい学習は，人の行動や認知のレパートリーの自然で自動的な側面となる。ホームワークは，特定の認知，行動のどちらでも可能である。セラピー初期のホームワークは，うつ病の人の思考，行動，気分における関連を観察することに焦点を当て，それを中断させる手助けをする。それゆえ，セラピー初期のホームワークの課題は，うつ病の人の帰属や期待の支持や反対の根拠を

第3章 うつ病 85

集めるためのDTRや活動スケジュール表や，統制と楽しみ評価表などを用いた自動思考の観察が含まれている。セラピー中期のホームワークは，段階的課題を通して新しい行動を試行すること，代替の仮説に関する情報収集のための異なった行動をすること，ネガティブな思考と行動への警告，気づき，中断，反応を行うこと，特定の目標に導くための計画のデザインを制定すること，などが含まれる。ホームワークは，セッション間の継続性を強化し，ホームワークは重要であるというメッセージが送られる（Garland & Scott, 2002, Meichenbaum & Turk, 1987）。ホームワークの遂行がスムーズに行われるための提案のリストを以下に示した。

1. ホームワークは協働で作成すること。NTはクライアント自身が必要な作業のアイデアを打ち出せるような方法で話し合いをリードする。NTは，クライアントの既に知っている知識，既にもっているスキル，なくしたもの，彼らの合理性や理論に沿った「公になっている」ことについて尋ね，それを反映する基礎的な準備を整える。
2. 課題をシンプルに保つこと。個人のスキルのレベルが課題に達しないならば，課題をより小さくすればするほど成功の可能性は高くなる。高いスキルをもつクライアントには，より挑戦的な課題の方が良い。それでも，課題は適切な時間と努力に見合うものでなければならない。
3. クライアントに選択権を与えること。もし，行動や思考を観察する方法が1つ以上ならば，課題をやりきる見込みが増大するようにクライアントが好むものを用いること。選択の感覚は，クライアントのコントロールと自己効力感を高めるものである。
4. 何がいつどのように行われるかを特定化すること。適切に特定化された計画は，特に長期の目標のときには，過度に特定化されたものより確実に実行される結果が得られる。適切に特定化された計画は，うつ病の人に選択権を与え，自己決定を促進する。
5. 課題を達成したり，課題に関わることを強化し，その課題がいつでも

可能であるという決定をするために，重要他者を課題に引き込むこと。
6. 直接的に，段階的な方法で，記録や，解釈や結果を用いることなどの観察のスキルを教えること。
7. 遵守と非遵守に伴う偶然性を特定すること。結果を特定することで，うつ病の人は課題や課題の目的を予測することができる。その課題の論理的根拠を公表すること。さらに，個人の協働的努力の一部としての論理性を明らかにすること。
8. 課題の達成についてのゆるやかな反論を提示すること。たとえば，課題を実行する際に直面する取り越し苦労，揺り戻し（drawbacks），妨害などである。うつ病の人が，妨害に対する認知や行動を計画したり，有効な部分的な成功や部分的な達成を明らかにすることを援助すること。
9. 遵守できたことや課題遂行の正確さのフィードバックを行うこと。成果からの脱焦点化と試みへの焦点化を行うこと。努力と新しい情報は特定化された結果よりさらに重要なものである。
10. ネガティブな行動よりポジティブな行動を記録すること。「してはいけない」課題より「しなさい」の課題を割り当てること。特に，古い習慣の中断に関する課題のときは，代替の認知や行動を計画すること。良い計画がないときには，人は古い行動や認知に舞い戻ってしまう。
11. 遵守の結果の成功や改善を，内的な帰属にできるよう援助すること。うつ病の人は自己帰属による罪悪感を抱きやすく，良い出来事や結果は自分の支配下になく，外的な力によるものだと理解しがちである。成功による内的な帰属は自己効力感を高めるものである。

Shelton & Levy（1981）は，ホームワークの課題では，クライアントが，何をなすべきか，どれくらい，何回行うのか，その努力をどのように記録するのか，次の予約時に何をもっていくのか（たとえば，記録）を特定し，必然であれ偶然であれ，ホームワークが遵守，非遵守に関わらず参加させるべ

きだと提案している。

　Aの事例では，セラピーの第2段階で，代替の行動，帰属，期待，仮説を生じさせ，試み，実践する援助を行った。不適切な自動思考や行動パターンやその基底にあるスキーマが修正された。その女性は，自分の情報収集のプロセスや意味づけられた進行中の活動の基礎になっているものに，意識的に気づくようになった。彼女は，今現在の様々な状況の中で新しい思考や行動パターンを実践し，それらは自動的になっている。

### 治療の最終段階

　セラピーの最終段階は，成果を凝集し，再発の予防に向けるために用いられる。スキルと基本的な代替のスキーマや帰属様式の学習では，しばしばクライアントはセラピーの枠組みの境界線を超えて行う必要がある。さらに，CBT は，最終段階だけでなく，セラピー開始時から，CBT の概念を適用し，実践することを促進するホームワークを用いることでそのことを強化している。認知療法を終結させるための準備を，最初のセッションから始めているのである。終結は，セッションを毎週から隔週に，それから1カ月毎にというように，慎重に段階を踏んで達成される。再治療（Booster）やフォローアップとして，改善の調節や，再発の可能性を抑えるために，終結の最終段階から3カ月後，6カ月後，12カ月後にそれぞれ1回のセッションが行われる。セッションの間のクライアントと NT の接触は，必要に応じて計画するか，または簡単な許可を得た上で行われる。クライアントは，特定の行動を強化したり，成功したことを報告したり，情報を得たりすることのために NT に連絡をとることができる。NT は協働的な相談者の役割を取ることが認められている。

#### ●再発予防計画

　最新のうつのエピソードの間で再発したクライアントでさえも，スキルを応用したり，セラピーの中で学んだ方法を試みるために，時々治療終結の後

にも継続してフォローが行われている。そのため，他の療法や薬物療法を用いているクライアントよりも，結果的に再発までの間隔が長くなっている。それ以前のうつのエピソードの既往やインテイク時の症状の重篤さ，セラピーへの反応の遅さ，非婚，終結時の高いうつ尺度の得点，などが再発と関連している (Beach & O'Leary, 1992; Evans, R. L., Smith, K. M., Hallow, E. M. & Kiolet, C. L., 1985; Rush, Weissenburger & Eaves, 1986)。再発予防の方略については，いくつかの鍵となる要因が明記されている。それは，セラピーの目的と現在の症状を検討すること，改善の進展については，最初と目標時の症状のどちらも測定することである。クライアントにとって，症状がどの程度になったかを明らかにし，現在の関心事と気分を測定し，対照的に捉える尺度を開発することは重要である。

　クライアントは変化に対して，何が変わったのか？　それはどのようにして生じたのか？　この変化による効果は何か？についての説明をしなければならない。その目的は，成功体験を自己帰属することである。さらに，クライアントは，新しい学習，態度，スキルを明らかにし，古いものと対比しなければならない。われわれはしばしば，クライアントに，セラピーにより除かれたものをリストにあげ，これらのリストを簡単に照合したり，思い出したりするための計画を立てる。NTは，クライアント自らの作業と決定により得られた変化を眺めることができるように導かなくてはならない。クライアントは得たものを維持するための予期的防衛も必要である。NTは，うつ病の人をセラピーに導いたような出来事，うつの素因となるスキーマが原因と推測されるような出来事，クライアントや家族が出会う発達に伴って予期されるライフイベント等を含んだ妨害のリストを確実にする。NTは，うつ病の人に，これらの出来事が生じていることや，すでに生じたことをできるだけ生き生きと想像し，ストレッサーに対処するとみなされているスキルや再帰属や行動や認知の新しいパターンが明確化できるよう促していく。この行動的，想像的リハーサルは，対処する思考や行動，努力や成功の自己帰属を強調し，新しい手段の使い方を参考にしながら，できるだけ明確に詳細に

行う。こうした方法により，資源としての，機知に富んだ，有効なセラピーが促進される。最終的に，クライアントや彼らの人生にとってのセラピーの意味づけと，NTとの関係性との意味づけに取り組む。その目標は，セラピーの経験をクライアントの個人的な物語（narrative）の中に統合することであり，自らの人生から分離するのではなく，むしろ，人生の一部にすることである。

## 結　　論

　Beckの認知療法は，うつ病に適応する特殊なものとして開発された。概念化への認知的アプローチとうつ病の治療は，通常の認知構造やプロセスや，間接的，直接的なうつ病すべての事例によって明らかにされた生成物を観察することから始まる。認知，行動，感情はすべて，情報収集過程，行動的調整，動機づけの複合的プロセスにおける，予見（feed-forward）や振り返り（feed-back）の機能により生じてくる。さらに，認知的視点は，人生早期の出来事やそれによる情報処理過程のパターンの学習に関わっている。これらのパターンは，うつ病の人の特異な情緒的脆弱性と，ひとたび行動的，認知的，感情的パターンが始まると情緒的困難さが持続する傾向をもたらす。

　一般的に，すべての認知は，意味づけのプロセスや本質的な保守性や情報処理過程の能率化により歪まされているが，うつ病の人の認知は，苦痛を生じ，適応的な行動を妨害するという方法で歪まされている。うつ病の人の情報処理過程が特別に歪んでいるというだけでなく，思考の内容も，自己，世界，経験，未来についての考えが特別にネガティブである。スキーマや自動思考やそれらに対する明らかな歪曲は，うつ病の人の個人的経験の末端部，基幹部双方に複合的に関わっている。協働的アプローチは，うつ病の人の自己効力感や自己，世界，未来に関するネガティブな帰属への反発力を増大させる。うつ病のための認知療法の主要な標的は，うつを持続させているネガティブな自動思考とスキーマ（初回にうつになりやすい素因となるものとし

ての前提や信念）の2つである。認知はセラピーの主要な焦点であるが，NTは，感情や認知や行動面にあわせた幅広い行動的アプローチも用いていく。

## 〈参考文献〉

Abramson, L., Seligman, M., Teasdale, J. (1978). Learned helplessness in humans: Critique and reformulation. *Journal of Abnormal Psychology*, 87(1), 49–74.

American Psychiatric Association. (2000). *Diagnostic and statistical manual of mental disorders* (4th ed., text rev.). Washington, DC: Author.

Beach, S.R., & O'Leary, K. D. (1992). Treating depression in the context of mental discord: Outcome and predictors of response of mental therapy versus cognitive therapy. *Behavior Therapy*, 23, 507–528.

Beck, A. T. (1967). Depression: Causes and treatment. Philadelphia: University of Pennsylvania Press.

Beck, A. T. (1976). *Cognitive therapy and the emotional disorders.* New York: International Universities Press.

Beck, A., Epstein, N., Brown, G., & Steer, R. (1988). An inventory for measuring clinical anxiety: Psychometric properties. *Journal of Consulting & Clinical Psychology*, 56, 893–897.

Beck, A., Freeman, A., & Associates. (1990). *Cognitive therapy of personality disorders.* New York: Guilford Press.

Beck, A. T., Rush, A. J., Shaw, B. F., & Emery, G. (1979). *Cognitive therapy of depression.* New York: Guilford Press.

Beck, A., Ward, S., Mendelson, M., Mock, J., & Erbaugh, J. (1961). An inventory for measuring depression. *Archives of General Psychiatry*, 4, 561–571.

Beck, A., Weissman, A., Lester, D., & Trexler, L. (1974). The measurement of pessimism: The Hopelessness Scale. Journal of Consulting & Clinical Psychology, 42, 861–865.

Berlin, S., Mann, K., & Grossman, S. (1991). Task analysis of cognitive therapy for depression. Annual conference of the Society for Psychotherapy Research. *Social Work Research & Abstracts*, 27 (2), 3–11.

Blackburn, I., Bishop, S., Glen, A., Whalley, L., & Christie, J. (1981). The efficacy of cognitive therapy in depression: A treatment trial using cognitive therapy and pharmacotherapy, each alone and in combination. *British Journal of Psychiatry*, 139, 181–189.

Blackburn, I., & Eunson, K. (1989). A content analysis of thoughts and emotions elicited from depressed patients during cognitive therapy. *British Journal of Medical Psychology*, 62(1), 23–33.

Brown, G. (1996). Interpersonal factors in the onset and course of depressive disorders: Summary of a research programme. In C. Mundt, M. Goldstein, K. Hahlweg, & P. Fiedler (Eds.), *Interpersonal Factors in Origin and Course of Affective Disorders*. London: Gaskell.

Burns, D. (1999). *Feeling good: The new mood therapy*. New York: HarperCollins.

Burns, D., & Spangler, D. (2000). Does psychotherapy homework lead to improvements in depression in cognitive-behavioral therapy or does improvement lead to increased homework compliance? *Journal of Consulting and Clinical Psychology, 68* (1), 46–56.

Burns, P. D., & Auerbach, A. H. (1992). Does homework compliance enhance recovery from depression? *Pshchiatric Annals, 22*, 464–469.

Cooper, J. R., Bloom, F. E., & Roth, R. M. (2002). The biochemical basis of neuropharmacology (8$^{th}$ ed.). London: Oxford University Press.

Dent, J., & Teasdale, J. (1988). Negative cognition and the persistence of depression. *Journal of Abnormal Psychology, 97*(1), 29–34.

DeRubeis, R., Gelfand, L., Tang, T., & Simons, A. (1999). Medications versus cognitive behavior therapy for severely depressed outpatients: Megaanalysis of four randomized comparisons. *American Journal of Psychiatry, 156*(7), 1007–1013.

Dobson, K. S.., & Shaw, B. F. (1986). Cognitive assessment with major depressive disorders. *Cognitive Therapy and Research, 10*, 13–29.

Evans, R. L., Smith, K. M., Mallar, E. M., & Kriolet, C. L. (1985). Effect of expectation and level of adjustment on treatment outcome. *Psychological Reports, 87*, 936–938.

Fava, G., Rafanelli, C., Grandi, S., Conti, S., & Belluardo, P. (1998). Prevention of recurrent depression with cognitive behavioral therapy. *Archives of General Psychiatry, 55*, 816–820.

Fava, G., Ruini, C., Rafanelli, C., & Grandi, S. (2002). Cognitive behavior approach to loss of clinical effect during long-term antidepressant treatment: A pilot study. *American Journal of Psychiatry, 159*(12), 2094–2095.

Frank, J. (1985). Therapeutic components shared by all psychotherapies. In M. Mahoney & A. Freeman (Eds.), *Cognition and psychotherapy*. New York: Plenum Press.

Freeman, A. (1986). Understanding personal, cultural and family schema in psychotherapy. [Special issue: Depression in the family]. *Journal of Psychotherapy & the Family, 2* (3–4), 79–99.

Freeman, A. (1988). *The diagnostic profile system*. Unpublished manuscript.

Freeman, A. (1993). A psychosocial approach for conceptualizing schematic development for cognitive therapy. In K. Kuehlwein & H. Rosen (Eds.), *Cognitive therapies in action: Evolving innovative practice*. San Francisco: Jossey-Bass.

Freeman, A., & DeWolf, R. (1989). *Woulda, coulda, shoulda*. New York: Morrow.

Freeman, A., & DeWolf, R. (1991). *The 10 dumbest mistakes smart people make*. New York: HarperCollins.

Freeman, A., & Leaf, R. (1989). Cognitive therapy of personality disorders. In

A. Freeman, K. Simon, L. Beutler, & H. Arkowitz (Eds.), *Comprehensive handbook of cognitive therapy*. New York: Plenum Press.

Freeman, A., & Reinecke, M. (1994). *Cognitive therapy of suicidal behavior*. New York: Springer Publishing Co.

Freeman, A., Simon, K.M., Fleming, B., & Pretzer, J. (1990). *Clinical applications of cognitive therapy*. New York: Plenum Press.

Freeman, A., & Zaken-Greenburg, F. (1989). Cognitive family therapy. In C. Figley (Ed.), *Psychological stress*. New York: Brunner Mazel.

Garland, A., & Scott, J. (2002). Using homework in therapy for depression. *Journal of Clinical Psychology : In Session: Psychotherapy in Practice, 58*, 489–498.

Halford, W., Bernoth-Doolan, S., & Eadie, K. (2002). Schemata as moderators of clinical effectiveness of a comprehensive cognitive behavioral program for patients with depression or anxiety disorders. *Behavior Modification, 26*, 571–593.

Hollon, S., & Garber, J. (1990). Cognitive therapy of depression: A social cognitive perspective. *Personality and Social Psychology Bulletin, 16*, 58–73.

Hollon, S., & Kendall, P. (1980). Cognitive self-statements in depression: Development of an automatic thoughts questionnaire. *Cognitive Therapy & Research, 3*, 383–396.

Jacobson, N., Martell, C., & Dimidjian, S. (2001). Behavioral activation treatment for depression: Returning to contextual roots. *Clinical Psychology: Science and Practice, 8*, 255–270.

Kazantzis, N., Deane, F., & Ronan, K. (2000). Homework assignments in cognitive and behavioral therapy: A meta-analysis. *Clinical Psychology, Science and Practice, 2*, 189–202.

Koder, D., Brodaty, H., & Anstey, K. (1996). Cognitive therapy for depression in the elderly. *International Journal of Geriatric Psychiatry, 11*(2), 97–107.

Kwon, S., & Oei., T. (1994). The roles of two levels of cognitions in the development, maintenance, and treatment of depression. *Clinical Psychology Review, 14*, 331–338.

Leszcz, M. (1997). Integrated group psychotherapy for the treatment of depression in the elderly. *Group, 21*(2), 89–113.

Lewinsohn, P., & Graf, M. (1973). Pleasant activities and depression. *Journal of Consulting & Clinical Psychology, 41*, 261–268.

Meichenbaum, D., & Turk, D. (1987). *Facilitating treatment adherence: A practitioner's guidebook*. New York: Plenum Press.

Murphy, G., Simons, A., Wetzel, R., & Lustman, P. (1984). Cognitive therapy and pharmacotherapy. *Archives of General Psychiatry, 441*, 33–41.

Nasby, W., & Kihlstrom, J. F. (1986). Cognitive assessment of personality and psychopharmacology. In R. I. Ingram (Ed.), *Information processing approaches to clinical psychology* (pp. 217–239). San Diego: Academic Press.

National Institute of Mental Health. (2001). *The numbers count: Mental disorders in America*. (NIMH Publication No. 01–4584). Bethesda, MD: Author.

Neimeyer, R., & Feixas, G. (1990). The role of homework and skill acquisition in the outcome of group cognitive therapy for depression. *Behavior Therapy, 21*, 281–292.

O'Leary, K. D., & Beach, S. R. (1990). Mental therapy: A viable treatment for depressive and mental discord. *American Journal of Psychiatry, 147*, 183–186.

Persons, J. (1989). *Cognitive therapy in practice: A case formulation approach.* New York: Norton.

Rush, A., Beck, A., Kovacs, M., & Hollon, S. (1977). Comparative efficacy of cognitive therapy and pharmacotherapy in the treatment of depressed outpatients. *Cognitive Therapy Research, 1*, 17–37.

Rush, A. J., Weissburger, J., & Eaves, G. (1986). Do thinking patterns predict depressive symptons? *Cognitive Therapy and Research, 10*, 225–235.

Salkovskis, P. M., Atha, C., & Strorer, D. (1990). Cognitive-behavioral problem solving in the treatment of patients who repeatedly attempt suicide: A controlled trial: *British Journal of Psychiatry, 157*, 871–876.

Schotte, C., Maes, M., Beuten, T., Vandenbossche, G., & Cosyns, R. (1993). A videotape as introduction for cognitive behavioral therapy with depressed inpatients. *Psychological Reports, 72*, 440–442.

Shea, M., Elkin, I., Imber, S., & Sotsky, S., et al. (1992). Course of depressive symptoms over follow-up: Findings from the National Institute of Mental Health Treatment of Depression Collaborative Research Program. *Archives of General Psychiatry, 49*, 782–787.

Shiffrin, R. M., & Schneider, W. (1977). Controlled and automatic human information processing II: Perceptual learning, automatic attending, and a general theory. *Psychological Review, 84*, 127–190.

Simon, K., & Fleming, B. (1985). Beck's cognitive therapy of depression: Treatment and outcome. In R. Turner & L. Ascher (Eds.), *Evaluating behavior therapy outcome.* New York: Springer Publishing Co.

Stravynski, A., & Greenberg, D. (1992). The psychological management of depression. *Acta Psychiatrica Scandinavica, 85*, 407–414.

Thase, M., Simons, A., Cahalane, J., McGeary, J., & Harden, T. (1991). Severity of depression and response to cognitive behavior therapy. *American Journal of Psychiatry, 148*, 784–789.

Thase, M., Simons, A., McGeary, J., Cahalane, J., Hughes, C., Harden, T., & Friedman, E. (1992). Relapse after cognitive behavior therapy of depression: Potential implications for longer courses of treatment. *American Journal of Psychiatry, 149*, 1046–1052.

Thorpe, G., & Olson, S. (1997). *Behavior therapy: Concepts, procedures, and applications.* Boston: Allyn and Bacon.

Young, J., Weinberger, A., & Beck, A. (2001). Cognitive therapy for depression. In D. Barlow (Ed.), *Clinical handbook of psychological disorders: A step-by-step treatment manual.* New York: Guilford Press.

# 第4章

# 不安スペクトラム障害

Pamela Bifano Schweitzer and Claudia R. Miller

　過去数十年にわたり，一貫して，不安障害と診断された症状のための非薬物療法として認知行動療法（CBT）が選択されていることが，研究により明らかになっている。抗うつ薬を選択することは不安障害の薬物療法としては有効である。しかし，CBTは全般的に薬物と等しい効果があると考えられ，近年の研究では，CBT単独でも，CBTと薬物療法を複合させた治療との比較においても，より強力で長期的な効果が示唆されている。どのアプローチをとる場合でも，それぞれの事例において，臨床的診断，資源，患者の好みなど大きな問題が残されているため，臨床的研究は，最適な治療を選択する健全な理論的根拠を求める方向に向かっている。なぜなら，不安障害は，1,900万人以上の米国人に様々な機能不全の影響を及ぼし，1990年代における米国の医療費の3分の1近くがその障害のために支払われているからである（NIMH, 2001）。一般的に，不安障害の症状は児童期や若年青年期に発症し，慢性化をたどり，その後，全人生にわたって影響を及ぼす。不安障害は，その他の精神及び身体病と同じように，互いに高い合併率を示しており，そのため患者は，どんな状況においても，多様な症状が出現する。患者は，通常，急性症状のエピソードの際に，最初に救急もしくはプライマリーケアの治療を受ける。看護師は最前線の保健医療従事者としてすべての状況に対応し，これらの障害を理解し，適切な治療を提供したり，推奨しなければならない。本章の狙いは，特定のCBT技法と，それらをセルフケア看護理論の枠組みを

用いて，不安障害をもった患者のケアに，どのように効果的に組み入れられるかについての情報を提供することである．

　不安障害という文脈における CBT は，'治療' に対抗するスキルの組み合わせと考えることが良いとされている．というのも，'治療' という伝統的な考え方には，医師による外科的治療によって患者が管理されるという前提があるためである．また実際，治療日数に関するエビデンスとして，訓練された看護者による認知行動理論に基づく特定のプロセスを用いた CBT の肯定的成果を示したものがある．しかし，CBT は受動的な患者には有効ではない．CBT では，症状の消失という目標に向けた効果的なセルフケアの主要な目的である，患者と臨床専門家との積極的な協働が求められる．この全体的な視点は，看護の訓練における基本的なものであり，看護実践の土台となる多くの看護理論の目玉となる．特に CBT は，看護を「(人々の) 適応能力を拡大し，人々と環境との変質を促す科学であり，実践である」(Roy, 2002) と定義づけたロイ適応モデルと一致している (第 1 章を参照)．上級実践登録看護師 (advanced practice registered nurse: APRN) は，疾病の予防や保健活動，アセスメント，診断や不安障害の患者への包括的な治療について，生物心理社会的 (bio psychosocial) 視点をもつ特色のある資格である．その看護知識の基礎となるものは，それらの障害の特質である生理学，心理学，行動，感情の相互作用の理解と評価の複合的なものである．薬物療法と CBT の介入は，しばしば補足的なものであり，APRN は，多分，すべての臨床専門家の中で，単独で，必要と判断された療法を最適に使用し，不安障害の患者に対するケアを提供することができる存在である．ある臨床専門家により施されたケアとそれ以外の医療者が行った治療の結果を比較することで，経済効果や臨床的成果の改善が証明できる．われわれは，DSM-Ⅳ-TR (APA, 2000) に含まれている，特定の恐怖症，パニック障害，全般性不安障害 (generalized anxiety disorder: GAD)，社会恐怖，心的外傷後ストレス障害 (post-traumatic stress disorder: PTSD)，強迫性障害 (obsessive-compulsive disorder: OCD) の分類に基づいた不安障害の診断に依拠して議論を進めなければなら

ない。事例は不安障害の最も典型的な症状の症例を用いて示し，特殊な CBT 技法の例として紹介した。

## 文献レビュー

近年，ほぼ全ての種類の行動学的な文献で，恐怖刺激への系統的な暴露により，恐怖反応が急激に喚起され，習慣化することが実証されている（Marks, 1987）。人間の不安障害のための効果的な行動療法は，神経解剖学的な変化と関係しており，不安障害の強化因子には生物学的なものと行動学的なものがある（Gorman, Kent, Sullivan, & Coplan, 2000; Schwartz, Stoessel, Baxter, Martin, & Phelps, 1996）。認知が，発達や恐怖不安の治療にとって本質的なものなのかという問いは，それがどのように特定されるのかという問いに置き換えられてきた。不安障害が生物学的，心理学的，行動学的なものであるという統合的視点の増大は，これらの現象が複雑な相互作用であることへのよりよい理解を促進している。

### 特定の恐怖症

人間の恐怖反応についての学習のためにわれわれが継続してきた多くのことは，特定の恐怖症に関する初期の研究の基盤となっている。特定の恐怖症は，動物，高所，飛行，狭い場所のような個別な対象や手がかりへのパニック反応や事前の反応に関連している。

不安が減少するまでの，反復的で長期的なエクスポージャーによる段階的脱感作の初期治療研究は，不安や回避や機能障害を緩和させるために有効であることを示している（Marks, 1978）。集団エクスポージャー法や配偶者の援助によるエクスポージャー法は，自己エクスポージャー法を単独で行うより症状の緩和に有益である。自己エクスポージャー法は治療者や配偶者の援助によるものより効果的であるが，治療の中断率は高い。

## パニック障害と広場恐怖

　1970年代中期頃から，三環系のimipramineが，パニック障害に対する薬物治療の"黄金律"と考えられてきた（Zitrin, Klein, Woerner, 1980; Mavissakalian, & Michaelson, 1986; Lydiard, Brawman-Mintzer, & Ballenger, 1996）。その後，imipramine（IMI）は，三環系と同程度の効果があり，一般的に副作用が少ないとされる選択的セロトニン再取り込み阻害薬（SSRI）に取って代わられた（Nair, Bakish, Saxenaら, 1996）。初期の非薬物療法の研究では，主に状況的なパニック発作や予期不安に対する行動療法（暴露法：エクスポージャー法）に焦点が当てられていた（Marks, Gray, & Cohen, 1983; Woods, Charney, McPherson, Grad-man & Heninger, 1987）。予期不安の1つのタイプとして，ある場所や状況に対して不安を感じたり回避したりするが，パニックの症状が生じたときにそこから逃れたり，助けを求めることが困難となる広場恐怖がある。恐怖をもたらす状況に対する段階的なエクスポージャー法や脱感作法はIMIと同様な効果がある。後に，単独のパニック障害と予期できない不安発作は，CBTに反応することが証明され，内部受容器（interoceptive）や内的手がかりに対するエクスポージャー（不安の症状），認知的再帰属（思考の歪みの修正），リラクゼーション訓練は，IMIと同程度の効果があることが証明された（Barlow, Craske, Cerny, Klosko, 1989; Clarke, Salkoviskis, Hackmanら, 1994）。この文献の重大な限界としては，ほとんどすべての研究が，急性の不安障害だけを視野に入れていることである。パニック障害に対するCBTと抗うつ薬の効果を支持する根拠としては（Barlow, Gorma, Shear, & Woods, 2000），Barlowと彼の同僚がデザインした，全般性不安障害（GAD）を対象とする，CBTとIMIとそれらを複合させた治療とを比較した無作為対照試験がある。その研究では，IMIとCBTの複合治療は，急性期にはやや改善し，最終的にその改善が維持されることが示唆された。驚くべきことに，CBT単独では，フォローアップの間中，最も症状の改善が維持されていた。この結果から，CBTと薬物療法を一緒に行うことで，薬物療法は実際に心理

学的治療の効果を減少させる可能性があることが示唆された。

## 全般性不安障害

CBTとその他の心理学的治療を比較した数少ない研究の1つとして，比較的重篤なGADの患者への治療として，行動療法（BT）とより卓越したCBTを行ったBukler, Fennell, Robson and Gelder（1991）の研究がある。その研究では，CBTにより，GADの特徴である極端で多様で長引く心配や，慢性的な身体の緊張や，長年の非機能的認知のパターンが，有意に改善した。また，CBT群の患者では，不安の減少と，早期再発に関してより抵抗性を示すといういくつかの指標が得られた。加えて，CBTは，不安とうつの症状をもつ患者では，不安と同様にうつの症状も軽減した。BT群の2人の患者は，治療中にうつの症状が増加し，研究から撤退した。GADへの治療を経験的に支持するエビデンスは，BorkovecとRuscio（2000）の研究による効果的で優れたCBTの成果により証明されている。長期におけるフォローアップにより，CBTの治療による成果が維持され，増大していることが確認されている。GADに対するCBTの5年後の要因分析を，リラクゼーション訓練と自己コントロール脱感作法（self-control desensitization: SCD）を複合させた認知療法（CT）単独で行ったものとを比較した研究がある（Borkevec, Newman, Pincus, & Lytle, 2002）。この研究により，CTとSCDのどちらも，GADの治療としては有効であり，CBTはそれらのテクニックをすべて含んでいることが示された。

## 社会恐怖

Cuthbert（2002）は，社会不安は，個人が他者からのネガティブな評価の恐怖を焦点としているため，その他の不安障害とは異なっていると述べている。Cuthbertは，どのようにして個人が，他者の肯定的な態度の反応も，ネガティブな評価として感じる合図ととり，気がとられるようになるかについて研究の中で言及している。Cuthbertの理論は，自己焦点化の緩和，他者へ

の注意の増大，状況後の不安や予期不安の緩和などを含む短期CBTの開発を導いた。RadomskyとOtto（2001）は，CBTによる治療継続の増加により，特に薬物治療による長期にわたる費用に代わる経済効果が現れることを見出した。Heimberg（2002）は，メタ分析により，社会不安障害へのCBTの効果について，CBTの治療により得られた治療効果が，有意に長期間持続していることを証明した。

**心的外傷後ストレス障害**

看護師は，治療と同様に，特に疾病の予防について関心をもっている。Bryan, Harvey, Dang, SackvilleとBasten（1998）は，急性ストレス障害（acute stress disorder: ASD）が，慢性の心的外傷後ストレス障害（PTSD）の前兆であるならば，ASDの治療をCBTと支持的カウンセリングを同時に行うことで慢性的なPTSDを予防できるのではないかという研究を行った。その結果，CBTはASDの治療に対して効果があり，PTSDの予防にも有効であることが示唆された。Tarrierら（1999）は，CBTとイメージ暴露法はどちらも，PTSDの治療に同等の効果がみられたことを明らかにした。

**強迫性障害**

強迫性障害（OCD）は，反復性で，望まない，苦痛の思考（強迫観念：obsessive）もしくは，行動や思考の現実化（強制：compulsive）によって特徴づけられる。強迫的な行動は，不安な思考に関する苦痛の軽減を目的として行われることが最も多い。その他の不安障害と同様に，苦痛の行動的な回避は，OCDの認知と情動の要素が絡み合っており，最も重篤で機能障害となるのは，不安を管理する儀式による，時間と注意力の消耗という結果である。OCDが神経行動学的な障害である可能性を支持する広範囲なエビデンスの一群がある。機能的MRIとPETを用いたOCDの神経画像診断研究によると，前頭眼窩野（orbitofrontal cortex）と基底核（basal ganglia）に関する経路に沿って生理学的な障害があることが明らかにされている（Modell, Mountx,

Curtis, & Greden, 1989; Gield, Rappaport, Garvey, Perlmutter, Swedo, 2000）。三環系の抗うつ薬である clomipramine（アナフラニール）や強力なセロトニン再取り込み阻害薬や最新の SSRI などは，OCD の症状の軽減に効果的である（Saxena, Bota & Brody, 2001）。OCD の行動療法（エクスポージャー法，反応防御法；Response prevention）は，薬物療法と同様な効果がみられる（Neel, Stevens, & Stewart, 2002）。脳画像研究では，行動療法のみで，尾状核（caudate nucleus）における糖代謝の減少が観察され，効果的な症状の軽減がみられた（Schwartz ら，1996）。

## 問題の討議

過度な不安状態における生理学，行動，情動，認知は良く知られている（Marks, 1969）。すべての不安障害の中心的な特徴は，恐怖反応である。「過剰で非合理的な恐怖」は，受信した脅威（戦闘か逃避反応）に対する急性の自律神経系の反応と定義することができ，障害に依拠した恐怖反応は，スイッチが入ると，予想外に突然もしくは徐々に生じてくる。それらは常に苦痛をもたらし，頻回にパニックを引き起こし，患者は非合理的なものと受け止める。恐怖障害は，圧倒的な不安，生理学的症状，刺激に対する認知的誤帰属（cognitive misattribution）や行動的回避などで特徴づけられる。症状にはしばしば，心拍数の増加，動悸，息切れ，息苦しさの感覚，発汗，手足の冷感や湿り感，震え，しびれ，耳鳴りやその他のしびれ（paresthesias），口渇，ほてり，気が遠くなる感覚，吐き気，嚥下困難，切迫した排尿便，差し迫った危険への強い感情，脱現実化，脱人格化，逃避への切迫感などが含まれる。

なぜ恐怖症に発展する人とそうでない人がいるかを説明する単独のモデルは存在していない。不安障害で知られているような，明白な生物学的指標や遺伝的な決定要因が存在しているわけではない。しかしながら，一卵性双生児における有意な一致率や，薬物の有効性や，恐怖症は家族性に発症しやす

いという事実から，過度な不安に対する生理学的感受性という考え方が原因の1つとされている（Gormanら，2000）。神経画像技術では，より詳細な不安病理学の解明がなされており，最近では海馬―脳下垂体―アドレナル（hypothalamic-pituitary-adrenal: HPA）軸の経路に沿った神経内分泌（neuroendocrine）の崩壊が関与していると考えられている。Royは，生理学的適応モデルによる認知器（cognator）や調整器（regulator）のサブシステムの崩壊は，結果的に，神経内分泌の不安反応をもたらす，と述べている（Roy, 2000）。

　過換気症状は反応や誘引として，不安の中心的役割をとる。面白いことに，過換気症状の古い治療法として，吐き出した空気を再呼吸することが注目され行われてきたが，これはあまり役に立たず，$CO_2$は不安症状を確実に喚起することが研究により明らかになっている。過換気症状は，不安の結果として起こるものでもあり，息苦しさの主観的な気づきは不安を増大させる傾向がある。加えて，しびれ，心拍数の増大，めまい（lightheadedness）などのような過換気症状の多くの症状は，不安を抱える人にとって脅威に感じる経験であり，さらに恐怖をエスカレートさせる。"神経受容体の増加（upregulation）"や覚醒は，さまざまな不安障害の中で異なった影響を与えているという強力なエビデンスがある。近年におけるそれらの病態生理学的理論は，以下に挙げたいくつかの不安障害の記述の中で簡単に述べることにする。

　CBT理論によると，不安の脆弱性における優勢な概念要素は，危険という観念の先取りであるとされている。加えて，個人の対処能力の過小評価が関連している（Wells, 1997）。不安障害をもつ人は，自分自身や世界に対する信念や仮説について，より強固で硬いものをもっている。たとえば，慢性的な心配に特徴づけられる全般性不安障害を抱える人は，将来的な破局に対して対処できないのではないかという信念をもっている。もう1つの例として，パニック障害の人は，間違った解釈を破局的な方法で身体感覚として捉える傾向がある。行動的反応は，これらの信念を維持する非機能的前提から現れ，最終的に不安を維持することになる。回避は受信された危険の徴候に支配さ

れることを防いでいる。恐怖は信念や引き金に関する間歇的な曝露とともに増大し，徹底的な回避や逃避は次々に条件反応となることで，統制の中断が継続し，恐怖が増大する。脆弱な対象においては，条件学習を通じた恐怖不安の進展により，恐怖場面を繰り返し見せられたりするような極端な恐怖の目撃者や，PTSDとなりうる事故や事件の被害者と同様な現実的なトラウマに関連した激しい恐怖体験が生じ，操作の回避や指令による回避が起こる。たとえば，不潔恐怖は幼少期に不潔なものに関する強烈な考えを植え付けられることによって形成され，衛生面で誇大視され強調される。このような恐怖不安の概念化は，ロイ適応モデルによると，適応の妥協的過程（compromised process）と言えるものである。不安障害を，行動，認知，情緒の相互作用の問題として焦点化して理解すると，「人間の行動における思考と感情の融和」というロイ適応モデルの科学的仮説と一致する（Roy, 2002）。

**特定の恐怖症**

特定の恐怖症は，「恐怖の対象や状況に晒されたり，予測することや，しばしば回避行動に先導されることよって引き起こされる，強烈で非合理的な持続する恐怖を特徴とする」（APA, 2000）。このような対象や状況の例として，動物，飛行，高さ，嵐，血液，病気，怪我などがある。特定の恐怖症は，幼少期に発症する傾向にあり，発達上の一般的な恐怖にも誇張した反応を示す。特定の恐怖症の半数以下は，条件づけられた出来事に関するものである。特定の恐怖症の罹患率は，全般的な人口の約7％とされている（Weissmanら，1985）。特定の恐怖症の中には，極度の行動的回避や，周囲から手掛かりを探すために時間を浪費してしまい，機能不全を起こすこともある。血液，病気，怪我の恐怖症（blood, illness, and injury phobia: BII）は，不安反応の生理学的反応が多様なことが特徴であるため，特定の恐怖症のサブタイプとされる（Rogers & Gournay, 2001）。二相性（biphasic）もしくは迷走神経（vasovagal）反応に注目すると，恐怖の受信が急激過ぎると，副交感神経（parasympathetic）の刺激により，突然に，心拍数の増加や血圧の上昇が生じたり，急激

な低血圧が原因で，交感神経（sympathetic）が発火して極度な埋め合わせをしたときに，しばしば失神することがある。

### パニック障害と広場恐怖

広場恐怖は，「逃げ出すことが困難（または困惑する）な場所や状況からの回避，もしくは，パニック様の症状により回避できないことに関する不安」（APA, 2000）であり，パニック発作がないことにより診断される。この障害の際立った特徴としては，パニックになったり，飛行機やバスや人ごみなどのような逃げることが不可能な場所でパニックが起こることの恐怖と不安や苦痛のためにそのような状況を回避したり我慢したりすることである。また，不安や回避は，PTSD (Rogeres & Liness, 1999) や OCD (Gournay, 1998) のような他の障害が原因となるものではない。広場恐怖の生涯罹患率は，全般的な人口の約2%である(Weissman ら, 1985)。広場恐怖とパニック障害は，一般的に18歳から35歳に発症する(Rogeres & Gournay, 2001)。その他の広場恐怖とパニック障害の共通項としては，約15%がうつ病を合併していることである。診断分類の臨床的観点では，多くの障害における抑制できない不安は，徐々にパニックの割合がエスカレートしていくが，この障害では，突然に発症して10分以内にピークに達する。診断には最初のパニックのエピソードから少なくとも1カ月以内に，1つ以上の発作が生じるか，もう1つの顕著な恐怖や回避の発現が必要である。全般的な人口の約35%の人が，生涯において閉所でのパニック発作を経験しており，パニック障害の生涯における罹患率が約3%であるのと比較しても重大なことである (Barlow, Gorman, Shear, & Woods, 2000)。

窒息恐怖反応は，$CO_2$の感受性の増大やその他のベータ受容体の調整不全が示唆されているパニック障害の理論の1つとして位置づけられており，病態生理学の中心と考えられてきた。最新の神経解剖学と生理学の知見として，Gorman ら (2000) は，「パニック障害をもつ患者は特別に感受性のある，灰白質（periacqueductal gray），青斑核（locus ceruleus）やその他の脳幹の部

位と同様に，海馬，視床（thalamus），視床下部（hypothalamus）を含んだ中枢神経系の扁桃体の中心核の中心にある恐怖の起こるメカニズムを遺伝形質として受け継いでいると仮定される」(p. 15) と説明している。これらの脳幹の構造は，恐怖と記憶の機能の調整をしている場所である。前頭葉とその他の皮質野は神経刺激と認知を組織化するところと考えられている。これらは多くの遠心性（efferent）(excitatory) と求心性（afferent）(sensory) ニューロンの結合により構成されているため，過敏性は行動過多と同等視される。神経伝達物質であるセロトニンとノルエピネフリンの受容体は経路に沿って刺激を伝達していく。たとえば，パニック障害では，恐怖に対する極度な神経感受性に付随して，過剰な防衛反応が動員される。これは，たった1回のパニック発作の後でも時々生じる「回避の条件づけ学習の強さ」で説明することが可能である。

　パニック障害における自律神経系の覚醒症状は，こうした強烈さのため，しばしば切迫した重大事態のサインと解釈されたりする。たとえば，頻脈，動悸，息切れなどは，たびたび心臓発作の前触れと誤解され，患者は緊急なケアを求めるように案内されることが多い。パニック障害の患者は，恐怖に対する認知の歪みのために，事前の多くの間違った警報にもかかわらず，繰り返し緊急ケアを求めることが一般的である。それゆえ，戦闘か逃避反応の無数の症状とそれらを誤帰属する可能性は，すべての身体システムと関連していると考えられる。たとえば，めまいやふらつきの感覚は，BII恐怖を除いて，実質的には不安による血圧の上昇や意識消失予防の系統的な覚醒によるものであっても，しばしば失神と関連があるとされる。しびれや耳鳴りやその他の異常感覚は，恐怖発作により喚起されることが多い。視覚や聴覚の鋭敏さの増大や減少のような，脱現実化，脱人格化，集中困難，興奮，知覚中枢の変異は"熱狂"もしくはコントロール喪失のサインとして頻回にみられる。

　副腎や中枢神経系の腫瘍のような病因学なものと密接なかかわりがある重篤な医学的疾患の有無を確実にするために，全ての系統の検査をすることが

重要である。この検査は、クライアントにとっては、病気が重篤なものではないことが判明すると安心でき、医師にとっては、症状が医学的原因によるものではないということの確信をもつために不可欠なものである。高血圧や低血糖などの誤診断は、どちらも生理学的には一般的な不安における一過性の状態でもあるため、この障害では一般的なものである。僧帽弁脱出（mitral valve prolapse）は、健康成人の約4％に発症し、以前は、パニック障害との合併率が高いと考えられていた。しかし、多くの研究で、パニック障害の多くの患者が最初に心臓医の治療を求めるために、僧帽弁脱出の早期発見という検診の偏りがあったのではないかと指摘されている（Marks, 1987）。それでもなお、痙攣や内分泌や循環器や消化器の障害のような医学的疾病は症状を悪化させる。しかし、パニック障害の治療には、多くの医学的な問題に対する効果的な治療や調整は禁忌ではない。パニック障害の患者は、パニック症状に関する場所や状況を避けることや、繰り返す緊急ケアを求めることに加えて、しばしば不必要な我慢や侵襲的な診断手順に耐え、症状回避のために厳しい活動性の制限を強いられる。運動やレクリエーションや職業的活動、さらには階段の昇降にいたる活動の中断は、珍しい所見ではない。このような生産性や生活様式における重大な障害の潜在性があるとしたら、パニック障害の早期発見や治療はヘルスケアの優先課題とならなければならない。

## 全般性不安障害

　全般性不安障害（GAD）は、極端な不安と心配の一部分と定義されている。過度の警戒心（hypervigilance）、易驚愕性（easy startle）、いらいら、痛点に対する筋緊張（頭痛、背部痛、顎関節痛［temperomandibular joint pain］）や、胃腸の不調、頻尿のような慢性的な自律神経の興奮症状もある。実際、GADは、通常、患者が身体的な訴えへの援助を求めてくることが多いため、APRNのプライマリーケアの現場では最も一般的にみられる不安障害である。多くの患者は、自らの精神的な苦痛を身体症状として訴えるが、精神科の治

療の必要性は否定する傾向がある。患者の提示するものは，不安の訴えを含んだものが多くないため，GADはしばしば認識されないことがある。結果的に，病態生理学は明記されず，対症療法の効果は，もしあるとしても，一時的なものである（Miller, 2001）。

　GADのための診断的分類は，この障害の疫学的なデータの蓄積が遅れていたため，この20年で大きく変化した。GADは，かつては他の不安や気分障害に付随するものか，前駆症状，残存症状もしくは独立した障害より重篤な徴候のあるものという概念であった。しかし，Kessler, Keller, Wittchen（2001）によれば，過去10年以上のデータでは「GADは普遍的な障害で，しばしば他の精神疾患に合併して起こるが，合併率は多くの他の不安障害や気分障害にみられるよりも高くない」（p. 22）と指摘されている。加えて，「GADによる障害は，その他の重篤な障害のある慢性的身体疾患や精神疾患によるものと同程度かそれ以上のものである」（p. 34）という指摘もある。

　心配の開始やその内容は，一般人もGADも無意識に起こるにも関わらず，その重大性と心配のコントロールの様態が異なっている。GADにおいては，心配に対して「心配は私の対処を助けてくれる；心配は最悪なことに対する準備を助けてくれる」，「もし，私が心配したら，私は偶然の悪い事態を防ぐことができる」といったようなポジティブな信念をもっている（Wells, 1997）。このような心配に対する中核信念により，クライアントはネガティブな結果を思い巡らしたり磨きをかけたりするため，自らの問題を生成するという対処方略となる。そのため，新しいネガティブな結果は，彼らの対処能力への挑戦となり，不安は増大する。また，患者は，しばしば「私は心配しすぎて気が狂うかもしれない」や「心配することは有害だ」，「私の心配は制御不可能だ」というようなネガティブな信念のために，心配に関する心配を始めてしまう（Wells, 1997）。

### 社会恐怖

　社会恐怖は，不安障害の中で最も理解されているものの1つであり，治療

を行わないと症状が継続する傾向が高い（Cuthbert, 2002）。社会恐怖は，相互作用への膨大な心配が恐怖を掻き立てるため，単なる恥ずかしがりやという以上に極めて消耗性が高く，それらを避けることが人間関係や活動の制限といった障害となり，社会的に非常に不利になり，職業や人生の質といったものにまで影響を及ぼす。実際にプライマリーケアにおけるこの障害の過少認識の問題は，気分障害や他の不安障害や物質乱用との高い合併率の事実により複雑になっている。社会恐怖の効果的な治療に対する主な障壁として，どこに援助を求めるかが不確実であることや，他者が何を考えているかの恐怖や，経済的な問題などがある。自己に関するネガティブな認知が支配的で，自分に向けた他者の行動や意向についてのネガティブに歪められた感覚が湧き起こる。本質的に，社会恐怖の人は，他者からのネガティブな評価を予測しており，それが起こっても起こらなくても，そうであると思い込み，そして不適切な感覚，恐怖，回避を強化し，社会的にぎこちない最小限の行動をとってしまう。Roy に従うと，恐怖症は自己概念—集団アイデンティティ様式と役割機能適応モデルにおける調整不全と捉えることができる。社会的統合に対する個人のニーズが適合していないのである（Roy, 2002）。社会恐怖における強い家族性遺伝は，調査研究において一貫して認められている。遺伝的な不安の感受性は副次的な要因であるが，子ども時代に社会的に適応した行動モデルを欠いているという事実は，この障害が発達上での重要な要因となっていることを示している。社会不安症は，ごくまれに小児期や早期青年期に発症することがある（Cuthbert, 2002）。これらの障害のリスクを明らかにすることと早期介入は，優先課題である。

### 心的外傷後ストレス障害

　心的外傷後ストレス障害（PTSD）は，暴力に晒された後などに続いて起こる最も一般的な精神疾患である。診断では，患者の極度の恐怖，無力感，戦慄に直面したり経験すること，トラウマティックな事件の目撃に伴う反応であることが求められ，「現実的なもしくは死への脅威，重篤な外傷，または自

己や他者の身体的完全性への脅威」と定義される(APA, 2000)。PTSDは，日中での侵入的な思考，フラッシュバック，幻想，幻覚，悪夢を通じての出来事の追体験；苦痛の引き金となるものに関する回避や我慢；易驚愕性による著しい自律神経系の覚醒，過度の警戒心，集中力低下，不眠；精神的不安定 (dysphoric)，しばしばイライラや怒りが噴出することによる不安定な気分などの症状を含んでいることで確定される。この症状はトラウマとなる出来事の後すぐに発症し，期間が3カ月以内のものは急性，3カ月以上のものは慢性と考えられている。遅いものでは，6カ月から何年後かに発症するものもある。うつ病はPTSDとの合併率が高く，発病前の気分障害の存在はPTSDが生じる重大なリスクとなりうる。

### 強迫性障害

　強迫性障害（OCD）は，反復性の，望まない，または苦痛な思考（強迫観念）や儀式的な行動や思考（強迫行為）などにより特徴づけられる。強迫観念は，しばしば，不安な考えに関連した苦痛を軽減する目的で行われることが多い。OCDは通常，非合理的な強迫観念や理由のない強迫行為と考えられる。しかし，同時にOCDの人は，（自分が）願ったために（誰かが）死んだとか，儀式を行うことで災難を免れたなど，恐怖に対する真実があると本当に信じている。これらの信念—しばしば過大な観念化や魔術的な考え—は幻想的であるが，精神病の過程での幻覚とは異なっている。OCDでは，このような観念は，この障害のその他のテーマの中に留まっており，OCDの人はその観念や強迫観念をよりどころとして，自らの意向を明らかにする。対照的に，1次的な幻覚やその他の精神障害をもつ人は，自分の観念や強迫観念のよりどころを，"声"や自分の心に入り込んだ誰かや何かに同一視する。一般的ではないが，OCDと精神障害は合併することがある。一方，OCDの約50％の患者が，主たる診断ではうつ病と分類されている。その他の合併症としては，その他の不安障害，摂食障害，強迫性人格障害，トゥーレット症候群などがある。

OCDの原因は知られていないが，関連する要因として，すでに明らかにされている行動的，心理学的な要因と同様に，神経学的な脆弱性があることが示唆されている。いくつかの双生児や家族研究で，家族におけるOCDの集合性を支持しているものがある。しかし，その研究では環境的伝達から遺伝要因を分類する方法論が欠如していた。基底核（basal ganglia）には，接近，回避といった，学習による技能的行動や習慣やその過程に関与していると考えられている尾状核（caudate nucleus）のような部位を構造内に有しているため，基底核の機能不全が，OCDの症状の全てに反映されているのではないかと推測されている。基底核の病理は，さらに，脳炎（encephalitis），一酸化炭素中毒（carbon monoxide poisoning）（Marks, 1987），サイナム舞踏病の結果として生じた基底核の構造上の病変が強迫性障害の症状にも観察されることから，この障害と関係があるとされている。OCDの発症に伴う随伴症状は，サイナム舞踏病の子どもの60％以上に観察され，時々A群ベータ溶血性連鎖球菌感染によるリウマチ熱からおこる神経病理学症状でも観察される。本質的に，基底核への細菌の攻撃に対する反応として抗体が形成される。子どもの中には，OCDの発症や悪化が，一般的な溶血性連鎖球菌の感染による溶連菌咽頭炎（strep throat）に引き続いて起こることがある。これらの現象は，溶血性連鎖球菌感染に関連した小児期自己免疫性神経精神障害（pediatric autoimmune neuropsychiatric disorder associated with streptococcal infection: PANDAS）と認識されている（Snider & Swedo, 2000）。その他の不安障害と同じように，苦痛の回避がOCDの認知と情動の要素と複雑に絡み合っており，最も重篤で日常生活に支障をきたすのは，不安を管理する儀式のために費やす時間と注意の浪費である。

## CBT，薬物療法，連携的実践の問題

　不安障害に関連した特定の調整不全は，その数，タイプ，恐怖反応を制御する選択的な神経構造における受容体の位置の有効性，選択的な皮質領域と

の連結を通じたネットワークなどの変数と関与している。たとえば，扁桃体が，皮質からの求心性の伝達を通じて刺激に過敏に反応すると，容易に恐怖反応が生じる。神経インパルスは遠心性の経路から，脅威の感覚をさらに深部の構造へ"危険"と伝達する皮質の領域に刺激を伝える。扁桃体の中心核は記憶にとって重要であるため，扁桃体の機能不全は，この神経インパルスの回路の"皮質への刻み込み（cortical bookmarking）"に重大な影響を及ぼすことにもなる。そのため，引き起こされた刺激が良性のものであっても反復する"偽りの警告"の恐怖に関する条件づけは，パニック発作が繰り返され，なぜ患者は，症状が危険ではないとわかっているのに何度も緊急なケアを求める傾向にあるかということの説明となる。認知の再構成は，修正された誤帰属による生物学的な調整不全回路により妨害され，そのため，皮質のレベルにおける覚醒を減少させる。恐怖を感じない状況と一致するように変更された行動は，同じく，恐怖の回路を遮断する。

　この知識の統合は，不安障害の治療において，広範囲な様式を用いることを支持する。それらは，すべてAPRNの実践範囲の中に含まれる。特に，不安のマネージメントへの非薬物療法的アプローチについての専門的知識と同様の処方の権限（prescriptive authority）をもつAPRNは，包括的なケアを提供することができるが，看護師は，健康を人間の全体性の統合と捉え，関係性に価値体系をおくため，包括的ケアを提供するための他者との連携が，看護師の実践の統合的部分となっているのである。プライマリーケアにおけるAPRNは，不安障害のための診断と，確立された適切な知識を有している。

## 選択的セロトニン再取り込み阻害薬

　セロトニンまたは5HTは脳の広い範囲に分布している神経伝達物質である。恐怖症の不安の神経生理学は，種々の脳幹（brainstem）や皮質の構造間にあるセロトニン受容体の阻害や興奮性の効果の調整不全に関与している。選択的セロトニン再取り込み阻害薬（SSRI）は，全体的に神経経路に沿って利用できる5HTの総量を増加させる。なぜなら，SSRIはすべての不安障害

の主症状を改善させることに関与しており，それは増加した 5HT が恐怖反応の神経的調整を復活させるからである。結果的に，SSRI，非定型の抗うつ薬，三環系の1つである clomipramine（アナフラニール）（後の2つはセロトニンの再取り込みの性質ももっているため）は，不安障害の治療の第一線の薬剤として用いられる (Rivas-Vazquez, 2001)。初期の副作用として，興奮性が増加する"神経質症候群（jitteryness syndrome）"は，imipramine（トフラニール）をパニック障害に用いるときの副作用として最初に記述されている。この通常マイルドで一時的な活性化は，不安障害をもつ患者の中にはSSRI の導入期に経験されることもあるが，気分障害の患者にはみられない。この原因は解明されていないが，5HT の利用による全般的な増進効果は，神経ネットワークの中の抑制的神経受容体よりも，興奮性の神経受容体のほうが，最初にもしくはより急速に結合するためではないかと推測されている。低容量の SSRI の緩やかな滴定(titration) はこの効果の増大化を防止し，最小化させる。この可能性を患者に教育することは，このような症状が生じたときの不安の増大を予防し，早すぎる服薬の中断を排除するために重要である。

　これらのことにより，その他のすべての抗うつ薬の使用と同様に，またそれ以上に，副作用が活発化する重要な潜伏期（2〜4週間）や，特に，急に苦痛を訴える患者には"早め"に用量を増大させることが重要である。これは，多くの患者が後に治療に対して"過敏"になったり，SSRI に対して"悪い反応"を示したり，再び薬物療法を試すことに気が進まなかったり，拒否したりすることがあるため，良くないアドバイスであるかもしれない。これらの薬物の適切な用量は，用量を増やしたときに症状が良くなるかを比較し，患者にどれだけの薬剤耐性があるかを現在進行形でアセスメントすることにより知ることができる。SSRI の選択は，通常，クライアントのベースラインの内容によりそれぞれ微妙に異なった副作用があることを基本としている。たとえば，普段便秘傾向にある患者に SSRI を処方したら，sertraline（ジェイゾロフト）は，paroxetine（パキシル）を選んだときよりも便秘の状態はいいかもしれない。それは，sertraline（ジェイゾロフト）は，より便通の状

態を緩くし，paroxetine（パキシル）は便秘になりやすいからである。Fluoxetine は，他のどの SSRI より 2 倍近く作用時間が長く，それ自身で治療効果のある活性メタボライトやノルフルオキセチンの主要薬（parent drug）に加えられる。これは，特に服薬を中断しがちな患者には有効で利用可能な方法である。しかし，完全に薬の作用が消失するまでに，中断後 6 週間かそれ以上を必要とするため，複雑化もしている。

## ベンゾジアゼピン

　ベンゾジアゼピン（BZD）は，不安症状を急激に改善するが，副作用も多く―神経生理学的・心理学的依存，運転能力の障害，物質乱用の可能性，行動的複雑さ―その作用の利点を上回る問題が存在する。急性の不安を減少させる効果は，治療の初日か数週間では最も効果的である。BZD は適切な用量を処方し，毎日の用量は，その他当座の苦痛に耐える方法や治療的効果が達成されるまでの間，持続性不安緩解剤の範囲を目標とし，その薬剤の適切な作用期間に限定して提供するべきである。そうすると，抗不安薬（anxiolytic）は徐々に減らされ，継続の必要がなくなる。BZD の薬効期間の最大は，このタイプでは適用範囲は 1 日に 2 回の用量で，約 8 〜 12 時間である。

　これらの薬が必要時の処方（prn）とされていても，患者の不安がすでにエスカレートしているときには，頻回に不適切な用量を服用するため，効果がない場合がある。不安の増強を予想して用いたとしても，その効果は短く，BZD の最大薬効（high-potency）は，効果がなくなった後の不安の再燃に関連している。行動的には，必要時の処方は，ポジティブな強化を通じて，心理学的依存を構築することになり，また，BZD は，エクスポージャー法の治療で不安に慣らすことに支障をきたす（Marks, 1987）。BZD の筋肉を弛緩させる特性は，GAD や PTSD への急性の治療の際には有効であり，鎮静作用はしばしば初期の不眠症には有効である。不安の再燃や薬効の期間の短さは中度の不眠には有効である。それゆえ，可能であれば，抗うつ薬や睡眠健康法やリラクゼーション訓練は筋緊張や不眠には良い治療法である。中には

BZDを，多くの患者にみられるSSRIの副作用としての初期の中枢神経系の活性化を最小化するために用いる医師もいる。しかし，この効果は対照試験では行われておらず，また，BZDはGAVA神経興奮を遮断し，セロトニン受容体との親和性は非常に少ないことが知られている。患者の中でSSRIの活性化がない人がいることは，同時に投与されたBZDによる抗不安薬の効果として解釈されるかもしれない。

### ベータ遮断薬

これらの薬剤は交感神経系の反応を弱める効果があるため，不安障害の症状の効果的な治療のために研究が行われてきた。しかし数少ない特殊な行動的不安の研究を除けば，ベータ遮断薬は，効果を証明されていなかった。しかしこの効果は，パニック障害とベータ受容体の減少（down regulation）や過剰なアドレナリン作用性の刺激活性（excessive adrenergic stimulation activity）との関連を指摘した研究により支持された（Nesse, Cameron, Curtis, McGann, & Huber-Smith, 1984）。加えて，ベータ遮断薬の副作用—低緊張，鎮静，耐性の増加，抑うつ—は，これらの薬剤の長期の使用と関連している。

## 認知行動療法

### エクスポージャー法（暴露法）

エクスポージャー法にはいくつかの様式があるが，すべてのタイプの恐怖症，不安症に対するこの基本的な治療の基礎は，不安への系統的な曝露である。言葉を変えると，恐怖への直面である。エクスポージャーは，恐怖刺激や手がかりの階層化や序列化によって段階的に行われ，ナースセラピストは，クライアントに，その作成を援助する。手がかりは，状況，物質，場所，考え，感覚など確実に恐怖や不安が喚起されるものである。行動的テストは，主観的苦痛尺度（Subjective Units of Distress Scale: SUDS）(March & Mulle, 1998)のような尺度を用いて，それぞれの手がかりにより喚起された不安の

強度についておおよその測定を行う。この尺度は，0から10までの間隔尺度で，0＝全く落ち着いている，10＝パニックとなっている。この方法で，クライアントは，不安の暴露を始める際の耐えることのできる割合やレベルや方法を選択する。

　恐怖の手がかりへのエクスポージャーは，介入なしで苦痛が軽減（慣れる）するまで延期することが必要である。大体5分から90分間行い，平均して30分程度である。それゆえ，エクスポージャーの課題は，1時間もしくはエクスポージャー訓練が始まってから約50％程度不安が軽減されるまで持続できるよう企画する。同様の課題が，毎日または1日のうちのさまざまな時間に繰り返されなければならない。なぜなら，より頻回に繰り返すことで，不安がより早く改善するからである。毎日1つか2つの別々の課題からはじめ，これらを数日間，手がかりによる不安が，少しか全くなくなる（鎮火）まで続ける。これは通常約30日の間に生じる。間欠性または随時のエクスポージャー訓練はあまり効果がみられず，時々恐怖反応を強めたりすることもある。エクスポージャー法を行っている間は，リラクゼーション訓練による症状の改善が強化されることはない。

　気晴らしや特別な用心や"安全な"手がかりは慣れを妨げる。安全な手がかりには，恐ろしい考えや感覚に焦点を当てないこと，薬剤の服用，信頼できる予防策やその他の"救出策"の使用などが含まれる。OCDの事例では，行動的もしくは思考的な儀式が，強迫観念により生じた不安を軽減する目的で用いられていた。反応予防（response prevention）は，儀式を根絶するための行動計画開発の一部分として用いられる用語である。クライアントが儀式なしでエクスポージャー作業に従事できないならば，エクスポージャー法の課題がそれらの段階的な除去に関与できるよう，反応予防法が恐怖の階層に組み入れられる。エクスポージャーに対する想像力を高めるため，トラウマ的なエピソードの詳細や影響について物語ることが，PTSDのCBTでは用いられている。エクスポージャー法は，想像の中で行うが，より早く，より強力な効果を得るためには，今現実生活の中で起きていることのエクスポー

ジャーのほうが好ましい(Marks, 1987)。治療者の援助は助けになるが，現実の中で行うセルフエクスポージャー法は，より効果的で，より早く不安が軽減する。しばしば，クライアントは，それらの方法を本で読むことで，行動的エクスポージャー法を学び，不安を軽減できることがある。この治療法を効果的に経済的に提供するには，集団で行う方法がある。クライアントには不安症状をもった他者と出会える利点があり，お互いの指導から学べる傾向がある。この方法は，集団はそれ自身で不安のきっかけを提供しているため，特に社会不安をもった人がセルフエクスポージャー法を始める際に効果的な方法である。

### 特定のテクニック

エクスポージャー法の他にも，多くの異なったテクニックが用いられるが，不安の治療への主なアプローチは，はじめに，認知の再構成や症状の再帰属を行うことである。本質的に，クライアントと治療者は，協働して情緒的苦痛に関する思考の歪みの同定を行う (Beck, 1995)。自動思考と呼ばれる，それらのネガティブでときには破局的な思考は，不安なときや他のネガティブな気分の状態のときに広範にみられる。最も頻繁なもしくは苦痛な自動思考を明らかにしながら，治療者は自動思考の評価のプロセスを通じてクライアントを正確に導いていく。社会不安のある患者の一般的な認知の歪みの例として，"マインドリーディング（心の先読み）"というのがある。彼らは社会的状況にいるとき，他者が自分についてネガティブな考えをもっていると考える。彼らは，他者の心を読めるという信念の実験を行うことにより，それができないエビデンスを集め，即座にこの思考の非合理性を理解する。結果として，患者は，より良好で現実的な考えに置き換えることによって，非合理的な思考を捨てることを学習するのである。

特定の歪みについて調べると同時に，情報収集法を決定することは，患者がより現実的な提案を工夫するために最も有効である。たとえば，パニック障害によって頻回に生じる思考として「私は心臓発作になる」というものが

ある。治療者は，クライアントに，最近のパニック発作を振り返り，全ての症状のちょっとした細かな情報の体験を話し，どんな付随する思考も繰り返し明らかにするよう求める。すべての認知療法の治療者により単一で最も頻回に用いられる質問は「何があなたの心に浮かんできたか？」というものである。パニック発作の際に，頻脈，心拍数増大，息苦しさを経験したクライアントには，恐怖反応対心筋梗塞という文脈の中で，それらの症状を理解して区別し，次に不安が始まったときに用いることのできる現実的言明（realistic statement）を開発できるよう指導する。この知識によって何度も救済された患者でも，その後，行動的試行による認知の再構成の結果である新しい仮説に取り組む必要がある。治療者とクライアントは，クライアントが恐怖だけでは重大な結果が起こらないという証拠を得るためには，不安の症状が生じたときに用いるために考案されたエクスポージャーの課題が必要である。

　高度な協働的アプローチの中では，クライアント自身の言葉と信念が反映された再構成を行うために，その協働的プロセスを通じてクライアントを援助することが目標となる。このプロセスの本質は，クライアントが賛同し，それに従い，自動思考を探し出し，反応に応じて考えを再構成することに積極的に関与し，行動的試行を策定する勇気をもつことである。この微妙な技法は，最も難しい治療技法の1つとして発展し，看護におけるレパートリーの多くの部分を占めている。Royは「適応能力に影響を与える行動とその他の要因をアセスメントし，これらの能力を拡大し，環境の相互作用を高めること」（Roy, 2002）と述べているように，APRNはクライアントをより効果的なセルフケアに導いている。

　GADでは，心配に関する認知の歪みが同定され，それに取り組み，再構成される。心配する時間のコントロールとして，患者は心配するための時間を毎日30分間と決め，自発的な心配を心配するための時間まで延期し，心配は制御できないという信念に挑戦する。回避や安心の探求といった不適応行動は，心配の維持に貢献している。なぜなら，回避は予期不安を増大させ，安心の探求は葛藤反応が生じるためである。それゆえ，安心の探求を中止し，

避けてきたものは何でも曝露することが目標となる。社会恐怖の治療におけるCBTの構成要素は，曝露，認知の再構成，社会技能訓練である。現実の状況への曝露の他にも，エクスポージャー法は，想像やロールプレイを通して直面化できる。個人の社会技能の不足からくる社会不安の系統の中には，アイコンタクト，ボディランゲージ，会話，自己主張などのようなクライアントの社会的行動から判断できるものがある。APRNは，ロールモデリング，行動的リハーサル，正のフィードバック，社会技能を強化するホームワークなどを用いる（Heimberg, 2002）。PTSDのトラウマによる恐怖には，恐怖関連刺激，反応，意味づけといった精神作用の認知ネットワークが存在している。そのため，この恐怖ネットワークを活性化させ，歪んだ信念を正常化させなければならない。それゆえ，エクスポージャー法は，不安の習慣化や，曝露は脅威を更新することはないことを学ぶことにより，症状の軽減へと導くのである（Bryant, 2000）。

認知の再構成とエクスポージャーは，眼球運動脱感作（eye movement desensitization）や再処理（reprocessing）またはEMDRと呼ばれるPTSDのための新しい治療における重要な構成要素と考えられている（Shepherd, Stein, & Milner, 2000）。そのアプローチは，小さなライトの点滅などのような視覚的刺激を間歇的に当て，感情を喚起するトラウマの詳細を再収集することを導き（エクスポージャー），再処理（認知の再構成）を行う。対照群を用いた研究では，EMDRはプラセボを用いた治療より効果があるとされているが，その効果に関する構成要素を支持するエビデンスはみられない。多くの医師や研究者は，EMDRの顕著な特徴はCBTであると信じている。EMDRの実践者の中には，光の代わりにピーとなる音（beeping sound）のような音刺激を用いることもある。著者の知るところでは，このバリエーションでは比較研究はまだ行われていない。不安のあるクライアントのためのCBTの主要な側面は教育である。恐怖の生理学的な理解は，クライアントが不安の体験をより現実的なものに解釈するために有効である。クライアントはリラクゼーションや睡眠健康法，栄養，他者との間における時間の管理

の問題などのような，不安のための適応した対処法について教育される。想像することは，不安の管理に有効な認知的道具である。楽しい白昼夢のような"タイムアウト"を用いたり，心の中である状況や出来事の成功体験について特殊なリハーサルをしたりなど，想像することは，認知的焦点化，記憶，活力，自信を改善させる力強い効果をもたらす。関連する認知の概念は「心を留めること（mindfulness）」（Miller, Fletcher & Kabat-Zinn, 1995）である。心を留めることは瞑想の特殊な形態であり，過去や未来の対極にある「今，ここで」の思考に関与する中心的な側面である。

### リラクゼーション訓練

不安障害の治療のために最も一般的に用いられるリラクゼーションのテクニックは，漸進的筋弛緩法（progressive muscular relaxation）である。多くの身体的訴えは，運動神経の緊張（motor tension）と自律神経の亢進からきているため，患者にとって生理学的刺激を管理することを学ぶことが目標となる。漸進的筋弛緩法を使用することで，患者は特殊な筋肉群に焦点を当て，10秒間緊張させ，その後緊張を解き放し，緊張とリラックスの感覚の違いに意識を向ける。患者は，筋緊張のあと緊張を解き放すことで身体をとらえるのである（Heimberg, 2002）。同時に，クライアントは，多角的なモデルのアプローチを用いて，長時間にわたり実践でき，筋緊張に集中できるリラクゼーションの養生法を開発し，予防のテクニックを学ばなければならない。そのような養生法には，職業的なマッサージ，ヨガ，瞑想，漸進的筋弛緩法が含まれる。

### 筋緊張の適用

BII恐怖症においては，失神は，交感神経刺激（sympathetic stimulation）に伴う抹消の血管拡張（vasodilation）による心拍数や血圧の急激で顕著な低下の結果と考えられている。大筋群の任意の律動性収縮（voluntary rhythmic contractions）がこれを緩和し，失神を防いでいる。筋緊張のテクニック

の適用としては，患者は手，腕，胴，脚を硬く緊張させ，10秒間そのまま数え，10秒間緩めるのを5回繰り返す（Kozak & Montgomery, 1981）。5セット行った前後の血圧の測定値によりその効果が証明されている。エクスポージャー法を行う前に筋緊張法を練習すると，クライアントの治療への協力がより得やすくなる。典型的な一過性の失神の前触れ（herald passing out）の感覚は，BII恐怖症の患者ではよく知られおり，エクスポージャー法を行っているときに，症状が最初に現れた際に筋緊張を指導する。

### 呼吸再訓練法

不安や過呼吸は通常同時に発生するため，この2つの関係やそれに介入する方法を学ぶことは，不安障害のあるすべてのクライアントにとって有益である。呼吸再訓練法（breathing retraining）は，GADやパニック障害のCBT治療のプロトコルにおいて必須のものである（Barlow, Gormanら，2000）。加えて，過呼吸には生理学的な脆弱性があり，パニック障害やGADの人は，それらに関連した感覚を急激に感じて，苦痛を訴える。そのため，クライアントに，自分の呼吸のパターンを認識するよう指導し，横隔膜呼吸（diaphragmatic breathing）が重要であることを教える。簡単な方法として，クライアントに手のひらを腹部においてもらい（そうすると上下がより観察できる），深く息を吸い込んだり吐き出させたりする。このテクニックは毎日の練習に組み込むことを忘れないよう指導する。

### 事　例

KNは32歳の既婚女性で，中流階級の居住地に住んでいる。彼女は，犬の恐怖症を治してくれる家庭ナースプラクティショナー（family nurse practitioner）を依頼するためにクリニックを訪れた。彼女は7歳のときに，犬に追いかけられ噛まれたことからこの恐怖症が発症したと考えていた。彼女はその後，鎖につながれていない犬にはどれも恐怖をおぼえたが，その後顕著に減少していた。しかし，ここ数週間以上，活動が制限されるほどでは

なかったが，同伴者のいないの犬に対して不快に感じたり避けたりすることが生じていた．数カ月前，KN は，庭にいたときに，犬がほえる声と，大きなジャーマンシェパードに追いかけられて泣き叫んでいる 7 歳の娘を目撃したのである．彼女は恐怖で固まってしまい，恐怖の中でその光景をみているしかなかった．もう 1 人の子どもが犬を捕まえたと同時に，彼女の娘が芝生につまずき，転がってくすくす笑ったので，犬は彼女を楽しそうになめた．固まった状態が中断すると，KN は，膝ががくがく震え，冷や汗が噴出し，呼吸が短くなり，こめかみの脈が波打ち，すすり泣いていたことに気づいた．治療者とクライアントはエクスポージャー法を実行することを決め，はじめに KN の恐怖の階層について話し合いをもった．彼女は，すべての感覚，思考，光景，音，過去にあった同様のこと，将来に予測されること，犬への恐怖で確実に生じること，主観的苦痛尺度（Subjective Units of Distress Scale：SUDS）を用いて恐怖の反応の大きさのランクづけを課題として出された．これは，クライアントが 1 人で，自分のペースで，過去や現在の手がかりについて考えるようにすることが望ましい．彼女は不安やエクスポージャー法の基本的な原則が説明された印刷物を手渡された．

　KN は，犬のことを考えることさえ恐怖におののき，以前よりも不安を感じているという報告について評価された後，最初のセッションに戻った．彼女は，こうしたことは一般的なことであると聞いて安心し，そして，短期間で，頻回でない間歇的な恐怖刺激へのエクスポージャーが，恐怖の形成には確実な方法であることを理解した．最初のエクスポージャーは，SUDS で限りなく 0 に近い非常に緩やかな不安から慣らすために，数分間，'犬' や '噛む' などの単語を，言葉にする，書く，聞くことから始められた．その後，繰り返し犬の絵をみて，それから絵を描き，それから吠えている声をテープで聴くことを行った．どの方法も SUDS が減少するまでの期間延長した．クライアントは，セッションの終わりに，これらのエクスポージャーを少なくとも 1 日に 2 回 90 分間，もしくは SUDS が少なくとも 50％に減少するまで続けることへの同意を促された．彼女は，これらの課題をエクスポージャー

訓練記録へ記録する方法を教えられた。KN は，次回のセッションの目的に賛同した。それは，犬のビデオテープを観ることと，研究所の近所で飼われている犬に接近することであった。

2回目のセッションでは，クライアントは前面に犬のイラストが書かれたスウェットシャツを誇らしげに身につけ，スティーブン・キングの「クージョ」のビデオをもってきた。3日目には，こうした経験をしてもほとんど不安を感じなくなっていた。KN は，自らの主導でエクスポージャーの課題を修正していた。彼女のエクスポージャー記録のホームワークには，犬のひどい攻撃のシーンを選んだときでも，不安反応がほとんど消滅していることが示されていた。彼女は，訪問の最後に研究所の犬小屋に寄り，数匹の犬が同時に吠えている不快な音に晒された後，次のミーティングでは医師の隣の部屋に犬がいることを計画した。

3回目の訪問では，エクスポージャー記録により KN の進歩が示されていた。彼女は，娘を追いかけたジャーマンシェパードと何回も接触し，それと同じくらい近所のペットショップと地方人権協会（Local Human Society）でその他の犬とも接触した。KN は，研究所を訪れなくても自分でセルフエクスポージャーを続けていける自信がついた。彼女は，行動計画の次の段階として，不安が十分に習慣化するまで，彼女の知っている犬が繰り返し彼女の家を訪れてきてもそれを許せるように，家の周囲の多様な写真の手がかりをそのままにしておくことであると語った。

## まとめと今後の方向性

不安障害は，慢性病であるが，高い有病率を示す管理可能な疾病である。不安障害の原因説についての蓄積されたエビデンスとしては，恐怖反応の神経回路の種々のポイントにおける，極端な感受性といった生理学的な体質を支持する見方がある。この感受性をもった人の症状として明らかにされた認知や行動の相互作用のパターンが理解され始めている。この知識を拡大する

ことで治療の独自性と効果が高まり、この障害のリスクが可能な限り予防できる。生物心理社会的な障害としての不安障害の認識が広まれば、彼らが受けている能力障害や偏見を少なくすることができる。障害についての理解が増し、初期の診断と緊急なケアが提供され、発達しつつある技術の水準（a-state-of-the-art）にある治療を通じ、それを広く用いることで、当面の多くの症状が改善されるであろう。看護師は、人々の安寧を回復し、維持していくことに関心をもつ臨床家であり、クライアントと協働してセルフケアを促進することに慣れている。それゆえ、看護師はすべての状況における最前線の治療者として、不安障害についての十分な知識と、それらの治療が当面の多くの問題に影響を与える可能性があること知る必要がある。

さらなる情報として、アメリカ不安障害協会（Anxiety Disorder Association of America: ADAA, 6000 Executive Boulevard, Suite 513, Rockville, MD20852; 301-231-9350）では、中央情報センター（central clearinghouse）において、障害をもつ人や、興味をもつ職業人に対して、不安障害の診断や治療についての情報を提供している。Professional Membership Directoryは、CBTの専門知識のある地方の医師や施設に関する情報を利用できる。

〈参考文献〉

American Psychiatric Association. (2000) *Diagnostic and statistical manual of mental disorders* (4th ed, text rev.) Washington, DC: Author.
Barlow, D. H., Craske, M.G., Cerny, M.J., & Klosko, J.S. (1989). Behavioral treatment of panic disorder. *Behavior Therapy, 20*, 261–282.
Barlow, D. H., Gorman, J. M., Shear, M. K., & Woods, S.W. (2000). Cognitive-behavioral therapy, imipramine, or their combination for panic disorder: A randomized controlled trial. *Journal of the American Medical Association, 283*, 2529–2536.
Beck, J. S. (1995). *Cognitive therapy basics and beyond.* New York: Guilford Press.
Borkovec, T., Newman, M., Pincus, A., & Lytle, R. (2002). A component analysis of cognitive-behavioral therapy for generalized anxiety disorder and the role of interpersonal problems. *Journal of Consulting and Clinical Psychology, 70*, 288–298.
Bryant, R. (2000). Cognitive behavioral therapy of violence-related posttrau-

matic stress disorder. *Aggression and Violent Behavior, 5*, 79–97.
Bryant, R., Harvey, A., Dang, S., Sackville, T., & Basten, C. (1998). Treatment of acute stress disorder: A comparison of cognitive-behavioral therapy and supportive counseling. *Journal of Consulting and Clinical Psychology, 66*, 862–866.
Butler, G., Fennel, M., Robson, P., & Gelser, M. (1991). Comparison of behavior therapy and cognitive behavioral therapy in the treatment of generalized anxiety disorder. *Journal of Consulting and Clinical Psychology, 59*, 167–175.
Clarke, D. M., Salkovskis, P. M., Hackman, A., et al. (1994). A comparison of cognitive therapy, applied relaxation and imipramine in the treatment of panic disorder. *British Journal of Psychiatry, 154*, 759–769.
Cuthbert, B. (2002). Social anxiety disorder: Trends and translational research. *Biological Psychiatry, 51*, 4–10.
Gield, J. N., Rappaport, J.L., Garvey, M.A., Perlmutter, S., & Swedo, S.E. (2000). MRI assessment of children with obsessive-compulsive disorder or tics associated with streptococcal infection. *American Journal of Psychiatry, 157*, 281–283.
Gorman, J. M., Kent, J. M., Sullivan, G. M., & Coplan, J. D. (2000). Neuroanatomical hypothesis of panic disorder, revised. *American Journal of Psychiatry, 157*, 493–505.
Gournay, K. (1998). Obsessive-compulsive disorder: Nature and treatment. *Mental Health Practice, 1*(8), 35–43.
Heimberg, R. (2002). Cognitive-behavioral therapy for social anxiety disorder: current status and future directions. *Biological Psychiatry, 51*, 101–108.
Kessler, R., Keller, M., & Wittchen, H. (2001). The epidemiology of generalized anxiety disorder. *Psychiatric Clinics of North America, 24*, 19–39.
Kozak, M. J. & Montgomery, G. K. (1981). Multimodal behavioral treatment of recurrent injury-scene-elicited fainting. *Behavioral Psychotherapy, 9*, 316–321.
Lydiard, R. B., Brawman-Mintzer, O., Ballenger, J. C. (1996). Recent developments in the psychopharmacology of anxiety disorders. *Journal of Consulting Clinical Psychology, 64*, 660–668.
March, J. S. & Mulle, K. (1998). *OCD in children and adolescents: A cognitive-behavioral treatment manual.* New York: Guilford Press.
Marks, I. M. (1969). *Fears and phobias.* New York: Academic Press.
Marks, I. M. (1978). *Living with fear: Understanding and coping with anxiety.* London: McGraw-Hill.
Marks, I. M. (1987). *Fears, phobias and rituals: Panic, anxiety, and their disorders.* New York, Oxford: Oxford University Press.
Marks, I. M., Gray, S., & Cohen, D. (1983). Imipramine and brief, therapist-aided exposure in agoraphobics having self-exposure homework. *Archives of General Psychiatry, 40*, 153–162.
Mavissakalian, M., & Michaelson, L., (1986). Two year follow-up of exposure

and imipramine treatment of agoraphobia. *American Journal of Psychiatry, 143*, 1106–1112.

Miller, C. (2001). Patients with anxiety disorders: A challenge for primary care. *American Academy of Ambulatory Care Nursing Viewpoint, 22*(5), 1, 19–22.

Miller, J. J., Fletcher, K., & Kabat-Zinn, J. (1995). Three year follow-up and clinical implications of a mindfulness meditation-based stress reduction intervention in the treatment of anxiety disorders. *General Hospital Psychiatry, 17*, 192–200.

Modell, J. G., Mountx, J. M., Curtis, G. C., & Greden, J. F. (1989). Neurophysiological dysfunction in basal ganglia or limbic striatal and thalamocortical circuits as a pathogenic mechanism of obsessive-compulsive disorder. *Journal of Neuropsychiatry, 1*, 27–36.

Nair, N. P., Bakish, D., Saxena, B., et al. (1996). Comparison of fluvoxamine, imipramine, and placebo in the treatment of outpatients with panic disorder. *Anxiety, 2*, 192–198.

National Institute of Mental Health. (2000). *Anxiety disorders.* NIH Publication No. 00–3879. Rockville, MD: Author.

National Institute of Mental Health. (2001). *Anxiety disorders: Quick facts.* Retrieved from http://www.nimh.nih.gov/anxiety/anxiety/idx_fax.htm

Neel, J. L., Stevens, V. M., & Stewart, J. E. (2002). Obsessive-compulsive disorder: Identification, neurobiology, and treatment. *Journal of the American Osteopathic Association, 102*(2), 81–86.

Nesse, R. M., Cameron, O. G., Curtis, G. C., McCann, D. S. & Huber-Smith, M. T. (1984). Adrenergic function in patients with panic anxiety. *Archives of General Psychiatry, 41*, 771–776.

Radomsky, A., & Otto, M. (2001). Cognitive-behavioral therapy for social anxiety disorder. *Psychiatric Clinics of North America, 24*, 805–815.

Rivas-Vazquez, R. (2001). Antidepressants as first-line agents in the current pharmacotherapy of anxiety disorders. *Professional Psycology: Research and Practice, 32*(1), 101–104.

Rogers, P., & Gournay, K. (2001). Phobias: Nature, assessment and treatment. *Nursing Standard, 15*(30), 37–43.

Rogers, P., & Liness, S. (1999). posttraumatic stress disorder: Nature, assessment and treatment. *Mental Health Practice, 2*(5), 27–37.

Roy, Sr. Callista. (2002). The Roy Adaptation Model. Retrieved from http://www2.bc.edu or ~royca or htm or ram.htm

Saxena, S., Bota, R. G., & Brody, A. L. (2001). Brain-behavior relationships in obsessive-compulsive disorder. *Seminars in Clinical Neuropsychiatry, 6*, 82–101.

Schwartz, J.M., Stoessel, P. W., Baxter, L. R., Martin, K. M., & Phelps, M. E. (1996). Systemic changes in cerebral glucose metabolic rate after successful behavior modification treatment of obsessive-compulsive disorder. *Archives of General Psychiatry, 53*, 109–113.

Shepherd, J., Stein, K., & Milner, R. (2000). Eye movement desensitization and reprocessing in the treatment of posttraumatic stress disorder: A review of an emerging treatment. *Psychological Medicine, 30,* 863–71.

Snider, L. A., & Swedo, S. E. (2000). Pediatric obsessive-compulsive disorder. *Journal of the American Medical Association, 284,* 3104–3106.

Weissman, M. M., Leaf, P. J., Holtzer, C. E., & Merikangas, K. R. (1985). Epidemiology of anxiety disorders. *Psychopharmacology Bulletin, 26,* 538–545.

Wells, A. (1997). *Cognitive therapy of anxiety disorders.* New York: Wiley

Woods, S. W., Charney, D. S., McPherson, C. A., Gradman, A. H., &, Heninger, G. R. (1987). Situational panic attacks: Behavioral, physiologic, and biochemical characterization. *Archives of General Psychiatry, 44,* 365–375.

Zitrin, C. M., Klein, D. F., & Woerner, M. G. (1980). Treatment of agoraphobia with group exposure in vivo and imipramine. *Archives of General Psychiatry, 37,* 63–72.

# 第5章

# 物質乱用障害

Sharon Morgillo Freeman

　物質乱用に付随した問題により，非常に多くの患者が，急性医療施設に入院している（物質乱用精神保健協会：Substance Abuse and Mental Health Association, 2000）。その数は世界中の，精神保健現場や入院病棟，カウンセリングセンターなどでさらに多くなっている。このような患者への治療は，医療従事者の時間やエネルギー，施設利用，経済的支援など非常に重要な資源を費やす。物質乱用患者の登録と管理と照会を確実にすることは，治療の不必要な遅延や設備のコスト，労働時間の損失，社会的，精神科的な後遺症（sequelae）を避けるために重要である。物質乱用の人に接触したときに偏見をもつことはあるが，依存症は，糖尿病，心臓疾患，肥満などのようなその他の行動的医療依存障害より寛解率が高いことは誇れるところである（O'Brien, 1996）。

　精神科と一般科における合併症があるため，患者を物質乱用障害や依存症と確定するのが困難となっている。ひとたび依存症と確定されると，上級実践登録看護師（advanced practice registered nurse: APRN）が対面し，治療もしくは依存症専門家に照会しなければならない。治療のオプションの選択は，臨床分類，患者の変化への動機づけ，変化の能力，環境的変数などを基礎としている。

　精神科APRNは，この集団を治療するためのユニークな立場にいる。物質乱用患者は，しばしば，リチウム中毒，低血糖，肝障害，多重梗塞による早

期認知症（multi-infarct-dementia），複合的処方薬に関連した精神病や様々なその他の精神病のように，非心理学的もしくは非物質関連問題のような徴候や症状を示すことがある。アルコールやベンゾジアゼピン系の禁断症状の徴候や症状は，しばしば不安障害，コカインやその他の刺激物質乱用は，うつ病，カフェイン中毒は，不安障害や睡眠障害と誤診されてきた。このような代理の診断名が際限なくある中での識別は，しばしば，心理学，看護，医学分野のトレーニングを受けてきたAPRNの独自の観点による，患者の漠然としたささいな症状を捉えることで行われてきた。たとえば，人格障害や脳損傷や医学的な問題をもつ多くの患者には，明白な薬物探索行動がみられることがある。しかし，この行動は，不健康な物質乱用を動機とした行動とは違って，健康な適応なのである（S. M. Freeman, 2004）。本章では，混乱した物質乱用と人格障害に対面することで通常感じる困難について，その違いや通常のパターンの理解や行動的徴候に焦点を当てて詳細に論じていく。

　本章では，初めに物質乱用関連障害とその診断的基準についての概略を述べていく。これは，その後に述べる依存症の神経生理学的基礎と報酬経路（reward pathway）について検証すると同様に，この集団の治療のための認知行動療法（CBT）の議論へと続いていく。物質乱用をアセスメントし，それに付随する障害を区分するために，物質依存の行動的徴候対人格障害や脳損傷との比較を含んだ上級の実践に関連するものをターゲットにしていく。最後に，治療と研究の将来的な方向性に関するものを推奨する。

## 依存と乱用の総合的概観

　物質関連障害は人間の存在と同じくらい昔から存在している。それらは，ミステリアスで，偏見の強い，タブーとされる領域として存続しており，類似した苦悩を抱えた他の障害（たとえば，らい病：leprosy）と同様に歴史的に閉じ込められ，隔離されてきた。それ以来，社会は，この行動関連の医学的問題の治療を，それ以上洗練させ進展することに失敗してきたのは困った

ことであり，悲しいことである。

　気分を変調させる物質は，通常個人的レベルでは，容易な接近，迅速な行動の着手，脳の報酬系の活性化，といった3つの基準により選択される（S. M. Freeman, 2004）。たとえば，オピオイドは，ドーパミン作動性の（dopaminergic）細胞に放出された接合部前部の（presynaptic）GAVAを減少させることにより，腹側被蓋（ventral tegmentum）の細胞発火を増加させ，ドーパミンを刺激して側坐核（nucleus accumbens）へ放出することが知られている（Portenoy & Payne, 1992）。側坐核へのドーパミン反応は，人間の感覚としては健康な感覚としての"陶酔感（rush）"であり，それは報酬と強化の感覚を高める（Portenoy & Payne, 1992）。アヘン剤（Opiate）の投与に付随する健全な感覚は，乱用にとって魅力的な多幸感の反応への正の強化となる。薬物の陶酔感を追跡するプロセスが，それ自身で物質関連障害の診断を保証するものではない。次の項では，物質障害の適切な診断をしていくための生物学的，心理学的，社会的要素について論議していく。

## 禁断症状

　一般的に，どのような物質であっても，その物質の使用量と頻度が，耐性の激しさと，それによる禁断症状の強度を決定する。物質それ自体に，発作（seizure）や脳卒中（stroke）や死ぬこともある重篤な合併症を引きおこす可能性がある。物質使用の最終段階と最も密接に関連した症状は禁断症状であり，常に禁断症状症候群の発現が予測される（表5.1を参照）。その人の既往歴から，それまでの禁断症状経験の有無を得ることは，医師が，医学的な合併症やサポート，緊急サービスへの移送の可能性について準備を行うための助けとなる。

### ●アヘン剤

　ヘロインやその他のアヘン剤を使用したことからくる禁断症状は，徐々に出現し，生活が脅威に晒されなくても患者は非常に不快で苦痛を感じる。ア

表 5.1 物質乱用による中毒の禁断症状

| 症　状 | アルコール | アンフェタミン | コカイン | 大麻 | ハルシノゲン | アヘン | 鎮静剤/抗不安薬 | 吸入剤 | MDMA(エクスタシー) |
|---|---|---|---|---|---|---|---|---|---|
| 高血圧 | WD | I | I | | I | | WD | | I |
| 頻脈 | WD | I | I | I | I | WD | WD | WD | I |
| 徐脈 | | | | | | I | | I | |
| 呼吸促進 | WD | I | I | I | I | WD | WD | | I |
| 幻覚 | WD | I | I | I | I | | WD | I | I |
| 妄想 | WD | I | I | I | I | | WD | I | I |
| 過食 | | | | I | | | | | |
| 眼振 | WD | | | | WD(PCP) | | WD | | |
| 立毛 | | | | | I | WD | | | |
| 運動失調 | WD | | | I | | I | I | | |
| 悪寒/発汗 | WD | | | | | WD | | | |
| 瞳孔拡大 | | I | I | | | WD | | | |
| 鼻汁＆流涙 | | | | | | WD | | | |
| 薬への激しい渇望 | WD | | WD | | | WD | WD | | |
| パニック/不安 | WD | I | I | I | | WD | WD | | |
| 粗大震振 | WD | | I | | I | | WD | WD | |
| 発作 | WD | I | I | | | | WD | | |
| 身体痛 | WD | | | | | WD | WD | WD | |
| 腹部痙攣 | | | | | | WD | WD | | |
| 混乱と攻撃 | WD | I | I | I | I | I | WD | | |
| 発汗 | WD | | | | | | WD | WD | |

表 5.1 物質乱用による中毒の禁断症状（つづき）

| 症　状 | アルコール | アンフェタミン | コカイン | 大麻 | ハルシノゲン | アヘン | 鎮静剤／抗不安薬 | 吸入剤 | MDMA（エクスタシー） |
|---|---|---|---|---|---|---|---|---|---|
| 身体違和感 | WD | WD | WD | | | WD | WD | WD | |
| パラノイア | | I | I | I | I | WD | | | |
| 傾眠 | | WD | WD | | | | WD | | |
| 反射亢進 | WD | I | I | | | WD | WD | | |
| 高熱 | WD | I | I | | I | WD | WD | | |
| 激しい夢もしくは悪夢 | WD | WD | WD | | | | WD | | |
| 不眠 | WD | | WD | | | WD | WD | WD | |
| 記憶の中断 | WD | | I | I | | I | WD | | |
| 下痢 | | | | | | WD | | | |
| 異常感 | WD | | | | | | WD | | |
| 欠伸 | | | | | | WD | | | |
| 死 | WD | | I | | I | | WD | I | I |

Key：WD（Withdrawal symptom）＝禁断症状　　I（Intoxication/overdose symptom）＝中毒／多量摂取症状

ヘンの禁断症状は，典型的には，最終使用の 4 〜 8 時間後に始まり，35 〜 72 時間でピークを迎え，7 〜 10 日間続き，その期間は，物質の等級と，患者の健康状態によって異なる (Jaffe, 1997)。

### ●アルコール

振戦は，アルコールの禁断症状の最初の徴候で，一般的に最終飲酒から数時間後に始まる。もし幻覚が起こるとすれば，それは重篤な禁断症状の症候群であり，振戦せん妄 (delirium tremens) といわれるものである。振戦せん妄は，比較的まれであり，通常最終飲酒から 24 〜 48 時間内に始まる。アルコールの禁断症状で最も重篤な合併症は，大発作 (grand mal seizure) であり，最終飲酒後 3 〜 5 日間続く (Goodwin, 1997)。

### ●ベンゾジアゼピンまたはバルビツール

鎮静催眠薬の禁断症状の徴候は，アルコールの禁断症状と類似している。しかし，さまざまな薬剤の半減期 (half-lives) により発症の時間が変動することが多い。たとえば，短時間作用性の pentobarbital, secobarbital, mepro-bromate, methaqualone などのバルビツールの場合，症状は最終服用後約 12 〜 24 時間内に始まる。phenobarbital, diazepam, chlordiazepoxide のような長時間作用の薬は，5 日もしくは 7 日まではピークを迎えない。それは，これらの長時間作用の物質の医学的解毒のプロトコル作成における魅力ある特徴の 1 つとなっている (Wession, Smith, & Seymour, 1977)。

### ●ハルシノゲン

ハルシノゲンの種類ほど生理学的禁断症状のパターンが明らかにされていないものはないが，慢性的な使用の結果として，持続的な人格変容の報告がある (Ungerleider & Pechnick, 1977)。リセルグ酸ジエチルアミド (Lysergic acid diethylamide: LSD) のようなハルシノゲンには，摂取後数週間から数カ月後に起こるハルシノゲンによるフラッシュバックを含む反作用パターンが

ある。フラッシュバックは、予期できず、時々パラノイアやうつ病の様相を呈し、自傷行為の危険性が高まることがある (Ungerleider & Pechnick, 1997)。

● アンフェタミンとメタンフェタミン

興奮剤による禁断症状は、極度の疲労感、うつ、快感消失（anhedonia）から始まる。この局面は、しばしば"破滅（crash）"の局面とされ、その強度は、薬物使用と使用の慢性化に依拠している。症状は、最終摂取後12～96時間で強度が増し、薬物への切望が極端に強くなり、再発への脆弱性が生じる (King & Ellinwood, 1997)。コカインなどの物質は、たとえば、破滅の局面では、自殺行動と高い関連性があり、予防を完全にするための緊密な観察が要求される。多くの保険会社は、禁断症状の生理学的検査をしなかったことによるコカインやその他のアンフェタミンによる禁断症状での入院には、保険料を支払わないことが多い。著者は、患者が自殺の計画や企図をもっているかという自殺念慮のための予防的な精神科への入院の必要性を評価することと、渇望サイクル（craving cycle）が最悪なときに薬物のリハビリテーション療法を行うことを勧めている。

● 吸入剤

吸入剤には、揮発性（vaporize）があり、めまい効果（lightheaded effect）をもたらす様々な物質が含まれる。最も一般的に用いられる物質は、接着剤、絵の具、整髪スプレー、消臭剤、シンナー、溶媒、修正液、洗浄液、ホイップクリーム様高圧ガス（whipped cream propellants：ホイペット）、ライター液、冷却ガスなどである。吸入の結果としての行動は、アルコール臭がないにもかかわらず、アルコール中毒と似ており、使用後すぐに症状が起こるため、個人が何を使用したか検出するのがより困難になる。まれに吸入剤使用のための脳損傷が重篤な慢性の吸入剤依存者は、薬物治療プログラムを受けることができている (Sharp & Rosenberg, 1997)。禁断症状はほとんど知られていないが、永続的な神経学的障害はまれではない (Sharp & Rosenberg,

1997)。

● マリファナ

　マリファナは，禁断症状について知られておらず，耐性の出現も明らかになっていない物質である。使用者は次の使用量を得ることに強迫的になり，どんな時間でも中断することが困難であると報告している。慢性的なマリファナ使用の主要な長期的影響として，"無動機づけ症候群（amotivational syndrome）"といわれるものがある。これは，仕事や家族の発展といったような人生上の主要な課題を実行することに興味を失ってしまうということである。この症候群は，物質に心を奪われるという社会的側面から発生するのか，もしくはそれと対立するものとして物質それ自身から発生するものなのかといった議論があるが，どちらの仮説についてもほとんど証明されていない。

## 臨床的解毒の概観

　上述した薬物のカテゴリーの多くは，24時間観察の解毒手順は要求されない。これらの物質は重篤または致命的な禁断症状を起こす可能性があるため，患者にとって解毒のプロトコルを行うための最も適切な状況はどういうものであるかを評価することが重要である。解毒それ自体は，病気の事実上の治療ではなく，治療の準備の導入に過ぎない。医師は，十分に構築され，高い構造性をもった，解毒後の先を見越して計画されたフォローアップ治療のプロトコルも計画しなければならない。一般的なガイドラインでは，医師は，安全で効果的な十分に構築された最新の治療手順によって患者の教育を始めることを指示している。読者には，解毒のための独自な医学的プロトコルの概略が書かれた多くの出版物が参考になる。これらのプロトコルは，より情報や薬物の選択ができ，利用可能なように時々更新されている。以下に推奨できる情報を示した：

　　・　*Detoxification for Alcohol and Other Drugs.*（TIP#19）Center for

Substance Abuse treatment. DHHS Publication No. 00-3404. Rockville, MD: U. S. Department of Health and Human Services, 2000.
- *Goodman & Gilman's: The Pharmacologic Basis of Therapeutics* (9th ed). R. W. Ruddon (Ed.), New York: McGraw-Hill, 2001.
- *Principles of Addiction Medicine* (2nd ed.). A. Graham, T.Schultz, & B. B. Wilford (Eds.), Chevy Chase, MD: American Society of Addiction Medicine, 1998.
- *Substance Abuse: A Comprehensive Textbook* (2nd ed.). J. Lowinson, P. Ruiz, R. Millman, & J. G. Langrod (Eds.), Philadelphia: Williams & Wilkins, 1992.

## 脳報酬系の神経薬理学

アヘン剤による作用の原発部位は，脳報酬系に位置するμ-オピオイド (mu-opioid) 受容体である (Koob & Le Moal, 1997; Reisine & Pasternak, 1996)。このシステムについては広範囲な研究がなされ，中脳辺縁系 (meso-limbic) の報酬系，脳報酬系，享楽的な (hedonistic) 恒常性報酬系など，多様に記述されてきた (Dackis & O'Brien, 2001; Koob & Le Moal, 1997; Kreek, 1998; Leshner, 1999; Nestler, 1997, 1998; O'Brien, 1996)。本章の目的は，腹側被蓋 (ventral tegmentum)，側坐核 (nucleus accumbens)，そこから広がる扁桃体，前頭葉皮質を含む脳報酬系 (brain reward system: BRS) を定義することである (Kaplan & Sadock, 1998; Leshner, 1999; O'Brien, 1996)。調整不全を示す観察可能な行動は，耐性や禁断症状のような生理学的依存の徴候を含んだBRSが関与している (S. M. Freeman, 2004)。禁断症状は，耐性として身体が適応していく自動的な薬物離脱反応として示される (Kaplan & Sadock, 1998; Leshner, 1999; O'Brien, 1996)。

### ●耐性，禁断症状，痛覚刺激

侵害受容 (nociceptive) 刺激は，痛みと痛覚鈍麿 (hypoalgesia) の一次，

二次順序反応を引き起こす（Colpaert, 2002）。μ-オピオイド受容体活性化も，痛覚脱失（analgesia）と痛覚過敏（hyperalgesia）の一次，二次順序反応を生成する（Colpaert, 2002）。痛覚過敏は，以前に受けた侵害受容刺激を，より一層の侵害と知覚した結果による，脳のμ-オピオイド受容体の増加（up-regulation）に関連した，疼痛耐性の減少がもたらす体験である（Compton, Charuvastra, Kintaudi, & Ling, 2000; Compton, Charuvastra, & Ling, 2001; Mao, Price, & Mayer, 1995）。これらの受容体の活性化の延長は，二次的順序反応を増加させ，痛覚脱失の効果を無視して，耐性として示される痛覚過敏を生成する（Colpaert, 2002）。身体的，生理学的依存の症状の1つとしての耐性は，アヘンのような特殊な薬物に対するBRSの神経適応（neuroadaptation）の徴候である（Portenoy & Payne, 1992; Quang-Cantaagrel, Wallance, & Magnuson, 2000）。身体的依存は，外部からの薬物投与に対抗しない恒常反応を反射する禁断症状として現れる（Dackis & O'Brien, 2001）。耐性は，薬物を繰り返し投与した後の，神経生理学的反応の減少による薬物の多量摂取への要求として現れる（O'Brien, 1996）。耐性は，脳の前被蓋の部位にあるグルタミン酸作動伝達（glutamatergic transmission）とドーパミン作動性反応（dopaminergic responsiveness）の神経適応の結果として発生する（Nestler, 1997）。

### 疼痛障害と物質乱用との関連

　長期にわたる改善しない痛み（慢性疼痛）は，世界中の多くの人が冒されている症状である。米国では，約8,600万の人々が，生活機能の基本的なレベルに影響をもたらす慢性的疼痛に苦しんでいる。加えて，これらの症状は，仕事に向かう時間の喪失や生産性の減少や余暇時間を楽しむことが困難となり，結果的に医学的サービスの利用が増加し，1年間に約900億ドル（$90billion）の経済的損失がある（American Chronic Pain Association: 米国慢性疼痛協会, 2003）。合法的な物質乱用の全てを展望することは，古くからの現象であるため，本章で論述することはできないが，乱用の動機に関わる

要因の1つとして，脳の報酬系における薬物の作用が関連していると考えられている。アヘンの受容体は，侵害受容と痛覚プロセス双方を受けもつ回路に関与している。一次的なアヘン受容体は，$\mu$，$\kappa$，$\delta$受容体である。$\mu$受容体は抗侵害受容作用（antinociception）があるため，臨床で使用されており，アヘン作用の最初のターゲットとなる（S. M. Freeman, 2004）。ベータエンドルフィンは，$\mu$受容体と高い親和性があり，エンケファリンとして作用する（Pasternak, 1993）。モルヒネは，最初に，痛覚脱失と多幸感を創出する脳の脊椎上（supraspinally）に位置する$\mu$-1-受容体と結びつく（Pasternak, 1993）。$\kappa$受容体は，$\mu$受容体と同様に，脊椎上の回路を通じて痛みを緩和する。しかし，$\kappa$の特殊な配位子（ligands）や$\delta$の特殊な配位子は，多幸感を創出しない（Pasternak, 1993）。

慢性疼痛の個体への長期にわたるアヘン剤の投薬で予期される反応として，薬剤耐性や禁断症状の進展，慢性疼痛の結果としての痛覚過敏，アヘンの侵害受容作用の特性への薬物抵抗などが考えられる（S. M. Freeman, 2004）。保健医療従事者に関連すると考えられるもう1つのものは，解毒効果を制限する脳報酬系におけるアヘン剤の効果である（S. M. Freeman, 2004）。物質乱用の可能性として解明されているのは，せいぜい評価や同定や介入が困難であることであり，アヘンの回避できない生理学的反応や長期のアヘンの投薬による機能不全もしくは異常な反応とを区別するメカニズムについては，ほとんど解明されていない（S. M. Freeman, 2004）。

痛覚過敏のプロセスの発見は，10年以上にわたって，痛覚過敏の識別 対 疼痛の緩和のために麻薬（narcotic）の使用量の増加が要求される患者のアヘン剤の耐性という議論を引き起こしている（Comptonら，2000；Comptonら，2001；Maoら，1995）。特に，痛覚過敏では，痛みを減らすためにアヘン系の鎮痛薬の量を増やすことが求められる。アヘン系の鎮痛薬に対する耐性は，結果としてアヘン系の用量を増加させる。従って，科学は，慢性の疼痛に苦しむ人にとっての疼痛管理養生法が障害されるプロセス（痛覚過敏もしくは耐性）をまだ発見できていないのである（S. M. Freeman, 2004）。

## 物質乱用と人格障害との識別

　多くの治療者は，挑戦的で，欲求不満で，怠惰で，あからさまで，迷惑な行動を示す治療困難な物質乱用の患者の治療を嫌がる傾向にある。実際，これらの患者は，行動傾向が類似しているため，重篤な人格障害と誤診されることが多い。たとえば，どちらの障害も通常10代中期に発現し，防衛機制として一般的に"他者非難（other-blaming）"を用いることが多い（第10章を参照）。神経生化学的（neurobiochemical），心理適応的行動変容が，長期にわたる物質乱用によって引き起こされるとしたら，物質を使用していない最初の年や活発に使用しているどちらの期間も，Axis Ⅱの障害という診断名をつけることは不適切だと考えられる。物質使用をする人は，最小限の適応，自尊心を防衛するための頑固な対処メカニズム，有害な行動の表明を避ける，禁断症状の痛みや不快な体験を避けるための物質使用の保護など，強固に自分を防衛する傾向を発達させる。通常これらのメカニズムは，治療者や家族成員や雇用者によって彼らの物質使用に関する話題が明らかになったときに活性化する。人格障害の特徴との類似は，永続的な人格特性が，行動様式で決定されるため，一時的に，Axis Ⅱ障害の診断のリスクが非常に高くなるが，おそらく物質使用の中断に応じて消滅するであろう

　次に挙げるリストは，しばしば物質乱用の人と人格障害の人との診断的状況を混乱させる，類似した特徴の概要である。

- 多くの場合サポートシステムが疲弊する（家族，雇用者，保険会社，社会）。
- 主要な反応と防衛の1つに他者非難がある。
- 行動的変化は，通常10代中期に明らかになる。
- どちらの障害も何度も行動と薬物使用がエスカレートして進展する傾向がある。

- 頻回な危機に付随する悪化と軽快がみられることが多い。
- 明白な操作的相互関係が多くみられる。
- どちらの障害も，感情障害やサポートシステムの疲弊のリスクがある。
- 問題解決技能における不適切さ，限界，貧弱さがある。
- 人生のすべての局面における多面的な失敗体験があり，それに伴って物質を使用することにより，薬物そのものの作用により付加された神経生物学的な変性が促進される。

　NTは，ひとたび患者に上記の行動を見出したならば，次の課題として，確実な診断のための精神力動や生物学的基礎を決定するそれぞれの領域の機能不全について，注意深くアセスメントしていくことが要求される。多くの事例において，2つの障害の1つだけが明らかになるが，障害が併存している事例も多い。2つの障害を判別するためには，気分障害や精神障害のようなその他の障害を評価するのとは異なった評価を実施することが重要である。
　評価のための基本的ガイドラインのいくつかを以下に示した。

1. 患者の自己報告による情報を信用してはいけない。この情報は，歪んでおり，防衛的で協力を表明しているにも関わらず限界がある。
2. 患者に関連しているすべての情報源からの付帯的な情報を得ること。著者は家族，友人，医療実践者，以前の治療者だけでなく，患者の薬剤師からも情報を得ることをすすめている。処方における薬剤生成歴（pharmacy-generated history）から学ぶことのできる情報は多い。
3. 時系列にそって振り返ること(Sobell & Sobell, 1998)。このテクニックは，患者自らが用いることで，強迫的でない協働的な方法で，行動の段階的拡大の進展状況を明らかにすることができる。
4. 既往歴や身体的評価を通して身体症状を評価すること。
5. 常に神経学的問題を除外すること。物質乱用の人は，今までに診断されなかった頭部外傷や軽度の知的障害や学習障害の既往があるかもし

れない。これらの問題は，不適応な症状についての神経学的な説明を示しているかもしれない。

## 認知と行動，治療の選択肢

### 変化モデルの修正段階

なぜ変化する人もいれば変化しない人もいるのかは，治療者が長年問い続けてきた疑問である。ほぼ20年間かかって，変化の1つのモデルが治療における変化の段階の概念として標準化されてきた。ProchaskaとDiClemente (1986)は，患者が治療過程を通して向上していく変化の段階(stage of change: SOC) を理解できる，簡単で有効なモデルを開発した。物質乱用治療で広く受け入れられている5段階のSOCモデルは，認知行動療法モデルの本質的な部分としての独自性を欠いた設定となっている。基本的モデルは，前熟考期(precontemplation), 熟考期(contemplation), 準備期，行動期，維持期の各段階で構成されている。基本モデルを A. Freeman と Dolan(2002) が改定した。改定モデルは，オリジナルなものを拡大し，非熟考期(non-contemplation)，反熟考期 (anticomtemplation)，前熟考期，熟考期，行動計画期，行動期，悪化活性化 (lapse activation) と再方向化期 (re-direction)，再発と再方向化期，終結期，維持期の要素で構成される（表5.2を参照）。5段階モデルから10段階モデルへの拡大と特異性は，CBTが推奨する治療計画の独自性を考慮に入れている。オリジナルなモデルは，改定モデルへの発展とそれに続く経験的分析を導いている。変化の改定モデルの開発は，患者の動機づけのレベルのアセスメントの確実性を増大させる目的でデザインされた。このモデルは，医師や研究者や第三者の支払者（third-party payer）や，最終的には患者が自己決定するため，さらに経験的な焦点化された視点をもつために提供することができるであろう。SOCモデルの修正版は，過食症，物質乱用，頻回な自殺企図，病的なギャンブルなどのストレス活性化の慢性的な自己障害のタイプに関する様々なメンタルヘルス問題に適応できる

であろう。付加された段階は，クライアントとNTの治療過程の内外での経験が反映されている。

## 変化への動機づけと行動観察

物質依存の入院病棟における一般的な問題は，どの段階の患者に，いつ24時間の監視設定になるかを，どのように伝えるかということである。動機づけの行動の実証は，実際，はっきりしない因子である。治療設定に気が進まず，自発的でない（強制的圧力の下で）人や，基本的に1時間おきに決心が揺らぐ人等で構成されている集団に，変化のための動機づけを明らかにすることが重要であるとしたら，患者も医療従事者にもどちらにもわかりやすい行動の客観的リストを作成する必要が生じてくる。プロセスを始めるにあたって，入院病棟における特定の行動観察リストが作成される。

これらの行動はカテゴリー化され，ある意味でDiClementeとProchaska（1998）により記述されたSOCモデルと概ね一致している。この尺度は，さらにフィラデルフィアにあるペンシルベニア大学のプレスビテリアン医療センターの，入院依存治療チームの多職種メンバーによるフォーカスグループの検討を経て修正された。このチームは，医師，カウンセラー，ソーシャルワーカー，登録看護師（RN），上級実践看護師（APN）の現役と卒業生を含んでいる。行動のリストは，DSM-IV-TRの機能の全般的アセスメント（Global Assessment of Function）（APA, 2000）に類似した様式でカテゴリー化された。行動は，20点間隔の5群に分類されている。その得点システムは，定量化可能な測定を意図してはいないが，動機づけの知覚レベルの指針になるように設定している。このシステムは，スタッフが，疾病の重症度を明らかにする際に10ポイントのシステムを用いることが多いため，入院状況において特に有効である。最も一般的に用いられている10ポイントの重症度尺度として，多くの病院で患者の痛みのレベルを0〜10で測定しているペインスケールがあり，10点が想像できうる一番の痛みである。動機尺度（Motivation Scale）は，APRNが，変化のための患者の動機を0〜100で測定する

表 5.2 変化の段階改訂版

| Prochaska & DiClemente | Freeman & Dolan |
| --- | --- |
| 前熟考期 | 非熟考期 |
| | 「私にはわからない…」 |
| 前熟考期 | 反熟考期 |
| | (意図的もしくは非意図的) |
| | 「ほっといて」 |
| 前熟考期 | 前熟考期 |
| | 「私は考えているつもり」 |
| 熟考期 | 熟考期 |
| | 「私は何かをする必要がある」 |
| 準備期 | 行動計画期 |
| | 「何ができるのか？」 |
| 行動期 | 行動期 |
| | 「計画が必要だ」 |
| ××× | 前悪化期（再方向化） |
| | (認知とメタ認知) |
| | 「このことについて考え続けよう」 |
| ××× | 悪化期（再方向化） |
| | (行動化) |
| | 「やってしまった」 |
| ××× | 再発期（再方向化） |
| | (認知と行動) |
| | 「またやってしまった」 |
| 維持期 | 維持期 |
| | 「私は努力してコントロールできる」 |

もので，この場合 100 が最も動機が高い患者である。

　参照する枠組みとしての"コントロール喪失"の使用は，レベル選択の重みづけのための説明尺度として付加された。0〜20 の得点範囲には，すべての問題や自己決定や治療計画に対して 100％のコントロールを維持したいという願望を実行したり言語化したりする患者についての項目が含まれている。

こうした患者は，自発的に治療に参加する。しかし，ひとたび病棟に入ると，彼らはミーティングや講義への参加や出席さえも拒否し，質問には防衛的で暴言をはいたり，公然と懇願することで満足したり，チームでの治療後の計画への話し合いや参加を拒否したりすることがある。これらの患者は非熟考期や反熟考期の分類にほぼ匹敵するであろう。21～40点の患者は，熟考期であると考えられる。彼らは，グループには参加するが，慢性的な状態に達していると考えられる。彼らは，反応や情報が曖昧だったり，付帯的な情報のための面接を拒否することがある。これらの患者の発言は，多幸感をもたらす薬物使用の節制についての言及には懐疑的で，しばしば表面的な会話となる。得点の高い（81-100）患者群は，退院後の節制を維持していく意志のある人々である。この群の患者は，活発に参加し，"口先だけ"の代わりに，厄介な問題について話し，仲間の合理化に適切に直面化させ，治療後の計画に積極的に参加し，その計画を試すことに同意する用意がある。彼らは，すでに潜在的なスポンサーとしての支持者を探し始めたり，要望がなくても以前のスポンサーと連絡を取ったりしている。これらの患者は，変化の行動期に入っており，続く治療後の計画や数カ月後以上冷静さを維持して行く高い見込みをもっている。表5.3にこれまでの概略としてのフリーマン動機尺度水準を示した。

## 変化への阻害要因

　物質乱用の文献は，非遵守（ノンコンプライアンス），否認，操作的な行動など患者の問題点についての記述であふれている。APRNは，治療が進展していないときや，患者の治療からの早期終結や治療の勧告に対する不同意を説明するために，このような，またはその他同質の軽蔑的な原因帰属を用いることがある。治療が進まないことの責任を患者の肩に背負わせることは，過度に単純化するばかりでなく，実際，ときにはより重大なことになる。物質乱用の治療領域で働くAPRNは，その他の領域の専門分野と同様に，適切な訓練や指導，可能ならば専門的な資格などを通してその能力水準を獲得しな

## 表 5.3　フリーマン動機尺度

動機：「活動に対する傾向を創出する状態」　AA 宣言の第 1 のステップ：「われわれは，アルコールに対し無力であり」，「思い通りに生きていけなくなっていたことを認めた」。この鍵となる段階に留意して，治療への動機を評価していかなければならない。

　この分類システムは，入院中の薬物／アルコール治療プログラムで使用する予定である。他の状況設定での適用についてはまだ試行できていない。

　コーディングの方向性：評価過程は DSM-Ⅳ の GAF 尺度と類似している。患者は，カテゴリーの範囲の中で少なくとも 3 つが適合していなければならない。

● 得点尺度：

得点　0 − 20　（患者はコントロールを 100％求めている）
治療に関心のない発言，もしくは"強制的選択"による治療
グループや回復ミーティングなどに参加しない
質問に対する防衛的な反応
薬の使用や継続への欲求を明白に言及する
治療後の計画の作成を明白に拒否する

得点　21 − 40
グループなどへの最小限の参加，もしくは慢性的な遅刻
質問や提案に対する曖昧もしくは議論的な反応
曖昧な既往歴／副次的な連絡情報の提供を拒否する
満足した高揚感で薬物使用について語る
節制について疑問的もしくは不本意な発言
正当なことを言語化するが，内容は表面的（歩くためのウォーキングではなく，話すためのトーキング）

得点　41 − 60　（患者はコントロールプログラムへの最終指令を求めている）
グループに参加するが，いつも自分自身のことではなく，仲間のことについて話す
自分の方法で行うことについての堅固な意志
回復コミュニティとの同質性よりも独自性を含んだ言語的な発言がある
節制のための計画の具体性についての言語化ができない
"One day at a Time（1 日ずつ）"という考えを推し進めることができない
回復計画の重大さを最小限にとらえる

得点 61 − 80
治療には積極的に参加するが，痛み-苦しみの話題を積極的に避ける
"1 日ずつ"の思考法を表明する

表5.3 フリーマン動機尺度(つづき)

治療や治療後の計画について不本意ながらも従う
退院してから AA/NA/CA ミーティングへの出席というような具体的な計画をまだもっていない
回復計画や節制の重大性について理解しうけとめている発言がある
治療には積極的に参加し,基本となる問題について困惑や恥となることについても議論できる

得点　81-100
仲間の否定や合理化に直面する
治療チームのメンバーと一緒に作成した具体的で適切な治療後の計画をもっている
治療チームに提案された「できることは何でもやってみようという意欲」に同意する準備がある
潜在的なスポンサー志願者を探したり,以前のスポンサーに積極的に接触を始める

著作権: Sharon Morgillo Freeman, PhD, MSN, RN-CS, Indiana University and Perdue University, Fort Wine, Indiana

ければならない。治療の進展の失敗をノンコンプライアンスというバケツに放り込む代わりに,もっと有効に変化への阻害要因として評価し,患者が節制を獲得し,維持することを願うような前向きな姿勢をもてるように援助することが必要である。

　Freeman Impediments to Change Scale-Substance Use(フリーマン変化への阻害要因尺度—物質乱用)は,治療において直面する問題に貢献する種々の要因を詳細に捉えたものである(図5.1)。この尺度は,いくつかの下位要因を含んだ4つの主要因に分類されている。阻害要因の4つの主領域は,患者要因,実践者／治療者要因,環境要因,病理的要因である。治療者のスキルや物質乱用治療経験の不足は,実践者要因の最初の項目に挙げられる。患者の物質使用のコントロールスキルや,治療的管理や期待への遵守の不足は,患者要因の1つとして挙げられる。この尺度は,客観的で個人的判断を避け,目標とした様式で阻害要因の評価を行うことができる。ひとたび,阻害要因

**指示** 以下に挙げる阻害要因のそれぞれについて，治療のなかで直面している問題にどのような課題が関わっているかを明らかにする。これは治療者にとって患者の抱えているすべての領域を検証するための本質的なものである。

0－重要でない；1－少し重要；2－中程度に重要；3－大変重要；4－主要な障害

| 要　　因 | 重要性 |
|---|---|
| **患者要因** | |
| 1. 物質使用／治療的管理に従うこと／期待のコントロール技術に関するスキルの欠損 | 0 1 2 3 4 |
| 2. 以前の治療経験や節制の失敗に関するネガティブな認知 | 0 1 2 3 4 |
| 3. 物質使用が改善された他者の結果に関するネガティブな認知 | 0 1 2 3 4 |
| 4. 患者が疾患症状から二次的に得ていたものの経験 | 0 1 2 3 4 |
| 5. 患者が物質使用から最初に得ていた重要な経験 | 0 1 2 3 4 |
| 6. 行動や思考や感情が変化することへの恐怖 | 0 1 2 3 4 |
| 7. 物質使用をやめることへの動機づけが熟考期に達していない | 0 1 2 3 4 |
| 8. 使用をコントロールする能力に関する全般的にネガティブな構え | 0 1 2 3 4 |
| 9. 自己モニタリング／他者モニタリングの限界性もしくは厳格性 | 0 1 2 3 4 |
| 10. 患者が何度も抱く治療の進展の不足や治療中に感じる偏見への欲求不満 | 0 1 2 3 4 |
| 11. 物質使用のコントロールのために必要な個人的資源（身体，認知，もしくは知能）の不足 | 0 1 2 3 4 |
| | |
| **実践者／治療者の要因** | |
| 1. 治療スキル／物質使用治療経験の不足 | 0 1 2 3 4 |
| 2. 患者と実践者の曲解が一致している | 0 1 2 3 4 |
| 3. 全般的治療や特別な治療モデルに対する患者の社会化の限界もしくは不足 | 0 1 2 3 4 |
| 4. 治療的協働や同盟の不完全さもしくは欠如 | 0 1 2 3 4 |
| 5. 患者の既往歴に関する不足もしくは不適切なデータ | 0 1 2 3 4 |
| 6. 治療的ナルシシズム | 0 1 2 3 4 |
| 7. 介入のタイミングが患者に照準が合わない／動機のレベルに適合していない | 0 1 2 3 4 |
| 8. 治療目標が明言されていない，非現実的，曖昧である：治療目標と患者の目標との照準があっていない | 0 1 2 3 4 |
| 9. 開発過程の評価が物質使用の一時的な要因を考慮に入れていないか過大評価する | 0 1 2 3 4 |
| 10. 物質使用や患者の非現実的な期待に関する全般的にネガティブな信念（差別的） | 0 1 2 3 4 |

図5.1　フリーマン変化への阻害要因尺度―物質乱用

| 要因 | 重要性 |
|---|---|
| 11. 治療計画に対する柔軟性や創造性の不足 | 0 1 2 3 4 |
| **環境要因** | |
| 1. 変化を妨げる環境ストレッサー | 0 1 2 3 4 |
| 2. 重要他者の積極的，消極的な治療妨害 | 0 1 2 3 4 |
| 3. 代償や利害を通じた病理や疾病の代理強化 | 0 1 2 3 4 |
| 4. 援助を求めることに関する文化や家族の問題 | 0 1 2 3 4 |
| 5. 重要な家族の病理／もしくは家庭内での物質使用の活発化 | 0 1 2 3 4 |
| 6. 治療計画や活動に対する家族成員や重要他者による直接的な葛藤の要求 | 0 1 2 3 4 |
| 7. 施設やその他の外部資源による患者への非現実的で葛藤的な要望 | 0 1 2 3 4 |
| 8. 変化を起こすまでの限界がある経済的要因 | 0 1 2 3 4 |
| 9. システムの恒常性 | 0 1 2 3 4 |
| 10. 不適切で限界のあるサポートネットワーク | 0 1 2 3 4 |
| **病理的要因** | |
| 1. 治療遵守への強制的な態度の結果による患者の高度に制限される柔軟性 | 0 1 2 3 4 |
| 2. 重大な医学的／生理学的問題 | 0 1 2 3 4 |
| 3. 信頼関係構築の困難性 | 0 1 2 3 4 |
| 4. 圧迫された自発性 | 0 1 2 3 4 |
| 5. 物質使用によらない重篤な衝動的反応パターン | 0 1 2 3 4 |
| 6. 混乱，痴呆，認知能力の限界 | 0 1 2 3 4 |
| 7. 豊富な症状 | 0 1 2 3 4 |
| 8. 外部のコントロールへの依存 | 0 1 2 3 4 |
| 9. 重篤な自己評価の切り下げ | 0 1 2 3 4 |
| 10. 重篤な妥協するエネルギー | 0 1 2 3 4 |

図5.1 フリーマン変化への阻害要因尺度—物質乱用（つづき）

が客観的に明らかになれば，治療計画は治療のプロセスの中で，共同的に焦点化して作成することができる。もし，環境的要因が役にたたず，限界のあるサポートネットワークであったら，この要因は，APRNと患者がこの問題

について評価し，目標を設定し，その影響を軽減するまで，この患者の進展にネガティブな力を及ぼし続けるだろう。

## CBTと物質関連障害

一度治療が始まり，最初の障害が物質関連のものだということが明らかになると，人格障害に用いられるのと同様な特別なテクニックが採用される（第10章を参照）。APRNは，物質依存の患者が，発達上，回復初期に抽象的な概念を把握することが困難なため，具体的で，明白で簡潔な方向性についてあまり回答できないことを忘れてはいけない。ホームワークを含んだ目標は，測定しやすく，忘れにくく，実行しやすいものでなければならない。治療セッションにおいて，APRNは，患者とのとりとめのない議論（circular discussion）や討議を避けるために，あくまでも厳格で，堅固で，思いやりをもった明確な境界を設定する必要がある。いくつかの援助的なテクニックを以下に示した。

1. 最初のアセスメントを完全に行った後の，過去についての回顧を避けること。物語は非生産的なだけではなく，時間の浪費でもある。物語は，すでに知っていることを確認するためだけのものであり，それゆえAPRNは，患者がセッションの日程に戻るよう再び方向づけなければならない。
2. "日常の危機（Crisis de jour）" に焦点を当てることを避ける。多くの患者は，セッションの話題を，スポンサーや雇い主，経済的危機やそのような最近の問題から開始することが多い。このときは再び患者を強制的に現行の議題に戻し，一般的な問題をゴミ箱にほうるためにセッションを用いることを阻止する。
3. それぞれのセッションで，改定SOCモデルを用いて，個別的な変化への動機を評価する。
4. 患者の言語的動機の対極としての動機の行動的実践に焦点を当てるこ

と。もし患者が「私はこのことを本当に乗り越えたい。一生懸命にやりたい」と話したとしても，患者の 12 ステップのミーティングへの出席やその後のホームワークによる評価が必要である。
5. 断固とした限界設定や境界設定を行う。APRN によるほんの小さな限界の"改定"でも，患者には"スリップ"が OK であるというメッセージを送っていることになる。
6. 治療的関係を通した他の専門職と連携したケア計画を立てる。

### 入院中の物質乱用患者

　疼痛や禁断症状が，患者の治療への必要性を妨害しないことを確実にするために，物質乱用の既往歴の聴取が必要である。アルコールやその他の薬物問題をもった入院患者の，アルコール及び薬物のスクリーニングの利点としては次のようなものがある。

- 入院患者の医学的管理がより良好になる
- 安全でより効果的な疼痛管理
- 治療後計画や治療の改善
- 患者のフォローアップケアへの遵守（コンプライアンス）の増進による再入院の予防
- 将来の疾病や外傷の予防
- 看護職や他のスタッフ間の士気の改善（Center for Substance Abuse Treatment: 物質乱用治療センター, 1995）

　上記のような推奨される介入に加えて，物質乱用患者のための仕事をしている人々にとって，以下に挙げる「べき・べからず（Do's and Don'ts）リスト」の併用が一般的に重要である：

1. ホームワークにおいてもセッションにおいても，高度な構造を確保すること。
2. 問題解決の技法が適切に活動するかどうかの判断ができるまで，患者が創出した問題解決についての期待を制限すること。
3. 具体的なアプローチを用い，抽象的な概念化された予測を避けること。
4. 主要な物質の選択は，物質乱用の人格的発達を基礎としたスキーマ的な構造が問題点らしいことを覚えておくこと。
5. スキーマは薬物使用への渇望が活性化しやすくなるため，物質使用に関連した結果について計画を立てるときには，露呈されたスキーマによって提供された情報を統合すること。
6. 個人の物質使用を強化したり可能にする傾向のある外的資源を明確にすること。
7. 上記の資源の弱体化 (disempower) を目標に設定すること。
8. 節制の可能性を増大させるサポートの領域を明確にすること。
9. 患者の語り，特に物質の摂取による多幸感の記憶を含んだ内容に関連したものを拒否すること。
10. 治療目標は，近接していて，現実的で，支持的で，患者が操作できるものを保証すること。
11. 治療は説教や懲罰の趣のない教育的内容を含んだものを保証すること。
12. 患者が，引き金，活性化，渇望反応となる自動思考を明確にできるように援助すること。
13. 自己指示的技法(特に，「1日ずつ」というような12ステップのスローガン）の使用を過度に強調すること。
14. 脆弱性の領域を明らかにし，そのような領域（人々，場所，物事）からそらせるための具体案を開発すること。
15. 陰性，陽性転移の双方についての認識を持続すること。

# 事 例

● 既　往

　Mは37歳の独身のコーカサス系の男性で，現在，ある大学の医療センターの精神科評価棟（University Medical Center psychiatric evaluation）に自発的に入院している。これは彼にとって2度目の入院である。Mはおおよそ15歳くらいから強迫的なアルコール摂取を始めたと報告している。彼は，激しい自己放棄と4カ月で20％以上の体重減少を伴う拒食を含んだ，大うつ病のエピソードによって4年前に最初の入院をしていた。彼はまた，失感情症と激しい憂うつ，睡眠減少，入院前からの仲間や家族からのひきこもりがあったと述べている。彼の最初の入院は，部屋のドアをデッドボルトでロックした彼を発見した母親の要求による非自発的なものであった。彼は，他の家族成員と接触せず，仕事に行くことに失敗してから仕事に就くこともなかった。彼は，大うつ病のための精神科的な障害により政府からの年金を受給していた。

　面接はMの入院19日目に行われた。彼は自殺念慮や家族からのひきこもりや強迫的なアルコールの使用などの理由から，治療のために自ら入院したと語った。これらの症状は，「自分自身をどうにかしてしまうかもしれない」という恐怖のために彼をおびえさせた。

　Mは，日常的に酔いつぶれてしまうまで飲酒していたと語った。彼は，もはやどんな趣味も外部への関心ももっておらず，彼の毎日の活動は「飲酒し，酔いつぶれ，机にあるものを食べ，更なるアルコールを求めて出て行き，酔いつぶれる」であった。彼のアルコール飲酒は，効果（酩酊 buzz）がでるまで80度のアルコールを2分の1リッター飲むことから，必ず酩酊状態に達するために80度のアルコールを1リッター全部飲むまでにエスカレートした。彼は，「目覚める」ために毎日朝食時にワイン2本を飲み，活動機能を開始していたと語った。彼は飲みつぶれたときのエピソードとして，ブラックアウトが1年前から始まっていたことを了解していた。彼は，自分のうつは，生

きるための理由がないと感じるまでに飲酒量が増加していることによるものだと語った。彼は発作については，一度もないと否定した。禁断症状には，粗大振戦(coarse tremors)，発汗(diaphoresis)，全身倦怠感（malaise），バイタルサインの上昇などがある。彼は病院の治療日程に従い解毒（detoxified）を行うことで，今は身体症状は軽減している。彼は過去も現在もその他の気分を変調させる物質の使用については否定している。

彼は，今は殺人を犯しそうな（homicidal）考えや，妄想的な考えは否定しているが，頻回な自殺念慮を経験している。自殺の計画や企図については否定し，生き抜いて，アルコールによって「自分を見失う」ことなく自分の人生をやり直したいと考えている。彼は，今まで幻覚の体験はなかったと報告していたが，入院中目にみえない人々の存在について語ってきた。それらは，今のところ，パラノイアやその他の精神障害の症状であるという根拠はない。彼は表面的には，平均以上の知能で，協力的で，鋭敏な感情的言語で語っているように見えた。ベックのうつ病尺度（BDI）では，面接時18点であった。比較できる入院時のBDI得点はない。彼は，"アルコール症"と"薬物治療"の複合的問題としての気分障害についての援助を必要としていると語った。なぜなら，これらの問題への治療は過去には分断しており，彼の役に立たなかったからである。

彼の母親は，支持的態度を保持しており，この施設から退院した後には家に帰ることが望ましいと考えていた。現在の時点で，彼が利用できるその他の社会的または地域のサポートはなかった。彼は，姉や甥や姪や血のつながらない兄弟などの他の家族成員に対して，自分のアルコール飲酒のために，彼らに負担をかけたくないと語った。

Mは，彼の家庭医が処方したparoxetine（パキシル）を毎日30mg，6カ月間服用した。Mは，薬物療法の分類や目的を述べることができ，薬物療法を続けることを宣言していた。それ以外の薬物はその時点では処方されていない。

●診断的印象

Axis Ⅰ：アルコール依存の部分的寛解における大うつ病

Axis Ⅱ：なし

Axis Ⅲ：なし

Axis Ⅳ：失業，家庭での資源の不足

Axis Ⅴ：現在―45（不十分 poor）
　　　　過去―55（中等度 fair）

●事例検討

　Mは，現在長期飲酒者のための典型的なアルコール依存のコースを歩んでいる。彼は，記憶障害（ブラックアウト），幻覚，粗大振戦のようなアルコール摂取による脳損傷の早期の症状を示している。前述した症状群は Axis Ⅲ のリストの閾には合致していない。彼は，依存症のための DSM-Ⅳ-TR の分類においてはすべてが適合している。加えて，彼の大うつ病エピソードによる過去の入院では，現在呈している症状よりアルコール関連の症状に最も近かった。Mは，服薬を拒否しないならば，アルコール飲酒の影響と限度を強めることが知られている選択的セロトニン再取り込み阻害薬（SSRI）を服用しており，アルコールの使用と同時に薬物療法の治療的効果が見込まれる。アルコールの連続飲酒は，アルコール発作（alcohol seizure），振戦せん妄（delirium tremens），脳疾患（encephalopathy）などの危険性を高くするであろう。彼の長期にわたるアルコールへの依存のため，サポートシステムは少なかった。そのため，彼の治療計画は，できるだけ多くの外部のサポートを準備する方法で構築される必要がある。物質乱用患者の治療展開は，抽象的レベルよりむしろ具体的なもので達成することが重要であり，すべての介入は明確で，簡潔で，指示的なものであることを銘記しておく必要がある。この方法により，問題解決が渇望行動や認知のストレスにより妨害されたとき，問題解決能力の不足に関する潜在的な阻害要因を取り除くことができる。Mの治療への動機づけは，この時点で82点であり，行動段階（Action stage）

に合致している。これは患者の計画とフォローアップへの契約に関して非常に肯定的な予測となる。治療計画は以下に示すとおりである。

1. 気分に及ぼすアルコールの影響に関する教育を行うこと。
2. 耐性，禁断症状，うつへの影響を含んだアルコール飲酒の影響全般に関する教育を行うこと。
3. まずはじめに，アルコールで始まった日々の習慣から，再発防止のためのCBTを使用すること。
4. はじめに，彼のアルコールを飲酒から自由だった頃の，うれしかった経験に焦点を当てること。「私は酒を飲みたかった」対「私は酒を飲みたい」というような限定的使用を強化すること。
5. 彼の，アルコールへの"ニーズ"の感覚と，飲酒に関する彼の思考がむき出しになったとき，再構築を必要とする尺度化のテクニックを用いて評価すること。
6. 彼の母親との関係と，母親が患者の治療計画に参加する意志があるかどうかを評価すること。
7. 集中的な外来治療プログラムを紹介し，施設から退院した後のフォローとしてアルムニ (alumni meeting：同窓会。外来プログラムを終了した人が集う会) やアルコールアノニマス (AA〔Alcohol Anonymous〕：アルコール依存回復後のために行われる匿名〔Anonymous〕で参加することを基本とした自助グループ) のミーティングへの出席を促すこと。
8. 入院治療から退院する前に，彼の主治医や外来のカウンセラーとともに患者の治療プランをコーディネートすること。
9. 抗うつ薬と一緒にアルコールを用いると，致命的になる可能性があるという問題を強化するために，処方されているパキシルを継続すること。

## 物質乱用患者の治療への取り組み

1. APRNは，患者は"治癒"していないということを銘記しておかなければならない。彼らは，外部のサポートや支持者や人生におけるできる限りの休息を必要としている。APRNは，患者のサポートの確立や外部サポートの維持に携わることを援助するために，十分に活動的でなければならない。
2. 患者はしばしば"他罰的"であるため，ケアは，否認への直面化と，自らの行動に責任をとらせる間で調整しなければならない。
3. 患者は，しばしば物質乱用のある他者と同盟を組むことがある。実際，物質乱用者の文化は彼らの社会や家族の中心部分となっている。この社会システムとの接触から離れるか最小化することは，個人にとっては大きな喪失となることがある。
4. 多くの点で，限局されたまたは非効果的な問題解決能力は，現在の問題に関与している。問題解決訓練と具体的で焦点化されたルール（たとえば，12ステップ）を使用することは非常に有効である。これは，問題解決者が，十分な準備ができていない状態で複雑な活動に従事することを予防することができる。
5. 将来的に患者の不安は，困難なものとなり，乱用を維持していく主たる誘引となる。物質は，個人が不快と知覚したときの覚醒を低くするための資源やテクニックとなるためである。
6. 「見ようとしない人ほど盲目の人はいない（none are so blind as those who will not see）」という考えは，物質乱用者の治療においては何よりも真実である。疼痛，ネガティブな影響，仕事，家族，物質乱用の結果としての機能の喪失に対する否認や過少評価は治療への妨害となる。APRNは，患者の回避や物質使用に対する防衛でさえも，注意深く，具体的に，説得力をもって対応しなければならない。

7. これらの患者のために働く APRN は，時々「私は自分がそうしたいと思えばいつでも物質使用はやめられるし，コントロールができる」というような言葉を繰り返し聞くことがある。物質使用の削減の困難性や問題に対するこのような非現実的な視点は，珍しいものではなく，実際極めて典型的なものである。情動コントロールについての個人的な能力に対する非現実的な視点には，多くの個人的な実験を通して対応していかなければならない。

8. 同様に，患者は変化や人生における環境への影響に対する能力に対して，非現実的な視点をもっていることがある。そして，もはや就業の保証もなく，関係性も存在しないという非常に多くの対人関係障害を抱えている。

9. 治療はプロセスである。このプロセスは，長く，困難で，エネルギーを浪費する。理想的には，プロセスが単純で，容易に効果的治癒につながるならば，すべて利点となる。患者や研究者は，"魔法の弾丸（magic bullet）"をいまだに探し続けている。奇跡的な治療法が発見されるまで，治療は多面的なものであり，NP と患者にとって困難な作業が要求されるものである。

10. 患者の中には，非常に多くの時間とエネルギーを，法的な問題や健康関連の困難なしで自らの依存を維持していく方法を探すことに費やしている人がいる。セラピーや解毒や治療は不快さを脱出するための近道と考えられる。禁断症状のプロセスは，その症状のために，耐えられなくなるのである。

11. 他の健康関連問題の合併は，治療をより複雑にする。いくつかの専門職が関わり，服薬や時間やセラピーやサポートのすべてを調整することが求められる。

12. 患者は，貧弱な歴史家である。彼らの視点は，しばしば出来事が発生したときにはいつも酩酊していたり，長期の飲酒に関連する認知の機能不全(たとえば，記憶障害)により，生じた事実の記憶が制限される。

13. 処方された薬剤は，治療を複雑化する。薬剤の中には，選択した物質の効果を"高い"レベルで強化するものもある。さらに，処方の混在や処方のない薬剤（カウンター越しの）や街頭で売られている薬物などで自傷の可能性が高くなるものもある。
14. 問題の慢性化は治療を複雑にする。患者は，それが誰のせいで，何が問題かを語るかもしれない。多くのケースで，治療のためにそれらを示す方法は，その問題が家族や社会的環境によって，どのように理解されているかを明らかにすることである。
15. 選択する物質は，不安の除去や脳の報酬系を起動させることや不快な状況から回避することによる自己強化である。
16. 問題への適応的な対処法の試みとしての種々の物質使用の可能性を銘記しておかなければならない。中枢神経系抑制薬（central nervous system depressant）としてのアルコールの使用は，個人の睡眠を助けるのに有効である。意欲の不足や抑うつにはアンフェタミンによる自己流の薬物療法が行われてきた。より組織的でコントロールされた養生法に向かわせるために患者を自己流の薬物療法から遠ざけることは，ときに問題や脅威や複雑性や困難性を招くことがある。
17. 長期治療の既往のある患者は，彼らが被験者となった種々の治療モデルにより混乱している。彼らの家族が原因か？　彼らの生物学的な問題か？　彼らの考え方が問題か？　脳の化学的な問題か？　治療を行うAPRN にとって，患者を現在の治療設定と CBT モデルに移行していくために，それまでの治療を統合し，複合していく試みは重要である。
18. Axis I，II，III と Axis IV における重大な心理社会的ストレッサーの診断名の複雑化には，包括的な治療プロトコルで対応しなければならない。
19. 患者は，挑戦的で，反抗的で，脅威にさえみえるかもしれない。経験を積んだ APRN は，ときには押したりときには引いたりすることを学んでいる。
20. 経験を通して，患者はその専門用語，技法，解毒，回復，再発のコー

スを学んでいく。そのため，彼らはAPRNよりもそれらについてよく知っているようにみえる。ここでは連携したアプローチが最良である。知識のある患者を招くことで，それまで学習し用いられていた防衛よりも，むしろ変化へのサポートのために，彼らの知識を用いることができる。

21. 長期の物質乱用は現在の認知の障害に関連しているため，抽象的なアプローチより具体的なアプローチを用いることが，成功につながる。
22. 患者が，ストレスを感じて興奮したまま治療セッションに来ると，焦点化や状況依存学習の効果が得られないときがある。患者が興奮しているときには，セッションは，彼らがセッションの時間を有効に用いることができるまで延期されるべきである。
23. 患者のスタイル，言語，行動，考えが，ネガティブな逆転移を生じさせるかもしれない。APRNは，どのようなネガティブな個人的反応にも自覚し，スーパーヴァイズや同僚のサポートを得て適切に対処できるようにしておく必要がある。
24. 患者が刑事司法制度(criminal justice system)に関与したとき，APRNは，統制と報告のラインを十分に明確にしておかなければならない。誰が患者の口上書の利害関係者なのか？ 何を報告できて何が報告できないか？ これらのラインは，患者とともに，治療の開始時に明確にして話し合いをするべきである。
25. 最後に，APRNは，物質乱用に従事するものとして，教育や訓練を受け資格化されていなければならない。これはすべてのAPRNに当てはまるものではないが，多くのAPRNにおいて，この疾病に対する理解を欠いた良い行いは，むしろ害になるのである。

## まとめと今後の方向性

どの地域においても物質使用や乱用は珍しいものでなく，また多くの心理

的苦痛や症候学や長期にわたる精神病理を経験する人々は多数存在している。精神科の保健医療サービスに携わる専門的な実践家は，適切で，援助的で確実な治療を提供するために，物質乱用の可能性だけではなく，模擬的な（mimic）物質乱用の存在の可能性にも精通しているべきである。ベンゾジアゼピン系の薬を服用し不安障害の治療を受けている患者についてはイメージできるが，実際に刺激薬を乱用もしくは依存している人に対しては，実践家は時間とお金を使い，存在していない(nonexistent)状態への治療を行うのである。一方，慢性疼痛のためにアヘン剤を乱用している患者の治療では，実際，その症状や行動は，アヘン剤に対する予期できる反応にも，疼痛に対する過小治療による予期できる反応ともとれるため，どちらにも間違われやすい。このようなケースでは，患者は，アヘン剤の依存と確定されることについての当惑や不安と同様に，長期にわたる神経学的ダメージを発展させるリスクがある。

　アヘン剤の使用の有意な期間や，必然的な薬学的・生理学的依存の結果に関する現在の二分する風潮を考えると，その違いや関連や報酬系の開始と伝播についての一般的理解を外部に知らしめていくことが避けられないだろう。上記で論議した例では，慢性疼痛を患っている患者に対して用いられる，アヘン剤の乱用の対極にあるアヘン剤の使用については，報酬（多幸感）反応と対極にある報酬（痛みからの解放）のアセスメントが要求される。多幸感の目的のためのアヘン剤の使用は，物質関連障害に該当し，一方，疼痛軽減のためのアヘン剤の使用は，耐性や禁断症状現象の存在に関わらず，明らかに適切なものである（S. M. Freeman, 2004）。

　医師にとって，避けることのできない薬物依存 対 物質乱用のプロセスと存在における差異を明らかにすることは，使用可能な文献が科学的な標準に適合しておらず，また多くの部分で，ある集団におけるこの問題に関した経験的な妥当性のある論文が不十分であるため，非常に困難なことであった。それゆえ，医師は，そのような患者の症状を，1つのかごにひとまとめにするという個人的または職業的な予測ではなく，むしろ，明確に定義されたデー

タを基にアセスメントや治療を決定することが緊急の課題となっている。

　科学によって明らかにされたアセスメントのもう1つの領域は，変化のための動機づけという領域である。変化のプロセスを理解するためのモデルは，ProchaskaとDiClemente(1986)によって作成された。簡潔で有用な5ステップのSOCモデルは，物質乱用治療の場面で幅広く受け入れられているが，認知行動療法モデルの本質的な部分としての独自性を欠いていた。上記で論議した拡張モデルは，健康回復における変化についてわれわれの理解を加えた，刺激的で挑戦的なものである。

　物質乱用患者の治療については，多くの問題と落とし穴がある。本章では，いくつかの可能な解決策を明らかにした。科学の進展に伴い，物質依存の疾患の神経適応的，生物学的内容だけではなく，疾患のプロセスの投影としての人間行動学的要因も評価されると同様に，われわれはこの致命的な疾患のプロセスのさらなる理解のために邁進していかなければならない。

〈参考文献〉

American Chronic Pain Association. (2003). *Medications and chronic pain.* Retrieved April 11, 2003, from http://www.theacpa.org

American Psychiatric Association. (2000). *Diagnostic and statisical manual of mental disorders* (4th ed.,text rev.). Washington, DC: American Psychiatric Press.

Colpaert, F. C. (2002). Letter to the editor: Mechanisms of opioid-induced pain and antinociceptive tolerance: Signal transduction. *Pain, 95,* 287-291.

Compton, P., Charuvastra, V. C., Kintaudi, M. D., & Ling, W. (2000). Pain responses in methadone-maintained opioid abusers. *Journal of Pain and Symptom Management, 20,* 237-245.

Compton, P., Charuvastra, V. C., & Ling, W. (2001). Pain intolerance in opioid maintained former opiate addicts: Effect of long-acting maintenance agent. *Drug and Alcohol Dependence, 63,* 139-146.

Center for Substance Abuse Treatment. (1995). *Alcohol and other drug screening of hospitalized trauma patients.* DHHS Publication No. 95-3041. Rockville, MD: U.S. Department of Health and Human Services.

Dackis, C. A., & O'Brien, C. P. (2001). Cocaine dependence: A disease of the brain's reward centers. *Journal of Substance Abuse Treatment, 21,* 111-117.

DiClemente, C. C., & Prochaska, J. O. (1998). Toward a comprehensive, transtheoretical model of change: Stages of change and addictive behaviors. In W. Miller & M. Heather (Eds.), *Treating addictive behaviors* (2nd Ed.): *Applied clinical psychologies* (pp. 3–24). New York: Plenum.

Epstein, J. F. (2002). *Substance dependence, abuse, and treatment: Findings from the 2000 National Household Survey on Drug Abuse* (NHSDA Series A-16, DHHS Publication No. SMA 02-3642). Rockville, MD: Substance Abuse and Mental Health Services Administration, Office of Applied Studies.

Freeman, A., & Dolan, M. (2002). Revisiting Prochaska and DiClemente's stages of change: An expansion and specification to aid in treatment planning and outcome evaluation. *Cognitive & Behavioral Practice Association for Advancement of Behavior Therapy, 8*, 224–234.

Freeman, S. M. (2004). The relationship of opioid treatment in chronic pain conditions: Implications on brain reward response. *Journal of Addictions Nursing, 15,* 1–8.

Goodwin, D. W. (1997). Alcohol: Clinical aspects. In J. H. Lowinson, P. Ruiz, R. B. Millman & J. G. Langrod (Eds.), *Substance abuse: A comprehensive textbook,* (3rd ed., pp. 144–185). Philadelphia: Williams & Wilkins.

Jaffe, J. H. (1997). Opiates: Clinical aspects. In J. H. Lowinson, P. Ruiz, R. B. Millman & J. G. Langrod (Eds.), *Substance abuse: A comprehensive textbook,* 3rd ed., (pp. 195–204). Philadelphia: Williams & Wilkins.

Kaplan, H. I., & Sadock, B. J. (1998). *Synopsis of psychiatry* (8th ed.). Baltimore, MD: Williams & WIlkins.

King, G. R., & Ellinwood, E. H. (1997). Amphetamines and other stimulants. In J. H. Lowinson, P. Ruiz, R. B. Millman & J. G. Langrod (Eds.), *Substance abuse: A comprehensive textbook* (3rd ed., pp. 247–270). Philadelphia: Williams & Wilkins.

Koob, G. F., & Le Moal, M. (1997). Drug abuse: Hedonic homeostatic dysregulation. *Science, 278,* 52–58.

Kreek, M. J. (1998). Neurobiological correlates of the addictions: Findings from basic and treatment research. In *Drug addiction research and the health of women* (pp. 81–104). Rockville, MD: National Institutes of Health.

Leshner, A. I. (1999). Science-based views of drug addiction and its treatment. *Journal of the American Medical Association, 282,* 1314–1316.

Mao, J., Price, D. D., & Mayer, D. J. (1995). Mechanisms of hyperalgesia and opiate tolerance: A current view of their possible interactions. *Pain, 62,* 259–274.

Nestler, E. J. (1997). Molecular and cellular basis of addiction. *Science, 278,* 58–63.

Nestler, E. J. (1998). Neuroadaptation in addiction. In A. W. Graham, T. K. Schultz, & B. B. Wilford (Eds.), *Principles of addiction medicine* (2nd ed., pp. 57–72). Chevy Chase, MD: American Society of Addiction Medicine.

O'Brien, C. P. (1996). Drug addiction and drug abuse. In J. G. Hardman, L. E. Limbird, P. B. Molinoff, & R. W. Ruddon (Eds.), *Goodman & Gilman's: The*

*pharmacologic basis of therapeutics* (9th ed., pp. 557–578). New York: McGraw-Hill.
Pasternak, G. W. (1993). Pharmacological mechanisms of opioid analgesics. *Clinical Neuropharmacology, 16,* 1–18.
Portenoy, R. K., & Payne, R. (1992). Acute and chronic pain. In J. H. Lowinson, P. Ruiz, R. B. Millman, & J. G. Langrod (Eds.), *Substance abuse: A comprehensive textbook,* (2nd ed., pp. 691–721). Philadelphia: Williams & Wilkins.
Prochaska, J. O., & DiClemente, C. C. (1986). Toward a comprehensive model of change. In W. R. Miller & N. Heather (Eds.), *Treating addictive behaviors: Processes of change.* New York: Plenum Press.
Quang-Cantaagrel, N., Wallace, M. S., & Magnuson, S. K. (2000). Opioid substitution to improve effectiveness of chronic cancer pain control: A chart review. *Anesthesia and Analgesia, 90,* 933–937.
Reisine, T., & Pasternak, G. (1996). Opioid analgesics and antagonists. In J. G. H. L. E. Limbird (Ed.), *Pharmacological basis of therapeutics* (9th ed., pp. 37–60). New York: McGraw-Hill.
Sharp, C. W., & Rosenberg, N. L. (1997). Volatile substances. In J. H. Lowinson, P. Ruiz, R. B. Millman & J. G. Langrod (Eds.), *Substance abuse: A comprehensive textbook* (3rd ed., pp. 303–327). Philadelphia: Williams & Wilkins.
Sobell, M. B. & Sobell, L. C. (1998). Guiding self change. In W. Miller & M. Heather (Eds.), *Treating addictive behaviors* (2nd ed.): *Applied clinical psychology* (pp. 189–202). New York: Plenum.
Substance Abuse and Mental Health Association. (2000). *Alcohol and other drug screening of hospitalized trauma patients: TIP 16.* Rockville, MD: U.S. Department of Mental Health and Human Services.
Ungerleider, J. T., & Pechnick, R. N. (1997). Hallucinogens. In J. H. Lowinson, P. Ruiz, R. B. Millman, & J. G. Langrod (Eds.), *Substance abuse: A comprehensive textbook,* 3rd ed., (pp. 280–289). Philadelphia: Williams & Wilkins.
Wession, D. R., Smith, D. E., & Seymour, R. B. (1997). Sedative-hypnotics and tricyclics. In J. H. Lowinson, P. Ruiz, R. B. Millman, & J. G. Langrod (Eds.), *Substance abuse: A comprehensive textbook* (3rd ed., pp. 271–279). Philadelphia: Williams & Wilkins.

# 第6章

# 慢性疼痛の管理

Veronica J. Thomas

　痛みは，6カ月以上継続したときに慢性疼痛となる。これは，多くの原因を伴う，一般的な現象である。慢性疼痛の一般的な例として，慢性疾患のプロセスに伴うもの（たとえば，鎌状赤血球症，関節炎，がんなど），または外傷後の傷や火傷が挙げられる。もう1つのカテゴリーとして，悪性ではない慢性疼痛もあり，これは通常，身体的な原因が特定できず，物理的介入が難しい。「痛みは，それを経験する人がそうであると言えば，なんであろうといつであろうと存在する」(McCaffrey, 1972)。この定義は，痛みの生理的・心理社会的な構成要素を考慮した，主観的な性質を明確に言い表している。どのような慢性疾患や障害においても，慢性の痛みは，個人の情緒や行動に影響を与える。その理由は，心理生物学的な関係をみるときに明らかとなる。

　MelzackとWall (1965) によって提案されたゲートコントロールモデルは，現在，最も影響力のある"痛みの理論"である。この理論は，痛みの情報の量をコントロールする脊髄関門機構が存在することを示唆している。大脳皮質とその他の脳の部分から下行性の線維を通過した末梢神経の情報は，刺激を受ける神経系を"設定"し，それは最終的に痛みとして解釈される。気分，思考過程，信念，期待のような心理的要因（脳皮質からの下向きの影響の役割）は，すべて潜在的な痛み刺激を実行する役割を果たす。そのため，情緒的，認知的プロセスは，脊髄のゲート機構の影響を変更し，痛みの経験を直接に調整することによって，痛みの経験の量と質に影響を与えることができ

るのである。さらに詳細な議論が，Thomas の著書 (1997) の第1章と第2章にあるので参照していただきたい。

## 慢性の痛みに対する感情的な反応

持続的な痛みは苦痛を伴い，活動レベル，関係性，仕事や家庭環境における役割の変化をもたらす (Freeman, 2004)。そのような変化に対する情緒的反応は，怒り，欲求不満，うつであり，うつが最も一般的にみられる反応である (Tyrer, Capon, Peterson, Charlton & Thompson 1989; Ferdinand & Turk, 1995; Romano & Turner, 1985)。

### 抑うつと痛み

慢性疼痛による長期のストレスを体験し，それに対処する手だてがなにもないと感じるとき，人は目標を達成するために努力することを中断し，生涯症状を管理することができないと信じるようになる。言い換えれば，人は無力感を身につけ，うつ状態を引き起こすのである。このような人々は，ひきこもりや無気力となる傾向にあり，自己否定気分，罪悪感，不安感を発達させる。Romano と Turner (1985) は米国の文献をレビューし，痛みをもつ患者における様々なうつ状態の程度を見出した。彼らが，臨床的にうつ状態にある人々が，重要な痛みのエピソードを報告していることも見出したことは，驚くべきことではない。慢性疼痛を伴う患者におけるうつ症状の発現は，主要な臨床的うつ症候群よりも多いように思われる。しかし，DeVellis は，慢性疼痛をもつ集団の中で，臨床的なうつ病とみなされるのは，およそ30%であると推定した (DeVellis, 1993)。

Seligman (1975) と Beck (1967) は最初に，うつの主要な構成要素として，学習性無力感（繰り返し努力したにもかかわらず効果をもたらすことができない無力）を明らかにした。しかし，痛みと関連して，それは不安の重要な特徴でもある。知覚されたコントロールや不安と，痛みまたは嫌悪的イベン

トとの関連を歴史的に支持する，人間と動物の研究に関する膨大な文献が存在している(Lazarus, 1966; Mandler & Watson, 1966; Mandler, 1972; Henry & Stephens, 1977; Katz & Wykes, 1985)。

　慢性の痛みをもつ患者に関して言えば，痛みをコントロールできなくなることは，対処と適応にとって有害なことは明らかである。Abramson, Seligman と Teasdale (1978) によると，否定的な，コントロールできない嫌悪状況に直面すると，人は無力感を学習しやすくなり，それによってうつになるとされている。この理論は，うつには疼痛のコントロールに対する願望が不可欠であり，その他のネガティブな状況でうつが起こりやすくなるという前提となる仮説を示唆している。この仮説は，多くの研究によって支持されている。たとえば，Walker (1997) は，慢性疼痛がコントロールできると信じている人々は，激しい痛みを感じることが少なく，コントロールの自覚は年齢とともに上昇し，そのため，80歳以上の患者は自分の痛みが完全にコントロールできると考えていることを見出した。

　しかしながら，Skevington (1994) は，うつは痛みと同時に生じると予測される重大な仮説を提示した。彼女は，44名の慢性関節リウマチ患者の研究により，この重大な仮説に関する強力なエビデンスを明らかにしたが，前提となる仮説に対してはそのエビデンスはほとんど見出せなかった。特に，彼女は，初期の痛みを伴う関節炎の発症による嫌悪性症状の経験をした人は，うつの症状も経験することを明らかにした。さらに，その疾病の後期の段階のうつに対する最良の予測因子は，病気の初期段階でみられるうつのレベルである。うつと痛みの関係がどのようであっても，うつは有意に苦痛を与えるため，多職種による疼痛のチームによって真剣に扱われるべきである。

### 心配と痛み

　不安は一般には，急性の外科的な疼痛と関連づけられてきたが，不安と痛みの関係は良く知られるようになっている(Boeke, Duivenoorden, Verhage & Zwaveling, 1991; Thomas, Heath, Rose & Flory, 1995; Shuldham, Cunningham, Hiscock & Luscombe, 1995; de Groot, Boeke, Van Der Berge, Duivenoorden, Bonke & Passchier, 1997)。不安は，次の2つのタイプに区別されてきた。(1) 状態不安：一時的な感情の状態で，強度が変化し，長時間にわたって揺れ動き，状況を予期する脅威と関連づけられている。(2) 特性不安：ストレスフルな状況において，不安の強い状態で反応する傾向であり，個人の状態不安を予測できる性格特性といわれている。(Spielberger, 1972)。しかし，不安は，慢性疼痛をもつ人にはしばしば起こる情緒的反応である。慢性疼痛をもつ人々は，日々の生活での動作や活動が痛みを悪化させるとき，恐れや不安が直ちに生じる (Craig, 1994)。この不安は，仕事や社会における生活や活動でのコントロールを失う心配を引き起こす。心配している人々は，いっそう痛みを伴う症状に焦点を当て，コントロールできないという感覚を強化し，パニックになる。こうしたことにより，自分の状況が絶望的で，無力であると信じるようになり，悪循環が急速に成立する。うつと不安は人々の思考様式に影響を与え，そして，それは次々に，痛みへの行動に影響を与え，有害な効果をもたらすことになる。

## 思考能力と痛み

慢性の痛みは，苦痛を感じるだけでなく，明確な思考と集中力を損なう可能性がある。Kewman, Vaishampayan, Zald, & Han (1991) は慢性疼痛をもつ73名の患者を対象に認知機能を研究し，32%が記憶と注意力に障害があることを見出した。さらに，Eccleston (1994) は，慢性疼痛をもつ成人における激しい痛みは，注意力，記憶へのアクセス，会話を維持する能力を阻害することを見出した。認知能力の損失は，不安とうつの感情を増大させる。これらの認知機能障害は，情緒的後遺症と同様に痛みの侵入的な効果によるものと考えられる (Freeman, 2004)。

慢性疼痛は，痛みに関連した情報や気分に関連した情報に対して，ある情報に与えられた優先順位や処理方法にも影響を与える (Eccleston, 1997)。慢

性疼痛をもつ患者に，痛みに関連しない単語と痛みに関連した単語のリストを記憶し，想起するよう求めたとき，痛みをもたない対照患者と比べて，痛みに関連した単語を多く想起した（Pearce, Isherwood, Hrouda, Richardson, Erskine & Skinner, 1990; Edwards, Pearce, Collett & Pugh, 1992; Pincus, Pearce, McClelland, Farley & Vogel, 1994）。慢性疼痛をもつ人々はまた，痛みをもたない対照患者よりも，曖昧な言葉を痛みに関連した言葉と解釈する可能性が高い傾向があった。慢性疼痛をもつ患者はまた，生活の中から，よりネガティブな事象を想起する傾向があり，現在の痛みの状態に無関係なポジティブな事象はあまり想起しない傾向があった（Flor, Birbaumer, Furst, Lutzenberger, Elbert, & Braun, 1993）。Eccleston（1997）は，これらの結果より，慢性疼痛をもつ人々の思考は，痛みに関する連続的な焦点に向かってバイアスがかけられていて，そのため，苦痛と障害が維持されていると示唆した。

## 認知スタイル

慢性疼痛は，認知の間違いと呼ばれる認知スタイルを発達させる可能性がある。Eccleston（1997）によると，この認知スタイルは，ある特定の領域で人々の思考を変化させる。すなわち，

- その他の身体感覚にラベルづけすること
- 新しい状況の評価
- 脅威の評価
- 自己の評価
- 状況を変える自分の能力についての信念

長引く痛みは，身体症状の判断や知覚の変化を引き起こし，それは，身体感覚の自覚の亢進やそのような感覚に付随するネガティブな意味づけを導く。

これらのネガティブな意味づけは，人々の健康や不安とうつへの脅威を暗示する。"破局視"と呼ばれる思考のスタイルは慢性疼痛を悪化させることが明らかになっている。破局視は，任意の状況の結果を誇張する傾向があり，結果的にとても憂うつで悲観的な観点を与える。次のような，破局視の思考過程は，増大する悲観をよく表している。「私の背中の痛みはますます悪くなり，私は車椅子を使うようになるでしょう。そして，働くことができなくなり，抵当を払えないので家を失い，路上で死ぬでしょう」。

　Rosenthiel と Keefe（1983）は，このような破局視は，慢性疼痛をもつ患者に特に広範囲でみられる共通の思考方法であると述べている。破局視は，慢性疼痛のしつこさ（Vlaeyen ら，1995）や患者のリハビリテーション後の再発（Coughlan, Ridout, Williams & Richardson, 1995）との関連が報告されている。その他の認知の誤りには，経験を通じた過度の一般化，個人化（自己批判へ向かう傾向を個人的責任と仮定すること），および状況のネガティブな側面の選択的抽出などがある。Linton（1994）は，慢性疼痛の患者で，破局視，自己非難，自虐をしない人は，これらの認知の誤りを用いる人たちよりも実質的に機能していると報告している。このような特別な認知スタイルをもっている人々は，同じくうつ状態にあることが多く，情緒的状態と認知の誤りに向かう傾向との間には相互作用がある。したがって，慢性疼痛をもつうつの患者は，うつでない患者よりも多くの認知の誤りをもっているということである。このことは，初期の公式化において，認知の誤りがうつの中心的特徴である，という事実によって説明できるだろう。たとえば，うつの脆弱性に着目した研究では，誤った認知を用いる人のネガティブな嫌悪事象に対する解釈は，無力でうつ的であることが明らかになっている。自罰が思考パターンの重要な部分を形成しているとき，自尊心は低くなる（Abramson, Seligman and Teasdale, 1978; Abramson, Metalsky and Alloy, 1989）。患者が考えることは，彼らが行うことに影響を与え，そして，次々に，彼らの痛みに対する行動に重要な影響を及ぼす。

## 痛みに対する行動

　Fordyce（1976）は慢性疼痛の最初の専門家の1人であり，彼は，学習が慢性疼痛を維持している痛みに対する行動の発展に重要な役割を果たすことを示唆した。また彼は，西洋社会においては，痛みの訴えが，注目，薬物療法，負担の軽減，処置によって強化されると主張した。これは，痛みに対する行動の数と強度が大きくなればなるほど，注目と処置が多くなるという原理に従って生じてくる。Fordyce は，休養，読書，テレビ視聴のような受動的な行動が強化されるとき，それらは痛みより優勢であることを示唆した。それは，そうした行動が楽しく，痛みがほとんどないからである。さらに，慢性疼痛をもつ患者は，仕事と家事のような日々の生活の不快な側面を避けることを学んでおり，新たな，比較的受動的な生活様式をとりやすい傾向がある（Morgillo Freeman, 2004）。

　さらに，社会参加の減少や自分を障害者であると考える認知スタイルが，患者が彼らの問題の外部に"病人としてのキャリア"をつくる上での熟成された役割を果たしている（Linton, 1994）。Keefe と Lefebreve（1994）は，このように痛みに対する行動パターンが強化された結果として，正常に回復した後にもそれが維持されていることを示唆した。Keefe と Gil(1986)は広範囲な研究を通して，その結果を操作することにより痛みに対する行動パターンを変更できることを実証した。行動療法及び認知行動療法モデルは，痛みに対する行動に影響を与える多面的要因を強調する中で，非常に重要である。たとえば Fordyce(1976)は4つの基本的な要因を含むモデルを提案した：(1) 嫌悪入力に対する痛覚—神経系反応；(2) 痛覚入力の痛みと意識的な知覚；(3) 痛みに対して否定的な情緒反応を反映する苦痛；そして (4) 痛みに対する行動，すなわち，痛みが経験されたと伝える公然の行動。このモデルは，痛みを行動的，社会的要因の産物とみなすだけではなく，このような行動を決定する心理的，身体的側面の役割も強調している（Keefe and

Lefebreve, 1994)。痛みに対する行動における研究の重要性が増している。特に，機能的な課題を行っているときの痛み関連行動，痛みに対する行動の結果分析，配偶者の反応に関する研究が，非常に有効な成果をもたらした。機能的で本質的な課題に焦点を合わせることによって，研究者は，仕事や家庭において複雑なことを要求される課題の中で何が起こっているのかを検証することができ，そしてそれはアセスメントと治療のために重要な意味をもっている。たとえば，仕事と関連した問題行動の早期の明確化は，タイムリーな様式で介入を行うことや，持続する痛みの防止を援助することができる（Keefe and Lefebreve, 1994）。

　同様に，痛みに対する行動への配偶者の反応の分析は，配偶者や家族成員や友人たちの，患者の痛みに対する行動と対処反応に影響を与える方法に焦点をあてるという意味において，非常に重要であった。この領域の研究者は，痛みに対する行動への反応を熱心に行った配偶者は，慢性の痛みをもつ患者の痛みに対する行動を強化し，それによって不適応反応が維持されていたことを明らかにした(Romano, Turner, Friedmanら, 1991)。この調査の測定の結果，多くの疼痛管理プログラムにおいて，治療計画に配偶者あるいは重要他者が含まれるようになった。

## 認知行動的介入

　疼痛管理に用いられる最も効果的な心理学的アプローチは，認知行動療法（CBT）を基礎としている。これは，患者の認知機能（もしくは出来事に対する知覚や評価）や認知，行動双方のレベルで，自らの関心事を処理する行動的調整に影響するものを探索することを原理としている。認知の側面は，経験の個人的見解の重要性と認識されており，行動の部分は，痛みを軽減するための活発な行動を基盤とした方略が強調されている。行動指向訓練は，適切で実践的なスキルや思考の方略の実践が要求される成功した対処法に向けた矯正的な努力，と認識されている。TurkとMeichenbaum (1994) によれ

ば，疼痛管理における CBT アプローチは，不安，抑うつ，恐怖症のような心理学的問題における研究から発展した。認知行動療法の中心的機能は (1) 患者の思考，感情，信念，行動の特性と修正に関する関心，そして (2) 変化への促進 (たとえば，段階的実践，ホームワーク課題，リラクゼーション，再発防止訓練) のための行動療法手順に対する関与である。CBT は痛みの頻度と強烈さの緩和をもたらすかもしれないが，鎮痛は主要な目標ではない。むしろ，その目的は，痛みの存在にもかかわらず，患者がより効果的で満足な生活を送ることを学べるように援助することである (Turk & Meichenbaum, 1994)。慢性疼痛における CBT の効果に関する評価の研究は，一貫して，プラセボ (偽薬) 投与や治療を行わない対照群と比較して，CBT が際立って痛みの苦痛と否定的な対処を減少させ，ポジティブな対処方略と内的統制や痛みに対する自己効力感を改善していることを明らかにしている (Thomas, Dixon & Milligan 1999; Turner & Jensen, 1993; Turner 1996; Keef & Caldwell, 1997; Compas, Haaga, Keefer, Leitenberg & Williams, 1998; Turner & Keefe, 1999)。CBT の機能の主要な焦点は，看護師が患者に，感情や行動と関連させて，自分の痛みをどのように緩和するかを理解させることである。その目的は，患者に対して，ネガティブな感覚に導く役に立たない考え—怒りや不安や抑うつなど—を明らかにし，修正できるように教えることである。これは，患者に，役に立たない考えをエビデンスに照らし，それが正確で正当であるかどうかを客観的に調査する，認知の再構成として知られている技法を教示することによって達成される (Turner & Keefe, 1999)。ナースセラピスト (NT) のもう1つの重要な仕事として，彼らに，自分の思考を記録することを教えるというものがある。これは，特定の出来事と関連した思考や行動的結果を同定するために，4本のコラムがある記録シートを提示することによって達成される (表6.1参照)

思考の観察 (モニタリング) は，患者に，思考と感情の区別を教育するために有効であり，この作業をホームワーク活動として行う。NT は治療を通じて，患者の助けとなる思考を確立するために，患者と一緒にこの作業を行

表6.1　思考モニタリングの例

| 出来事 | 思考 | 感情 | 行動的結果 |
| --- | --- | --- | --- |
| 背部痛を伴って起床した | この痛みはどんどんひどくなるから，どうにもできないことを知っている | 悲しみ，抑うつ80% | 一日中ベッドにいた |

う。その目的は，患者がより楽天的な選択肢も可能であるということを理解することである。また，患者は，リラクゼーション技法についても教えられる。リラクゼーションは，包括的な疼痛管理プログラムで用いられる，効果的で付加的な治療法である。特に，筋緊張と痛みを減らして，個人的なコントロールの感覚を高めることができるので非常に有用である。漸進的筋弛緩法（Bernstein & Berkovec, 1973）は，慢性疼痛に用いられる一般的なリラクゼーションの方法であり，痛みや不安や機能障害を軽減する効果がある（Seers, 1997）。優しい流れのような，楽しいイメージに焦点を合わせることで，さらにリラクゼーションが促進され，NTは痛みを和らげるために患者を（導かれたイメージに）導くことができる。

## 利益の維持管理

　CBTプログラムの重要な要素は再発防止である。好ましい利益を維持するために，NTは障害の早期のサインや危険性が高い状態を明確にして，行動計画を作成するために患者と協働して作業していく。ロールプレイを通して，患者はこのような状態で対処する方法のリハーサルを行う。
　過去20年で，慢性関節リウマチやがんのような慢性疾患と慢性疼痛を管理するためのCBTの使用が，著しく増加している。鎌状赤血球症（sickle cell disease: SCD）においては，CBTの使用は（今まで）むしろ限定されていたが，今では急性の疼痛に対する使用が強調されるようになってきた（Gil, Wilson, Edens, Websterら，1996; Gil, Wilson, Edens, Workmanら，1997）。本

章の残りで，鎌状赤血球症の慢性の痛みに焦点を合わせた唯一の評価的研究について論じていく。

## 鎌状赤血球症（SCD）の慢性疼痛のためのCBT

　SCD は，主にカリブ海やアフリカの人々や，インド，地中海，中東の少数の人々にもともと存在していたヘモグロビン障害である（National Association of Health Authorities and Trusts, 1991）。SCD については，生理学的，心理学的側面の詳細な記述がなされている（Thomas, 1997, 2000; Thomas, Dixon & Milligan, 1999）。SCD の合併症は，急性胸症候群，臀部と肩の無菌性壊死，感染，脾臓の赤血球捕捉（splenic sequestration），鎌状貧血による網膜症（retinopathy），足潰瘍，陰茎持続勃起症（priapism），脳血管の損傷（Serjeant, 1992）などがある。SCD の患者は，病気に関連した，早期の，突然の死の脅威の下に生活しており，平均死亡年齢が，女性46歳，男性42歳であることが研究により明らかになった（Piatt ら, 1994）。患者が経験する最も頻繁で手に負えない問題は，局所貧血の結果として生じる痛みに伴う危機であり，病院への緊急入院が必要となる。ロンドンでは，SCD 患者の入院の最も一般的な理由は痛みに伴う危機であり，すべての SCD 緊急入院患者の90％を占め，平均の滞在日数は10日である（Davies, 1994）。このような予想が困難で不快な病気は，恐れや不安と結び付けられる結果となる。そして抑うつ状態とこれらの心理学的要素は，痛みの経験の強烈さを増大させ，痛みに対する薬物療法の必要性に影響を与える（Freeman, 2004）。

### SCDにおける慢性疼痛

　最近まで，SCD における疼痛管理のための主な焦点は，血管が閉塞する危機的状況から生じる急性疼痛と，SCD の多くの人々が経験する慢性疼痛であった。最も頻度の多い慢性疼痛が生じる原因として，関節腔内における骨頭壊死があり，それは，HbSC と HbSS の遺伝子型をもつ人に多くみられる。

SCDの人々の認知の対処スタイルを調べた研究では，破局視，個人化，選択的抽出を含む認知の誤りが見出された（Gil, Abrams, Phillips, & Keefe, 1989; Gil, Abrams, Phillips & Williams, 1992; Gil, Wilson, Edens, Websterら, 1996; Gil, Wilson, Edens, Workmanら, 1997; Thomas, Dixon & Milligan, 1999）。この高いレベルの不安と抑うつとが混合した対処スタイルは，痛みに対する行動に影響を与え，次第に慢性疼痛の経験を悪化させる。疼痛管理の焦点が，急性の危機的な疼痛にあるため，慢性の痛みがしばしば識別されず，従って見落とされることがある。このような状況は，患者が受けた健康教育が，主に急性の危機的な疼痛に焦点を合わせているため，患者自身が慢性の痛みを急性の危機的な疼痛と解釈する傾向があるために生じる。コントロールされていない慢性の痛みが主要なストレッサーとなり，そのためしばしば病院での管理を必要とする，急性で危機的な疼痛のエピソードを引き起こすのである。従って，急性期のヘルスケアサービスを受ける高位のユーザであるSCD患者が，激しい慢性疼痛をもっていることが見出されたことは驚くべきことではない。急性の痛みだけに焦点をあてることに加えて，日々の疼痛管理における心理学的な関与の欠如がある。鎌細胞研究に対する心理学的効用の欠如という理由から，鎌状赤血球症患者の慢性の痛みに対するCBTの有効性を評価するため，大規模な研究プロジェクトが始められた。この研究の結果は，他の研究誌において全面的に報告されている（Thomas, Dixon & Milligan, 1999; Thomas, 2000; Thomas, Gruen & Shu, 2001）。

●プロジェクトの目的
　この研究を行うにあたって，全く新しい，未知の様式を用いた，SCDの患者群の疼痛コントロールについてのCBTを提示した。従って，主な研究目的の1つは，鎌状赤血球症に対する医学と看護管理を統合した心理学的アプローチの可能性を明らかにすることであった。Gil, Wilson, Edens, Websterら（1996）が，合衆国における鎌状赤血球症の人々の心理学的プロフィールに関する重要な研究に着手したときでさえ，イギリスではこれらの変数につい

てわずかしか知られていなかった。従って，この研究では，以下のような一連の目的について検証することとする。

1. 精神的に安定した人々とそうでないSCDの患者が用いている対処方略のタイプを理解できるデータを獲得すること。
2. CBTが，心理学的安寧に肯定的な影響を与えることができるかどうかを明らかにすること。
3. CBTが，患者の疼痛に対する対処の可能性を増大させることができるかどうかを明らかにすること。
4. CBTが，入院日数の頻度と期間を短縮できるかどうかを立証すること。
5. CBTの費用対効果を検証すること。

● 研究デザイン
このプロジェクトは縦断的，多角的，無作為対照試験で行った。

● 被験者
97人のSCD患者が，ロンドンの7つの病院の4つのセンターから参加した。この論文の中では，4つ以上の治療グループセッションに参加した59名のベースラインと介入後のアセスメントの結果を報告する。

● 手　順
各病院の倫理的承認は，地元の倫理委員会から得られた。参加者はすべて，遺伝子型HbSSをもつ15歳から35歳で，前年に危機的疼痛のために2回以上の入院経験をもっていた。どのようなものであれ心理学的，精神医学的治療を受けた人や，もう1つの治療形式（たとえば，水酸基尿素[hydroxyurea]や輸血プログラムなど危機的疼痛の経験の頻度に影響を与えるもの）を受けた人は除外された。患者は，病院の血液部門から，コンサルタント，血液学者，CNS（clinical nurse specialist：専門看護師），鎌細胞とサラセミア

（thalassaemia：地中海貧血）カウンセラーの助力により集められた。

### ●対象者の特徴

59人の平均年齢は25.3歳で，女性は28人（47%），男性は31人（53%）であった。入院の平均回数は，研究参加の前年で，年間6.3回（SD = 4.56）であった。35人（59%）は西アフリカの出身で，24人（41%）はアフリカ系カリブ人であった。SCDの治療群と対照群では，年齢，危機的疼痛のための入院回数，教育，民族的起源，性差，職業，同胞数に有意差（$p > .05$）はみられなかった。

研究に参加することに同意し，同意書に署名した後すぐに，すべての患者は無作為に認知行動療法群（CBT），偽治療群（attention placebo: AP），対照群の3つの治療群に割り当てられた。任意の割り当ては，封印され，数字が記された封筒の中に各々の群のラベルを貼ったカードを入れて行われた。配分は乱数表に基づき，それぞれの治療状態で平等な数を得るためにバランスをとった4ブロックに制限された（Christensen, 1988）。

〈治療状態1群：CBT〉

CBT治療に割り当てられた患者は，心理士により構造化された，認知行動療法の治療アプローチを用いる治療構造で，2カ月にわたって週1時間のグループセッションに出席した。これは，非悪性患者の慢性疼痛を軽減するために効果的な，計8時間の治療を提供することになる（Turner & Jensen, 1993）。介入は，認知療法，リラクゼーション訓練，健康教育が混在している。参加者は，それぞれの週で学習した技能を練習するために，ミーティングの終わりにホームワークとしての課題を与えられた。参加者がセッションを休んだときは（主に痛みや入院のための），出席する次のセッション時に，欠席のために受けることのできなかった事柄についての最新情報を与えられた。すべてのCBTセッションはテープに録音され逐語化された。

〈治療状態2群：偽治療群〉

　この状態群は，心理士と一緒にいることが，単独で患者の成果に改善をもたらす可能性を検証するために設定され，CBT介入と心理士と話をして時間を過ごすこととの比較を行った（Richter, McGrath, Humphreys, Goodman, Firestone & Keene, 1986）。この条件に割り当てられた参加者は，2カ月にわたって，心理士と一緒に週に1度の1時間のグループセッションに出席した。しかし，これらのセッションは患者によってリードされた。参加者には，このグループセッションは，SCDとして生活するなかで遭遇する問題のタイプを議論する機会を，研究者に提供するために設定されたものであると伝えられていた。CBTグループと同様に，セッション出席の記録が保存された。

〈治療状態3群：対照群〉

　この状態群に割り当てられた患者は，従来通りの薬物治療のみを行った。

■ 心理的尺度

被験者は無作為に各治療状態に割り当てられたが，介入開始前に，被験者の心理学的苦痛，疼痛対処方略，痛みの経験をアセスメントするために，いくつかのアンケートを行った。使用した心理尺度は以下のとおりである。

- General Health Questionnaire 28（GHQ 28; Goldberg & Williams, 1988）
　　この測定用具は，不安と憂うつをアセスメントするものである。この慢性的評価法は，慢性疾患の存在を見逃さないために採用された（Goodchild & Duncan-Jones, 1985）。この評価表は，SCDの被験者群に対して，以前に，Hilton, Osborn, Knight, Singhal, and Serjeant（1997）によって使用されたことがある。
- Coping Strategies Questionnaire, Revised Sickle Cell Version for Adults（CSQR; Gil, Abrams, Phillip & Keeker, 1989; Rosenstiel & Keefe, 1983）

これは，対処方略の尺度で，SCD のための改定版である。この測定用具は，広範囲のポジティブ，ネガティブな痛みへの対処方略をアセスメントする。

- Pain Self-Efficacy Questionnaire（PSEQ; Nicholas, 1989）

この測定用具は，痛みにもかかわらず，自己効力感のある患者が，日常生活で機能していることに関して，どのように感じているかをアセスメントするものである。

- Short Form McGill Pain Questionnaire（SF-MPQ; Melzack, 1987）

これは，痛みの経験の重篤度を判断し，疼痛に関する評定の感情と感覚を分離してアセスメントすることができる多次元の測定用具である。

- Beliefs About Pain Control Questionnaire（BPCQ; Skevington, 1990）

この測定用具は，痛みに関する個人的コントロールに対する信念と，痛みを管理する医師のような強力な他者の役割と，痛みをコントロールする際に起こった偶然の出来事や事件の役割をアセスメントする。

● その他に集められた情報
- 入院回数，事故や緊急訪問，一般開業医と他の医療サービスの使用
- 生活背景
- 教示された CBT スキルの信頼性についての患者のアセスメント（7 点評定でアセスメントされる）
- グループの治療に対する患者の受容性に関する質的なプロセスデータ

医療サービスの使用に関するデータとそのサービスに関連する費用が，各観測点において，簡易質問紙（Charles Normand：ロンドン大学〔衛生と熱帯医学学部〕により開発された）を用いた費用効果分析により集計された。

## 結果と議論

統計処理はχ²検定，クラスカル・ウォリス検定，マン・ホイットニーU検定，二元配置分散分析（ANCOVAs）で行った。これらのデータは，他の文献で詳細に論じられた（Thomas, Dixon & Milligan, 1999; Thomas, 2000）。従って，本論文においては，治療的介入直後の要約と，最初にあげた4つのプロジェクトの目的の結果との関連づけを行った。

全体的に，介入後の治療群との相違においては，すべての方法を用いたCBT介入が有利な結果となることが有意に明らかになった。

鎌状赤血球症に用いた対処法略のタイプへのよりよい理解が得られたか？
- 全体的に，ベースラインのデータでは，鎌細胞患者の母集団の心理学的苦痛が，高いレベルであることが明らかになった。GHQ 28の平均得点は，SCDという事例性（caseness）のために，8もしくは9のカットオフポイントより高かった（Hiltonら，1997）。この結果は，SCDに対処することは，内的資源を消耗させ，そのために多大な心理学的負担を引き起こすことを示している。
- 痛みに関しては，SF-MPQのベースライン得点により，考えられる限りの量の慢性の痛みがあることが明らかになった。
- 痛みへの対処方略に関して，ベースライン得点は，自己に関する破局的で否定的な言明のようなネガティブな対処が高いレベルであることが明らかになった。患者はまた，受動的な対処の得点が高く，疼痛のコントロールや軽減のための自己の能力について乏しい感覚しかもっていなかった。このパターンはGil, Abrams, Phillips & Williams（1992）の結果と一致している。
- 痛みにもかかわらず，普通の生活を送る能力に対する患者の自信に関して，ベースラインの結果では，自己効力感が低いことが明らかになった。
- 痛みをコントロールすることに関する信頼感に関しては，ベースラ

インの結果では，痛みをコントロールするための機会や強力な他者に対して信頼感が高く，個人的コントロールに関する信頼感は低いレベルであることが明らかになった。

我々は精神的に安定した人たちとそうでない人たちを分類することができるのか？

相関テストにより，精神病の疾病率，ネガティブな対処方略，痛みを軽減する機会への信頼，痛みの経験，頻繁な入院との間に正の相関があることが明らかになった。また，上記の変数と対処能力に対する低い信頼感のレベルに負の相関が認められた。これは，不安で抑うつ的な患者は，より多くの痛みを経験し，より頻回に入院し，痛みに対処するためによりネガティブな対処方略を用いていることを示唆している。彼らはまた，痛みへの対処や，痛みのコントロールへの信頼感の能力を過小評価する傾向が高い。このプロフィールが，対処が乏しい者の特性を示しているのに対して，対処が良好な人は，逆のプロフィールによって特徴づけられると推測される。

ＣＢＴが入院の頻度と入院日数を減らすことが立証できたか？

CBTが，入院の頻度と入院日数を減らすことに関連していることが明らかになったが，これらの減少は，偽治療群や対照群とは有意差は認められなかった。

ＣＢＴが心理学的安寧に良い影響を与えたか？

CBTを受けた患者は，次のような心理学的利点を経験した。
- 心理的苦悩の有意な減少
- 自己効力の有意な改善
- ポジティブな対処方略の使用の有意な増加
- 個人的なコントロールの感覚の有意な改善

CBTが痛みにうまく対処する能力を増大させたか？
　以下に示すように，CBT は患者の痛みに対処する能力を改善した。
- 痛みの感覚の減少はなかったが，痛みへの情緒的な要素については，統計学的に有意な減少がみられた。これは CBT 群の患者の痛みが，対照群が感じる痛みよりも，あまり苦痛を感じない激しさであったことを示唆している。
- 積極的な気を散らせる行為の使用と気分転換の方略についても著しい増加がみられ，そしてそれはより効果的な対処を促進した。

認知行動療法の費用効果はどうか？
- 費用効果分析が行われ，結果は有意なコスト削減を示し，CBT の費用効果は，特に介入後の最初の 6 カ月で高いことが明らかになった。費用効果分析についての全報告が，Thomas, Gruen and Shu（2001）により提出されている。

## 治療に対する患者の評価

全体的に，CBT と偽薬治療に参加した患者は，そのアプローチと有用性に関して非常に肯定的であった。以下に評価の質問に対する患者の回答の例を挙げた：

CBT群
- 「私は，それが勉強するのと同じぐらい面白かったから，このグループが他の患者にも開かれていたらいいのにと思います。リラクゼーションは有効だと思いましたが，胸部症状があるときは使うことが困難でした。しかし私はただ痛みに泣いて，病院で無力になるよりも，痛みをコントロールするために筋緊張のテクニックを使いました」
- 「今私は，自分が怠けているという心配をしないで話をすることができているように感じます。そして，1 日の終わりに，私が欲しいと

思っているものを，強制的でなく，でも妥協せずに手に入れることができています」

偽治療群

偽治療群は，セッションへの出席から利益を得ていると思われた。以下の評価への回答からも，自らの経験を共有する機会を与えられたことから，患者がポジティブな利益を得ることを達成したことが明らかになった。

- 「あまり現実の痛みを管理する手助けはいらないけれど，同じ問題を経験している他の人たちがいることを学んだり，会話を交わすことで，人々の経験や治療や雇用のことなどたくさんのことを知ることができるように手助けしてほしいです」
- 「私は，本当にセッションを楽しみにしていました。私がケアシステムから，こんなポジティブな情報を得たのは初めての経験っていうのがわかるでしょう。ひどい問題のいくつかを分かち合うのはとても有効だけれども，同時にそういうことに対して，もう不満ばかり感じなくてもOKだということにも気づかされました。とても貴重な体験だったと思います」

## まとめ

総合的にいえば，CBTは，心理学的苦悩と痛みを軽減し，対処を改善させる点に関して，SCDの疼痛の管理には即座に効果的であると思われる。この有効性は，介入6カ月後においても明らかである。しかし，介入12カ月後における主要な予後結果のほとんどの得点は，ベースラインレベルに戻っていた。CBTは，入院の頻度，事故と緊急訪問の頻度，入院期間の減少とは有意な関連はみられなかった。これらの結果は，CBTの形式での心理学的サポートが，SCDのすべての患者に適用可能なケアとして実行される，標準的な

パッケージの一部として実施されなければならないことを示唆している。小児の SCD 群に対する CBT の有効性を評価する研究により，CBT が成人期のうつ病に至る無力感の発生を抑制できるかどうかを測定することが求められている。

## 謝　辞

この研究は，R&D NHS Executive からの助成金による支援を受けた。

### 〈参考文献〉

Abramson, L. Y., Metalsky, G. I., & Alloy, L. A. (1989). Hopelessness depression. A theory based subtype of depression *Psychological Review, 96*, 358-372.

Abramson, L. Y., Seligman, M. E. P., & Teasdale, J. D. (1978). Learned helplessness in humans: critique and reformation. *Journal of Abnormal Psychology, 87*, 49-74.

Beck, A. T. (1967.) *Depression: Clinical, experimental and theoretical aspects.* New York: Harper & Row.

Bernstein, D. A., & Borkovec, T. D. (1973) *Progressive relaxation: A manual for the helping professions.* Champaign, IL: Research Press.

Boeke, S., Duivenoorden, H. J., Verhage, V., & Zwaveling, A. (1991) Prediction of postoperative anxiety and during hospital stay using two anxiety measures. *Pain, 45*, 293-297.

Christensen, L. B. (1988). *Experimental methodology.* Boston: Allyn and Bacon.

Compas, B. E., Haaga, D. A., Keefe, F. J., Leitenberg, H., & Williams, D. A. (1998). Sampling of empirically supported psychological treatments from health psychology: Smoking, chronic pain, cancer and bulimia nervosa. *Journal of Consulting and Clinical Psychology, 66*, 89-112.

Coughlan, G. M., Ridout, K. L. Williams, A. C. D., & Richardson, P. H. (1995). Attrition from pain management programme. *British Journal of Clinical Psychology, 34*, 471-479.

Craig, K. D. (1994). Emotional aspects of pain. In P. D. Wall, & R. Melzack, (Eds.), *Textbook of pain* (3rd ed., pp.231-238). Edinburgh: Churchill Livingstone.

Davies, S. (1994). Foreword, in K. Midence & J. Elander (Eds.), (pp. ix-x) *The psychosocial aspects of sickle cell disease.* Oxford: Radcliffe Medical Press.

de Groot, K. I., Boeke, S., Van Der Berge, H. J., Duivenoorden, H. J. Bonke, B. & Passchier, J. (1997). Assessing short and long-term recovery from lumbar surgery with pre-operative biographical medical and psychological variables. *British Journal of Health Psychology*, 2, 229–243.

De Vellis, B. M. E. (1993). Depression in rheumatological diseases. In S. Newman & M. Shipley (Eds.), Psychological aspects of Rheumatoid Disease. *Bailliers Clinical Rheumatology*, 7, 241–257.

Eccleston, C. (1994). Chronic pain and attention: A cognitive approach. *British Journal of Clinical Psychology*, 33, 535–547.

Eccleston, C. (1997). Pain and thinking. In V. Thomas (Ed.), *Pain: Its nature and management* (pp. 35–53). London: Bailliere Tindall.

Edwards, L., Pearce, S. A., Collett, B. J., & Pugh, R. (1992). Selective memory for sensory and affective information in chronic pain and depression. *British Journal of Clinical Psychology*, 34, 471–79.

Ferdinand, E. & Turk, D. C. (1995). The scope and significance of anger in the experience of chronic pain. *Pain*, 61, 165–175.

Flor, H., Birbaumer, N., Furst, M., Lutzenberger, W. Elbert, T. & Braun, C. (1993). Evidence of enhanced peripheral and central responses to painful stimulation in states of chronic pain. *Psychophysiology*, 30, 9.

Fordyce, W. E. (1976). *Behavioral methods for chronic pain and illness*. Saint Louis: C. V. Mosby.

Fordyce, W. E. (1979). Environmental factors in the genesis of low back pain. In J. J. Bonica, J. E. Liebskin, & D. G. Abel-Fessard (Eds.), Proceedings of the Second World Congress on Pain (pp. 659–666). *Advances in Pain Research and Therapy*, Vol. 3. New York: Raven Press.

Freeman, S. M. (2004). The relationship of opioid treatment in chronic pain conditions: Implications on brain reward response. *Journal of Addictions Nursing*, 15, 1–8.

Gil, K. M., Abrams, M., Phillips, G., & Keefe, F. (1989). Sickle cell disease pain: Relations of coping strategies to adjustment. *Journal of Consulting and Clinical Psychology*, 57, 725–731.

Gil, K. M., Abrams, M., Phillips, G., & Williams, D. A. (1992). Sickle cell disease pain: Predicting health care use and activity level at 9 months follow-up. *Journal of Consulting and Clinical Psychology*, 60, 267–273.

Gil, K. M., Wilson, J., Edens, J., Webster, D. A., Abrahams, M., Orringer, E. Grant, M., Crawford Clark, W., & Janal, M. N. (1996). Effects of cognitive coping skills training on coping strategies and experimental pain sensitivity in African American adults with sickle cell disease. *Health Psychology*, 15 (1), 3–10.

Gil, K. M., Wilson, J. M. Edens, J. L., Workman, E., Ready, J., Sedway, J., Redding-Lallinger, R., & Daeschner, C. (1997). Cognitive coping skills in children with sickle cell disease pain. *International Journal of Behavioral Medicine*, 4, 364–377.

Goldberg, D., & Williams, P. (1988). *User's guide to the General Health Question-

第6章 慢性疼痛の管理 185

*naire*. Hampshire: NFER Nelson.
Goodchild, M. E., & Duncan-Jones, P. (1985). Chronicity and the GHQ. *British Journal of Psychiatry, 146,* 55-61.
Henry, J. P., & Stephens, P. M. (1977). *Stress, health and the social environment: A biological approach.* New York: Springer Publishing Co.
Hilton, C., Osborn, M., Knight, S., Singhal, & Serjeant, G. (1997). Psychiatric complications of homozygous sickle cell disease among young adults in the Jamaican cohort study. *British Journal of Psychiatry, 170,* 69-76.
Katz, R., & Wykes, T. (1985). The psychological differences between temporally predictable and unpredictable events: Evidence for informational control theories. *Journal of Personality and Social Psychology, 48,* 781-90.
Keefe, F. J., & Caldwell, D. S. (1997) Cognitive behavioral control of arthritis pain. *Medical Clinics of North America Advances in Rheumatology, 81,* 277-290.
Keefe, F. J., & Gil, K. M. (1986). Behavioral concepts in the analysis of chronic pain syndromes. *Journal of Consulting and Clinical Psychology, 54,* 776-783.
Keefe, F. J., & Lefebvre, J. (1994). Pain behavior concepts: Controversies, current status and future directions. In G. F. Gebhart, D. L. Hammond & T. S. Jensen (Eds.), *Proceedings of the 7th World Congress on Pain: Progress in pain research and management,* Vol. 2, 127-147. Seattle: International Association for the Study of Pain Press.
Kewman, D. G., Vaishampayan, N., Zald, D., & Han, B. (1991). Cognitive impairment in musculoskeletal pain patients. *International Journal of Psychiatry in Medicine 21,* 253-262.
Lazarus, R. S. (1966). *Psychological stress and coping process.* New York: McGraw-Hill.
Linton, S. J. (1994), The challenge of preventing chronic musculoskeletal pain. In G. F. Gebhart, D. L. Hammond, & T. S. Jensen, (Eds.), *Proceedings of the 7th World Congress on Pain: Progress in pain research and management,* Vol. 2, (pp. 149-166). Seattle: International Association for the Study of Pain. Press.
Mandler, G. (1972). Helplessness: Theory and research in anxiety. In C. D. Spielberger (Ed.), *Anxiety: Current trends in theory and research.* New York: Academic Press.
Mandler, G., & Watson, D. L. (1966). Anxiety and the interruption of behavior. In C. D. Spielberger (Ed.), *Anxiety and behavior* (pp. 263-290). New York: Academic Press.
McCaffrey, M. (1972). *Nursing management of the person in pain.* Philadelphia: Lippincott.
Melzack, R. (1987). The Short Form McGill Pain Questionnaire. *Pain, 30,* 191-197.
Melzack, R., & Wall, P. D. (1965). Pain Mechanisms: A new theory. *Science, 150,* 971-79.
National Association of Health Authorities and Trusts. (1991). Hemoglo-

binopathies: Review of services for black and minority ethnic people. *Words about action.* NAHAT. Bulletin number 4. Birmingham.

Nicholas, M. K. (1989). *Self-efficacy in chronic pain.* Paper presented at the National Conference of the British Psychological Society, St Andrews University.

Pearce, S., Isherwood, S., Hrouda, D., Richardson, P., Erskine, A., & Skinner, J., (1990). Memory and pain: Tests of mood congruity and state dependent learning in experimentally induced and clinical pain. *Pain, 43,* 187, 193.

Pincus, T., Pearce, S., McClelland, A., Farley, S., & Vogel, S. (1994). Interpretation bias in responses to ambiguous cues in pain patients. *Journal of Psychosomatic Research, 38,* 347–353.

Platt, O. S., Brambilla, D. J., Rosse, W. F., Milner, P. F., Castro, O., Steinberg, M. H., & Klug, P. P., (1994). Mortality in sickle cell disease: Life expectancy and risk factors for early death. *New England Journal of Medicine, 330*(23), 1639–1643.

Richter, I. L., McGrath, P. J., Humphreys, P. J., Goodman, J. T., Firestone, P., & Keene, D. (1986) Cognitive and relaxation treatment of paediatric migraine. *Pain, 25,* 195–203.

Romano, J. M., & Turner, J. A. (1985). Chronic pain and depression: Does the evidence support a relationship? *Psychology Bulletin, 97,* 18–34.

Romano, J. M., Turner, J. A. Friedman, L. S., Bulcroft, R. A., Jensen, M. P., Hops, H., & Wright, S. F. (1991). Sequential analysis of chronic behaviors and spouse responses. *Journal of Consulting and Clinical Psychology, 60,* 772–782.

Rosenthiel, A. K., & Keefe, F. J. (1983). The use of coping strategies in chronic low back pain patients: Relationship to patient characteristics and current adjustment. *Pain, 17,* 33–44.

Seers, C. J. (1997). Chronic non-malignant pain: A community based approach to management. In V. Thomas (Ed.), Pain: Its nature and management. (pp. 221–237). London: Bailliere Tindall.

Seligman, M. E. P. (1975). *Learned helplessness.* San Francisco: Freeman Press.

Serjeant, G. R. (1992). *Sickle Cell Disease.* (2nd ed.) London: Oxford Medical Publications.

Shuldham, C. C., Cunningham, G., Hiscock, M., & Luscombe, P. (1995). Assessment of anxiety in hospital patients. *Journal of Advanced Nursing, 22,* 87–93.

Skevington, S. M. (1990). A standardised scale to measure beliefs about controlling pain (BPCQ): A preliminary study. *Psychology and Health, 4,* 221–232.

Skevington, S. (1994). The relationship between pain and depression: A longitudinal study of early synovitis. In G. F. Gebhart, D. L. Hammond, & T. S. Jensen (Eds.), *Proceedings of the 7th World Congress on Pain: Progress in pain research and management.* Vol. 2. (pp. 201–210). Seattle: International Association for the Study of Pain Press.

Spielberger, C. D. (1972). Theory and research on anxiety. In C. D. Spielberger (Ed.), *Anxiety: Current trends in theory and research* (pp. 3–20). New York: Academic Press.

Thomas, V. (Ed.), (1997) *Pain: Its nature and management.* London: Bailliere Tindall

Thomas, V. J. (2000). The role of cognitive behavioral therapy in sickle cell disease. *International Journal of Palliative Nursing, 6,* 434–442.

Thomas, V. J., Dixon, A., & Milligan, P. (1999). Cognitive behavior therapy for the management of sickle cell disease pain: An evaluation of a community-based intervention. *British Journal of Health Psychology, 4,* 209–229.

Thomas V. J., Heath, M. L. Rose, F. D. & Flory, P. (1995) Psychological characteristics and the effectiveness of patient controlled analgesia. *British Journal of Anaesthesia, 74,* 271–276.

Thomas, V. J., Gruen, R., & Shu, S. (2001). Cognitive behavior therapy for the management of sickle cell disease pain. Identification and assessment of costs. *Ethnicity and Health, 6,* 59–67.

Turk, D. C., Meichenbaum, D. (1994). A cognitive-behavioral approach to pain management. In P. D. Wall, & R. Melzack, (Eds.), *Textbook of pain.* (3rd ed., pp. 1337–1348). Edinburgh: Churchill Livingstone.

Turner, J., & Keefe, F. J. (1999). Cognitive behavioral therapy for chronic pain. In M. Max, (Ed.), *Pain: An updated review.* Refresher Course Syllabus. Seattle, WA: IASP Press.

Turner, J. A. (1996). Educational and behavioral interventions for chronic low back pain. *Spine, 21,* 169–177.

Turner, J. A., & Jensen, M. P. (1993). The efficacy of cognitive therapy for low back pain. *Pain, 52,* 169–177.

Tyrer, S. P., Capon, M., Peterson, D. M., Charlton, J. E., & Thompson, J.W., (1989). The detection of psychiatric illness and psychological handicaps in British pain clinic population. *Pain, 36,* 63–74.

Vlaeyen, J. W. S., Geurts, S. M., Koler-Snijders, A. M. J., Boeren, R. G. B., & van Eck, H. (1995). Fear of movement in chronic low back pain and its relation to performance. *British Journal of Clinical Psychology, 29,* 383–394.

Walker, J. (1997). Pain in the elderly. In V. Thomas (Ed.), *Pain: Its nature and Management* (pp. 238–257). London: Bailliere Tindall.

――― 第7章 ―――

# 認知行動療法と慢性疾患

Jeanne Paskawics

　米国の人口の20%近くにあたる5,400万人以上が，慢性的な健康上の問題またはその他の障害の結果としての活動制限を経験している（Department of Health and Human Services：DHHS, 2000）。西暦2010年までには，障害をもっている人々の数は，さらに50%増加するであろうと推定されている。この予想される増加の一因として，医学的技術の劇的な改良と疾病予防対策によって平均寿命が延びたことが考えられる（DHHS, 2000）。この状況を複雑にしているのは，長期にわたる障害，破壊的な急性疾患，その他のライフスタイルの変化に関連するプレッシャーなどへの対処に関連した情緒的苦痛や抑うつや不安の増大である（DHHS, 2000）。このライフスタイルは，しばしば個人の生活の質とよばれ，身体的回復だけではなく，障害となる身体的変化の発症に続く心理的な回復と安定化にとって鍵になる構成要素とされている。本章では，日常生活活動，個人的満足感，健康と安寧のすべての側面を促進する生産性を生活の質と定義する（Day & Jankey, 1996）。

　本章では，生活の質に破滅的な変化をきたす治療上のストレスと対処法に関して有効とされている，認知と行動的アプローチに焦点を合わせる。手術後，糖尿病，心臓発作，脳卒中のような生活を変化させる重要な出来事が，劇的に個人の日常の生活パターンを変更させることがある。出来事やストレッサーに対する個人の解釈は，対処方略を活性化させ，その後の一連の心理的，身体的な調整を始動させる，主要で重大な構成要素である。ストレスが多い

かどうかの解釈は人それぞれによって異なる（Freeman & Roy, 第1章参照）。この個々のスタイルは，評価，帰属，自己効力，ストレッサーに対する一般的な感覚，の4つの基本的な認知的反応の中に設定される（Bandura, 1997）。これらの反応は，ストレスフルな出来事の解釈，脅威，喜び，あるいは挑戦に，直接的，間接的に影響を与える。

　これらのうちの最初の"評価"は，ストレッサーを，脅威，有害，挑戦であると確信する認知的解釈である。対処モデル（transactual model）（Snyder & Mann Pulvers, 2001）では，ストレッサーに対する個人の反応は，2つの認知プロセスがつながった結果生じた機能であると説明されている。個人は，ストレッサーを効果的に扱うための対処の資源をもっているかどうかについて，第2の評価を行う。かなりの否定的な評価をもつ破滅的な出来事が，痛みのレベルの増大や無力感と関連しており，そのため，否定的な心理学的調整が行われる。肯定的評価は挑戦的に思えるかもしれないが，一般的にはコントロール可能である。言い換えれば，病気に対するコントロールの感覚を経験する人は，問題解決や対処や心理学的な調整を良好に行う傾向があるということである（Sinclair, 2001）。

　2番目の資源である個人の帰属は，ある出来事の説明と，その出来事に関連した対処の結果について重要な部分を演じる。原因帰属は，なぜストレスフルな出来事が起こったかの解釈や再定義に焦点を合わせる。病気を，内的なものであり，変化するものであり，コントロール可能であると説明する人は，積極的な対処方法を用いることを見出し，それにより成功をもたらし，心理的にもより健康であった（Roesch & Weiner, 2001）。

## 身体活動に影響を与えている疾病の全国的発生率

　疾病対策予防センター（Centers for Disease Control and Prevention: CDC）と行動のリスク要因監視システム（Behavioral Risk Factor Surveillance System: BRFSS）によれば，3分の1近くの米国人が，1カ月に5日以上，

身体的または精神的な不調を感じていた。9％の人は，1カ月に14日以上，精神的な不調を感じていた。18～24歳の若い年齢では，メンタルヘルスの苦痛が最も多く，55歳以上の成人は，身体的健康と活動制限による苦痛を感じていた。低収入，教育不足，慢性病あるいは障害をもっている成人ほど，不調の日が多いことが報告されている。表7.1に，2000年にCDCによって報告された健康関連の生活の質についての人口査定から疾患別の結果を示した。

## 精神科の合併症

　心臓血管病や糖尿病のような，生活に主要な変化をもたらす出来事を経験する患者は，臨床的抑うつ，不安障害，精神病を含んだ精神科の合併症の進行を増大させるリスクがある（Kneebone & Dunmore, 2000）。抑うつは，死を含めた心臓血管病の合併症の危険性を高めることが知られている（Kneebone & Dunmore, 2000）。これらの合併症には，身体機能の障害や社会的孤立による持続的な疲労が含まれている（Rossen & Buschmann, 1995）。抑うつ状態に似たその他の合併症として，冠状動脈硬化との関連が指摘されている「イライラ」がある（Rossen & Buschmann, 1995）。抑うつは，身体と情緒のストレスを顕著に示す血中のコレステロールレベルの増加と関連づけられている（Rossen & Buschmann, 1995）。ストレスレベルの増加が血圧を上昇させ，免疫抑制を長期にわたり活性化し，中枢神経系から酸素と栄養を追い出すことが示唆されている（Rossen & Buschmann, 1995）。上記に示したような合併症により，罹患率と死亡率が34％増加している（Parsonnet, Dean, & Bernstein, 2000）。増大したストレスレベルに順応する試みとしての身体的反応に加えて，多くの人々が，回復をさらに複雑にする共存するリスク要因と，心理学的な合併症のための付加的なリスクをもっている。喫煙，多量のアルコール消費，過剰な体重増加，運動不足などのリスク要因により，照準をあてた介入が患者の予後を危機的にする治療環境を引き起こす（Rossen & Buschmann, 1995）。頭痛，関節炎，腹痛，糖尿病のようなストレ

表7.1 疾患別の健康調査結果

| 疾　　患 | 人　　数 | 1カ月あたりの体調不良日数 |
| --- | --- | --- |
| 関節炎 | 10,000 | 4.6日 |
| 乳がん | 338,000 | 8.5日 |
| 心臓血管疾患 | 50,938 | 10.0日 |
| 糖尿病 | 500,000 | 9.9日 |

スによる神経生理学的症状と関連した疾病は，不安と抑うつ状態が関与している(Stewart, Greenfield, & Hayes, 1989)。抑うつ状態と不安は，血糖コントロールの不良や糖尿病と関連した合併症の増加と関連している (Stewart, Greenfield, & Hayes, 1989)。しかし，抑うつのような精神的障害と心臓血管による心臓病の関係を説明しようと試みた研究は，特定の成功をもたらすことはなかったが，抑うつは心筋梗塞の経過を悪化させることが明らかになっている (Kurz, 2001)。

　科学は，抑うつと心臓血管病による不良な転帰とを関連づけた(Stewartら, 1989)。たとえば，もし患者が，完全に基本的な活動が厳密に制限される病気に罹患し，著しく活力を減少させるなら，同様に楽しい活動も制限するだろう。社交的，または楽しい活動に参加する能力が制限されることは，うつ病の発症リスクが高くなることを意味している (Stewartら, 1989)。うつ病の合併は，免疫抑制剤の効力を減少させ，失感情症や無反応（アネルギー）による可動性の制限がおこり，身体の回復を妨げる環境を作る。平均レベルの可動性があり，より満足なライフスタイルを経験している患者は，自立性を増大させ，抑うつを管理する能力と，支持的な対人関係を維持する能力を増大させている (Stewartら, 1989)。こうした能力は，専門職への相談，毎日の運動，健全な食習慣の維持管理を含む治療的サポートネットワーク，趣味，社交的クラブのような楽しい活動に参加することを可能にする(Stewartら, 1989)。

DSM-Ⅳ-TR（APA, 2000）に基づいた重篤な身体疾患からの回復に影響をもたらすうつ症状の例として，以下のようなものが挙げられる：

- 持続的な疲労
- 仕事に対する興味の減少
- 仕事の生産性の減少
- 社交的なつきあいからの撤退
- 刺激薬またはアルコールの使用の増加
- 死への恐れの増加
- 食事パターンの変化
- 無力感

## ハイリスク，あるいはクリティカルな患者

　外科においてハイリスクの患者が増加しており，加えて，合併症のために，医学的，精神科的サポートが要求される患者が増加している（Isgro, Skuras, Kiessling, Lehmann, & Saggau, 2002）。たとえば，心臓の移植患者は，病気それ自体あるいは手術後の回復が困難なために，死亡率が高いことが知られている。一般的な精神科的評価のなかに，抑うつと不安に関する患者の既往歴とリスクのアセスメントが含まれるべきである。抑うつや不安のような気分障害や，アルコールや薬物の乱用を合併する患者のために，罹患率や死亡率のリスクが著しく増加している（Isgro ら, 2002）。心臓病をもちながら生活している人々や，臓器移植後の養生法が必要な人々，特に生活習慣にリスク要因をもっている人々のために，患者教育が必要とされている（Isgro ら, 2002）。患者の心臓移植の適用の有無を選別するための基準として，不幸な転帰と関連する要因を標準化したリストが用いられている（Grady, Jalowiec, & White-Williams, 1996）。それに加えて，社会的評価によって，患者の心理学的安定性，動機づけ，移植の挑戦に適合するための個人的なサポートを決定する。

同じ状況に直面している2人の反応が異なっているかもしれないことは，よく知られている（Kurz, 2001）。慢性疾患や障害によって生じたストレスが，危険の徴候を外的刺激としてとらえ，痛みの感覚を増大させる（Kurz, 2001）。患者は慢性疾患の診断を受けた後に恐れを経験することがあるため，この恐れに留意し，サポートする必要がある。また，これらの患者は，障害によって，家族，友人，仕事，その他の活動などに差し迫った影響があることを心配する。避けられない恐れに関連したストレスが増加する結果，心配からストレス，より多くの悩みからより多くのストレス，といった悪循環に発展する。将来的な生活の質についての不安は，最初のストレッサーが解決した後でもずっと残っている。たとえば，フィラデルフィアにある，巨大な都会の大学病院で心臓移植を受けた人は，ほとんど，身体だけではなくライフスタイルの著しい変化を経験していた。これらの患者は，優先順位や目標が，「一日ずつ生きる」という考えに転換したと報告している。このことは，それまでの興味，他者との関係性，彼らが大切だと考えていたライフイベント，活動の定義さえもが変化するという結果をもたらした。

　活動と心臓移植に関連した出来事に対する動揺や，移植チームによる迅速な手術の決定と移植後に起こる合併症は，患者や家族メンバーや治療者の不安を生じさせる（Kurz, 2001）。不確実な状況におけるコントロールの喪失は，健康な家族の適応能力さえも困難なものとし，そのため，それまで以上にストレスが増加する（Kurz, 2001）。最も一般的に観察される，効果的で健康的な対処方略は，情報収集，社会的サポートを求める，ユーモアのセンスを失わない，手術と回復について肯定的な考えを維持する，などである（Kurz, 2001）。移植の前に，ストレス，不安，抑うつを増大させる対処方略を用いる傾向があった患者は，移植後に高いレベルの苦痛を感じ，合併症が増大した（Kurz, 2001）。心臓移植患者の80%は，少なくとも移植後1年は生存しているが（Kurz, 2001），個々の患者が感知するリスクは，威嚇や脅威である。楽天的な予後診断が，年齢，一般的な健康，自己効力感に基づいているとすれば，高いストレスを感じている患者が，資格をもったメンタルヘルスの専門

職によってサポートされる移植アリーナに入ることが絶対必要である（Kurz, 2001）。多くの移植施設で、外科手術に適格かどうかを決定する一連の心理社会的評価を実施することが求められている（Kurz, 2001）。これらの評価は、患者を「手術しないと死ぬかもしれない」状態に置いて、評価を"失敗"すると外科手術を拒絶されるのではないかという患者の恐れを刺激するため、それ自体でストレスが高いかもしれない（Kurz, 2001）。

精神科疾患のための既往歴とリスク要因をアセスメントするための精神科評定を行うことは、もし多くの施設で必要とされていないとしたら、強く推奨したい（Dressler, 2000）。これらの評価に含まれる推奨されるリスク項目は、器質的脳症候群、うつ障害、アルコール依存症、不安障害、ストレスの極度なレベルの耐性欠如の既往歴である。これらは、心臓移植のための候補者に存在している一般的な精神科症状である（Dressler, 2000）。心臓移植後に、精神病様症状を示す免疫抑制剤の副作用や、臓器拒絶反応や感染症のリスクに関連した避けがたい恐怖が生じるのは一般的な状態である（Dressler, 2002）。CBTが移植後の予後を大いに改善させることが示されている。CBTは、支持的基盤を提案し、移植チームとの協働的努力を改善する（Dressler, 2000）。支援グループへの参加と、薬剤の使用は、ポジティブな心理社会的予後を増大させるための有益な付加的治療である（Dressler, 2000）。

## 生活の質

生活特性もしくは生活の質の概念が、多くの異なった科学的見地から語られてきたが、生活の質（quality of life）は1960年代に一般的に使われるようになってきた（Day & Jankey, 1996）。医師や看護師や心理士のようなヘルスケアの実践者が、特定の生活の質という変数に関連した健康と疾病に焦点を合わせている（Pearlman & Uhlmann, 1988）。Cantrel（1965）は、個人が自らの仮説、知覚、目標を定義し、自分自身や自分の環境を基にした価値観を測定する尺度を作成した。彼の研究成果によると、個人が、自分や家族の健

康に関心をもち，それを受け入れ，情緒的成熟を成し遂げることが"生活の質"の鍵となる基準として示された (Cantrel, 1965)。Barthel Mobility Index と Geriatric Depression Scale は，入院を必要とするような重篤な疾患による身体的能力や，気分障害による生活の質の変化に続く死亡率を評価するために用いられる (Isgro ら, 2002)。これらの測定用具は，疾病状態が安定したり，除去された後の調整に関する対処の資源について，個々の患者がどのように感じ，対処しているかを測定する (Isgro ら, 2002)。

　個人は個々の人生の変化に影響され，生活の質に対する彼ら独自の定義をもっている。ある出来事について，ある人は重要でないと感じていても，もう1人はそれが破滅的であると感じるかもしれない。個人が満足した経験，有害な出来事，生活の質の変更，肯定的，否定的な情緒的影響を引き起こした出来事を説明するよう求められるとき，個人的ニーズを検討するために，臨床的実践のプロトコルの個別化が必要であることが明らかである (Flanagan, 1978)。多くの臨床的実践のプロトコルが，疾病や障害のタイプに基づいて開発されたため，すべてのプロトコルが個々の患者のニーズに適合しているわけではない。それゆえ，もし治療的介入が個々の出来事に対する個人の感覚に従って計画されるなら，目標設定と治療計画がいっそう効果的で個別的なものとなる。そのため，個々の治療計画は，医師と患者双方の協働的努力のなかで，患者の知覚や帰属の改善と，安寧状態のアセスメントを支援するために開発される。

## 概念的な問題としての生活の質

　概念としての生活の質は，12世紀以前にアリストテレスが，生活の質を幸福と高潔な生活と考えたことにさかのぼる (Olschewski, Schilgen, Schumacher, & Altman, 1994)。世界保健機構 (WHO) は，生活の質を，身体，精神，霊的に健全で，身体的疾患や痛みがないことであると定義した (WHO, 2000)。換言すれば，生活の質は，生活状況に対する個人的な独自の

認識はもちろんのこと，身体的，精神的，社会的にも完全に健康な状態である。生活の質のこの独自な認識は，文化，社会的環境，価値システム，目標，期待，個人的基準に依拠している（WHO, 1996）。そのため，多くの要因に依拠している誰かの生活の質を測定するためには，生活の質のその人自身の認識に，敏感さを含まなくてはならない。そのプロセスには，全体的，包括的で，この構成概念を特定化し，経験的に信頼性・妥当性が検討された特定の測定用具を使用することを伴う（Testa & Simonson, 1996）。生活の質プロフィールやランキン生活の質測定尺度（Rankin Scale measure quality of life）のような全般的な測定用具を用いて，生活の15の領域から，患者に彼らの満足を評定するように求める包括的な方法により生活の質を測定する（Mayerら，2002; Testa & Simonson, 1996; WHO, 2000）。こうした測定用具を用いることにより，ナースセラピストの，患者の生活の質に及ぼす病気の影響についての理解が増し，毎日の活動や家族メンバーとの相互作用を行う患者の能力や，情緒的，精神的健康をアセスメントする助けとなる（WHO, 2000）。Nottingham Health Profile（ノッティンガム健康プロフィール）のような包括的な測定用具は（Ware & Sherbourne, 1992），病気の衝撃や患者の生活への影響を全般的に測定する。この測定用具は，異なった母集団に用いるときや，多種多様な健康状態や体調や疾病のアセスメントに対して有効である。Nottingham Health Profileは，疾病の状態を比較するときに役に立つ測定用具である（Stewartら，1989）。

　ベックうつ病尺度のような，特定の疾患に焦点を当てた心理学的測定用具は，抑うつ状態の患者のレベルを測定し，治療に対する反応の変化を継続的にモニターすることができる（Beck, Freeman, Davis, & Associates, 2004; Beck & Weishaar, 1989）。特定の疾患用の測定用具は，わずかでも重要な健康の変化の基準を測定する大きな可能性を秘めている。(Fitzpatrick, Davey, Buxton, & Jones, 2000)。それらは，臨床場面だけでなく，革新的で，積極的な治療的介入が行われ，その副作用が慎重にモニターされなくてはならない臨床試験においても有効である。Sickness Impact Profile（SIP）のよ

うな特定の疾患の測定用具は，がん，メンタルヘルス，神経，呼吸器の病気のような特定の健康問題に焦点を当てている（Fitzpatrickら，2000）。

## 医学的ストレッサーに対する反応の評価

病気とその治療の影響は，まず臨床的成果を検討することによってアセスメントされる。身体疾患による侵害は，患者の日常生活活動や生存の可能性だけでなく，健康の一般的状態にも同様に影響を与える。医師，看護師，助手のような臨床実践家は，よく知られたベースラインの測定やヘモグロビンや血球成分分析のような検査室的な測定の"黄金率"の結果と比較するために，疾患の臨床的測定法に頼っている。経験的な研究では，十分に開発されたプロトコルは，作業による時間のロスと治療の費用といった社会経済的なものを含んでいる。これらの変化を評価するために標準化された質問紙を使用することによって，検査室における尿や血清の検体を比較する方法と同様の様式で，均一な実施と，偏りのない定量的データが提供される。生活の質の変化を測定するための測定用具の選択は，医師の生活の質の概念的定義次第であり，その測定用具は，個別的な判断と疾患の転帰の可能性に対して適用される。医師は，患者，介護者，医療従事者が，どのような評価にでも，自分自身の見解や認識や情報をもって来ることを認識していなくてはならない。標準化された測定用具を使うことで，偏りを制限し，評価された人と同じような比較群を用いて評価することができる。

## 病気をもつ患者の生活の質の測定

人生の変更を余儀なくされる重篤な医学的危機が発生したり，直面している患者には，大うつ病のエピソードや自殺の可能性が生じるリスクがある。そのため，臨床実践者は，医学的危機に対する個人の反応を評価することが急務である。測定用具としては，World Health Organization's profile または

WHOQOLが推奨される。このプロフィールは，個人の環境との関連はもちろん，身体的，心理学的，霊的側面についても強調した概念モデルにより作成されている（WHO, 2000）。この測定用具は，その他の測定用具や臨床的アセスメントと組み合わせて使用されることが多い。WHOQOL プロフィールは，Being, Belonging, Becoming の3つの領域から構成されている（WHO, 2000）。Being 領域は，エネルギー消費を必要とする日常活動を行っている患者の能力を測定する。Belonging 領域は，家族や近隣，場所や仕事におけるメンバーと関係をもつ患者の能力を測定する。Becoming 領域は，抑うつ，不安，恐れ，怒り，幸福のような患者の情緒と精神の健康を測定する（WHO, 2000）。

## 事　例

　40歳の男性であるスミス氏は，大企業で会計士として働いていた。彼は，かつては夜遅くまでレストランで顧客をもてなしていた。彼は虚血性心筋症と診断され，この疾患そのものと治療によって，徐々に障害が現れてきた。彼は限界を埋め合わせようとしたが，移植しないと死ぬ可能性が高いことを知っていた。心臓病に対処することは，短くなった寿命の可能性や障害，そして—最も狼狽することである—彼自身の死ぬべき運命に対処することを意味していた。スミス氏は移植する人に最も一般的にみられる心理社会的反応をいくつか経験した。彼は健全な未来と平凡なライフスタイルを望んだが，外科手術のリスクと移植の失敗に関する恐れや慄きを味わった（Dew, Switzer, & Goycoolea, 1997）。

　スミス氏は，健康状態の悪化と，適当な臓器提供者を待つことの対処についてのストレスを経験した。彼は活力低下のために，通常の煩わしい仕事をやり遂げることが不可能になった（Dewら, 1997）。生活上のストレスが増加するにつれ，スミス氏はさらに社交的でなくなり，より多くの怒り，否定，罪悪感，悲しみを経験することになった（Dewら, 1997）。彼と彼の家族は，移植後の財政的問題や，移植後の障害の継続について心配していた（Dewら, 1997）。新しい心臓を移植されるや否や，スミス氏は，栄養問題や免疫抑制剤

による慢性的な副作用，厳しく制限される機能的活動への対処といった新しい問題に直面した。Cyclosporine, azathioprine, predonisone を含む3つの主な免疫抑制剤は重篤な副作用を起こすことがある（Dew ら，1997）。さらに，合併症としての高血圧と体液貯留が加わることで，スミス氏の心理社会的な苦悩が高まった。生命に脅威を与えるストレッサーが組みあわされた結果，スミス氏は移植関連の心的外傷後ストレス障害と診断された（Dew ら，1997）。

スミス氏は精神科上級実践専門看護師（psychiatric advanced practice clinical nurse specialist: CNS）による，週に1度のセッションを6カ月間継続した。これらのセッションは，治療モデルとして構造化された認知行動療法を用いていた。CNS の心理療法士は，ソクラテス的質問と閉じられた質問を用いて，目標と目的を明確に限定し，優先順位をつけた段階を設定した。加えて，それぞれのセッションにおいて，結果のアセスメントを患者と治療者双方にフィードバックできるよう，前回のセッションの検討を行った。これはスミス氏の認知のプロセス，再構築，全般的なライフスタイルの変化による適応への評価と再評価を考慮したものである（第1章を参照）。治療者が構造化されたセッションを使用することは，スミス氏が自分自身についての中核信念の評価や，これらの信念を新しい方法で理解し，以前にもっていた見解を修正できるように援助することに役立った。さらに，彼のライフスタイルや活動や未来に関する視点を修正するための，より支持的な一連の新しい対処方略の開発を促進した。

スミス氏が治療を受けた病院で心臓の移植を行うすべての患者は，リハビリテーションの一環として，行動随伴性（behavioral contingency）契約を受けている。CNS とスミス氏と家族で調整された移植チームは，心理療法を契約に取り入れることに同意した。そのため，最初のセッション時に，下記に概説した行動随伴性契約を含めた。スミス氏は自分自身と家族と移植チームとで以下のような契約書を作成した。

1. 移植チームによって提案された運動計画に参加すること
2. 栄養の指針と減量法における節制に従うこと
3. クリニックを予約して，薬物療法を受けること
4. 進行中の教育と情緒的支援を受けるために，義務的な毎月の支援グループミーティングに出席すること
5. 禁酒，禁煙，処方されていない薬の使用を中止すること

　上記の項目の5つが個々に論議され，そして継続的な治療のための必要条件として相互に合意された。患者と治療者は一緒に介入方略を作成し，望ましい行動を測定し，文書化する段階に入った。2回目のセッションでは，スミス氏と治療者は，2,000～2,200カロリーの低脂肪，低コレステロールのダイエット法に従うために毎日の食物を記録した。
　スミス氏は彼の回復計画と関連した以下のような目標を設定した：(1) 1日に2,000mg以上のナトリウムを消費しないこと，(2) ダイエット記録を検討するために1カ月に1度，栄養士と面接すること，(3) 6カ月で少なくとも15ポンド減量すること。
　これらの目標が設定されるとすぐに，スミス氏はその他のリスク問題についても話し合いたいと望んだ。彼はそれらの問題を，睡眠障害，活力低下，食欲不振と捉え，困難が集中していると考えていた。彼は機能の喪失と経済的な問題で，ますます憂うつになっていると語った。抑うつに加えて，彼は非常に怒りっぽく，妻に暴言を吐いたり，かんしゃくを起こしてしまい，非常に罪悪感を感じていると語った。さらに，スミス氏は，恒常的な低い自尊心から逃れるために，自分の部屋に閉じこもってテレビばかり観ていたことを報告した。彼は，活動レベルを減らすように強いられていることは，自分自身の失敗だと解釈していた。彼は自分自身と家族をがっかりさせたと思い込んでいた。彼は涙ぐみ，将来の見通しが悲観的であると語った。CNSは大うつ病と診断し，1日に10mgの低量のparoxetine（パキシル）を処方し，医学的疾患と結合したこの障害の影響について話し合った。治療者の目標は，

彼の経験を正常化することによって，彼の罪悪感を減らして，見通しを改善し（抑うつが治療可能であり治療に反応するため）そして臨床的様式の事実に基づいた症状を検討するための意見交換の場を作ることであった。

3回目のセッションは，スミス氏の家庭での通常の状況における過度の表出（overexerted）と関連させて行った。彼は一生懸命働いたなら，自分を不当に感じることを避けることができると確信していた。彼は顧客を再びレストランに連れ出し，夜遅くまで働き始めた。彼はこうすることで手術前の優勢を保つことができ，顧客が彼の会社に忠誠を示し，そして自分は職業的な成功者のままでいることができると確信していた。次のセッションでは，彼のこうした選択に関する結果について評価された。治療者は，「私がフルタイムで働き，1年に10万ドル以上の収入を得ることができるなら，私には価値がある」というスキーマに焦点を当てた。その他のスキーマとして，「男は，いつも，家族の稼ぎ手である」というものを同定した。一旦これらのスキーマが見出されると，治療者は，現在の状況にとって，より現実的な規則にしたがってスキーマを修正するようスミス氏に働きかけた。

病気によって強いられた制限に対するスミス氏の認識の評価を含んだ一連のセッションに続いて，抗うつ薬の継続的な観察も同様に行われた。スミス氏が副作用についての報告をせず，最適下限で症状の軽減をきたさなかったため，6週間で，服用量は1日に20mgに増量された。それぞれの話し合いを始める前に，CNSはスミス氏が一連のリラクゼーション技法をマスターしていたことを確認した。この計画はCNSとスミス氏双方にとって，話し合いをしている間に活性化される不安レベルの減少を可能とした。加えて，スミス氏の認識と，制限に続く恐怖と制限についての医学的現実とを比較した。現実的な危機分析と彼の"障害者"という最悪の結果に対する破局的な見解との比較を通じて，スミス氏の不安や不適切な恐怖を減少させることができた。スミス氏が"障害者"としてとらえていたのは，車椅子に乗り，よだれをたらし，おむつを当てられたナーシングホームの住人だったのである。この恐れを曝露したことで，「心臓疾患による制限」という，よりありふれたシ

ナリオと対比させることはかなり容易なことになった。

　4カ月が過ぎる頃には，スミス氏は新しいダイエットと運動計画を楽しんでいると報告した。彼はまた，コレステロールの水準が低い食べ物に気を使うようになったので，血圧がコントロールでき，活力が高まり，体重減少まで生じたために，その計画が正の強化になったことを体験した。低脂肪，果物のような食物繊維の多い食事，リハビリテーションチームの栄養士によって推薦された野菜や穀物に対する彼の最初の反応は，かなり否定的であった。彼がプログラムを実践し，その利益を享受し始めた途端，彼は機能回復訓練プログラムに非常に活発に参加するようになった。彼はそれぞれの評価の間に，抑うつ症状が減少したこと報告したため，CNSは抗うつ薬の量を1日に20mgに維持することを決定した。しかし，スミス氏は数週後に，不眠，不整脈，下痢，頭痛といった，問題となる不安症状を報告し始め，大量のカフェインとアルコールを消費していたことが発覚した。それは彼の気分に影響を与えるだけでなく，トリグリセリドのレベルを増大させ，肝機能障害をおこした。また喫煙は血管を強く収縮させた。そのため，CNSは，肝臓を保護し，新しい心臓の拒否反応を予防する計画を作成することになった。

　CNSは，彼の行動に対する認識とその不一致を指摘し比較することで，スミス氏のスキーマを評価することから始めた。CNSの独自な利点の1つは，アセスメントし，診断し，お互いに悪化しあう精神科的，身体的な問題について治療することができる能力や訓練や資格を有していることである。そのCNSは，免疫抑制剤の投与の効果や，高いリスクの治療を開始する際の理論的根拠について説明できる独自な資格をもっていた。スミス氏の気分，スタミナ，拒否的状況の複雑さについても，スミス氏が自分の状況をコントロールし，決定し，結果を求めることができる人物であるという感覚を保持するために，注意深く考慮しながら話し合う必要があった。ストレス管理の方略は，血圧や心拍数を下げ，さらなる動脈の損傷を予防するために強化され修正される。これはバイオフィードバック，瞑想，ヨガ，および彼のストレス反応を強くするために適宜にグループによるクラスで補われた。

## 変化と心臓リハビリテーションの段階

　意志があるにもかかわらず，多くの人々がライフスタイルの改善をすることができない。継続実施できない理由の多くは，個人の変化に対するレディネス（準備性）と関連している。Prochaska and DiClemente によって開発された変化の段階モデルは，はじめは，行動変化のためのレディネスの6段階で構成されていた（Freeman & Dolan, 2001; Morgillo Freeman, 第5章）。変化の段階モデルの修正については第5章で概略を述べたが，変化のプロセスをより完全に説明したモデルに拡大されている。変化のための動機づけに関して，個人が今どのような状況にあるのかを理解することは，治療者にとって，そのモデルを正確に調整し，現実的で，相互に同意できる適切な方法で実行し，永続的な人生上の変化を成功できるかどうかを測定するためにも重要である（Freeman & Dolan, 2002; Prochaska, 1998）。たとえば，非熟考期にある患者と一緒に禁煙の行動計画を作成することは，失敗することが運命づけられている。CNSは，この場合，最初に患者と一緒に最小限の動機づけのレベルをみつけ，そして発展させる必要がある。相応しくない段階に介入することは，ネガティブな反応を生じさせるだけでなく，患者の動機づけを妨害し，準備が不十分だったり，非常に不安なため成功へ前進することができない状態のままにしてしまう（Prochaska, 1998）。

　前熟考期あるいは非熟考期の段階では，患者は変化する見込みや必要性を否定するため，変化することについての考えや意図をもっていないことが多い（Freeman & Dolan, 2002; Prochaska, 1998）。この時期は，患者にとって問題が存在するということを受け入れるために，家族，友人，あるいは熟練した治療者からのアドバイスの言葉が必要かもしれない（Freeman & Dolan, 2002; Prochaska, 1998）。熟考の段階において，患者は変化の必要を認識し，そして受け入れる。肯定的，否定的なリストを作ることは，患者が現在の行動を評価したり，自分の状況についての自覚を喚起する助けになるだろう

(Freeman & Dolan, 2002; Prochaska, 1998)。準備段階で, 患者は計画について他の人たちに話し, サポートを得る。動機づけが, 行動のための強固で詳細なスキーマを発展させる手助けをする(Freeman & Dolan, 2002; Prochaska, 1998)。行動を修正して, 変化に関与させる行為は, 行動期の最も重要な段階である (Freeman & Dolan, 2002; Prochaska, 1998)。強化システムを設定することは, 障害を乗り越えるための助けになる。

最も困難な段階は維持管理である。しばしば自信過剰 (overconfidence), 日常の誘惑, 妨害行為, 経過のための自罰のような障害物を含むのは進行中の過程である (Prochaska, 1994)。最後の段階が決して本当の終わりでなく, 何度も多少の警戒心を必要とする。患者が変化のより初期の段階に逆戻りしたり, 段階の間で揺れ動くことは珍しいことではない。これらの揺れに伴う思考や, 認識や感情をオープンに同定し, 議論するときには, 実際のところ, 患者の経験を正常化させる手助けとなるアプローチに伴う標準的な偏りについても扱わなければならない。

CBTを用いた食事, 運動, ストレスマネージメントにより, 5年後における冠状動脈疾患の改善が示された(Ornish & Scherwitz, 1998)。加えて, 低密度の脂蛋白質 (LDL) コレステロールを減少させ, 胸痛の頻度や血管の狭窄の減少が観察された (Ornish & Scherwitz, 1998)。ポジティブな対処を増加させるCBTにより, ストレスの減少や, 心臓疾患や糖尿病の合併症と関連した全体的な不安, 脳卒中への患者の反応についても良い結果が得られている (Gradyら, 1996)。このCNSは, 心理生理学的アセスメントや治療はもちろんのこと, CBT技法にも熟練していたため, スミス氏は症状が減少したことを喜び, 移植後の摂生法に従い, 重要な部分を担った彼の家族ともより良い関係を保つことができるようになった。

## 治療についての論議

抑うつのための最も効果的な治療は, 抗うつ薬の薬物療法とCBTの複合的

な使用の2つである (Strik, Honig, & Lousberg, 1989)。スミス氏に用いられたSSRIを含めたいくつかの抗うつ薬による薬物療法の利点の1つは，血小板を活性化する抗炎症作用をもっていることである (Strik ら, 1989)。あるSSRIについての研究では，三環系の抗うつ薬とすべてのモノアミン酸化酵素阻害薬(monoamine oxidase inhibitors: MAOI) は，心臓移植後の人には有害であると報告しているものもある(Strik ら, 1989)。これらの薬物療法は，心臓伝導，収縮率，心臓のリズムに関する効果をもつことが知られていた。致命的な不整脈の危険を増大させるものや，起立性低血圧を誘発する薬剤もある (Strik ら, 1989)。抗ムスカリン作用 (antimuscarinic property) をもつSSRIであるパキシル (paroxetine) が，ノルエピネフリンとドーパミンの神経系の再取り込みに対する最小限の効果をもっているため，これらの患者には安全に使用できるだろう (Kneebone & Dunmore, 2000)。Citalopram (Celexa) は，ムスカリン性 (muscarinic)，ヒスタミン感作性 (histaminergic)，抗コリン作用などの拮抗作用がないため，その他の抗うつ薬の鎮静作用や心臓血管の効果に適用されると理想的である (Kneebone & Dunmore, 2000)。

　CBTは，医学的な疾患をもつ母集団への効果的な心理学的治療として，経験的に実証されてきた。加えて，CBTモデルにおける患者と治療者との心理学的協働は，患者が自己や他者と触れ合うことや，満足，達成，喜びの感覚を改善するための技法に患者を組み入れることを意味している (Balady, Fletcher, & Froelicher, 1994)。減量や禁煙やストレスマネージメントといったリスク要因の修正に焦点化したCBTの結果を評価した最近の研究では，この協働的アプローチが，実行能力を高め，脂質，脂蛋白質レベル，体重，血糖値，血圧のレベルを減少させることに効果があることが示唆されている (Balady ら, 1994)。APNやCNSにとって，最もCBTに適合する看護モデルはロイの適応理論である（第1章参照）。この理論は，健康行動は個人の認識に影響される，という命題に基づいている (Roy & Andrews, 1999)。これらの認識は，罹患した病気や行動に関連したリスクへの感受性，臨床的帰結の重大性，リスクを減らすためにとられた行動の利点，特定の健康行動を実践

する際の障害などを含んでいる（Baladyら, 1994）。運動訓練，教育，リスク要因に関する患者と家族へのカウンセリング，ライフスタイルの変更，疾患のプロセスへの対処などが，患者の全般的ケアの本質的な構成要素とみなされている（Baladyら, 1994）。

楽天的な自己信念が，慢性閉塞性肺疾患を含む心臓疾患をもつ患者のリハビリテーションに良い影響を与える。手術前の楽天的な考えは，がん患者の良好な予後や利益と関連している（Stewartら, 1989）。自己効力感が，冠状動脈疾患のリスクを減らすために必要な行動を維持する自己調整プロセスを強化する（Bandura, 1997: Johnson & Morse, 1990）。高い自己効力と高いレベルの動機づけをもっている患者は，CBTを含めたセラピーに出席することを選択するだろう（Johnson & Morse, 1990）。

自尊心は，自分が重要で，価値があり，有能で，そして成功しているという患者の信念を定義するメカニズムによって説明される（Johnson & Morse, 1990）。心筋梗塞，心臓まひ，あるいは虚血性心筋症を経験した患者は，しばしば自尊心が低くなる経験をするため，自己概念を再定義することを学ばなくてはならない。彼らは，役割とライフスタイルを変更しなければならないかもしれない（Johnson & Morse, 1990）。それゆえ，選択されるCBTは，個々人の状態とパーソナリティスタイルに柔軟に合わせる必要がある（Freeman & Roy, 第1章）。

## 興味深いその他の事項

治療前に抑うつの既往をもっている多くの患者が，心臓移植後に臨床的な抑うつがあるとすれば，このような抑うつ症状は悪化しやすいため，彼らが治療プログラムに参加する可能性はいっそう高くなる（Klauer & Filipp, 1993）。個人の社会的なサポートシステムの評価は，対処法を強化させ，健康の成果における実際的な効果を増進するために，こうしたサポートを組み入れる結果をもたらす（Klauer & Filipp, 1993）。道具的サポート（問題への援

助），実質的サポート（金品や物資の寄付），情報的サポート（アドバイスを与える），情緒的サポート（家族や友人たちの訪問）が，患者の入院日数を減少させることが示唆されている（Klauer & Filipp, 1993）。これらと同様なサポートは，患者が心理療法士との治療同盟に携わることで増進することができるであろう。反芻（rumination）は，患者が否定的な過去の経験について思いをめぐらし（そしてそれを強化する），病気の原因を捜し，そして結果の曖昧さに焦点を合わせる機会を与える。患者は，病気の症状が再発することや，日常生活に戻れないようになることに不安をもっている。反芻を中断させることが，患者をなだめ，注意をそらすことになる。代理の課題に従事することや他者を求めることによって，患者はそれ以上のストレスを避けることが可能になる。

　社会的対処は，活動することと問題解決行動である。回復の指標と楽天的な自己信念による決定には正の相関がある。一般的な健康に対する患者の認識は，神経認知機能と直接的な関連がある。患者が外科手術後，回復してすぐのときに，記憶や知的な能力が損なわれているように思われる症状がみられることがある。学習，記憶，注意，集中に欠陥があるとき，認知の変化は明白である。年齢が進むにつれ，学校教育レベルの制限や，退院時の認知の低下の存在は，長期にわたる認知の機能障害の重要な指標となる。認知機能の変化は，いくつかの異なった疾病プロセスにおける生活の質の低下と関連している。

## 結論と今後の方向性

　主要な組織的機能障害のための外科的または医学的介入に関連したCBTは，多くの患者にとっての心理学的機能と生活の質において有効である。患者は，活動性の改善，活力の増加，社会的活動への参加の増加，痛みや不安の減少を経験し，仕事への満足感と実行能力を増大させて仕事に復帰していた（Dew ら, 1997; Johnson & Morse, 1990; O'Malley, Jones, Feuerstein, &

Taylor, 2000; Parsonnet ら, 2000)。神経認知機能への効果や，疾患後の患者の生活の質に対する認識を評価するため，その他の主要な疾患に関する CBT の効果を評価し確実なものとする追加の研究が求められている。

　ロイの適応理論と CBT はどちらも，患者が自分の置かれている状況で，効果的だと感じる対処方略を使用できることを目的としている（Dew ら, 1997; Freeman & Roy, 2005; O'Malley ら, 2000; Parsonnet ら, 2000）。対処方略は，患者の間で多様化し，何度も変化してきた（Klauer & Filipp, 1993）。成果に対する評価は，作成，適用，それから，途方に暮れ，人生を変えられた疾患によって影響を受けた各個人にとって最も有効な治療計画方略をテストする，という順番でやっていくことが重要である。怒りや不安のような予測された感情が患者によって表出されると，患者自身の脆弱性や情緒的反応を基礎とした行動や感情や認知であると解釈する医療者もいる（Klauer & Filipp, 1993）。それらの反応が健康的で予測できたものであることを患者や家族や移植チームにフィードバックすることによって，移植プロセスの関係者が，自らの経験を再定義し，理解することが促進される（Klauer & Filipp, 1993）。情緒的な経験と身体的な挑戦に対して，支持的で信頼感にあふれた雰囲気を作ることは，患者の全般的な情緒的快適さを改善し，それによって手術に対する最適な結果の見込みが改善されるのである（Klauer & Filipp, 1993）。

〈参考文献〉

American Psychiatric Association. (2000). *Diagnostic and statistical manual of mental disorders*, (4th ed., text rev.) Washington, DC: Author. Psychological Association.

Balady, G., Fletcher, B., & Froelicher, E. (1994). Cardiac rehabilitation programs: A statement for health care professionals from the American Heart Association. *Circulation, 90*, 11602–11910.

Bandura, A. (1997). *Self efficacy: The exercise of control*. New York: Freeman Publishing.

Beck, A. T., Freeman, A., Davis, D., & Associates. (2004). *Cognitive therapy of personality disorders* (2nd. ed.). New York: Plenum.

Beck, A. T., & Weishaar, M. (1989). Cognitive therapy. In A. Freeman, K. M. Simon, L. E. Buetler, & H. Arkowitz (Eds.), *Comprehensive handbook of cognitive therapy* (pp. 21–36). New York: Plenum.

Cantrel, H. (1965). *The pattern of human concerns.* New Brunswick, NJ: Rutgers University Press.

Day, H., & Jankey, S. G. (1996). Quality of life in health promotion and rehabilitation. In H. Day & S. G. Jankey (Eds.), *Quality of life in health promotion and rehabilitation* (pp. 39–62). Thousand Oaks, CA: Thousand Oaks Publishing.

Dew, M. A., Switzer, G. E., & Goycoolea, J. M. (1997). Does transplantation produce quality of life benefits? A quantitative analysis of the literature. *Transplantation, 64,* 1261–1273.

Dressler, D. K. (2000). Economic trends and issues related to heart transplantation. *Critical Care Clinics of North America, 12,* 121-150.

Fitzpatrick, R., Davey, C., Buxton, M. J., & Jones, D. R. (2000). Evaluating patient-based outcome measures for use in clinical trials. *Health Technological Assessments, 4,* 1–111.

Flanagan, J. C. (1978). A research approach in improving our quality of life. *American Psychologist, 33,* 138–147.

Freeman, A., & Dolan, M. (2002). Revisiting Prochaska and DiClemente's stages of change: An expansion and specification to aid in treatment planning and outcome evaluation. *Cognitive and Behavioral Practice, 8*(3), 224–234.

Freeman, S. M., & Roy, C. (2005). Cognitive behavior therapy and the Roy Adaptation Model: Integrating CBT into nursing practice (pp. 1–28). S. Freeman & A. Freeman (Eds.), *Cognitive behavior therapy in nursing practice.* New York: Springer Publishing Co.

Grady, K. L., Jalowiec, A., & White-Williams, C. (1996). Improvements in quality of life in patients with heart failure who undergo transplantation. *Journal of Heart and Lung Transplantation, 15,* 749–757.

Isgro, F., Skuras, J. A., Kiessling, A. H., Lehmann, A., & Saggau, W. (2002). Survival and quality of life after a long term intensive care stay. *Thoracic Cardiovascular Surgery, 50* (April), 95–99.

Johnson, J., & Morse, J. (1990). Regaining control: The process of adjustment after myocardial infarction. *Heart and Lung, 19,* 126–135.

Klauer, T., & Filipp, S. H. (1993). *Trier Scales of Coping with disease.* Gottingen, Germany: Hogrefe & Huber.

Kneebone, I. I., & Dunmore, E. (2000). Psychological management of post stroke depression. *British Journal of Clinical Psychology, 39,* 53–66.

Kurz, J. M. (2001). Desire for control, coping and quality of life in heart and lung transplant candidates, recipients and spouses: A pilot study. *Progressive Transplant, 11*(3), 224–230.

Olschewski, M., Schilgen, G., Schumacher, M., & Altman, D. G. (1994). Quality of life assessment in clinical cancer research. *British Journal of Cancer, 70,* 1–5.

O'Malley, P. G., Jones, D. L., Feuerstein, I. M., & Taylor, A. J. (2000). Lack of correlation between psychological factors and sub clinical coronary artery disease. *New England Journal of Medicine, 343,* 1298–1304.

Ornish, D., & Scherwitz, L. W. (1998). Intensive life style changes for reversal of coronary heart disease. *Journal of the American Medical Assocation, 280,* 2001–2007.

Parsonnet, V., Dean, D., & Bernstein, A. D. (2000). *A method of uniform stratification of risk for evaluating the results of surgery on acquired adult heart disease. Circulation, 79*(6 pt 2): 13-12.

Pearlman, R. A., & Uhlmann, R. F. (1988). Quality of life in chronic diseases: Perceptions of elderly patients. *Journal of Gerontology, 43,* 25–40.

Prochaska, J. O. (1994). Strong and weak principles for progressing from precontemplation to action on the basis of twelve problem behaviors. *Health Psychology. 13*(1), 47-51.

Prochaska, J. O. (1998). Coping strategies that psychotherapists use in working with stressful clients. *Professional Psychology: Research and Practice, 19,* 112–114.

Roesch, S. C., & Weiner, B. (2001). A meta-analytic review of coping with illness: Do casual attributions matter? *Journal of Psychosomatic Research, 50,* 205–219.

Rossen, E. K., & Buschmann, M. T. (1995). Mental illness in late life: the neurobiology of depression. *Archives of Psychiatric Nursing, 9,* 130–136.

Roy, S. C., & Andrews, H. A. (1999). *The Roy Adaptation Model.* Norwalk, CN: Appelton and Lange.

Sinclair, V. G. (2001). Predictors of pain catastrophizing in women with rheumatoid arthritis. *Archives of Psychiatric Nursing, 15,* 279–288.

Snyder, C. R., & Mann Pulvers, K. (2001). *Dr. Seuss, the coping machine and "Oh the places you'll go": Coping with stress.* Oxford, England: Oxford University Press.

Stewart, A. L., Greenfield, S., & Hayes, R. D. (1989). Functional status and well-being of patients with chronic conditions. Results from the Medical Outcome Studies. *Journal of the American Medical Assocation, 262,* 907–913.

Strik, J. J. M. H., Honig, A., & Lousberg, R. (1989). Efficacy and safety of fluoxetine in the treatment of patients with major depression following first myocardial infarction. *Psychosomatic Medicine, 321,* 406–412.

Testa, M., & Simonson, D. (1996). Current concepts: Assessment of quality of life outcomes. *New England Journal of Medicine, 334,* 835–840.

U.S. Department of Health and Human Services. (2000). Rockville, MD: Centers for Disease Control.

World Health Organization. (2000). *The World Health Organization Quality of Life Profile.* Philadelphia, PA: Lippincott, Williams & Wilkins.

Ware, J. E., & Sherbourne, C. D. (1992). The MOS 36-item short-form health survey (SF-36): Conceptual framework and item selection. *Medical Care, 30,* 473–483.

## 第8章

# 外傷性脳損傷をもつ患者の認知行動療法

Mary R. Hibbard, Diane Rendon, Heather Charatz, and Lynne Kothera

　外傷性脳損傷は「静かな流行病」と呼ばれてきた(Marino, 1999)。米国人口の2%強にあたる約530万人が,現在,外傷性脳損傷 (traumatic brain injury: TBI) による障害を抱えながら生活している。年間100万人がTBIを経験し,治療を受け,救急病院から退院している。同じく年間8万人がTBIに起因する障害を経験している (Centers for Disease Control and Prevention, 1997)。TBIの主な原因は交通事故,暴力,転倒である。TBIの影響度を理解するために,TBIの罹患率と他の疾患の罹患率とを比較する必要がある。米国においては,毎年,35万人が後天性免疫不全症候群 (AIDS) と診断され,18万2千人の女性と1千人の男性が乳がんと診断されている (Marino, 1999)。

　TBIの有病率はよく知られているにもかかわらず,TBIは患者,家族,ヘルスケア提供者にとって,しばしば「隠れた」存在となっている (Gordon, Brownら, 1998)。もし,TBIと診断を受けなかったならば,その後遺症は治療されないままとなる。APRNは,一連のヘルスケア場面(救急室,集中ケアユニット,急性期ケア病棟,入院患者のための精神科ユニット,地域における精神保健の場面,診療所)において,隠れたTBIをもつ個人と遭遇することになる。以下の例は,いかにしてTBIをもつ個人が診断されないままでいたかに焦点を当てたものである。

・　過去数カ月間のうつ症状と記憶障害の訴えをもって,60歳の女性が受

診した。医師には知らされなかったが，その女性は4カ月前に転倒を経験していた。彼女は濡れた大理石の床の上で滑ってしまい，後頭部を床面に強打していた。彼女の情動的・認知的訴えの病因として考えられるTBIは検査されず，彼女の診療録に記録されることはなかった。症状の発症とそれらを取り巻く出来事について系統的な追究がなされないまま，TBIは彼女と医師の両方から隠されることとなった。
- 青年期の男性が，スポーツイベント中に頭部を強打し，緊急治療室に搬送された。短時間の診察ののち，彼は脳震とうと診断され退院した。青年と家族には，数週間もすればよくなり，すべての活動がまた再開できるようになることが医師から伝えられた。しかし，青年が学校に復帰すると，学力と行動に関する問題が顕在化してきた。これらの問題は，診断されなかったTBIに付随する認知機能の変化というよりは，情動的な変化に起因するものと考えられる。

研究者は，精神科のケースにおいて，診療録に記載されなかった（診断されなかった）ものの，自己報告によりTBIであったと考えられるケースは高率であると述べている (Holtzer, Burringht, Lynn, & Donovick, 2000; Burg, McGuire, Burright ら, 1996; Burg, Williams, Burright ら, in press; McGuire, Burright, Williams ら, 1998; Solomon and Mallort, 1992)。隠れたTBIをもつ多くの患者は，うつ，不安，物質乱用を第一主訴として精神科入院または外来病院を訪れる。看護師は，隠れた，あるいは記録されることのないTBIの同定に対して重要な役割を担っている。メンタルヘルスサービスを訪れた患者に，TBIのスクリーニングと適時の検査を実施することで，看護師は患者教育，照会，ケースマネジメントの計画を焦点化することができる。

本章ではTBIを概観し，その帰結と併発する精神症状を考察し，TBIをスクリーニングするための構造化されたアプローチについて概説する。照会の問題，CBTの改良 (Beck, Rush, Shaw, & Emery, 1979)，調整，TBIに伴う情動障害を治療する際の精神薬理学的事項を取り上げる予定である。事例検

討では，TBIをもつ患者をマネジメントするための，統合されたCBTと薬学的アプローチに焦点を当てていく。

## 損傷のメカニズム

　外傷による頭部の強打あるいは急激な揺さぶりの結果生じるTBIは，脳組織のダメージと破壊をもたらす。よくみられるものに，開放性の頭部外傷と閉鎖性の頭部外傷の2つのタイプの障害がある。開放性の頭部外傷は，たとえば銃弾や落下物などが頭骸骨を貫通しているようなケースである。開放性の頭部外傷によるダメージは局在化する傾向にある。後発する障害は，貫通の通り道と損傷を受けた脳の部位に限定される。閉鎖性の頭部外傷は，緩慢な脳内の圧力によって生じる。閉鎖性の頭部外傷は頭骸骨内の脳が急激に揺さぶられるような出来事（事故）によって生じる。これらのタイプの障害は，頭部が前方向に押し出され，すぐさま等しく逆向きの力（クーデターもしくは半クーデター）が働くような場合に起こる。たとえば，自動車事故のむち打ちでは，頭部は前後左右に揺さぶられる。これにより頭骸骨の内側に脳が高速度で繰り返し叩きつけられることになる。急激な揺さぶりは，神経細胞（軸索）を引き伸ばし，引き裂き，全般的な脳のダメージを引き起こす。閉鎖性の脳損傷で最もよくみられる病因は，自動車事故，歩行者事故，スポーツ事故，転倒，揺さぶられっ子症候群や家庭内暴力，暴行である（Centers for Disease Control and Prevention, 1997）。ある医療処置は結果として，後遺症の点でTBIによく似た後天的な脳損傷（acquired brain injury：ABI）を引き起こす。ABIの病因には，脳動脈瘤による脳血流量あるいは脳への酸素供給量の減少，薬物の過剰摂取や毒物の摂取による脳内代謝の変化がある。TBIの確定診断を下すためには，次の3つの基準を満たす必要がある：重大な頭部への障害がみられること，出来事（事故）に付随して意識の喪失あるいは意識障害（意識もうろう，ないし意識錯乱）があること，身体的，認知的，行動的な後天的変化がみられること。

## TBIの重症度の連続性

　TBIは重症度の連続体によって表される。TBIの重症度は，意識の喪失（昏睡）期間あるいは頭部を強打した前後の記憶喪失期間である外傷後健忘（posttraumatic amnesia: PTA）の期間によって推定される。昏睡あるいはPTAの期間が長いほど，TBIは重度になる。TBIと診断された患者のおよそ15％は，頭部に障害をもっている。一般的に，これらの患者は後天的な認知，身体，行動障害を補完するため，急性期病院を退院したのち，いくつかのリハビリテーションサービスを利用している。残りの85％の患者は，軽度のTBIをもっている。軽度のTBIは，最短で20分の意識喪失あるいは事故前後の記憶喪失のような精神状態の変化（意識もうろう，錯乱，失見当）がみられる頭部への医学的症状（medical event）と定義される（Kay, Harrington, Adamsら，1993; Mitil, Grossman, Hiehleら，1993）。軽度TBIの予後は比較的よく，事故1年後も認知，身体，行動上の後遺症がみられる患者は15％とごくわずかである（Alexander, 1995, 1997; Rutherford, Merrett, & McDonald, 1978; McLean, Temkin, Dicmenら，1983）。憂慮すべきは，TBIをもつ20～40％の患者は医療サービスを求めず，したがって診断されずに放置されていることである（Frankowski, Annegers & Whitman, 1985）。

## TBIに伴う機能的変化

　TBIが個人の生活機能に与える影響は多くの要因による：初発の損傷の度合い，損傷を受けた脳の部位，生理学的な回復の割合と度合い，外傷後の損傷の性質と程度，その個人にとってのこれらの変化の意味。TBIの直後，個人はしばしば身体，認知，行動上の劇的な変化を体験する。この体験は，身体，認知，行動上の悪化がより緩やかな認知症，あるいは慢性的な薬物中毒のそれとは異なっている。典型的なTBIに関連した変化は次のように要約さ

れる：

- 患者によって報告された脳損傷後の身体的な変化には，疲労，頭痛，ぎこちなさ，感覚機能の変化（たとえば，聴力の低下，不鮮明な視力，嗅覚の損失，騒音や群衆が耐えられない），睡眠パターンの変化，体温の変化，食欲と体重の変化，がある。少数の患者には発作がみられるようになる。
- 認知的な変化は，日常の生活機能と以前の生活役割を十分に担うことが妨げられる。認知機能は，注意，記憶，抽象的理解，一般化，概念形成，問題解決，実行機能といった思考に関わる抽象概念として定義されてきた（Grzankowski, 1997）。患者は「集中することが難しい」あるいは「自分の一連の考えを失った」として，集中力障害を訴えるかもしれない。処理速度の障害は，「以前より考えたり，反応したりすることが遅くなった」あるいは「普段の会話についていくのが難しい」として報告されるかもしれない。記憶力の変化は患者にとって最も明白な障害であり，日常の出来事を思い出したり，新しい情報を覚えたりすることに困難がみられるだろう。言語の流暢さにみられる障害は，一般に「正確な単語をみつけること」の問題として報告される。実行機能の障害は，計画を立てることが困難，計画が支離滅裂，しなくてはならないことに取り掛かることが困難，などと報告される。
- 行動上の変化には，気分の変調，行動をコントロールすることの困難さ，対人関係づくりの困難さがある。患者はしばしばパーソナリティの変化，憂うつ，過敏性を訴える。その他の行動上の変化は，情緒をコントロールすることの困難さを反映しているかもしれない。患者は，怒りあるいはリスクのある行動をコントロールすることの困難さを訴えるだろう。これらの行動上の障害は，個人が他者と意味のある人間関係を発展し，維持していく能力に否定的な影響を与える。

## TBIに伴う精神医学的障害

　TBI後遺症患者は，精神医学的障害を併発させるリスクが高い（Hibbard, Uysal, Kepler, Bogdamy, & Silver, 1998; Van Reekum, Bolago, Finlayson, Gardner, & Links, 1996; Fann, Katon, Uomoto & Esselman, 1995)。TBIに伴う認知，身体，行動上の変化に与える精神医学的障害の影響は，地域に帰り，以前の社会的・職業的役割を再開する患者の能力を損なわせるというものである。後天的な精神医学的障害は，TBIそれ自身によってもたらされた認知あるいは身体的な変化よりも，重篤なハンディキャップとみなされる（Lezak, 1983)。TBIと精神医学的障害を併せもつ患者はリハビリテーションの予後が悪いこと（Brooks, Campise, Symington, Beattie, & McKinlay, 1987; Thomsen, 1984)，機能的能力の低下（Fannら, 1995)，雇用の可能性の減少（Bruckner & Randle, 1972)，家族の機能障害が高まること（Carnevale, Anselmi, Busichio, & Millis, 2002; Ergh, Rapport, Coleman, & Hanks, 2002)，自殺のリスクが高いこと（Silver, Kramer, Greenwood, & Weissman, 2001)が報告されている。

### 抑うつ

　最もよくみられるTBIの精神医学的障害は，大うつ病である。我々の研究では，TBI 1年後の患者の26%が大うつ病の診断基準を満たしていた（Jorge, Robinson, Starkstein & Arndt, 1994)。これらの患者の経年的なうつの有病率は，50%から77%に増加した（Fannら, 1995; Van Reekumら, 1996; Verney, Martzke & Roberts, 1987; Hibbard, Uysalら, 1998)。心理療法や薬物投与のいずれか，あるいはその両方の効果的な使用により，うつが軽減したといった多くのエピソードが報告されている。さらに，TBI以前のうつや薬物使用が，TBI後の大うつ病のリスクを高めることが知られている（Hibbard, Uysalら, 1998)。慢性的なうつを抱える患者において，自殺のリス

クは損傷後の期間の長さに比例して増加し，対人関係あるいは職業生活の破綻に関連することが報告されている（Yudofsky & Hales, 1992）。最後に，TBIによるその他の精神医学的障害としては，不安と物質乱用障害がある（Hibbard, Uysalら，1998；Levinら，2001；McCauley, Levin, Contact, & Song, 2001）。

### 不安障害

不安障害は，2番目に多くみられるTBI後の精神医学的障害である。地域ベースの比率と比べると，TBIをもつ者の不安障害の出現率は，2〜3倍であるといわれている（APA, 1994）。不安障害は抑うつよりも慢性化する傾向があり，完治しにくいことが報告されている（Hibbard, Uysalraら，1998）。TBI後に最も頻繁にみられる不安障害は，心的外傷後ストレス障害（PTSD）である。横断的研究によれば，TBI発症1〜4年後の患者の33％，TBI発症8年後の患者の19％がPTSDの診断基準を満たしていた（Hibbard, Uysakら，1998；Ashman, 2002）。軽度のTBIをもつ患者はPTSDの発症率が高く，20〜30％といわれている（Rattock, 1996；Ohry, Rattok & Solomon, 1996；Silver, Rattock, & Anderson, 1997）。一般的に，PTSD症状は患者が外傷を被ったトラウマティックな状況と関連している（Blanchard, Hickling, Taylor, Loos, Forneris, & Jaccard, 1995；Green, McFarlaine, Hunter, & Griggs, 1993）。たとえば，自動車事故に遭った患者は，自動車事故の悪夢をみたり，自動車に乗ることを避けるようになる（Freeman, 2004）。

TBI後によくみられるその他の不安障害は，全般性不安障害（GAD）である。TBI発症1年後の患者の11％（Jorgeら，1994），TBI発症3〜5年後の20％（Fannら，1995；Van Reekumら，1996）がGADと診断されている。TBI発症3〜5年後の患者の4〜6％（Fannら，1995；Van Reekumら，1996），TBI発症8年後の患者の14％がパニック障害の診断を受けている（Hibbard, Uysalら，1998）。TBI発症8年後の患者の15％が強迫性障害と診断され，10％は恐怖症と診断された（Hibbard, Uysalら，1998）。

**物質乱用障害**

　物質乱用は多くの患者の問題であり，TBI 患者の 17 〜 35％が TBI 発症以前に何らかの物質乱用の経験を有していた（Hibbard, Uysalら, 1998; Fannら, 1995）。多くの場合，物質の使用は現在の障害の主要な危険因子となり（Kolakowsky-Hayner, Gourley, Kreutzerら, 1999, 2002; Corrigan, 1995）。たとえば，アルコール障害は結果として自動車事故を引き起こす。これら患者の多くは，TBI 発症以前に多数の頭部外傷と意識喪失を経験している（Freeman, 2004）。TBI 発症直後では，物質使用は治まるが，3 〜 5 年後の再犯率は高いことが知られている（Hibbard, Uysalら, 1998; Ashman, 2002）。薬物リハビリテーション施設で実施された最近の予備的調査によれば，患者の約半数が TBI を合併していることが明らかとなっている（Gordon, Hibbard, & Fenske, 2002）。結果として，ナースセラピスト（NT）は両集団を対象に，薬物乱用と TBI を合併している患者をスクリーニングすることが推奨されている。物質乱用治療への照会がケースマネジメントの主要な優先事項であるかもしれない（第 5 章参照）。

## TBI のスクリーニング

　もし TBI の存在が明らかにされないならば，治療計画はただ単に患者の明白な精神症状に向けられたものとなり，患者の苦痛に影響を与える TBI に関連した多くの認知障害，身体障害，行動障害は無視されることになる。適切な患者の同定と治療アプローチの修正は，TBI を合併する患者の予後を改善するのに有効である。TBI のスクリーニングには，患者に想起を促す構造化された質問を用いる必要がある（Solomon & Mallory, 1992）。さらに提示される質問を以下に示す。

## 基準1：頭部の強打あるいは脳機能に影響を与える出来事を経験している

- あなたはこれまでに頭部を強打したことがありますか？
 TBIが起こる典型的な出来事（事故）の例（たとえば，自動車事故，身体的暴行，転倒など）を患者に提示する。患者はこれまでの人生における頭部外傷と関連した出来事を報告するはずである。

- あなたはこれまでに救急治療室あるいは病院にかかったことがありますか？
 後天的な脳損傷（ABI）を引き起こす出来事を排除するために，入院の理由を調べる。ABIによくみられる原因（たとえば，溺水，電気ショック，中毒など）を提示することはしばしば有効である。顔面骨折あるいは頭蓋骨骨折による病院への入院経験と脳震とうによる救急治療室への搬送経験は疑うべき事柄である。なぜなら，多くの患者は脳震とうの診断とTBIを同一視していないからである。

## 基準2：意識喪失あるいは精神状態の変調を伴っている

- あなたは上述の出来事の後，意識喪失あるいはもうろうとした，混乱した感情を経験しましたか？
 上記の質問で同定された出来事に関連する意識喪失あるいは精神状態の変調の有無を，その期間とともに調べる。昏睡期間あるいは精神状態に変調を来たしている期間が不確かであることは稀である。精神状態に変調を来たしている期間はたいてい推定することができ，それはTBIの重症度の指標として重要である。質問の助けを借りて，患者はしばしば精神状態に変調を来たしていた期間を示唆する事故当初の記憶を思い出すことができる。たとえば，自動車事故に遭った女性が思い出したのは，事故4日後に（彼女の）家族を訪問した記憶であった。彼女の報告は，彼女が3〜4日のあいだ，精神状態に変調を来たしていたことを示唆している。

- 患者の報告が曖昧であったとき，それとは別に APRN は精神状態に不調を来していた期間を患者の家族から聴取すべきである（Holtzer, Burringht, Lynn & Donivich, 2000; Grzankowski, 1997）。

　もし頭部への強打あるいは精神状態の変調に関する出来事（事故）が報告されなかったなら，TBI のスクリーニング結果は陰性となる。医師は伝統的なアセスメントと治療を進めるべきである。もし患者に頭部への強打または意識喪失あるいは精神状態の変調による入院経験があるなら，患者は TBI の3つの診断基準のうちの2つを満たしていることになる。

　この診断を確認するため，医師は3つめの診断基準，たとえば出来事に伴う身体機能の変化（疾病状態）を調べなければならない。

### 基準3：後遺症として，身体的，認知的，情動的変化がある

- 頭を強打して以来，身体的に変化したことはありましたか？
  たとえば，頭痛，疲労，眩暈，聴力低下，視力あるいは嗅覚の変化など，TBI 後の典型的な身体変化を例に提示する。意識を喪失していた期間についての質問は，TBI による発作あるいは物質乱用の可能性を明らかにするうえで有効であるかもしれない。
- 頭を強打して以来，あなたの思考に変化はありましたか？
  たとえば，記憶力が低下した，集中困難である，反応が遅延した，正確な単語をみつけることが困難になった，新しい活動をはじめることが困難になった，問題解決が困難になった，以前よりも衝動的になったなど，典型的な例を提示する。
- 頭部を強打して以来，気分あるいは行動に変化はありましたか？
  たとえば，抑うつ，不安障害，情動統制困難，易興奮性，刺激性，短気になったなど，TBI 後の情動的または行動的な変化の典型的な例を提示する。

## 照会の際の考慮事項

　APRNにより新しくTBI患者が同定されると，集中的な教育と照会が行われる。TBIについて患者に教育を実施し，患者自身の機能障害を特定させることは，重要な治療的介入である。その他の介入として，表面上は無関係にみえる患者の身体的，認知的，行動上の精神医学的訴えとTBIとを結びつけることが含まれる。一般的に，このような介入は，患者の体験を現実のものとして確認することで，患者を安心させる。さらなるサービスへの照会は，報告された障害に基づいて検討されるべきである。表8.1は，検討に値するサービスの一覧である。

　TBI後の二次的な感情障害をもつ患者が外来に来たとき，APRNは，患者が以前受けていたハビリテーションサービスの程度と頻度を調べなければならない。伝統的な介入方法には，認知機能の強さと弱さに関する神経心理学的評価；認知障害に対応するための焦点化された治療教育；気分，不安，情動統制困難，あるいはTBIに伴う二次的な痛みに対する薬物療法；機能障害に対応するための身体的または作業療法などがある。もし患者が焦点化された伝統的な介入を受けていなかったならば，APRNは可能な照会先を検討し，適当と思われるサービスを薦めなければならない（表8.1参照）。TBIに関連したリハビリテーションを受けたことのある患者は，一般に，自分の障害を最小化し，必要な便宜のための強力な擁護者を得るなどの，補完的な対処方略を身につけていることがある。以下，どのような補完的方略が有効で，CBTの中に組み込まれてきたかについて詳細に検討していく。

## TBI患者へのCBTの修正

　CBTは，抑うつと不安障害（Kocsis, 2000; McGinn, 2000; Thase, Friedman, Fasizkaら, 2000）や，さまざまな健康状態に伴う抑うつの治療（Boyce, Gileh-

表8.1 新たにTBIと診断された人に対する照会の際の考慮事項

| 機能上の問題 | 照会の際の考慮事項 |
| --- | --- |
| 頭痛 | 頭痛のパターンの看護アセスメントをすること |
| | 最近の薬物治療とその薬のコンプライアンスを再検討すること |
| | 頭痛の評価に対し専門家への照会を考慮すること |
| 睡眠障害 | 睡眠障害の看護アセスメントをすること |
| | 頭痛のパターンの看護アセスメントをすること |
| | 最近の睡眠パターンと昼寝の頻度を検討すること |
| | 最新の睡眠薬とそれらの効果を検討すること |
| | 睡眠薬に対する処方箋（又は処方箋の変更）を考慮すること |
| | 睡眠衛生の手順をチェックすること |
| 一時的な意識不明 | 一時的な意識不明のパターンの看護アセスメントをすること |
| | 「一時的な意識不明」に関連の可能性のある過去あるいは現在乱用している薬物 |
| | 薬物リハビリテーションのための照会を考慮すること |
| | TBIが起きた後の経過の可能性を予測すること |
| | 精密検査（EEGなど）のために神経科医への照会を考慮すること |
| かすみ目または複視 | 視覚障害の看護アセスメントをすること |
| | 視力検定者又は神経検眼士への照会を考慮すること |
| めまい又は平衡感覚失調 | 平衡感覚パターンの看護アセスメントをすること |
| | 前庭の身体治療の照会を考慮すること |
| 聴力失調 | 聴力について看護アセスメントをすること |
| | ENT（耳鼻咽喉科）専門家または聴覚士に照会をすること |
| 認知変化 | 神経心理学的評価をするために照会すること |
| | 認知矯正のための照会をすること |
| | TBI後に取り組むための治療的アプローチを修正すること |
| 行動制御の問題 | 行動制御不能の問題の看護アセスメントをすること |
| | 情緒コントロールのための薬物を照会し開始すること |
| うつもしくは不安症状 | 精神科の診断を看護の立場からアセスメントすること |
| | 抗うつ薬または抗不安薬を照会し使用を考慮すること |
| | TBI後の認知力の調整のためにCBTを実行すること |

rist, Talley, & Rose, 2000; Cuijpers, 1998; Kole-Snijders, Vlaeyen, Goossensら, 1999; Lustman, Freedland, Griffith, & Clousesら, 1998; Markowitz, Klerman, Cloughertyら, 1995)の効果的な治療法であることが証明されている。APRN は医療現場(Lovejoy, Tabor, Matteis, & Lillis, 2000; Fishel, 1998) と精神科 (Chan & Leung, 2002; Joseph, 1995; Beech, 2000; Stewart, 1994; Garland, 1996; Perez, 1996; Sourial, 1997; Barker, 1998) における抑うつと不安障害の効果的な治療アプローチである CBT の有効性を報告してきた。CBT は精神医学的障害を治療するための短期間のアプローチ法である。CBT は，患者の思考内容や状況を再構成することによって，患者の情動を改善することを目的としている。これは，現実的なポジティブ思考を用いて，否定的または不安な気分をもたらすネガティブな行動と認知を変容することによって達成される (Deutscher & Cimbolic, 1990)。CBT は問題を同定するための目標志向型アプローチであり，治療期間は比較的短期である。

　抑うつあるいは不安障害のある TBI をもつ患者は，NT に追加の課題をもたらす。一般に，こうした患者は，伝統的な精神力動的心理療法アプローチの適用を困難にする，TBI による二次的な認知障害を抱えている。結果的に，CBT はこのような患者の感情障害に取り組むための選択としての心理療法的アプローチとなる。文献レビューは，後天的な脳損傷 (ABI) による二次的な感情障害の治療における CBT の有効性を支持している。より具体的に言えば，脳卒中後の大うつ病 (Hibbard, Grober, Gordon, & Aletta, 1990; Hibbardら, 1990b)，TBI後の不安障害の治療(Hibbard, Grober, Gordon, Aletta & Freeman, 1990)，TBI 後の抑うつ (Payne, 2000)，TBI 後の怒りのマネジメント (Medd & Tate, 2000)の治療において CBT の有効性が報告されている。CBT は，いくつかの利点を有している：CBT は TBI 後に生じる固有の問題を扱うために必要な，個別的な介入を可能にする柔軟なアプローチである；CBT は，TBI 後の患者の生活機能を最大にするために必要な高いレベルの構造が具体化されている；CBT は，治療効果を最大にするために，抗うつ薬と抗不安薬とを組み合わせて患者に適用される。

　Hibbard, Grober, Gordon, Aletta, & Freeman (1990) は，脳卒中後の認知障害を扱うために，Beck ら (1979) によって考案された CBT を採用してい

る。(CBT を) TBI (Hibbard, Gordonら, 2000) をもつ患者に適用するためのいくつかの改良点を以下に示した：

　<u>認知の矯正（remediation）と調整（accommodation）は CBT の介入から得られる利益の有効性を高める。</u>CBT の効果を最大化するために，APRN は TBI に関連する認知的，身体的，行動上の障害の性質と程度を理解しておく必要がある。また，こうした後天的な障害がどのように患者の気分に影響を与えているかを患者に気づかせる必要がある。一般に，後天的な認知障害は患者にとって最も重大な問題であるため，調整が必要となってくる。左半球の障害である認知障害は治療の成功を妨げる（Hibbard, Gordonら, 2000; Hibbard, Grober, Gordon, 1990; Hibbard, Groberら, 1990）。認知障害の調整は，認知機能の矯正（Ben-Yishay & Diller, 1993；Dirette, Hinojusa, & Carvevale, 1999; Owensworth & McFarland, 1999; Richardson, 1995）と選ばれた行動的介入の原理（Gordon, Sliwinski, Echoら, 1998; Namerow, 1987; Yody, Schaub, Conwayら, 2000）に基づいている。これらの調整は，患者が認知障害に対処することを容易にする効果的なアプローチであることが明らかにされている。TBI をもつ患者が治療による最大の成果を得ることができるように，認知的調整（表8.2参照）は CBT の中に組み入れられるべきである。

　<u>認知的機能の度合いは，CBT で用いられる治療方略を調整する</u>。重度の TBI をもつ患者は，自身の認知的，行動的，情緒的変化の度合いに無自覚であると同時に，重篤な認知障害を伴っているかもしれない。しばしば患者は，家族や専門家からのフィードバックがあるにも関わらず，変化の度合いを否定あるいは軽視するだろう。患者の自覚が乏しい状況では，行動的介入により重点を置くことが提案されている（Hibbard, Grober ら, 1990）。一般的なガイドラインに示されているように，認知障害が重篤であるほど，行動的・薬学的アプローチにより重点を置き，認知障害がさほど重篤でないなら，認知的アプローチに重点を置く（Hibbard, Gordonら, 2000）。

　<u>実際の喪失と認知された喪失のあいだのズレを理解することは，治療を進めていく上で不可欠である</u>。患者は TBI 後の認知的，身体的，行動上の不意

表8.2　認知的調整：TBIをもつ人

| 自己報告したTBI問題 | 提案された調整 |
| --- | --- |
| 反応と思考能力の遅延 | セッション内でコミュニケーションのペースを遅くすること<br>応答を明確に表現するために1人ひとりに追加の時間を許すこと<br>セッションにおいて取り上げられるテーマの目次を準備しセッション開始前に準備すること |
| 集中力と注意力の障害 | 治療室内に刺激のない環境を作ること<br>一度に1つの作業に集中させること；1つの作業から別の作業に変えてはいけない<br>各治療セッション内で頻繁に休憩を与えること<br>個人に質問をして注意を散漫にさせることは避けること，たとえば，同時に話とメモをとることは避ける |
| 記憶力の低下／新しい情報を学習することが困難 | 後で思い出すために，セッション内でメモを取ることを促すこと<br>想起能力を高めるために，セッションとセッションの間でメモを取ることを促すこと<br>後で思い出すために，治療セッションの部分をテープに記録することを促すこと<br>治療期間が始まる前に新しいCBT概念の解説書を提供すること<br>セッションで要求される，新しいCBT技法の実際を加えること |
| 言語の流暢さの低下 | 適切な単語を見つける努力をしている時，手がかりを与えること |
| 問題解決力の低下 | ホームワークを細分化すること |
| 貧弱な組織化 | セッションで必要な段階を前もって部分化及び組織化しておくこと |
| 一般化の困難 | 課題のそれぞれの部分を完成させること |
| 柔軟な考え方に関する問題 | 外部に一般化させる前に徹底的に学べるまでCBTの新しい概念を実践すること<br>セッションでの通常作業をできるだけ構造的で予想可能なものに保つこと<br>新しい課題が導入されるときに，あらかじめ予告すること |

の喪失を経験している。これらの障害と喪失の意味は，患者個々によってさまざまである。認知の歪みは，患者の実際の喪失を強化する。変化の範囲に関する家族の確認は，患者が実際の喪失と認知された喪失を理解する際に有用である。以前と現在でこれらの不一致が大きいほど，観察される情動的苦痛は大きくなる。

<u>喪の作業は治療の重要な要素である。</u>TBI後の身体機能と認知機能の"実際"の喪失と社会的または職業的役割の喪失により，患者は喪の作業をする必要がある。これら複数の喪失に対して喪の作業をすることは，新しい自己の受容のための重要なステップである。

<u>協働的な治療関係を重視することは，治療効果を向上させる。</u>認知上の歪みに対処する術を身につけた専門職であるAPRNは，TBIを抱えて暮らす専門家である患者と協働的なパートナーシップを築き上げる必要がある。このように，APRNと患者が協働することは，CBTの治療効果を向上させる上で有効であろう（Hibbardら，1990b）。

<u>新しい学習と般化はTBIをもつ患者にとって困難である。</u>TBI後，重大な記憶障害により，新しい学習と般化はより困難となる。（他のタイプの治療的介入と同様に）CBTは新しい学習（たとえば，認知的歪みの理解，活動の統制と喜びの評定など）を含んでいるため，新しい概念がゆっくりと段階的に導入される必要がある。スキルの向上のために，反復学習が必要とされる。セッション内において，一旦新しい概念が学習され，実践され，マスターされたら，患者はセッション以外の場面にスキルを般化するためのさらなる支援を必要とするだろう。

## 感情の後遺症の改善

TBIをもつ患者の気分障害を扱うために，伝統的なCBT的アプローチを単独で，あるいはCBTと抗うつ薬の薬物療法を合わせたアプローチのいずれかが適用されるだろう。どのCBT的アプローチをどんなタイミングで実施するかは，多くは患者の認知障害の重症度と身体的，認知的，行動的変化への

病識の有無による。以下，TBIをもつ患者にCBTを適用するための改変例を挙げる。

● 認知再構成法

　認知再構成法の主な目的は，患者の自動思考をより合理的な陳述へと再構成することである（Beckら, 1979）。CBT の A-B-C パラダイムでは，先行するあるいはきっかけとなる出来事（Activating: A）が信念（Belief: B）を媒介し，情動的あるいは行動上の帰結（Consequence: C）をもたらす（Trower, Dryden, & Casey, 1988）。CBTは患者の自動思考を扱い，患者がこれらの思考内容に目を向け，認知的な変調と不合理な信念を同定し，こうした思考の帰結を明らかにするのに役立つ。この療法は歪んだ信念をより合理的な陳述へと置き換えることに焦点を当てている。APRNのいる安全な場でこの技法が学習されると，次はセッション以外の場面での自動思考にこの技法が適用される。認知を再構成するのにかかる時間は，患者がCBTの重要な概念を理解する能力を有しているかどうか，TBI後の自身の認知的，情動的変化を自覚しているか否かによって異なる。APRNは患者の思考について，どれが現実を歪めたものであり，どれが患者にとっての実際の喪失を示しているかを見極めるため，患者の自動思考の性質を注意深く評価しなければならない。実際の喪失に対しては，対抗するというよりも追悼すべきである。もし患者が，新しいことを学習することが困難であれば，これらの技法をセッション以外の場面へと適用する前に，セッション内で集中的な練習が必要である。セッション内またはセッション間で明らかにされた歪められた思考内容とそれに反する思考内容（counter-thought）をノートに記録しておくことは，TBI後の学習効果を高めるのに役立つ。

● 統制と喜びの評定

　抑うつと不安を抱える患者は，通常，統制感あるいは喜びをもたらすような活動に従事することを避ける傾向がある。統制と喜びの評定の目的は，患

者自身の活動の多様性を増加させ，これらの活動から得られる喜びを追跡させることである（Beckら，1979; Freeman, 1987）。構造化された活動スケジュールの作成がホームワークとして課され，患者はすべての日常的活動を記録し，その活動から得られた喜びの度合いを評価する。患者は統制感（どれだけうまくその活動をできると思うか）あるいは喜び（その活動はどれだけ楽しかったか）の度合いをシンプルな順序尺度スケールで評定する。セッションでは，統制感と喜びの向上につながるような活動の量を増やす目的から，活動スケジュールが検討される。固まった，あるいは硬い思考は，活動の際の統制感と喜びを評価することを困難にさせる。実行機能の障害—すなわち着手すること，組織化すること，継続することの問題—は，患者のセッション間の課題を継続する能力に否定的な影響を与えるかもしれない。統制感と喜びの概念は，患者がその概念になじめるようになるまで，セッション内で実践されなければならない。そこでは，限定された活動にターゲットを絞り，統制感と喜びの評定法を練習する。患者は継続力を高める合図として，これら日常の活動の計画を事前に立て，記録するよう促されるべきである。

### ●自己言明法の導入

自己言明法の目的は，内面の自己言明に焦点を当て，より危機的でない言明に置き換えることである（Meichenbaum, 1974）。このアプローチでは，APRNは，患者が非合理的で，誤った，あるいはネガティブな言明を含む内面の言明に目を向け，それを合理的な言明へと置き換えるように教える。圧倒されるような感覚，過度な危機感，悲壮感あるいは不安感を感じたときに用いる，患者のために作られた個別的な反論（counter-statement）は，セッションにおける練習で用いられる。これらの反論は，セッション外でも適用され，その反応が協議され，その後の治療セッションにおいて修正される。言明の置き換えは，再検討するためにテープで録音されたり，あるいは視覚的に想起しやすいように，インデックス・カードに記録される。言明の置き換えは，セッション外で適用される前に，セッション間での集中的な練習を

必要とする。想起とその後のセッションの協議を円滑にし，困難を最小化するため，APRN は，記憶障害や般化に困難を抱える患者に対して，言明の置き換えに成功したか，それとも失敗したかをすべて文書化しておくように促すべきである。

### リラクゼーション法

　リラクゼーション法は，不安を生じさせるストレッサーへの行動的な反条件づけとして用いられる (Clarkm Slkowskis & Chaukley, 1985; Bernstein & Borkovec, 1973)。最も広く用いられている技法は，Wolpe (1985) と Jacobsen (1938) によって紹介された筋弛緩法である。その目的は，筋肉の緊張，自律神経の覚醒，精神的苦痛を軽減することである (Breitbart & Passik, 1993)。この技法では，普通の呼吸をすること，注意をそらすような単語（たとえば，CALM）を言いながら，ゆっくりと息を吐き出すこと，次の呼吸に入る前に注意をそらす数唱課題（たとえば，ゆっくりと 4 まで数える）を行って，息を止めることを患者に課す。セッションにおいてこれら一連の課題が練習される。また，患者はセッション間に 1 日 2 回の練習をする。はじめは呼吸法を仮の曝露状況に対して適用し，徐々に不安障害に関連した曝露状況へと拡張・適用する。重度の TBI をもつ患者にとって，彼らの注意力と記憶力が制限されていることを考慮すると，リラクゼーション法は不安の軽減に有効なアプローチではないかもしれない。彼らにとって，認知再構成法と自己言明法のほうが不安症状をコントロールするうえでより効果的なアプローチかもしれない。リラクゼーション法を用いる場合，リラクゼーション法の複数の段階を正確に実施できるように，（その段階を記載した）キューカードを患者に手渡しておくべきである。

### エクスポージャー法（暴露法）

　エクスポージャー法は，患者が特定の回避症状をもつ場合に用いられるべきである。この技法は，患者に恐怖状況を体験し，修正するように仕向ける

というものである（Rothbaum & Foa, 1992）。曝露に基づく技法は，恐怖状況に直面させるすべての方略に共通してみられるアプローチである。これらの技法は，次の3つの要素に分類される：エクスポージャー媒体（架空 対 実際の出来事），エクスポージャー期間（短期 対 長期），エクスポージャー中の覚醒レベル（高い 対 低い）。エクスポージャー時間が短く，エクスポージャーが架空のもので最小限の覚醒を引き出すようにデザインされた系統的脱感作療法（Wolpe, 1985）は，連続線上の末端に位置づけることができ，一方で，エクスポージャー時間が長く，高い水準の不安を引き出すようにデザインされた実際のできごとのフラッディング法（in-vivo flooding; Marks, 1987）はその対極に位置づけられる。エクスポージャー法は，沈殿した出来事の患者の想起という文脈の範囲内で検討されるべきである。このアプローチは，PTSDや恐怖症，パニック障害にみられる多くの回避行動を扱う際に有効である。APRNはこの技法を用いる時機と，患者が潜在的に併せもっている抑うつ反応への影響を考慮する必要がある。

## 薬物使用の際の留意点

　TBI後の神経化学的変化（Silver, Yudofsky & Hales, 1991; Silver & Yudofsky, 1994）は，ノルエピネフリン（Hamill, Woolf, McDonaldら, 1987; Clifton, Zeigler & Grossman, 1981），セロトニン（Vecht, Van Woerkom, Teelkenら, 1975），ドーパミン（Hamillら, 1987），アセチルコリン（White, Sullivan, DeGracia, O'Neil, Neumas, Grossmanら, 2000）のような多くの主要な神経伝達系に影響を与える。TBI後の気分と不安障害に対する薬物療法の有効性が，あまりコントロールされていない臨床治験で示されているが，精神医学的障害の治療に用いられる治療的アプローチの有効性も明らかにされている（Silver &Yudosfky, 1994; Silver, Yudofskyら, 1991）。薬物と心理療法を同時に用いるアプローチは，最も効果的な治療成果をあげているようにみえる（Frank, Kupfer, Perelら, 1990; Hogarty, Anderson, Reissら, 1986; Mitchell,

Pyles, Eckert ら, 1990)。

　TBI後の気分と不安障害をもつ患者に対して薬物療法の適用を検討する場合，現在と過去の服薬経験を注意深く調べることが必要である。重度のTBIをもつ患者が，多くの医療機関から複数の薬の処方を受けていることは稀なことではない。同様に，高齢者は持病のため複数の薬を服用しているかもしれない。それは，高齢者の感情障害を悪化させるかもしれない。中には投薬計画に記載されていない常備薬を服用している者もいるかもしれない。また，必要な薬の副作用のため，感情障害の増強と認知機能の低下を経験した者もいるかもしれない。不快な副作用のために服薬の効果があらわれる前に服用を止めてしまった者もいるかもしれない。APRNは服薬のコンプライアンスを調べる必要がある。なぜなら，記憶障害は，患者が推奨された投薬計画に従うことを困難にするかもしれないからである。結果的に，APRNの主要な役割は，患者が現在どんな薬を服用しているか，過去にどんな薬の処方をうけたか，どのような服薬計画がなぜ必要なのか，患者に投薬計画に従う能力があるか，をアセスメントすることである。投薬歴の聴取は，抗うつ薬あるいは抗不安薬を初めに選定する際に重要である。

　大うつ病と診断された患者に対して，どのような抗うつ薬を選ぶかは，多くは副作用の特徴による (Silver & Yudofsky, 1994)。一般に，抗うつ薬として，鎮静作用，血圧降下作用，抗コリン作用性の副作用が最も少ないものが望まれる。Fluoxetineやsertraline (ジェイゾロフト) のようなセロトニン再取り込み阻害薬(SSRI)は良い選択である。なぜなら，それらは抗コリン作用がないからである。Nortriptyline(ノリトレン)やdesipramineのような三環系抗うつ薬も使用されるが，少ない用量から始め，患者を注意深くモニタリングしながら，徐々に治療的な範囲の血漿水準に達するまで用量を増やしていくべきである(Silver & Yudofsky, 1994)。特筆すべきは，発作閾値を下げたり，鎮静効果を有したり，集中力と記憶力を悪化させたりする抗うつ薬もあるということである。看護師は最も適当な薬を選び出す際に，考えられる副作用，薬物間の相互作用，患者の年齢といった要因を考慮する必要がある。

不安障害と診断された患者の不安症状を緩和するための薬の選定は，その患者の不安障害の性質による。なぜなら，全般性不安障害やパニック障害はCBTにより最も良好な治療成果が得られるからである（Fishel, 1998）。不安症状が重度である場合，薬物療法による治療の適用を検討すべきである。Lorazepamやalprazolam, diazepamのようなベンゾジアゼピンは最も多く用いられる薬である（Fishel, 1998 ; Silver & Yudofsky, 1994）。ベンゾジアゼピンの副作用には，依存，鎮静作用，記憶障害があり，それらの作用はTBI後のベンゾジアゼピンの服用を困難にするかもしれない。効果的な非ベンゾジアゼピンであるbuspironeもまた適用を検討すべき薬である（Silver & Yudofsky, 1994 ; Fishel, 1998）。なぜなら，それは認知機能に対する有害な作用が少なく，依存を引き起こす可能性が低いからである。PTSDやパニック障害，恐怖症にはしばしば抗うつ薬が有効である。特にセロトニンの再取り込みを阻害するSSRIは，副作用が少ないことから，徐々に使用されるようになってきている。

　レム睡眠からの回復の障害と夜間覚醒のような睡眠パターンの変化は，TBI後によくみられる（Prigatano, Stahl, Orrら, 1982）。バルビツレートあるいは長期作用型ベンゾジアゼピンが注意深く使用されるべきである。なぜなら，これらの薬はレム睡眠とステージ4の睡眠パターンに干渉し，実際に持続的な不眠症に作用することが知られているからである（Buysse & Reynolds, 1990）。Ambien（マイスリー）は覚醒—睡眠パターンを再確立するために有効であるが，長期に使用すると，依存を引き起こす可能性がある。抗コリン作用性の副作用がなく，鎮静作用のある抗うつ薬であるtrazodone（デジレル／レスリン）は，悪夢の緩和に有効である（Silver & Yudofsky, 1994）。APRNはまた，睡眠の質を向上させ，昼間の傾眠を減らし，良好な睡眠習慣（たとえば，規則正しい睡眠時間，就寝前は活動しないこと，眠れなかったときはベッドから出ること，温かいカモミール茶など）に役立つことが報告されている。メラトニンやその他のハーブの混合物を用いた非薬物療法的アプローチの適用を検討すべきである。日中の身体活動が有効であるこ

とも報告されている (Gordon, Sliwinskiら, 1998)。

　最後に，TBI をもつ患者は全般的な覚醒，注意力，記憶機能を向上させるための精神刺激剤から恩恵を受けているかもしれない。症例研究では，dextroamphetamine, methylphenidate (Evans, Gualtieri, & Patterson, 1987)，ドーパミン作用薬が敏捷性，集中力を向上し，疲労を軽減し，記憶機能を改善するうえで有効であることが報告されている（たとえば，Lal Merbitz, & Grip, 1988; Gualitieri, Chandler, Coonsら, 1989)。精神刺激薬の副作用には妄想症，興奮，易刺激性，発作閾値の低下があるので，これら薬剤を使用する際には注意が必要である。TBI 後の感情障害の治療のために選ばれた薬が何であれ，APRN は TBI をもつ患者の薬物耐性が低くなっていないかどうかを認識していなければならない。Silver と Yudofsky (1994) は，TBI 後の不安あるいは抑うつに対する薬物療法の一般的な指針を示している。

- ゆっくりと始め，ゆっくりと進める
    TBI の患者は，脳損傷をもたない患者よりも，薬の副作用に対して敏感である。薬物の投与はゆっくりと開始し，服用期間を徐々に延ばしていく必要がある。最終的には，TBI 患者に対しては脳損傷をもたない患者と同じ薬物の投与が必要かもしれない（Silverら, 1991)。
- 薬物の試用期間を確保する
    薬物の投与は少ない用量で開始され，副作用を最小限にとどめるために用量を少しずつ増やしていくことが必要である。したがって，適当な治療成果を得るために薬物の試用期間を長くする必要がある。
- 薬物間の相互作用をモニターする
    新しい薬物の投与を開始するとき，看護師は以前に処方された薬物との相互作用をモニターする必要がある。
- 部分的な効果を増大させる
    もし薬物療法による部分的な効果が認められたなら，看護師は副作用の可能性を考慮しつつ，他の作用機序をもつ薬物を加えることによっ

て，その効果を増大させることができるかもしれない。

要約すると，薬物療法による効果的なマネジメントをするうえで，薬を注意深く選ぶこと，服用量と副作用のモニタリング，患者の服用のコンプライアンスを確保することが重要である。心理療法と組み合わせて使用することで，薬物療法は明らかに患者が治療に参加する能力を改善させ，患者のTBIに対する適応を可能にする。

## 事　例

T氏は35歳の独身女性であり，最近2カ月間，増強する不安と抑うつ症状が続き，睡眠困難と度重なる悪夢のためにメンタルヘルスクリニック外来を受診した。彼女の報告によれば，4カ月前の自動車事故に遭ってから，これらの症状が出現したという。彼女は職場で集中することが困難になり，仕事のための出張も困難になりつつあった。2週間前，彼女は近所の医師にかかり，睡眠困難を緩和するためのtrazodoneに加えて，Prozacの処方を受けた。

### ●アセスメント

T氏は，自殺念慮はあるが，自殺企図のない重度の抑うつがみられた。彼女の症状には，体重の増加，重度の抑うつ気分，睡眠障害，意気消沈，易刺激性，集中困難が含まれていた。T氏は大うつ病と診断された。T氏は並行して侵入的な（自動車事故を追体験する）フラッシュバック，反復する事故の悪夢，パニック（動悸），自律神経反応（大量の発汗）を含む，不安症状のあるPTSDと診断された。事故以来，悪夢の頻度は次第に増加し，彼女は事故の悪夢を恐れ，夜，床に就くのが困難になった。睡眠薬の服用を開始して以来，悪夢を経験する頻度が増加した。回避性症状として，車の中にいることを回避すること，仕事のために車を必要とするような出張を拒むこと，橋を渡ったり，エスカレーターに乗ったり，傾斜を渡り歩くなどの高所を歩く

ことを回避することがみられた。また過覚醒症状として，集中困難，顕著な易刺激性，誇大な驚愕反応がみられた。

のちに抑うつと不安症状をもたらした最近の自動車事故のために，APRNはTBIのスクリーニングを実施した。T氏は，事故そのものを思い出せなかった。彼女の最後の記憶は，通行料金の支払い後，橋にさしかかったときまでであった。伝え聞くところによれば，事故は橋の傾斜にさしかかったときに起こったという。そこで，大きなトラックによって彼女の車は中央のガードレールにぶつかり，道路を飛び越え，反対側のガードレールにぶつかった。彼女の車はガードレールの途中で止まり，車は地面から20フィート上を不安定な状態でぶら下がった。彼女が最初に思い出したのは，車が橋のランプにぶら下がっていたというものであった。この現実化は，わずかでも動こうものなら，自動車が「地面に落っこちてしまう」ようなひどい恐怖感をすぐさま引き起こした。T氏は地元の病院で，TBIの可能性をも示唆する数分間の精神状態の変調と軽度の脳震とうとむち打ち症であると聞かされた。さらなる質問検査ののち，T氏には身体症状（頭痛，眩暈，平衡感覚の問題，体重の増加，光過敏症，疲労，睡眠障害），認知症状（意思決定の問題，集中力，記憶：思考鈍磨），事故後の行動上の有意な変化が認められた。そのうち，感情の変化，抑うつ，不安は顕著な症状であった。T氏はTBIと診断された。

■ケースマネジメント計画

T氏は，まず初めに，彼女の"隠れた"TBIと，それに伴う身体的，認知的，行動上の障害について教育を受けた。それからT氏は，自己報告した認知障害を確認し，認知機能の改善のための適切性を決定するために，神経心理学的検査を受けた。TBI検査と神経心理学的検査への照会は，彼女の家庭医と協議した。T氏には情動障害と認知障害がみられたので，情動障害と不安障害への継続的な薬物療法，T氏の家庭医による服薬モニタリング，気分，睡眠パターン，薬物への反応のモニタリング，認知的歪みと不安症状を扱うためのCBTの導入など，多様な治療的アプローチが考えられた（Hibbard,

Gordon, & Kothera, 2000)。

●CBTの第1局面

　最初のCBTのセッションの間，T氏の抑うつの程度と気分と睡眠のための薬（Prozacとtrazodone〔デジレル／レスリン〕）への反応がモニターされた。彼女のPTSDの治療は，PTSDとそのトラウマティックな事故との関連性についての教育に焦点を当てて実施した。最初のセッションでは呼吸法が教示され，ホームワークが出された。次に認知再構成法と自己言明法が紹介された。このセッションはA-B-Cパラダイム，現実検討，中立的または非情動的な言明を用いた自己言明法に焦点を当てた。自動思考が同定され，再分析され，代替の陳述が作成された。セッション外の，不安を喚起する状況に対する代替的アプローチはキューカード（合図カード）に記載され，日常生活で直面する問題領域毎に分類整理された（たとえば，調理時の問題，仕事で直面する問題など）。彼女の現実に基づく自己言明に関する記憶を増強するために，平素よりキューカードを参照し，彼女が自宅あるいは仕事で困惑した事態に直面したときはいつでもそのカードを取り出すことを促した。課題達成の可否に関わらず，潜在的な強化因子として，日常の課題はすべて記録された。

●CBTの中間局面

　気分と不安症状の軽減は，投薬が効果的であったことを示唆していた。この治療の局面では，回避的な状況に関連する自動思考と恐怖に対処するための自己言明を再検討することに焦点を当てた。T氏のための特定の言明は，以前の回避的行動に備え，このような行動に伴う不安と対峙し，マネジメントするために作成された。自己言明はセッション内またはセッション間で使用するためにキューカードに記載された。また，回避行動が階層的に並べられた。最も不安を生じない出来事が，セッション間に取り上げられる主要な行動となる。これらの行動には，地元のわずかに傾斜した坂道や小さな橋を渡り歩くことが含まれる。回避的状況に曝されている間，リラクゼーション

法と自己言明法が用いられる。

● CBTの最終局面

　エスカレーターに乗ったり，自動車を運転したり，自動車に乗ったり，自動車で橋を渡るなどの，かつての回避行動に焦点を当てた。セッションで学習された不安のマネジメント技法がこのような出来事に対しても適用された。APRNは，回避行動が生起する階層を用いて，不安が増大することに関連した活動にターゲットを絞る。セッション間の課題は，T氏をこれらの活動に繰り返し曝露させ，それによって，こうした活動に対する彼女の全般的な不安を減少させるというものである。それぞれの行動がセッション内において議論され，不安をマネジメントするための方法が検討された。いったん与えられた行動が「楽になる」域に達すると，次の階層に位置する回避行動がターゲットとなる。徐々に，T氏は事故以来，回避してきた活動のほとんどすべてに従事することができるようになった。

## 結　論

　APRNは，TBIとその生活機能上の後遺障害，併発する精神医学的障害の臨床的な理解をもち，TBIを系統的にスクリーニングする必要がある。伝統的なCBT的アプローチを修正し，薬物療法を注意深く行うことは，TBIと精神医学的障害を併せもつ患者に対するCBTの効果の向上に有効であろう。

〈参考文献〉

Alexander, M. P. (1995). Mild traumatic brain injury: Patholophysiology, natural history and clinical management. *Neurology*, 45(1), 253-260.
Alexander, M. P. (1997). Minor traumatic brain injury: A review of physiogenesis and psychogenesis. *Seminars in Clinical Neuropsychiatry*, 2, 177–187.
American Psychiatric Association. (2000). *Diagnostic and statistical manual of*

*mental disorders* (4th ed., text rev.). Washington, DC: American Psychiatric Association.

Ashman, T. (2002, April). *Psychosocial challenges in the first five years post TBI*. Symposium conducted at the meeting of the State of the Science Conference: Community Integration of Individuals with TBI, Washington: DC.

Barker, P. (1998). The behavioral therapies. *Nursing Times, 94*, 44–46.

Beck, A. T. (1972). *Depression: Cause and treatment*. Philadelphia: University of Pennsylvania Press.

Beck, A. T., Rush, A. J., Shaw B. F., & Emery, G. (1979). *Cognitive therapy for depression*. New York: Guilford Press.

Beech, B. F. (2000). Strengths and weaknesses of cognitive behavioral approaches to treating depression and their potential for wider utilization by mental health nurses. *Journal of Psychiatric Mental Health Nursing, 7*, 343–354.

Ben-Yishay, Y., & Diller, L. (1993). Cognitive remediation in traumatic brain injury. Update and issues. *Archives of Physical Medicine and Rehabilitation, 74*(2), 204–213.

Bernstein, D. A., & Borkovec, T. D. (1973). *Progressive relaxation training*. Champaign, IL: Research Press.

Blanchard, E. B., Hickling, E. J., Taylor, A. E., Loos, W. R., Forneris, C. A., & Jaccard, J. (1995). Who develops PTSD from motor vehicle accidents. *Behavioral Research and Therapy, 34*(1), 1–10.

Boyce, P., Gilehrist, J., Talley, N. J., & Rose, D. (2000). Cognitive and behavioral therapy as a treatment for irritable bowel syndrome: A pilot study. *Australian and New Zealand Journal of Psychiatry, 34*(2), 300–309.

Breitbart W., & Passik S. D., (1993). Psychiatric approaches to cancer pain management. In W. Breitbart & J. C. Holland (Eds.), *Psychiatric aspects of symptom management in cancer patients* (pp. 49–68). Washington, DC: American Psychiatric Press.

Brooks, N., Campsie, L., Symington, C., Beattie, A., & McKinlay, W. (1987). The effects of head injury on patients and relatives within seven years of injury. *Journal of Head Trauma Rehabilitation, 2*,1–13.

Bruckner, F. E., & Randle, A. P. (1972). Return to work after severe head injuries. *Rheumatoid Physical Medicine 11*, 344–348.

Burg, J. S. Williams, R. W., Burright, R. G., & Donovick, P. J. (2000). Psychiatric treatment outcome following traumatic brain injury. *Brain Injury, 14*, 513–533.

Burg, J. S., McGuire, L. M., & Burright, R. G., (1996). Prevalence of a head injury in an outpatient psychiatric population. *Journal of Clinical Psychology in a Medical Setting, 3*, 243–251.

Burg, J. S. Williams, R. W., Burright, R. G., et al. (in press). Psychiatric treatment outcomes following traumatic brain injury. *Brain Injury*.

Buysse, D. J., & Reynolds, C. F. (1990). Insomnia. In M. J. Thorpy (Ed). *Handbook of sleep disorders*. New York: Marcel Decker.

Carnevale, G. J., Anselmi, V., Busichio, K., & Millis, S. R. (2002). Changes in ratings of caregiver burden following community based behavioral management program for persons with traumatic brain injury. *Journal of Head Trauma Rehabilitation, 17*(2), 83-95.

Centers for Disease Control and Prevention. (1997). Traumatic brain injury — Colorado, Missouri, Oklahoma and Utah, 1990-1993. *MMWR, 46*(1), 8-11.

Chan, S. W., & Leung, J. K. (2002). Cognitive behavioral therapy for clients with schizophrenia: Implications for mental health nursing practice. *Journal of Clinical Nursing, 11*, 214-224.

Clark, D. M., Salkovskis, P. M., & Chaukley, A. J. (1985). Respiratory control as a treatment for panic attacks. *Journal of Behavioral Therapy and Experimental Psychiatry, 9*, 109-114.

Clifton, G. L., Zeigler M. D., & Grossman, R. G. (1981). Circulating catecholamines and sympathetic activity after head injury. *Neurosurgery, 8*, 10-14.

Corrigan, J. D. (1995). Substance abuse as a mediating factor in outcome from a traumatic brain injury. *Archives of Physical Medicine and Rehabilitation, 76*, 302-309.

Cuijpers, P. (1998). Prevention of depression in chronic general medical disorders: A pilot study. *Psychological Reports, 82*, 735-738.

Deutscher, S., & Cimbolic, P. (1990). Cognitive processes and their relationship to endogenous and reactive components of depression. *Journal Nervous and Mental Disease, 178*, 351-359.

Dirette, D. K., Hinojusa, J., & Carvevale, G. J. (1999). Comparison of remedial and compensatory interventions for adults with acquired brain injuries. *Journal of Head Trauma Rehabilitation, 14*(6), 595-601.

Ergh, T. C., Rapport, L. J., Coleman, R. D., & Hanks, R. A. (2002). Predictors of caregiver and family functioning following traumatic brain injury: social support moderates caregiver distress. *Journal of Head Trauma Rehabilitation, 17*, 155-174.

Evans, R. W., Gualtieri, C. T., & Patterson, D. (1987). Treatment of chronic closed head injury with psychostimulant drugs: A controlled case study and an appropriate evaluation procedure. *Journal Nervous and Mental Disease, 175*, 106-110.

Fann, J., Katon, W., Uomoto, J., & Esselman, P. (1995). Psychiatric disorders and functional disability in outpatient treatment with traumatic brain injury. *American Journal of Psychiatry, 152*, 1493-1499.

Fishel, A. H. (1998). Nursing management of anxiety and panic. *Nursing Clinics of North America, 33*(1), 135-151.

Frank, E., Kupfer, D. J., Perel J. M., Cornes, C., Jarrett, D. B., Mallinger, A. G., et al. (1990). Three-year outcomes for maintenance therapies in recurrent depression. *Archives of General Psychiatry, 47*, 1093-1099.

Frankowski, R. F., Annegers, J. F., & Whitman, S. (1985). The descriptive epidemiology of head traumas in the United States. In D. P. Becker, and J. T. Povlishock, (Eds.), *Central nervous system trauma status report*. Bethesda,

MD: National Institute of Neurological and Communications Disorders and Stroke, National Institute of Health.

Freeman, A. (1987). Cognitive therapy: An overview. In A. Freeman & V. Greenwood (Eds.) *Cognitive therapy application in psychiatric and medical settings*. New York: Human Sciences Press.

Freeman, S. M. (2004). The relationship of opioid treatment in chronic pain conditions: Implications on brain reward response. *Journal of Addictions Nursing, 15,* 1–8.

Garland, A. (1996). Cognitive therapy in the treatment of depression. *Mental Health Nursing, 16,* 28–31.

Gordon, W. A., Brown, M., Sliwinski, M., Hibbard, M. R., Patti, N., Weiss, M., Kalisnsky, R., & Sheerer, M. (1998). The enigma of hidden TBI. *Journal of Head Trauma Rehabilitation, 13*(6), 1–18.

Gordon, W. A., Hibbard, M. R., & Fenske, C. (2002). *Co-morbidity of substance abuse and traumatic brain injury*. Symposium conducted at the Office of Alcohol and Substance Abuse Services Conference, Albany: NY.

Gordon, W. A., Sliwinski, M., Echo, J., McLoughlin, M., Sheerer, M., & Meili, T. (1998). The benefits of exercise in individuals with traumatic brain injury: A retrospective study. *Journal of Head Trauma Rehabilitation, 12*(4), 58–67.

Green, M. M., McFarlane, A. C., Hunter, C. E., & Griggs, W. M.(1993). Undiagnosed post traumatic stress disorder following motor vehicle accidents. *Medical Journal of Australia, 159,* 529–534.

Grzankowski J. A. (1997). Altered thought processes related to traumatic brain injury and their nursing implications. *Rehabilitation Nursing, 22*(1), 24–31.

Gualtieri, C. T., Chandler M., Coons T. B., & Brown, L. T. (1989) Amantadine: A new clinical profile for traumatic brain injury. *Clinical Neuropharmacology, 12,* 258–270.

Hamil R. W., Woolf P. D., McDonald J. V., Lee, L. A., & Kelly, M. (1987). Catacholamines predict outcome in traumatic brain injury. *Annals of Neurology, 21,* 438–433.

Hibbard, M. R., Gordon, W. A. & Kothera, L. (2000). Traumatic brain injury. In F. M. Dattilio and A. Freeman (Eds.), *Cognitive behavioral approaches to crisis interventions* (4th ed.). NewYork: Guilford Press.

Hibbard, M. R., Grober, S. E., Gordon, W. A., & Aletta, E. G. (1990). Modification of cognitive psychotherapy for the treatment of post stroke depression. *Behavior Therapist, 1,* 15–17.

Hibbard, M. R., Grober, S. E., Gordon, W. A., Aletta, E. G., & Freeman, A. (1990). Cognitive therapy and the treatment of post stroke depression. *Topics in Geriatric Rehabilitation, 5*(3), 43–55.

Hibbard, M. R., Uysal, S., Kepler, K., Bogdany, J., & Silver, J. (1998). Axis I psychopathology in individuals with TBI. *Journal of Head Trauma Rehabilitation, 13*(4), 24–39.

Hogarty, G. E., Anderson C. M., Reiss D. J., Kornblith, S. J., Greenwald, D. P.,

Ulrich, R. F., et al. (1991). Family psychoeducation, social skills training, and maintenance chemotherapy in the aftercare treatment of schizophrenia II: Two year effects of a controlled study on relapse and adjustment. Environmental-Personal Indicators in the Course of Schizophrenia (EPICS) Research Group. *Archives of General Psychiatry, 48*, 340–347.

Holtzer, R., Burright, R. G., Lynn S. J., & Donovick, P. J. (2000). Behavioral differences between psychiatric patients with confirmed versus non-confirmed traumatic brain injuries. *Brain Injury, 14*, 959–973.

Jacobsen, E. (1938). *Progressive relaxation.* Chicago: University of Chicago.

Jorge, R. E., Robinson, R. G., Starkstein, S. E., & Arndt, S. V. (1994). Influence of major depression on 1-year outcome in patients with traumatic brain injury. *Journal of Neurosurgery, 81*, 726–733.

Joseph, D. H. (1995). Cognitive therapy: A well thought out strategy. *Nursing Forum, 30*(2), 13–21.

Kay, T., Harrington, D. E., Adams, R., et al. (1993). Definition of mild traumatic brain injury. *Journal of Head Trauma Rehabilitation, 8*(3), 86–87.

Kocsis, J. H.( 2000). New strategies for treating chronic depression. *Journal of Clinical Psychiatry, 61*(11), 42–45.

Kolakowsky-Hayner, S. A., Gourley, E. V., 3rd, Kreutzer, J. S., Marwitz, J. H., Meade, M. A., & Cifu, D. X. (2002). Pre-injury substance abuse among persons with brain injury and persons with spinal cord injury. *Brain Injury, 13*, 571–581.

Kolakowsky-Hayner, S. A., Gourley, E. V., 3rd, Kreutzer, J. S., Marwitz, J. H., Meade, M. A., & Cifu, D. X. (2002). Pre-injury substance abuse among persons with brain injury and persons with spinal cord injury. *Brain Injury, 16*, 583–592.

Kole-Snijders, A. M., Vlaeyen, J. W., Goossens, M. E., Rutten-Van Molken, M. R., Heuts, P. H., Van Breukelen, G., et al. (1999). Chronic low-back pain: What does cognitive coping skills training add to operant behavioral treatment? Results of a randomized clinical trial. *Journal of Consulting and Clinical Psychology, 67*(6), 931–944.

Lal, S., Merbitz, C. P., & Grip J. C. (1988). Modifications of function in head injured patients with Sinemet. *Brain Injury, 2*, 225–233.

Levin, H. S., Brown S. A., Song, J. X., McCauley, S. R. Boake, C., & Contant, C. F. (2001). Depression and post traumatic stress disorder at three months after mild to moderate traumatic brain injury. *Journal of Clinical and Experimental Neuropsychology, 23*(6), 754–769.

Lezak, M. D. (1983). *Neuropsychological assessment,* (2nd ed.). New York: Oxford University Press.

Lovejoy, N. C, Tabor, D., Matteis, M., & Lillis, P. (2000). Cancer-related depression: Part I. Neuologic alterations and cognitive-behavioral therapy. *Oncology Nursing Forum, 27*(4), 667–678.

Lustman, P. J., Freedland, K. E., Griffith, L. S., & Clouses, R. E. (1998). Predicting response to CBT of depression in type 2 diabetes. *General Hospital Psy-*

chiatry, 20(5), 302–306.
Marino, M. (1999). CDC report shows prevalence of brain injury. *Brain Injury Association TBI Challenge*, 3(3), 1.
Markowitz, J. C., Klerman, G. L., Clougherty, K. F., Spielman, L. A., Jacobsen L. B., Fishman, B., et al. (1995). Individual psychotherapies for depressed HIV-positive patients. *American Journal of Psychiatry*, 152(10), 1504–1509.
Marks, I. M. (1987). Flooding and allied treatments. In W. Agras (Ed.), *Behavior modification: Priniciples and clinical applications*. Boston: Little.
McCauley, S. R., Boake, C., Levin, H. A., Contant, C. F., & Song, J. X. (2001). Postconcussional disorder following mild to moderate traumatic brain injury: Anxiety depression and social support as risk factors and comorbidities. *Journal of Clinical and Experimental Neuropsychology*, 23(6), 792–808.
McGinn, L. K. (2000). Cognitive behavioral therapy of depression: Theory, treatment and empirical status. *American Journal of Psychotherapy*, 54(2), 257–262.
McGuire, L. M., Burright, R. G., Williams, R., & Donovick, P. J. (1998). Prevalence of traumatic brain injury in psychiatric and non-psychiatric patients. *Brain Injury*, 12, 207–214.
McLean, A., Temkin, N. R., Dikmen, S., & Wyler, A. R. (1983). The behavioral sequelae of head injury. *Journal of Clinical and Experimental Neuropsychology*, 5, 361–376.
Medd, J., & Tate, R. L. (2000). Evaluation of an anger management therapy programme following acquired brain injury: A preliminary study. *Neuropsychological Rehabilitation*, 10(2), 185–201.
Meichenbaum, D. (1974). *Cognitive behavior modification*. Morristown, NJ: General Learning Press.
Mitchell, J. E., Pyles, R. L., Eckert, E. D., Hatsukami, D., Pomeroy, C., & Zimmerman, R. (1990). A comparison study of antidepressants and strucutured intensive group psychotherapy in the treatment of bulimia nervosa. *Archives of General Psychiatry*, 47, 149–157.
Mitil, R. L., Grossman, J. F., Hiehle, J. F. Hurst, R. W. Kauder, D. R., Gennareilli T. A, et al. (1994) Prevalence of MR evidence of diffuse axnonal injury and normal head CT findings. *American Journal of Neuroradiology*, 15, 1583–1589.
Namerow, N.S. (1987). Cognitive and behavioral aspects of brain-injury rehabilitation. *Neurologic Clinics*, 5(4), 569–583.
National Highway Traffic Safety Administration. (1995). *US Department of Transportation: Traffic safety facts 1994: A compilation of motor vehicle data from the fatal accident report system and general estimates systems*. Washington, DC: U.S. Department of Transportation.
Ohry, A., Rattok, J., & Solomon, Z. (1996). posttraumatic stress disorder in brain injury patients. *Brain Injury*, 10(9), 687–695.
Owensworth, T. L., & McFarland, K. (1999). Memory remediation in long-term acquired brain injury: Two approaches in diary training. *Brain Injury*, 13(8), 605–626.

Payne, H. C. (2000). Traumatic brain injury, depressions and cannabis use—assessing their effects on cognitive performance. *Brain Injury, 5*, 479–489.

Perez, R. (1996). Clients with depression: A cognitive behavioral approach. *Mental Health Nursing, 16*, 12–14.

Prigatano, G. P., Stahl, M. L., Orr, W. C., & Zeiner, H. K. (1982). Sleep and dreaming disturbances in closed head injury patients. *Journal of Neurology and Neurosurgical Psychiatry, 45*, 78–80.

Rattock, J. (1996). Do patients with mild brain injuries have post traumatic stress disorder too? *Journal of Head Trauma Rehabilitation, 11*(1), 95–96.

Richardson, J. T. (1995). The efficacy of imagery mneumonics in memory rehabilitation. *Neuropsychologia, 33*(11), 1345–1357.

Rothbaum, B. O., & Foa, E. B. (1992). Cognitive-behavioral treatment of posttraumatic stress disorder. In P.A. Saigh (Ed.), *Posttraumatic stress disorder: A behavioral approach to assessment and treatment* (pp. 85–110). New York: Elsevier Science.

Rutherford, W. H., Merrett, J. D., & McDonald, J. R. (1978). Symptoms at one year following concussion from minor head injures. *Injury, 10*, 255–230.

Silver, J. M., Kramer, R., Greenwood, S., & Weissman, M. (2001). The association between head injuries and psychiatric disorders: Findings from the New Haven NIMH epidemiologic catchment area study. *Brain Injury, 15*(11), 935–45.

Silver, J. M., Rattok, J., & Anderson, K. (1997). Post traumatic stress disorder and traumatic brain injury. *Neurocase, 3*, 1–7.

Silver, J. M., & Yudofsky, S. C. (1994). Psychopharmacology. In J. M. Silver, S. C. Yudofsky, & R. Hales (Eds.), *Neuropsychiatry of traumatic brain injury.* Washington, DC: American Psychiatric Press.

Silver, J. M., Yudofsky, S. C., & Hales, R. E. (1991). Depression in traumatic brain injury. *Neuropsychiatry, Neuropsychology and Behavioral Neurology, 4*, 12–23.

Solomon, D. A., & Mallory, P. F. (1992). Alcohol, head injury and neuropsychological function. *Neuropsychology Review, 3*, 249–280.

Stewart, J. E. (1994). The cognitive model and treatment of depression. *Professional Nurse, 9*, 376–380.

Thase, M. E., Freidman, E. S., Fasiczka, A. L., Berman, S. R., Frank, E., Nofzinger, E. A., et al.(2000). Treatment of men with major depression: A comparision of sequential cohorts treated with either cognitive-behavioral therapy or newer generation antidepressants. *Journal of Clinical Psychiatry, 61*, 466–472.

Thomsen, I. V. (1984). Late outcome of very severe blunt head trauma: A 10–15 year second follow up. *Journal of Neurology Neurosurgical Psychiatry, 47*, 260–268.

Trower, R., Dryden, W., & Casey, A. (1988). *Cognitive behavioral counseling in action.* London: Sage.

Van Reekum, R., Bolago, I., Finlayson, M., Gardner, S., & Links, P. (1996). Psychiatric disorders after traumatic brain injury. *Brain Injury, 10*, 319–327.

Varney, N., Martzke, J., & Robert, R. (1987). Major depression in patients with closed head injury. *Neuropsychogy, 1*, 7–8.

Vecht, C. J., van Woerkom, C. A., Teelken, A. W., & Minderhoud, J. M. (1975). Homovanillic acid and 5 hydoxyindoleacetic acid cerebrospinal fluid levels. A study with and without probenecid administration of their relationship to the state of consciousness after head injury. *Archives of Neurology, 32*, 792–797.

White, B. C., Sullivan, J. M., DeGracia, D. J., O'Neil, B. J., Neumar, R. W., Grossman, L. I., et al. (2000). Brain ischemia and reperfusion: molecular mechanisms of neuronal injury. *Journal of Neurosurgical Science, 179*, 1–33.

Wolpe, J. (1985). Deep muscle relaxation. In A. S. Bellack & M. Hersen (Eds.), *Dictionary of behavior therapy techniques*. Elmsford, NY: Pergamon Press.

Yody, B. B., Schaub, C., Conway, J., Peters, S., Strauss, D., & Helsinger, S. (2000). Applied behavior management and acquired brain injury: Approaches and assessment. *Journal of Head Trauma Rehabilitation, 15*(4), 1041–1060.

Yudofsky, S. C., & Hales, R. E. (1992). *The American Psychiatric Press textbook of neuropsychology*. Washington, DC: American Psychiatric Press.

# 第9章

# 終末期の問題

Sharon Morgillo Freeman and Mary DuBry Morgillo

> 昔は，不名誉あるいは罪を抱えた状態で死ぬことを恐れたものであった。今日，我々は愚かに死ぬことを恐れている。
>
> Jean Baudrillard, French semiologist, Cool Memories,

人類が直面している最も困難な問題の1つは，自分自身の死が避けられないことである。終末期は，個別的で特異的で主観的な敏感さをもった様式で各人におとずれる。差し迫った出来事を，両手を広げて感謝の意をもって迎え入れる者もいれば，恐怖や不安，深刻な抑うつをもって迎え入れる者もいる。たいていの人々は，終末期をたとえば長期ケア施設（extended care facilities: ECF），老人居住センター，あるいは長期入所施設のような構造化された場所で迎える。国立保健統計センター（1996）は，全死亡者の20％及び老人（この章では，65歳以上を老人と定義する）の死亡者の30％がECFで生じたと推定しており，この数値はなおも増加している。

死にゆく人々は長期ケア施設で暮らしているが，そこは終末期の問題が日常的な患者ケアを現実に行っている，より典型的な場所の1つである。（終末期を迎える場所が）ECF，患者の家，家族成員の家，あるいは他の住居に関係なく，各人は終末期を自分自身の視点で迎えることになる。末期的な疾病あるいは事故によって人生早期に死に直面させられる者もいる。重大な生活機能上の変化あるいは末期的疾患を抱える多くの人々は，（健康であったときに）人生上の個人的な経験を対処した方法で，死の経験に対しても対処し

ようとするかもしれない。しかし，それは，最小限の経験であったり，コーピングスキルが僅かであったり，サポートシステムが不適切であったりすることが多い。

　たいていは，明らかな心理学的問題がみられたとき，心理療法のサービスが必要とされる。しかし中には，それが家族成員，聖職者，患者自身によってなされることがある。多くの場合，患者の身体的ケアは適切であるが，患者が複雑な終末期の問題を対処する際の問題を抱えていることが多い。APRN，心理士，ソーシャルワーカー，セラピストのような多くのヘルスケア従事者にとって，終末期に直面する患者と協働することは，個人的，専門的，生産的（generatively）に満足のゆく結果をもたらす。患者はしばしば専門家の時間と努力に対して感謝の意を示すが，患者の自尊心が有意な水準まで回復したり，可能な限り積極的でありたいという意欲を取り戻したり，あるいは現在の生活の質を前向きに再評価できるようになったりしたとき，それは患者と専門家相互にとって喜ばしい経験となる。患者が統制感や快適さや心の平安を取り戻すことに加えて，終末期に対する認識が変容したとき，APRNはとてつもなく大きな満足を得ることができる。また，患者が死は必然かつ自然な出来事であり，ライフサイクルにおける予測される要素であると考えるようになることは，APRNにとっての個人的成長の独特な実践的感覚をもたらす。そしてそれは，健全で好ましい方法でAPRNと患者とスタッフが感じる感覚である。

　本章では心理療法的サポートや介入の必要性に関連した，最もよくみられる終末期の問題に焦点を当てる。これらの問題のいくつかは，身体機能の衰え，怒りのマネジメントの問題，不安または抑うつのサイクル，同時に起こる破滅的な喪失（たとえば，家，財産，家族，友人，独立性など），家族の訪問がないこと，以前からある精神疾患，相次ぐ身体的健康の衰え，死への恐れ，最も重要な尊厳とプライバシーの問題に関するものである。価値がないという感覚，絶望感，無力感は，ほとんどの場合ある程度まで重篤化する。しかし，患者の中には，自分の自立した生活を失ったこと，あるいはECFで

の生活を余儀なくされたことに対して腹を立て，以前からある攻撃的な行動パターンを再活性化させたり，増強させたりする者もいる。また，慢性の疼痛や病前の非健康的な生活習慣も，全般的な不幸感，怒り，場合によっては罪悪感の主要な要因となる。なお，物質乱用，抑うつ，加齢のような問題は，別の章で取り上げている。本章ではむしろ，終末期に直面している患者のCBTに特に焦点を当てている。（本章では認知行動療法の）技法を概説し，今後の方向性を提言する。

## 文献レビュー

　死にゆく人のQOLを評価する際の決定的で重要な多くの問題の中で，疼痛管理は，おそらく最も顕著で，急を要しているにも関わらず最も理解されていない。十分な治療を受けていないために痛みが起こることは一般的である。ECFに居住する末期がん患者の約25％が，日常的に鎮痛薬の投与を受けていなかった（Bernabei, 1998）。加えて，がん専門医の約25％が死にゆく患者を担当したがらず，また，この集団において重篤な抑うつをもつ者が多いことについて，不十分な認識しかもっていなかったことが報告されている（Emanuel & Emanuel, 1998）。重大な関心事としての痛みのアセスメントと管理は，健康管理機構の認定に関する合同委員会（Joint Commission on Accreditation of Healthcare Organizations: JCAHO），および，痛みを第5のバイタルサインとして評価・管理することを促進しているアメリカ疼痛学会の両方で推奨されている（JICAHO, 2001; Miaskowskiら, 2003）。したがって，痛みは死にゆく患者の専門的アセスメントのための最初の検討項目である。

　死にゆく患者の介護者にとって，2番目に重要な問題は，患者の死によって影響を受ける愛する者の支援の問題である。米国において，国民の55％がスピリチュアルな人生について話すこと，愛する人と経験を分かち合うこと，祈ることを最も重要な終末期の関心事として位置づけている（Gallop, 1997）。

実際，国民の81％が，具体的には接触，訪問，会話，祈りを通して家族から安らぎを得ることを求めている（Gallop, 1997）。APRN は死にゆく患者のスピリチュアルニーズに対応するのが困難であったり，そうしたニーズを満たすことができないことがある。スピリチュアルニーズは，しばしば経済的あるいは法律上の決定，家族関係，自らの死にゆく状況の統制感に影響を与える。スピリチュアリティは個別的に定義されるため，各人によってそれぞれの意味をもっているが，通常は，人生の意味，目的，信念，経験についての人生の振り返りの側面を含んでいる。したがって，APRN は，それらの話題について，患者やときには家族と話し合うことを，滞りなく始めていかなければならない。

　終末期に直面している患者に対するCBTの適用を制限する障壁には，治療費，治療の有効性についての誤解，抑うつまたは不安の未診断，残された時間が短いなどがある（Randolph, 1999）。実際，専門家の中には，差し迫った死に焦点を当てることが心理療法によって改善することを理解していない者もいる。なぜなら，そうした専門家は，治療の効果は生活に関連した変化のみであると考えているからである。この誤解は，CBT が長期にわたる患者の考えや行動の変容を促すようにデザインされたものであるという前提に基づいている。もう1つの障壁として，補償された医療行為として，死にゆく患者に対する心理療法の実行可能性に疑問をもつケア管理会社によって，ケア行為に制限が課されていることである（Johnson, 1999）。

　患者は近い将来死に直面するかどうかわからないし，もし死に直面しつつあるとしても，その可能性に気づかないかもしれない。もし差し迫った死に気づいたら，たいていの患者は，自身の状態の理解に役立てるため，最初は家庭医あるいは指定疾病専門医を頼ろうとする傾向がある。ごく少数の患者はメンタルヘルスの専門家の援助を要求するかもしれない。しかし，高齢者はメンタルヘルスの問題に関連する偏見を強く感じているため，この資源を利用することを避けることが多い（Speer & Schneider, 2003）。もし死にゆく患者が専門家から終末期における情緒的なサポートを在宅で得られないな

ら，末期的疾患の早い段階で，外来診療や訪問診療を受け，症状が進行し，身体感覚が過敏になるにつれて，その頻度を増やしていくのが適切かもしれない（Speer & Schneider, 2003）。末期的疾患患者の主要な介護者の多くは，ストレスに関連する身体的・心理的症状，極度の疲労，身体症状を示し，結果としてヘルスケアサービスのニーズを高めている（Aging Connection, 2003）。多くの一般医は，心理的・情緒的要素を含む身体的症状の綿密なアセスメントを実施するための十分な時間，技量，サポートを有していない。具体的な照会先があってもなくても，多くの場合，メンタルヘルスの専門家にみてもらうことを勧めると同時に，初期治療として抗うつ薬が処方される（Coyne & Thompson, 2003）。高齢者に対する技法，アセスメント，合併症，治療に関する情報は，第13章に記してある。

　死にゆく患者に携わるAPRNは，アルツハイマー病やその他の認知症といった重篤な認知機能障害をもつ高齢者に遭遇することがある。かつては，認知症患者は自分の身体的・精神的な状態を理解することができないので，CBTの恩恵を受けることができないと考えられてきた（Robie & Dupuy, 1999）。患者の認知障害の程度をアセスメントし，利用できる残存機能（skill net）に基づき治療計画を調整することが重要である（Beck & Weishaar, 1989; Freeman, 1987）。言い換えると，より機能障害のある患者にはより多くの行動的技法を用い，より機能が残存している患者には認知的技法を適用するのである。CBT技法の例としては，間隔伸張法（spaced retrieval：時間間隔をあけて新しい情報を思い出させるコミュニケーション方法），反復プライミング法（パズルあるいはサイズ合わせのような活動を反復して行う方法），自己修正学習法（self-correcting learning：ワードパズルや患者の認知スキルのレベルにあわせたプログラム化された学習プログラム活動）のような，モンテッソリ法（訳注：マリア・モンテッソリによって考案された，主に子どもの自主性，独自性，知的好奇心を育む教育法）を基盤とした活動を組み合わせたCBTは，患者とスタッフの通常作業における患者の不適切な行動や混乱の軽減につながるので有効である（Lewis, 1999）。多くの認知症は，

患者から人間性を奪うほどの破壊的な影響を有しており，患者当人と同様に，家族（愛する者）にとっても悲惨な事態をもたらす。アルツハイマー型認知症はゆっくりと長期にわたって進行するため，家族や友人はその介護に精根尽きてしまう。介護者に対する心理的サポートは，しばしば軽視されたり，見落とされたりする。APRN は，技法そのものの理論的根拠や適用について訓練すると同時に，患者に対してプライマリーサービスを提供することができる。APRN が行う看護スタッフへの教育や訓練は，コンサルタントの努力を支え，看護スタッフには，家族がいるのであれば情報の共有化の資源を与える。治療勧告の利益に基づいた患者への付加的援助を与えるための機会を認識する資源も与えてくれる。

## 終末期問題に関する議論

差し迫った死に直面している患者は，多くの選択肢が奪われているので，せめて自身の望みが疑いなく尊重され，実現されることを望んでいるかもしれない。当然のことながら，彼らは終末期になされる決定において重要な役割を担いたいと考えている。したがって，コミュニケーションの問題が表面化するかもしれない。ECF あるいは在宅においては，介護者—看護助手，准看護師，看護師—の中には，時間に追われており，患者の発した要求や質問の隠れたメッセージに気づかない人がいるかもしれない。コミュニケーション不全は誰にとってもイライラするものだが，終末期に携わる者にとっては，急を要する問題である。こうした緊迫感は介護者と患者の双方をイライラさせ，問題解決にあたってはさらなる問題を引き起こしかねない。近い将来，愛する人を失うと感じている家族や友人においては，愛する人の喪失から喪失後の人生の意味を理解するまでの悲嘆のプロセスが始まる。悲嘆のプロセスについて他者と話すことは非常に有効であり，特に専門家の指導から恩恵を受けられるだろう。

終末期の問題に関する介護者の正式な訓練は，そのようなプログラムの効

果的指標を用いた，厳密な研究がほとんどないために限界がある（Molinari, 2003）。研究者はこうしたプログラムを患者，家族，ヘルスケア・スタッフ，介護者に対して，どこでどのように開始すべきかを判断するのにしばしば苦慮する。第一線の看護師は，末期患者の身体的，スピリチュアル，情緒的ニーズを十分把握している。しかし，彼らはすべて―その他のスタッフのスーパーヴァイザー，ケアマネジメントの実施，患者へのケア提供―を期待されているので，しばしば精根尽き果ててしまう。高齢者は治療方法と治療提供者に対して特定の好みをもっている。不安，緊迫感，悲嘆，打ちのめされている感情を支援するために，APRNは，薬物療法，サポート資源，終末期の心理的サービスに関する患者の嗜好に関わる全ての人々と協働的なコミュニケーションラインを築く必要がある（Zeiss & Thompson, 2003）。

　身体機能は，死の準備段階として体が活動を停止し始めるにつれて低下していき，結果として多くの患者は終末期により多くの身体介護を必要とするようになる。ほとんどの患者は困惑し，それについて両価的な感情を抱くが，中には自分を取り巻く環境にまったく気づいていないようにみえる患者もいる。終末期に質の高いケアを実現するためには，スタッフ，家族，友人，介護者が顕在化する患者の異変に気づき，患者が望む質の高いケアを提供すべく，コミュニケーションと行動を図ることが必要である。死にゆく患者に携わる専門家と介護者は，死が個人的体験であるという助言から恩恵を受けるだろう。患者を支援しようとする者は，他の介護者と話したり，心配事について専門機関と連絡を取ったりすることによって徐々に勇気づけられる。これは，冊子や広報などの資料でも促進したりサポートすることができる。

　重度の認知症を患っている患者は，介護者に困難な問題を提起する。悲しみや悲嘆の感情が死に対する当たり前の反応のように何度も起こるため，重度の抑うつは死にゆくプロセスの正常な部分として片づけられる。しかし，重度の抑うつの場合は，患者が終末期の経験に関する決定に費やすことができるように，患者に投入する薬物量を極限まで増量することも可能である。末期がん患者の20％が臨床的に抑うつ状態にあるが，治療を受けていない

（Vachon, 1998)。もし終末期の問題が認知障害の初期の段階で取り扱われたなら，活性化したうつ病によって引き起こされた複雑化した問題は軽視される可能性がある。たとえば，認知症をもつ患者の介護者は，フォーマルなサポートグループに参加し，地域の特定疾患の協会とコンタクトをとることによってサポートを受けることができる。

終末期の患者の 25 ～ 85％が，疾病のプロセス，医学的合併症，治療されていない疼痛あるいは鎮痛薬そのものの結果としてしばしば死にゆく患者にみられる合併症であるせん妄を経験している（Vachon, 1998)。突然にみられるせん妄は，患者の生命を即座に脅かしかねないため，緊急事態として注意深くアセスメントされなければならない。これは死にゆく患者にとって逆効果にみえるかもしれない。しかしながら，多くの患者は処置がもはや有効でなくなるまで，救命処置を続けることを選ぶ。APRN は患者の終末期の願望を要約した法的文書についての知識と理解をもっていなければならない。認知症とせん妄は目下の問題に対する患者の理解度を覆い隠してしまう可能性がある。このような場合，介護者は意思決定プロセスについて患者の理解力が欠如していると考えたり，意思決定プロセスから患者を除外するよりも，むしろ患者の意思決定プロセスに対する理解を前提として助言すべきである。

死が近づくにつれて生じる痛み，衰弱，吐き気，認知機能の衰えなどの不快な症状を経験しない患者は幸運である。不快な症状を経験する患者は，ハーブティーや温かいあるいは冷たい湿布，マッサージ，アロマセラピーなどの薬剤治療や代替療法の助けを借りて，自身の症状を緩和することができるかもしれない。死にゆく患者のケアに携わる専門家は，患者の死への移行を助ける多くの熟練した技術を有しており，しばしば治療処置を用いて多くの介護者を援助することができる。経済的な制約や介護者の限界にみられるように資源は限られているため，実践者やヘルスケア・スタッフは，しばしば家族や（患者が）愛する者に大きく頼る必要がある。このような状況の中で，実践者は，家族を患者として考え，サポートや教育，アセスメントのために等しく時間を割り当てることが重要である。

疼痛，認知機能の低下，家族の問題，起こりうる心理的な合併症状の問題に加えて，その他の重要な問題も治療的"スープの中"に加えなければならない。これらの問題には文化的背景，民族的問題，倫理的・法的問題，スピリチュアルな問題，死にゆく患者の年齢，死の影響を被る未成年の子ども，経済的な問題がある。治療計画への影響について意識的にアセスメントされなければ，文化的背景は容易に見過ごされる可能性がある (Braun, Pietsch, and Blanchette, 2002)。アメリカ退職者協会（American Association for Retired Persons: AARP）は，終末期の高齢者または介護者が直面する問題について，大量の入手可能な情報を有している。AARPは『Modern Maturity』とこのような問題に関する類似の会報を発行しており，AARPの会員はどちらも無料購読できる。死にゆく子どもや青年の介護者が容易に入手できる情報は少ない。しかし，ジョージア州エモリー大学の倫理センターには，この間隙を埋める専門調査会が設立されており，成果としてオンラインで利用可能な情報センターがある (http://www.ethics.emory.edu or health or endoflife.htm)。支援が得られる場所を知っていることが，しばしば介護者の負担を和らげる可能性があり，すぐに利用できる地域資源のリストを携帯していることは，素晴らしい治療成果が期待できる。たとえば，地元のホスピス団体の数を調べ，利用できるサービスを検討することは，家族と患者が置かれている状況を理解し，必要であればサポートしてくれる者がいることを確信させてくれる。他にも，ホスピスと終末期の問題に関する情報を得る方法があり，ノースカロライナ大学のホスピス・ウェブサイト（http://www.bcresources.med.unc.edu/hospice.htm）が役に立つ。

## 治療的セッション

　人生の終末に近づくにつれ，患者は自分なりの終末期を過ごさなければならない。患者に重篤な精神疾患や認知障害がなく，時間に制限がある場合は，CBTはとりわけ有効である。そのような患者は，あらゆる領域の統制感が剥

奪されていると感じるかもしれない。患者にとって，喪失はきわめて多いと認知され，多くの患者は，この主要なライフイベントに先立ち，どのように喪失に対処したらよいか，といった有用な対処スキルを身につけていない。認知的な技法は，患者に目標や願望，行動，選択全般の統制感をもたらすため，このような状況に大いに適用することができる。CBT は，セラピーの短期目標と終末期においてはいずれも重要となる時間と費用対効果に関するフォーカスセラピーを，有効な間隔で行えるような具体的なセッションの回数が規定されているという利点も有している。時間的制限のない心理療法よりも，患者がセッションを気に入るくらいの特定の内容と目標をもった3～4回のセッションに参加したほうが，患者は APRN に対してよりオープンに話せるかもしれない。

　セラピーは，ソクラテス的質問を用いて，関心となる問題についての成果を明らかにし，探索し，発展させることによって開始していくべきである。患者自らが自分の問題を同定することによって，問題意識をもつことができ，それゆえ，統制感はさらに強化される。末期の患者にとって，統制感の欠如は実質的に重要な問題である。どんなに小さくても，一旦統制感を取り戻せば，患者はより繊細で，かつ精神的に重荷となる問題を解決しようとする可能性が高い。セッション間のホームワークやスキル練習は，セラピーの全般的な目的と目標に加えて，セッションにおいてなされる意思決定の効果を高める。治療的プロセスの多くは，実際のセッション以外のところで生じるため，達成感を得るためにホームワークが重要である（Beck & Weishaar, 1989; Freeman, 1987）。各ホームワークの目標は，全般的な単一の目標に向けて非常に細分化された具体的な下位段階とするべきである。たとえば，もしある患者の治療の目標が施設活動に参加する際の重度の不安を軽減することであるなら，治療の通過点は毎日1つの活動に参加することであるかもしれない。最初の具体的なスモールステップは，活動の指導者に1週間あたりの活動リストを借りて，それを検討し，患者が興味をもつであろう活動に1つまたは2つ丸をつけることかもしれない。一旦このスモールステップが達

成されると，治療セッションでその成功が強化され，次の目標としては，たとえば活動が行われている部屋を通り過ぎることが設定される。次に，患者は立ち去る前に，出入り口付近での観察に徐々に多くの時間を費やすようになる。患者はその活動や活動によって得られる感情，活動に従事している際の思いを日記に記すだろう。これらの構成要素は，次回のセッションで検討される。身体的な問題のために，書くことに支障がある場合，患者は日記に代わって録音することを勧められることもある。

　上記のステップは退屈にみえるかもしれないが，症状の進行が夜中に起こることを食い止め，症状の消失に時間がかからないように強化することは重要である。そのことに失敗すると，患者の無力感，敗北感，挫折感が増強される可能性がある。このような結果は，絶望感や失望感，その後に生じる自殺念慮のある抑うつを思う可能性を高める (Beck & Weishaar, 1989; Freeman, 1987)。財産の喪失と同様の絶望感や失望感の表出といった自虐的な行動は，自殺念慮につながるおそれがある。介護者は，自殺企図あるいは自殺念慮の徴候について教育を受けるべきであり，そうすることで，そのような徴候がみられたらすぐに働きかけを開始することができる。多くの死にゆく患者は，「私はどうせ死ぬんだ。今，死んでもいいじゃないか」というようなことを語ることが多い。しかしながら，早すぎる人生のピリオドは，患者の選択肢を減らし，患者が重要な問題について気持ちの整理をすることを邪魔する。また生命保険の保険証券に自殺の条項がある場合には，家族に心理的・金銭的なリスクを与えることになるかもしれない。死にゆく患者，残された家族，患者に対して強い愛着をもつ介護者の問題に取り組むことは重要である。自殺念慮を疑うもう1つの指標として，患者が死の受容プロセスを展開していく努力を諦めることが明らかになる場合がある。患者は，攻撃的になったり，他者に対して侮辱的な言動をしたり，ヘルスケアに対して破壊的になったり，非協力的になるかもしれない。自殺念慮をもつ患者に対する看護は患者の延命と関連づけて行う。患者の「この薬はなんのために飲むの（理学療法，栄養摂取，回復のためなど）？」という質問に対する「その薬を飲むと気分が

よくなります」あるいは「その薬を飲むとよく眠れるようになります」などの正直かつ有効な回答は，患者の葛藤を制限し，ケアの目的が延命だけではなく，安らぎであることを患者に告げるだろう。

　疼痛あるいは障害が患者の生活の質（QOL）に影響すると，患者はしばしば，死ぬことがそれらの悲惨さに対抗するための最良の選択であると思い込む。「もう我慢の限界だ」あるいは「あなたはこんなふうに（苦しみながらそれでも）生きたい？」などの発言が頻回にみられるようになる。心の動揺は，疼痛や悲嘆感情，死に対する憤り，死のプロセスを早めたい意向，統制感の欠如によるものかもしれない。言語的攻撃は，スタッフが応答技術に長けておらず，その攻撃が人格に向けられたものである場合は，きわめて緊張した状況を生み出す可能性がある。攻撃的な患者に対しては，「スミスさん，あなたが怒っているのは分かりますが，私はあなたの敵ではありません。あなたの敵は痛みです。あなたの気分をよくするために私はどうしたらよいでしょうか？」のような，静かに，しっかりとした，そして丁寧な返答が効果的である場合が多い。それでも言語的攻撃がみられるようであれば，患者に「私は，後であなたの様子を確認するために戻ってきます。そのときにお話しましょう」と伝えておけば大丈夫である。しばしば，言語的攻撃に対しては次の質問で応答する。「あなたの痛みについて誰かと話をしませんか？」患者の痛みは身体的な痛み，精神的な痛み，あるいはその両方の痛みであるので，この応答は心理療法について語ったり，提案したりすることにつながる可能性がある。

　後悔や自責感，落胆，その他の不全感のある患者は，CBTによって扱われる終末期の問題を抱えている。その他の行動として，ほかの患者との交流頻度の減少または中断，見舞いにきた家族に対する緘黙，重度の無気力がある。万一，これらの行動が観察されるなら，抑うつの合併や認知症状が悪化している可能性がある。最初のセッションあるいはアセスメントの際に，カウンセリングの専門家は，終末期の問題が患者を苦しめている原因であるのか，あるいは認知症などの生理的変化が患者を苦しめている原因であるのかを判

断する。数名の専門家が終末期の患者のケアに携わることで，結果として，複数のタイプの薬が処方される。APRN は，投薬計画を含む多角的なシステム評価が実施できるように訓練を受け，患者のある症状が薬理学的に説明できるかどうかを判断しなければならない。肝機能あるいは腎機能が低下した高齢者において，ある薬の服用量をわずかに増やすことが精神症状を引き起こす可能性がある。たとえば，認知症患者に対して抗コリン作用のある向精神薬を使用する場合は注意しなくてはならない。なぜなら，それらは実際に妄想，幻覚あるいは攻撃的行動を引き起こしたり，増強したりする可能性があるからである。

　軽度の多発脳梗塞性の認知症患者と初期のアルツハイマー型認知症患者は，一見正常に生活しているようにみえるが，時折，"奇行"がみられる。末期の認知症では，患者の短期記憶能力が剥奪されたり，日常生活上のフラストレーションを増強したり，パーソナリティ特性に否定的な影響を与えたりする。もの静かで感じのよかった祖母は，現在は水夫のように悪態をつき，左右異なる靴を履いている。一見，心理療法の視点からは何ら恩恵が得られないように思われるが，いま一度よくみると，患者の攻撃行動と困惑をうまく説明してくれること，それらの問題に薬理学的あるいは行動学的にうまく対処することができることを我々に教えてくれる。多くの認知症の進行においては，他の記憶のスキルと異なり，潜在記憶のスキルは比較的長期に維持され失われない。落ち着いて丁寧な方法で示されるならば，単純な反復練習と慣れ親しんだ提示は患者を安心させる。落ち着いて，ゆっくりと繰り返し話せば，認知症に伴う困惑の一部であるフラストレーションに加え，患者のフラストレーションや動揺を増強させることはない。

## 事　例

**事例 1**

　リーは癌が肺に転移していると診断されてまもなく看護サポート体制をも

つ高齢者居宅センターへと移り住んだ。彼女は60代前半で，4人の子どもとその家族に会いに行くことを楽しみにしていた。彼女は，約6年前に夫が手術による合併症のため自宅で亡くなった後は，やもめ暮らしであった。彼女は夫を介護し，ホスピスケアの助けを受けてグリーフワーク（喪の作業）の準備をした。高齢者居宅センターに入居して2,3週間後，寡黙で内気であった彼女の態度が急変し，怒って他の人に対して攻撃的な言動をするようになった。彼女の子どもたちは，彼女が夫の死や癌の宣告といった人生の大きな変化に対して，十分に対処することができていたと思っていたので，こうした彼女の態度を理解できなかった。子どもたちと彼女が，これから彼女にとって必要となる介護とホスピスについて話し合うと，彼女は高齢者居宅センターに入所することを望んだ。彼女は，自分の介護が子どもや孫達の負担となり，精根尽きるほど大変であり，自分との人間関係に問題が生じると思うと語った。子ども達はみな，高齢者居宅センターに入所することが彼女にとってベストであるという意見に賛成した。

　リーが施設に移り住んでほどなく，子ども達はいつもと違う彼女の態度に気づき始めていた。訪問時間は短くなり，非常に混乱し，リーの行動は悪化してきた。家族はそれぞれ深く悩み，彼女の自分たちや他の人に対する怒りに困惑していた。リーは喫煙者であること，「手遅れになる」まで自分の症状に気づかなかったことに対して罪の意識をもっており，さらに自身の死に直面して，夫の死については罪の意識以上の悲嘆感を感じていた。ほんの数週間のうちに，彼女は家の売却，ほとんどの財産の放棄，住居を共有しプライバシーもほとんどない施設への入所を経験した。これらの出来事は彼女を苦しめた。彼女は施設への入所を選んだこと，自分自身の価値，過去の夫に対する態度，そして自宅での死を選ばなかったことについて疑問を感じ始め，生き続けることに対する答えを積極的に探し始めていた。

　彼女には同室者に対する攻撃的な言葉の暴力や，スタッフ，介護職員に対する非協力的な態度がみられたため，ソーシャルサービスの管理者は，彼女を心理療法に照会した。最初の面接の結果，彼女は重度のうつ病であると判

断された。当初は心理療法に抵抗を示していたものの，リーはAPRNと話すことに前向きになっていった。しかし，彼女は家庭医に勧められた抗うつ薬をすすんで服用しようとはしなかった。CBTの最初の焦点は，リーの自分を卑下するような言明と態度に当てられた。APRNは再帰属と以下に示すような代替探索の技法を使用した。

リー： 私はとても悪い人間なので，どうせ死ぬのよ。私は死んで当然の人間なのよ。

APRN： あなたは自分が悪い人間で，死んで当然の人間だと思っているのね。何があなたを悪い人間にしたのかしら？

リー： 私には癌があって，だから私はここにいるのよね？ その他に，理由なんてあるの？

APRN： 他の理由は考えられませんか？

リー： そう，私は煙草を吸っていたわ。やめるべきだったのに。そのとき私は正しいことをしなかったのよ。

APRN： つまり，煙草を吸う人は死んで当然ということですか。

リー： そうじゃないけど，でも自分についてはそうだと思うわ。

APRN： では，煙草を吸うことがあなたを悪い人間にさせ，だからあなたは死んで当然だと言うのですね。

リー： まぁ，わかっていないわね。要するに，私は卑しくて，意地悪で，ひどい人間なのよ。

APRN： あなたを卑しくて，意地悪で，ひどい人間だなんて思っていません。だから，あなたの結論には納得できませんね。

リー： 私には，あなたがしようとしていることがわかるわ。あなたは私に自分の愚かさを気づかせようとしているんでしょう。

APRN： 実際，私が最終的にしたいことは，あなたに自身の愚かさを気づかせることです。でもあなたが私に示した結論は，私にはわかりません。

リー： 私は今まで一度も自分の気持ちを話すタイプではなかった。でも今はおとなしくしていられないわ。今はすべてのことが私をイライラさせるの！
APRN： イライラはうつ病によくみられる症状ですよ。その可能性があると思いませんか？
リー： 私が悲しんでいると？
APRN： いいえ，悲しみは感情です。うつ病は身体的なもので治療可能です。うつ病はたいてい普段の自分とは異なった振る舞いをその人にさせるのです。
リー： 私が言っていることはまったく理に適っていなかったのかしら。私は，卑しくて，意地悪で，ひどい人間じゃないのね。少なくとも，以前はそんな人間じゃ決してなかったわ。

APRNはリーに自分自身のネガティブな自己対話に気づく方法と，さらにそれがどのように自分の感情や態度に影響するかを理解する方法を教えた。リーはネガティブな自己対話を書き留めていくことを自身に課し，最初は紙に，セッションが進むにつれて頭の中にそれを書き留められるように練習した。ホームワークでもあるこうした自己対話の練習は，うつ病に伴って生じる悪循環を壊すきかっけとなった。セッションのない日でも，彼女は定期的にその技法を練習した。彼女の自己概念が平常レベルまで回復するにつれて，うつ症状は消失していき，振る舞いも改善していった。家族の訪問もより頻回になり，リーは以前自宅で別の計画に熱心に取り組んでいたように，終末期の計画を進めたいと思うようになったと語った。

### 事例2

マックスは80代前半の男性で，転倒後歩行困難となったため，介護施設の延長利用が認められた。彼はうっ血性心不全と慢性閉塞性肺疾患と診断された。さらに，彼には重度の貧血があり，医学的治療では彼の赤血球数を増加

させたり，体力を増強させることは十分にできなかった。彼は転倒する約1年前に妻を失った。彼は食欲がなく，体重が減り，そして虚弱になった。数百マイル離れた地域に住んでいた彼の一人息子も交通事故で5年前に亡くなっていた。彼の亡くなった息子の子ども達である孫と彼らの家族，そして息子の妻は彼女の家族のそばで暮らし，息子が亡くなった後もそこで生活している。彼の一人娘は2, 3時間離れたところで暮らしている。彼女とその夫の間には子どもがおらず，彼女らは仕事中心の生活をしていた。その結果，マックスを見舞う人はほとんどいなかった。

マックスは自分が死を望んでいることを口にするようになり，施設のソーシャルワーカーは自殺念慮の懸念を抱き，セラピーに照会した。マックスには見舞人がほとんどいなかったので，彼は「定期的な見舞人」の紹介を快く受け入れた。アセスメントの結果，APRNは，マックスは息子が死亡し，そのあとすぐに定年を迎える前は，自身の人生について誇りと生産力を十分にもった自立した人間であったとアセスメントした。息子の死後，妻は脳卒中を患い，マックスは妻の介護に尽力した。妻が亡くなり，マックスは生産力をもたない，誰からも必要とされないライフスタイルに直面した。彼は無用感，孤独感，そして非生産性を感じていた。さらに，マックスは，神は親愛なる妻や幼い子どものいる息子の代わりに，自分を連れて行くべきであったと感じるようになっていった。

最初の3セッションは，再帰属技法や挑戦的思考を用いて，生き残ってしまったことに対するマックスの罪悪感に焦点を当てた。マックスは徐々に自らに課した冬眠状態から回復したが，生きる目的がないと話し，寿命の延伸につながるようなことは何もしようとはしなかった。この考え方に対しては，働きかけることはしなかった。代わってAPRNは，家族を大事にすることによって，死ぬ前に「事態を正す」ことがいかに重要か，に関するマックス自身の陳述に焦点を当てた。療法の目標の焦点は，終末期の期待や振る舞いについて娘や孫たちに例を示しているという父親としての彼の役割に置かれた。マックスは死に向かう目標や計画を進めていくにつれて，死の直前には

彼自身のためだけでなく，彼の家族のためにも，自分の人生の「決算書」を作るために，こうした余分の時間が必要であることに気づいた。

**事例3**

ジョンは20代後半に多発性硬化症と診断された。病気は急速に進行し，診断から3年後，長期介護リハビリテーション施設へ入所した。彼は結婚しており，2人の女の子と1人の男の子がいた。一番年長の子は小学校の1年生で，その下の2人の子どもは未就学であった。入所して5年が経ったとき，妻は障害のある不在の夫と，1人で育児をする責任に耐え切れなくなり，彼と離婚した。彼は急速にうつ病になり，「人生を終わらせる」ことを望み，食べることを拒否し，同室者に対して攻撃的な言葉を使い，スタッフや他の入所者との関わりを避け，不眠症状を訴えるようになった。当初，スタッフは彼に同情を示していた。しかし，すぐに彼を同情する気持ちは消えてゆき，彼の身の安全に対しての心配が強くなった。最初のアセスメントのとき，彼は多発性硬化症という病気や希望のない将来に対して否定的であり，怒りを覚えていた。以下は，ジョンを協働的療法へと参加させるきっかけをみつけようとした試みである。

ジョン：俺は誰にも必要とされていないんだ。妻も俺のもとから去ってしまったし。
APRN：彼女との離婚で大変傷ついたのですね。
ジョン：これからどう生きていけばいいんだ？
APRN：あなたにとって今もなお重要なものは何ですか？
ジョン：もちろん子ども達だ，そして私の母親だな。
APRN：父親として，あなたにとって重要な役割は何ですか？
ジョン：子ども達と一緒に遊ぶこと，おやすみのキスをすること，本を読んであげること。あと子ども達のためにただ傍にいてあげること。
APRN：「子ども達のためにただ傍にいてあげる」とはどんなことですか？

ジョン：そうだな，俺は子ども達と一緒に遊んだり，1日の出来事を聞いたり，人生について話すことが好きなんだ。

APRN：そうですか，あなたには子ども達にとって大切な，子ども達と一緒にすることがたくさんあるようですね。

ジョン：ああ，そうだね。俺は子ども達と一緒にしなくてはならないことがあるから，俺がまだここにいることを子ども達に伝えなくてはいけないんだ。

　彼は大うつ病と診断され，1日2回の venlafaxine（Effexor）37.5mg の服用をはじめた。彼の低下した身体機能や日常活動量を考慮し，服用量は少量にした。初めの6回のセッションでは，彼の誤った結論についての評価，生活の質に関する現実的判断のアセスメント，神経科医からの投薬により期待される成果，そして子どもとの将来の関係についての目標の設定に焦点が当てられた。ジョンは自分の子どもの話題によく反応し，彼らについて語るときの感情には顕著な変化がみられた。この療法への動機を高めた介入ポイントは，彼のその他の治療の枠組みとして役に立った。ジョンは父親であることの考えを再構成していくにつれて，しだいに落ち着きを取り戻した。すぐさま彼は，車イスでも子ども達に教えることのできるゲームについて語るようになった。

## 要　約

　人生の終末期に直面している人々はさまざまな状況下に置かれている。彼らは自宅にとどまることを選ぶかもしれないし，家族あるいは他の人と一緒に住むこと，または介護施設や高齢者居宅施設，長期ケア施設への入所を選択するかもしれない。また彼らの年齢は，10代前半から寝たきりの高齢者まで多岐にわたる。衰弱していく慢性的な病気，悲惨かつ不運の事故，長期的かつ破壊的な身体障害をもたらす急性の身体的損傷により早期に死と向き合

わざるを得ない者もいる。突然，構造化された施設に入所した者は，彼らが予測した以上に早期に，身体能力，物理的環境，日常のルーチン，終末期の問題に加えて日常の意思決定力に関する大きな変化に直面する。また，友人やペット，家族のつながり，生産力や貢献，多忙なライフスタイルが喪失される。したがって，APRN はアセスメントの際に，こうした問題やその他多くの問題について，可能であればセラピーを通じて考慮しなければならない。家族や聖職者，あるいは患者から直接的にサービスの要請があったときには，APRN は死にゆく 1 人の人とではなく，患者たちとチームを組んでセラピーに取り組むだろう。実際，最善の環境では，APRN は治療的プロセスに取り入れることのできる数多くの資源を有している。APN，心理士，ソーシャルワーカーやセラピストのようなヘルスケアの専門家は，終末期に直面している人々と協働することが，個人的にも，職業的にも，そして生産的にも満足のいく結果につながることを見出しているだろう。本章では，死への適応を困難にする最もよくみられる終末期の問題を扱った。どのような状況であれ，CBT は非常に厄介な生活問題を抱えている者に，サポーティブで，回復につながり，自分を豊かにしてくれる多くの選択肢を提供する。

〈参考文献〉

*Aging connection.* (2003). Retrieved June 30, 2003, from http://www.goldenbuckeye.com/connection.html

Beck, A. T., & Weishaar, M. (1989). Cognitive therapy. In A. Freeman, K. M. Simon, L. E. Buetler, & H. Arkowitz (Eds.), *Comprehensive handbook of cognitive therapy* (pp. 21–36). New York: Plenum.

Bernabei, R., et al. (1998). Management of pain in elderly patients with cancer. *Journal of the American Medical Association, 279,* 1877–1882.

Braun, K., Pietsch, J., & Blanchette, P. (2002). *Cultural issues in end-of-life decision making.* Retrieved August 2, 2003, from http://www.hawaii.edu/uhelp or cultural.html

Coyne, J. C., & Thompson, R. (2003). Psychologists entering primary care: Manhattan cannot be bought for $24 worth of beads. *Clinical Psychology: Science and Practice, 10,* (1), 102–108.

Emanuel, E. J., & Emanuel, L. L. (1998). The promise of a good death. *Lancet, 351*(Supplement 2), SI21–SI29.

Freeman, A. (1987). Cognitive therapy: An overview. In A. Freeman & V. B. Greenwood (Eds.), *Cognitive therapy: Applications in psychiatric and medical settings* (pp. 19–35). New York: Human Services Press.

Gallop, G. H. (1997). *Spiritual beliefs and the dying process: A report on a national study conducted for the Nathan Cummings Foundation and Fetzer Institute*. Princeton, N.J.: George H. Gallop International Institute.

Joint Commission on the Accreditation of Healthcare Organizations. (2001). *Pain assessment and management standards*-Hospitals Standard RI.1.2.9. Retrieved June 3, 2003, from http://www.jcrinc.com or subscribers or perspectives.asp?durki=3243&site=10&return=2897

Johnson, C. L. (1999). Psychotherapy with older adults. *Ohio Psychologists, Spring*, 7–10.

Lewis, M. M. (1999). Innovative interventions in dementia of the Alzheimer's type: Thinking outside the box. *Ohio Psychologists, Spring*, 16–18.

Miaskowski, C., Cleary, J., Burney, R., Coyne, P. J., Finley, R., Foster, R., et al. (2003). *Guideline for the management of cancer pain in adults and children* (World Wide Web): American Pain Society.

Molinari, V. (2003). Nursing homes as primary care sites for psychological practice. *Clinical Psychology: Science and Practice, 10*(1), 112–114.

National Center for Health Statistics. (2004). *Deaths: Preliminary Data for 2002*. Centers for Disease Control. Rockville: MD, (pp. 1–48)

Randolph, A. H. (1999). Training for staff in long term care facilities. *Ohio Psychologists, Spring*, 19–22.

Robie, K., & Dupuy, P. (1999). Psychotherapeutic treatment of depression in elders who have concomitant dementia. *Ohio Psychologists, Spring*, 12–15.

Speer, D. C., & Schneider, M. G. (2003). Mental health needs of older adults and primary care: Opportunity for interdisciplinary geriatric team practice, *Clinical Psychology: Science and Practice. 10*(1), 85–102.

Vachon, M. (1998). The emotional problems of the patient. In D. Doyle, G. Hanks & N. MacDonald (Eds.), *Oxford textbook of palliative medicine* (p. 887). New York: Oxford University Press.

Zeiss, A. M., & Thompson, D. G. (2003). Providing interdisciplinary geriatric team care: What does it really take? *Clinical Psychology: Science and Practice, 10*(1), 115–119.

## 第 10 章

# 人格障害

Arthur Freeman and Cymthia A. Diefenbeck

　精神科看護師は，一般的に，臨床的風景の一部である人格障害のある患者は，挑戦的で，反抗的で，しばしば治療が困難であるという意見に賛同する(Merbaum & Butcher, 1982; Rosenbaum, Horowitz, & Wilner, 1986)。彼らは，通常，より多くの時間やエネルギーやサポートシステムに関する資源を必要とし，他の患者より長い治療期間を要する。これらのクライアントに対する看護師の反応は，共感から敵意，慈しみから嫌悪，その他多くの感情の中で幅広いものである。人格障害(personality disorder: PD)は，定義によると，頑固で，広範的で，安定し，永続的で，臨床的に重大な苦痛や機能的な障害を導くものとされている(APA, 2000)。それらは典型的には青年期早期に明らかになるが，前駆症状は 6 歳くらいの早期から現れる(Freeman, 1995; 2004)。
　PD の人は，一般的に，しばしば自ら，もしくは周囲の人へ多大な影響を及ぼしているにも関わらず，自分の病気の大きさについては自覚がない。事実，PD の本質は，個人の自己同調性（ego-syntonic）と考えられている；それは，個人の思考，感情，関係性のパターンにおいて，彼らにとって快適で，慣れ親しんでいるようにみえるものである。ほとんどの場合，Axis II の人の家族や友人や同僚は PD のパターンの特徴が厄介なものであることを見抜いている。全体的な人口の約 1 ～ 3％の人が PD と診断されている(APA, 2000)。しかし，もっと多くの人が人格的病理の無症状レベル（subclinical level）にある。正確に同じ診断基準の複合を典型的に示す患者は誰もいない。実際，

Arntz, Dietzel & Dreessen（1999）は，たとえば，境界性 PD は，247 の症状が複合している可能性があると示唆している。

　本章の目的は，CBT モデルが，これらの，慢性で，重篤で，ときに機能障害を引き起こす障害への適応に焦点を当て，APRN に，この障害に対する理解と，適用と，患者への適切な治療計画を作成する準備のための指針を与えることである。治療のいくつかの視点について，PD 患者へのケアに従事するときに発生する様々な問題を含んだ議論を行っていく。最後に，本章では，これらの患者にどのように取り組んでいくかに関する現在の有効な方法についての提案を行う。

## 背　　景

　認知行動療法は，最初うつ病の治療法として系統化されたが，PD を含む精神病理の幅広い範囲に拡大されてきている（Beck & Freeman, 1990, 2004）。これらの障害への初期の治療法は原初的な精神分析であった（Abend, Porder, & Willick, 1983; Goldstein, 1985; Horowitz, 1977; Kernberg, 1975, 1984; Masterson, 1978, 1980, 1985; Reid, 1981; Saul & Warner, 1982）。心理療法では，その障害についての自然なセラピーの進行より 7 回ほど早く改善するという結果を示しており（Perry, Banon, & Ianni, 1999），CBT はその中でも，PD の治療におけるその他の心理療法の形態より飛びぬけて良い改善率を示した（Shea ら，1991; Shea, Widiger, & Klein, 1992; Hardy, Stiles, Rees, & Reymonds, 1995）。CBT の前提として，不適応なスキーマ（信念）のフィルターを通した出来事が，予想可能な様式で，歪んだ非機能的な自動思考を発生させるというものがある。これらの思考はおそらく，抑うつ，不安，怒りなどのネガティブな感情状態が沈殿（precipitant）したものである。

　CBT の訓練をうけた精神科上級実践看護師（APRN）は，症状の構造や明白な問題だけに焦点を当てるのではなく，問題をさらに悪化させ，永続させ，強化させている基本的なスキーマや中核の信念システムに対応するのである。

PDの人は，深く心の底に溜まり，長期にわたって存在する非機能的な中核信念をもっていると考えられる。中核信念は，特に，個人の情報の処理過程を支配しているため強力である。中核信念は人が何かを企図したときに支配する。この利己的な (self-serving) 偏りは，個人が自分の現在のスキーマに適合する情報に選択的に注意を向け，自分のスキーマと一致しない情報を選択的に無視する。たとえば，妄想性人格障害 (paranoid PD) の人は，恐怖の微妙なサインに注意を向け（たとえば，だれかと偶然にばったり会い，ちょっとだけ睨みつけられた），その他の人々が何も悪いことをせず親切だったとしてもそれを無視する。このような方法で，個人のスキーマは決して変えられることがない。それ以上に，スキーマは繰り返し追認される (Butler, Brown, Beck, & Grisham, 2002)。次に，中核信念は，入力された情報を，受信し，フィルターを通して配信することで情報処理過程を支配する。中核信念は，個人が自分の経験について用いる構造の型枠と同種のものである。誰でも入力された情報を中立的な方法で全体的に評価しているわけではない。しかし，PDの人は，特に，出来事の解釈に対する妥当性を評価する際に，メタ認知の方略を採用する能力が障害されている。他者の言質や行動は，長期にわたり強化されてきた非機能的な中核信念のために変質され，仕立て上げられる。入力されたものはすべて歪曲されるか無視されるのである。たとえば，患者のボーイフレンドが「君は僕を息苦しくさせる」と言ったとすると，彼女は「私は捨てられ，拒否されている」と固く信じるのである。

## スキーマ

生まれてから幼児期中期まで，スキーマは一連の成長の法則に沿って発達する。中核信念は，興味ある状況や，人々や，想像や，相互作用のための地図として何度も使用されたこれらの雛型を基礎としている。表10.1に人格障害患者の普遍的なスキーマのリストを示した。スキーマは，変化における一定の段階の中に存在しているで。人格障害の人は同化と調和のプロセスを通

表 10.1　人格障害のための典型的スキーマの例

## クラスターA障害

### 妄想性人格障害
人は何かあるたびに私を傷つける
人は信用できない
他人は私を利用する
いつも最悪のことに備えている
人に近づいたら，私の弱点が見破られる

### 統合失調質人格障害
なぜ人に近づかなければならないのか
他人に近づくことはあまり重要ではない
自分自身が一番の友達だ
静かにいる。情緒の表出は不確かか当惑
他人が言うことは，私にとって興味が無いし重要でもない

### 統合失調型人格障害
人はできるならばあなたをやっつけようとしている
関係性は脅威だ
私は欠陥品だ
私に起こることは運勢で決まっている
私はこの脅威的な環境に適応していない
（分裂病型人格障害の分類の特殊なスキーマを分離することは困難である）

## クラスターB障害

### 反社会性人格障害
規則に従うのは馬鹿だけだ
規則は破られるためにある
ナンバーワンに気をつけろ
最初に楽しもう
自分が欲しいものは何でも手に入れなければ

### 境界性人格障害
私は何かあるごとにほっておかれる
私の痛みは強烈なので耐えられない
彼や彼女はとてもとても良いので私は幸運だ；もしくは（急速に変更する）彼や彼女はとてもとてもひどいので耐えられない
打ちのめされたら，逃げなければならない（戦うか自殺）
私は自分の人生をコントロールできない

### 演技性人格障害
外見が重要
私は注目されなければならない
私は人生の中で決して欲求不満にはならない
私が欲しいものは何でも手に入れなければならない
人が私に注目しなかったら，私はいないのと同じなので，去るしかない

### 自己愛性人格障害
どの関係においても私の欲求どおりでなければならない
どのような方法でも楽しみや地位を求めるための引き立て役になってはならない
私は他の誰よりもより特別だ
私は私のような特別な人間とだけ関係を持つべきだ
私は賞賛されなければならない

表 10.1 人格障害のための典型的スキーマの例（つづき）

## クラスターC障害

■ 回避性人格障害
　私は好かれなければならない
　私はいつも他者や自分自身に馬鹿に見えてはならない
　私は他者の世話に頼らなければならない
　隔絶していることは傷つけられるよりもましだ
　全ての批判は同じ，軽い批判も重い非難も同じである
　人は私が彼らとの関係を危うくする前に，受容の無条件の保証を与えるべきである

■ 依存性人格障害
　私は他者のサポートなしには機能しない
　いくつかの状況で，多分私はまちがっている
　私は人が怒ったり避けたりするので，人の感情をそこなうことができない
　もし見捨てられたら，私は壊れてしまう
　自分の近くにいつも人が居ないといけない

■ 強迫性人格障害
　人生には厳格な規則がある
　状況の詳細に焦点を当てることで，間違いを犯す機会を減らすことができる
　人は行うことで規定されている
　何らかの価値のあるものは決して捨ててはいけない
　感情はコントロールされなければならない

## その他の人格障害

■ 受動―攻撃性人格障害
　私は自分の望むことだけをするべきだ
　人は私の欲求を満たしてくれない
　権威のある人は一般的に公正ではない
　怒りは危険なので直接的には表出できない
　出て行けるものなら出て行け

じて人生における様々な状況の要求に適応し続けている。CBT理論では，私たちも同じ方法で学習していることを示している。PDでない人では，スキーマは継続的に，足し算されたり，引き算されたり，そうでなければ，その人の組織化や現象学的世界観を現実的に理解することを促進するために，修正されたりする。PDの人は，同化や調和の能力に限界があるようにみえる。それは，彼らが情緒的な学習を困難としているからである。多くの理由から，スキーマの中には，成熟しておらず，成長の早期のレベルのままのも

のがある。人生早期に機能していたスキーマは，その後の人生においても適用され，修正するためには，より多くの時間を必要とする。同時に，これらの早期のスキーマの多くは，一度機能したら，それらの価値がなくなるまで続いていく。たとえば，1歳の子どもが抱いて欲しいとき，彼は世話をする人の腕を取ったり，ぶうぶう言ったり，泣いたりしてメッセージを送る。世話をする人は，それに反応して彼を抱き上げる。子どもが成熟すると，このスキーマは変容する。「私は自分自身では何もできない」というスキーマは発達し，子どもはもはや「私は自分や自分の基本的なニーズに合った世話をしてくれる誰かを必要としている」というスキーマによる世界観は消失する。子どもが1歳のときは，注意や援助を必要とし，しばしばそれは可愛くみえる。同じスキーマが31歳のときにみられたならば，可愛くないばかりか非常に非機能的である。しかし，このような信念が非機能的であると学習するとしたら，それはPDなのではない。むしろ，非機能的なスキーマは，矛盾した根拠に照らされた信念を捨て去ったり修正することに対する個人的無力感だったり，PDを発達させる燃料としての意味ある苦痛なのである。もし，問題ならば，どうしてこれらのスキーマは持続するのであろうか？ スキーマは，強化されたり，他者によって強く模範とされたときに固着する。いくつかのケースでは，スキーマは社会によって強化される。たとえば，教師が，強迫性障害のある子どもに，「一生懸命な子ども」，「ふらふらしない子ども」，「一生懸命にやって成果を得る子ども」として彼らを勇気づけるために誉めることがある。しばしば，患者が「知っている」強制的なスキーマは，誤ったものであり，修正することが難しい。中核信念やスキーマには様々な特徴があることを，この疾病のある人々を援助する際には理解しておくことが重要である。連続体におけるスキーマの付置—活性から非活性，強制から非強制，不変から変化—は，患者の問題を概念化する時の主要な次元である（Beck, 1964, 1967; Freeman & Associates, 1990; Freeman, 1988; Freeman, Pretzer, Fleming, & Simon, 1990）。

　活性化されたスキーマは，日常の生活の中で特徴的に作用する。一方活性

化されないスキーマは，意識されないものとなり，そのスキーマの引き金となる重要な出来事があったときにだけ活性化する。刺激的な状況がもはや存在しないときは，活性化していないスキーマは，休止状態以前の状態に後退する。たとえば，ある人が「見知らぬ人があなたのことを考えているなんて心配するのは馬鹿げたことだ」と言ったとする。しかし，この人が見知らぬ人でいっぱいの部屋でスピーチする役割を与えられたら，彼は非常に不安を感じるだろう。非難や不名誉の恐怖に関する隠れたスキーマが，活性化されるのである。

　強制的な信念には容易に挑戦できず，修正しようとしても大変困難である。宗教や政治の殉教者は，強制的なスキーマをもっており，自分の信念を曲げるくらいなら死んだほうがましだと考えている。PDの患者は一般的に，殉教者が自分の宗教に対してもっているのと同じくらい固く保持している習慣的なスキーマを，長期にわたり保っている。これらの深く染み込んだ規則は，患者が変更したいと強く考えたときでさえ容易に変更できない。このような人生早期の非機能的なスキーマと認知の歪みの発達による結果として，PDの慢性化が起こる。そしてそれは何年もリハーサルされ，強化され，それらの真実性を堅固なものとする。1つの水準への介入は，多分スキーマの変化には効果的ではないだろう。たとえば，認知的アプローチだけを用いて，患者の思考の歪みについて話し合うだけでは作用しない。セッションの中で患者が幻想や回想から解放されるだけでは，それ自体成功しないだろう。三部からなる（tripartite）アプローチを用いた治療プログラムが必須である。治療を効果的に行うには，行動的，認知的，情緒的要素が同時に活性化されなければならないからである。表10.2に，人格障害患者の治療を行う際に直面する一般的な認知の歪みのリストを示した。

**人格障害におけるスキーマの使用**

　スキーマが作用する際には，いくつかのオプションがある。第1章，第2章でこれらのテクニックを挙げているので読者には参照されたい。最初の仕

表10.2　人格障害の治療で出会う一般的な認知の歪み

1. 二極的思考 – 患者は状況を連続的なものではなくたった2つのカテゴリーでみている。世界は，灰色はなく，黒か白のどちらかである。たとえば，「私は成功するか失敗するかだ」
2. 過度な一般化 – 患者は現在の出来事を多くの中の1つの状況であるととらえる代わりに，人生全般の特質ととらえる。たとえば，「私の上司が報告書のやり直しを要求したから，この仕事をどうしたらいいか分からない」
3. 心の先読み – 患者は何の根拠もないのに，他者が考えていることが分かるという信念をもっている。たとえば，「私は，彼が私を好きでないことを知っている」
4. 情緒的理由づけ – 患者は，自分の感情や情緒反応が，真実の状況の反映だと仮定している。たとえば，「私は失敗すると感じている，だから，私は失敗する」
5. ポジティブな面の否認 – 患者は，自分のネガティブな見方に反するポジティブな経験を無視する。たとえば，「このプロジェクトがうまくいったのは幸運だっただけだ」
6. 破滅化 – 患者は，将来の状況はネガティブで，耐えられない破滅やそれらに対処することを予測している。たとえば，「私は狼狽してしまい，ひどいことになってしまいそうなので，行くのはよしたほうがいい」
7. 個人化 – 患者はネガティブな状況は自分のせいだという仮説や信念をもっている。たとえば，「私の指導者は，挨拶のときに笑わない，私が何か悪いことをしたに違いない」
8. べき思考 – 患者は，自分や他者の行動や動作のときに，〜すべき，〜にちがいない，という言い方をする。たとえば，「私はいつもAをとらなければならない。私はミスをしてはならない」
9. 比較 – 患者は，自分の行動を他者と比較する。しばしば，その比較は，指導者や自分よりも高い技術をもった人にまで及ぶことがある。たとえば，「私の上司と比べると，私の仕事は子どもの仕事のようだ」
10. 選択的要約 – 患者は，1つの詳細（普通ネガティブなこと）だけに焦点を当てており，その他の関連した側面は無視する。たとえば，「1人の生徒が私の授業を平均以下に評価した。これは，私は教師失格という意味である」
11. 誤りの統制 – 患者は，人生の全ての側面をコントロールしないといけないと信じている。たとえば，「もし私が全てを把握していなかったら，すべてコントロールできなくなってしまう」
12. ラベリング – 患者は自分自身の行動や行為をみるよりも，一般的なラベルをつけて言及する。たとえば「本当に，今日はうまくいかなかった」よりも「私は負け犬だ」と言う。

事は，スキーマを変化させる必要が起こる水準を明らかにすることである。

　変化は，再構成，修正，再解釈，偽装を含んでいる。スキーマの再構成は，個人の信念体系の完全な分解検査（overhaul）である。それは，都市全体のリニューアルのようなものである。決定を行う構造が不健全なものなら，その決定は古い構造が破れた状態でなされ，それに新しい構造が取って代わる。スキーマの修正は，患者の世界に対する反応の基本的様式における小さな変化が影響している。例を挙げると，妄想性人格障害の人は，ある状況にはある人を信用する。スキーマの再解釈は，患者に彼らのスキーマの起源とそのときどのように用いられたかの理解を促すことを意味している。それは，患者に彼らのスキーマがより機能的な方法で概念化されることも助ける。また，概念化が可能であれば，彼らは，再構築されたスキーマで機能することができる。APRN は，スキーマの再解釈を通して，クライアントが彼らのスキーマを，より適応的に，機能的に扱うための援助を行う。「スキーマ的偽装」と呼ばれる最後のタイプは，外見的，表面的変化と関連している。たとえば，統合失調質の人は，同僚に対して，特定の向社会的行動（a certain prosocial behavior）的言い回しをすることがある（朝の挨拶など）。患者が必ずしもその意味や行動の微妙なところ全てを理解しなくても，進んでそれをやることによって，職場でより受け入れられるのである。

　PD の人は概して Axis Ⅱ の診断以外の問題を抱えて治療に来ることが多く，最も多いのは Axis Ⅰ の診断である。患者はしばしば，自分自身の外部にある圧力や自分の行動と無関係に引き起こされた出来事に遭遇したときに，困難性を感じる。彼らは，自分の融通性のないパターンがどのように発達したか，それらのパターンが自分の人生の問題にどのように関わっているか，思考や感情やそれらに関するパターンをどのように変化させたらいいのかについての知識をもっていないことが多い。彼らの行動や反応の様式は，一見普通で，筋が通っているようにみえ（自己同調性），一般的に自分の人生で遭遇する問題は，他者の行動や間違った考えにより作られたものだと理解する。患者の中には，人格的な問題の特性のために，自滅的で表面的な自覚をもつ人がい

る（たとえば、過度の依存、抑制、強迫的回避）が、行動の効果的な変容には無力である。それでもなお、自分の不適応な行動パターンに気づく患者は、変化への動機づけはもっているが、何かを起こすだけのスキルをもっていない。それらの人々の中には、彼らの非機能的なパターンを知っている家族成員や友人、個人では対処することに限界を感じた人から治療を勧められる人がいる。また、患者の中には、法的な措置により治療へ向けられる人もいる。後者のグループは、たとえば、受刑するかその他の治療を受けるかを選択することが可能である。

## 診　断

PDは、治療の初期には、診断されるよりも、医師がその患者の人格的な問題の特徴や、慢性的であることや、重篤なものであることに気づかないことが多い。しばしば社会的機能が最悪な、まさしく患者という人もいる（Casey, Tryer, & Platt, 1985）。Axis Ⅱの問題は、早期の診断と治療計画がより効果的であるにもかかわらず、必ずしも治療のインテークのときに診断されているとは限らない（Morrison & Shapiro, 1987）。多くの Axis Ⅱの患者は、障害そのものの投影である自分の人格的な問題には、沈黙か否定をする。Axis Ⅱの病理的な存在を示すいくつかの診断的徴候を以下に示した：

1. 患者は問題を、広範で、長期にわたり、非機能的であると報告する。その他の重要な報告として、「ああ、彼は子どもだからいつもそうする」や、患者自身の「私はいつもこの方法でやってきた」というような報告がある。
2. 患者は治療法を遵守しない。この非遵守（もしくは"抵抗"）は、多くの臨床的問題として一般的であるが、多くの理由で、進行中の非遵守は Axis Ⅱの問題のさらなる探求のサインとして用いられるべきである。
3. 治療が、突然、不可解に中断するように思われるときがある。Axis Ⅱ

の患者の治療をしている医師は，患者の不安や抑うつの問題を減らすことを援助するときだけに限って，その後のPDとの治療的作業を中断することがある。
4. 患者は，自分の行動が他者に与える影響について，ほとんど自覚していないようにみえる。患者は，他者の反応については報告するが，自分が他者に示している挑発的行為や非機能的な行為についてほとんど気づいていない。
5. 患者が変容する動機づけについては疑問がある。この問題は，特に家族や法廷から治療のために送られてきた患者に当てはまる。
6. 患者は治療や変化のための重要性についてはリップサービスをするが，どうにかして変化を回避しているようにみえる。彼らは，勧められた治療を確実にフォローしていくよりも，変化への回避や変化に目をそらすためにより多くのエネルギーを使う。
7. 患者は，人格的問題が受け入れられ，本質的なものであることを理解しているようにふるまう。たとえば，AxisⅡの診断を受けていないうつ病の患者は，「私はこの抑うつから逃れたいだけ。そうするといい気分になることは分かっているし，もう一度そういうふうに感じたい」と言うだろう。AxisⅡの患者は，問題を自分自身と統合したものとして考えるので，多分「これは私のやり方だ」や「これが私です」と言うだろう。

　AxisⅡの問題をインテークのときに焦点化しようとするとき，治療開始の時点では，患者は自発的でなく，PDの治療のためよりむしろ自分が提示した症状のために治療することを選択するだろう。患者の目標は，他者（APRNも含む）のためではないことを銘記しておくことが重要であり，それが治療の最初の焦点となる。患者のスキーマは，治療的変化のターゲットであるだけでなく動因でもある。協議事項の設定は一連の実験として計画を立てる。その実験は，それまで性格的病理として実際に示されていた不適応なスキー

マを活性化させるだろう。いくつかのケースでは，Axis Ⅱ障害は，人生において機能的に働くことがある。たとえば，現在は退職している，午前5時から午後9時まで働いていた猛烈な管理職などである。一生懸命働くことで成功し，経済的に安定し，家族に十分なものを与えることができたのに，彼は退職してからの困難を説明するのに当惑している。彼は，生産性が欠如したために自分は失敗したと感じている。かつては彼を成功に導いていたスキーマが，今は彼を失望に追い込んでいるのである。

## 治療目標

　治療の最初の目標は，正確な事例の概念化の開発と，治療計画を作成するための協働を図るためにアセスメントを通じて指導していくことである。事例の概念化は，クライアントの問題についてのAPRNの解釈である。それは，過去の行動と，もし正確であれば，将来的な行動的反応の予測についての枠組みとしての意味をなす（Wills, & Holmes-Rovner, 2003）。APRNにとって，理論的，技術的に彼らの実践を導くために，事例の概念化を用いることは避けられないものである。アセスメントは，事例の概念化を開発するための助けとなる。WillsとHolmes-Rovner（2003）によると，最初に現在の問題が明らかになった時期や，この問題の底に沈殿しているものを探索することを含んだ事例の概念化の情報は重要である。いつも全てのクライアントに「なぜ今？」ということを明確にさせることが重要である。次に，APRNとクライアントはその他の問題リストの作成を行うべきである。それにより，APRNはクライアントにとっては影響が大きい問題として，その他の潜在的な治療関連行動を知ることができる。事例の概念化のもう1つの側面は，適切な信念，信念の起源，信念を維持している要因の解明である。最終的に，徹底的で確実な事例の概念化は，治療目標を展開し，潜在的な治療における障害や治療計画の協働的形成の明確化を導く（Wills, & Holmes-Rovner, 2003）。Beck（1997）は，他者焦点化より，むしろ具体的で自己焦点化された治療目

標の必要性を強調している。

　PDの治療にあたって，目標への賛同と，良好な治療的協働関係を維持していくのは困難であることが多い。たとえば，卓越した健康なビジネスマンが妻の訴えに対して治療を受けに来たとする。彼の目標は，結婚の葛藤によって引き起こされた怒りや不安や罪悪感に関する問題を処理することである。彼は症状に対する治療だけで，スキーマに対する治療については興味がない(Chamberlain, Patterson, Reid, Kavanagh, & Forgatch, 1984)。このような事例では，APRNは，最大限の協働と信頼関係を結ぶ努力を払いながら，彼らが考えた最初に机上に上がった問題に対して，クライアントが自己決定できる問題として取り組むことが重要であることを促していく。アセスメントと概念化に続いて，APRNは，クライアントがCBTモデルで協働できることを確認していかなければならない (Freeman & Rosenfield, 2002)。共同化の過程は，最初のセッションで起こり（または必要なときにはいつでも），読書療法(bibliotherapy)を用いたりその他のホームワークの課題を用いたりして話し合いがもたれる。最初の治療的焦点化は，現在ある不安や抑うつのAxis Iの症状を軽減することであり，APRNは，患者に自分の人格的病理とつきあっていくためになくてはならない基本的なCBTスキルを教えていく。APRNが，クライアントに抑うつや不安の軽減などのような最初の効果が達成されるように援助できるならば，クライアントは最終的にCBTに何らかの価値を認めて受け入れるだろう。

## 治療的関係

　治療的関係性は，PDの治療において，鍵となる要素の１つとなる。広範で柔軟性のないPDの特性のため，治療的関係性は，彼らが自分の環境において他者にどのように反応しているかを映し出す小宇宙となる。これは，今現在起こっている絶好のチャンスとして理解できない治療者にとっては，フラストレーションの元となる。関係性のデリケートな特性は，APRNがこの患

者群と協働する際に，非常に多くのケアについて訓練しなければならないことを意味している。たった2分セッションに遅れただけでも，依存的な人格の人にとっては，不安と見捨てられ感が生じるのである。同じ2分間が，妄想性人格障害の人にとっては，妄想の絶好のチャンスとなるのである。信頼を構築し維持していくには，一般的に良い治療が不可欠である。関係性における信頼が避けられない本質であると仮定するならば，Axis Ⅱ障害をもった人がするような治療者の我慢と忠誠心を試そうとする患者はほとんどいない。

Beck, Rush, Shaw, and Emery（1979）によって強調された治療的協働の基本的性質は，Axis Ⅱの患者との関係において特に必要とされる。協働は，治療のための目標を十分に受け入れる設定が関係している。これらの目標は，筋が通っていて，身近なものでなければならない。APRNは，ラポートや治療への契約を獲得するために，クライアントが，治療の最初の焦点化を決定することができるような選択をする。つまり，APRNは，APRNがより重要な問題と考えていることを探求できるよう，クライアントをやさしくつつくのである。治療の結果として，全体的に違った人になることを期待している患者は，常に失望させられている。望ましい目標に到達するためのスモールステップを作ることによって，治療はゆっくりとではあるが効果的に前進する。APRNは，協働作業はいつも50-50であることを心に留めておくべきである。多くの患者にとっては，協働作業は，大体80-20か90-10なのである。

フリーマン人格障害のための簡易行動スクリーニング（The Freeman Quick Screening for Personality Disordered Behavior）(Freeman & Rosenfield, 2002）は，患者の人生における行動の重篤性と影響に関する行動を査定するための，短時間でできる評定システムである（図10.1を参照）。スクリーニングの測定用紙は，慢性性（chronicity），強迫性（compulsivity），非柔軟性（inflexibility），非思考性（thoughtlessness），顕著さ（noticeability），否定性（negativity），非適応性（maladaptation），極端な行動（extreme behavior），自己同調性（ego-syntonic），エネルギーの消耗性（energy consuming），葛藤性（conflictual），苦痛の症状（distressing symptoms）を含んだPDの行動

第10章 人格障害 283

**教示** それぞれの問題や領域について，個人の人生で直面する激しさや影響の見地から個人の行動を評定してください．適切な評点のところに丸をつけてください．

| 個人の行動について | 人生の機能への影響 |
|---|---|
| | 軽い　　　　中程度　　　　重い |
| 強迫性<br>（行動は"猛烈"に見え，行動に駆り立てられている） | 1　2　3　4　5　6　7 |
| 非柔軟性<br>（行動／思考が硬直し，非生産的） | 1　2　3　4　5　6　7 |
| 考えなし<br>（衝動的な反応や問題解決や代替案を出さない） | 1　2　3　4　5　6　7 |
| 高い注目度<br>（行動は他者によってたやすく観察できる） | 1　2　3　4　5　6　7 |
| 全般的に否定的<br>（行動は，個人の人生を困難にしている） | 1　2　3　4　5　6　7 |
| 全般的な不適応<br>（行動は，目的，状況，使用法の合致が不十分） | 1　2　3　4　5　6　7 |
| 顕著な極端さ<br>（行動は，平均から+/-2の標準偏差である） | 1　2　3　4　5　6　7 |
| 一般的なコミュニティでの通常での奇妙さ<br>（行動は，当該の文化の中で問題を引き起こす） | 1　2　3　4　5　6　7 |
| エネルギーの消耗<br>（個人の重大な苦痛やエネルギーの喪失のため） | 1　2　3　4　5　6　7 |
| 自己一致<br>（行動／思考／感情は，個人の中では内的一致がある） | 1　2　3　4　5　6　7 |
| 対人間葛藤<br>（家族，友人，同僚，協働者と頻回に問題を起こす） | 1　2　3　4　5　6　7 |
| 個人的な不快さ<br>（患者はニーズ，目標，願望が適合していないため苦痛を訴える） | 1　2　3　4　5　6　7 |
| | 総得点 |
| | （得点が50点以上の場合は人格障害とするべきである） |

コメント：＿＿＿＿＿＿＿＿＿＿＿＿＿＿＿＿＿＿＿＿＿＿＿＿＿＿＿＿＿＿＿＿＿＿＿＿

図10.1　フリーマン人格障害のための簡易行動スクリーニング（FQS）

についての批判的な構成要素が挙げられている。このようなスクリーニング測定用具を用いることは，診断的プロセスを促進させ，患者が治療計画プロセスに理解を示す助けとなる。

　治療の割合と治療の枠組みについては，話し合いが必要である。CBTについて聞いたことがあるクライアントは，12〜20セッションで"治癒"できるという期待をもっている。彼らに，自分の問題が非常に重篤で慢性的であり，問題の治療には長期間かかる見込みについての自覚を促さなければならない。PDの治療にとって，より理にかなった時間と枠組みでは，12〜20カ月（もしくはそれ以上）が必要である。患者の重要他者は，患者がホームワークをしたり，現実吟味をしたり，変化のためのサポートを提供したりする援助による治療的努力を通して，非常に貴重な同盟になることができる。重要他者はまた，患者の過去の行動に関するデータの重要な資源となる。重要他者とのミーティングでは，APRNは問題の家族歴を一緒につなぎ合わせ，何が患者の行動を非機能的な方法で維持しているかを判定することができる。最終的に，重要他者は患者と共に，結婚もしくは家族療法にかかわることになる。残念なことに，重要他者は，障害をもつ人と彼らの関係性のパターンそれ自体が病理的であるため，治療の妨げになることがある。CBTを行うNTにとって，クライアントや彼らを取り巻く環境との微妙な相互関係を理解するために，広く体系化した視点を維持することが重要である。

　非遵守は，しばしば治療の失敗のサインとも捉えられるものであるため，治療者の欲求不満や燃え尽きの大きな原因となるものの1つである。実際，非遵守は，治療関係における患者のPDや，APRNのその障害の特徴に対する反応に影響を及ぼす。何度も非遵守が現れることは，検討する必要のある変化のプロセスのより深い問題の徴候でもある。実際，いわゆる非遵守は，現に理にかなっているか，または治療者が促進さえしているのである。行動を非遵守と命名する代わりに，変化の阻害要因に関する治療への反応の欠如と評価したほうが良いだろう。阻害要因は，動機の欠如に由来している。患者は治療への努力の要求やリスクを補うのに十分だけの利益を期待できな

表 10.3 変化への阻害要因

| 患者要因 | 環境要因 |
|---|---|
| 1. 遵守への患者のスキルの欠如 | 1. 変化を阻害する環境的ストレッサー |
| 2. 以前の治療の失敗に関する認知 | 2. 重要他者の治療への怠慢 |
| 3. 彼らの変化が他者にもたらす結果に関する認知 | 3. 代償や利益を維持することによる病理の強化 |
| 4. 問題や症状を維持することによる二次的利得 | 4. 援助を求めることへの文化的問題 |
| 5. 変化への恐怖 | 5. 彼らを患者にとどめておく家族システム |
| 6. 変化への動機の欠如 | 6. 患者への非現実的な要求 |
| 7. ネガティブな認知の準備 | 7. 経済的逼迫 |
| 8. 自己感知の限界もしくは不十分 | 8. 患者に対するサポートの欠如 |
| 9. 他者感知の限界もしくは不十分 | 9. 葛藤的手段を基礎とした認知の不協和 |
| 10. 個人的様式の要求 | 10. 家族や下位グループによる病理モデルの強化 |
| 11. 進展の欠如によって容易に欲求不満となる | 11. 治療継続の欠如 |
| 12. 治療において自己の地位が低いという感覚 | 12. 乱用的環境 |

| 治療者要因 | 問題や病理的要因 |
|---|---|
| 1. 治療者スキルの欠如 | 1. 患者の頑固さ |
| 2. 患者の人生の状況に類似した認知的歪み | 2. 医学的，生理学的問題の存在 |
| 3. CBT モデルへの共同学習化の不足 | 3. 人々と信頼関係を構築することが困難 |
| 4. 協働的治療関係の欠如 | 4. 治療的関係の形成を除外した自律の要求（自律への圧力） |
| 5. 患者の情報やデータの欠如 | 5. 衝撃のコントロールが不十分 |
| 6. 治療の自己満足 | 6. 混乱もしくは限界のある認知能力 |
| 7. 介入のタイミングのまずさ | 7. 症状の豊富さ（数軸にわたる多面的な症状） |
| 8. 治療者としての経験の不足 | 8. 依存性 |
| 9. 治療目標が定まらず，非現実的もしくは曖昧 | 9. 治療に向けるエネルギーの限界 |
| 10. 治療目標への賛同の欠如 | 10. 対処能力に関する自己の価値下げ |
| 11. 限界設定の欠如 | 11. 解離 |
| 12. 患者の非現実的期待 | 12. 物質乱用 |

いために参加しないのである。次に，阻害要因は，スキルの欠如によるものである。たとえば，患者は，他者が当然のことと思う社会的スキルを学んでいない。前進しないことは，何か二次的利得を得るための資源となっている。重要他者は，患者の非機能性を維持することを強化している。PD以外の患者は，変化しようとして失敗することへの不安を基とした阻害要因をもっている。これらの患者は，しばしば，「私はできない」という考えや，脆弱性や絶望が強調された認知をする強制的なスキーマをもっていることがある。PD以外の患者にとっては，人々が変化を受け入れなかったときの恐怖が，変化の進捗を阻むのである。PDの人は，「私は彼らを気落ちさせてはならない」，「彼らは離れていくだろう」のような考えや，見捨てられたり拒否されることが強調された認知をもっているにも関わらず，他者は，彼らが自己を変えるのを本当は好まないのではないかと恐れており，この信念は強い阻害要因となる。彼らは「私は偽者のようだ」，「私は一度も快適になったことはない」と考えたり，それ以外にも確実性や一貫性が強調された認知をする傾向がある。

　最終的に，阻害要因は，性格の硬さや低い欲求不満耐性のような障害の特殊な特徴によるものである。表10.3には，PDの人を治療しているときの変化のプロセスにおける阻害要因として明らかになる典型的な問題を挙げた。

　同じように，APRNは，しばしばPDクライアントの治療のときに，自分自身の困難性を経験することがある。ある治療者の問題は，動機の欠如であった。治療者は，クライアントを難しいケースとして捉えており，内因的，外因的報酬がすぐにないために，APRNの努力は，勤勉さに欠け，骨折り損になってしまう。APRNは，スキルの欠如のために困難性や欲求不満に遭遇することもある。介入のタイミングのまずさ，不適切なアセスメント，適切に患者の欲求をコントロールすることや治療の進行を操作することの失敗など，経験のあるAPRNでさえも奮闘する領域である。APRNは，クライアントの治療の失敗はクライアントの欠点のためであるという，理にかなった二次的利益を得る。治療の失敗は，治療者の不適切性や治療的方法の限界のサイン

ではなく，単にクライアント本来の病理と捉えているのである。治療者の中には，基本的に PD の人は，変化に対して無力であると信じている人がいる。最終的に，治療者自身の性格的な硬さや，欲求不満耐性の低さがあると，特殊なクライアントとの治療の際には無力なことがある。このような問題の全ては，患者が PD であろうとなかろうと全ての治療でみられる要素であるが，PD が問題の渦中にいるときには，より頻回に出現する。

## 薬物療法

処方の権限をもつ APRN にとって，付随した薬物療法の使用は，PD の治療において付加された効果的な道具となる。実践者の中には，スプリッティング（訳注：防衛機制の1つで，自分・他者・経験した事柄等の良い面・悪い面を連続的なものととらえるのではなく，不連続・分割的に別々のものとしてとらえること）や，理想化や価値下げによる非遵守の機会が減少するため，薬物の処方と治療の実践の一人二役を好む人がいる。しかし，一方では，治療的戦略のために実践の分野を分離することで，行き詰まりを1つの領域にもっていこうとすることを好む実践者もあり（たとえば，医師が，クライアントに処方薬の乱用の傾向があるため，ベンゾジアゼピンの処方を拒否する），もし，彼らが怒ったとしても，必ずしもクライアントが完全に見捨てられる結果をもたらさないですむ。この方法では，クライアントの治療的"自我"の全てが，いわば「1つのかごの中」に入れられることから免れることができる。明らかに，その決定は，個々のクライアントに対しての個別的な選択であり，治療の流れを超えた変化となる。

一般的に，PD の薬物療法は，対症療法が基本であり，診断的基準ではない（Reich, 2002）。薬物療法的介入は，特にクライアントが Axis I の症候学的なものが活性化している際に有効である。Axis II の病理が必ずしも出現しておらず，Axis I 障害に行っている伝統的な治療方法で反応がなかったクライアントに，Axis II 障害にみられる多くのその他の変数や，症状が出現するこ

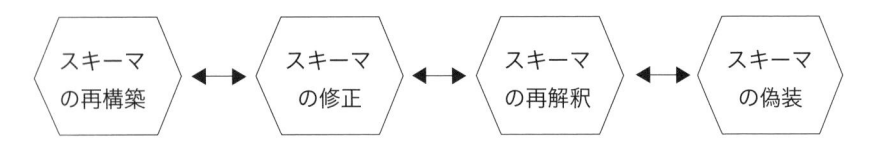

```
┌─────────┐     ┌─────────┐     ┌─────────┐     ┌─────────┐
│ スキーマ │ ↔  │ スキーマ │ ↔  │ スキーマ │ ↔  │ スキーマ │
│ の再構築 │     │ の修正   │     │ の再解釈 │     │ の偽装   │
└─────────┘     └─────────┘     └─────────┘     └─────────┘
```

図10.2　スキーマの変化連続体

とがある。いくつかのケースで，この可能性についてのさらなるアセスメントが必要である。特定のAxis Ⅱ障害の症状のための薬物の処方は，比較的新しい現象であるが，薬物療法によって気分不安定，不安，抑制，障害された思考，解離などのAxis Ⅱ障害の症状は減少する（治癒ではない）。特殊な用法についての考察は他のところで論じている（Reich, 2002; Soloff, 1998）。

## 認知行動療法

PDに対するCBTは，その他の障害へのCBTと同様の形式である。患者の思考の歪みを明らかにすることで，APRNと一緒に，患者がその思考，知覚の意味，現実性，妥当性を考えていく。これを行うために要求されることは，「Axis Ⅱの患者の中には，その他の人より障害の概念をつかむのに時間を必要とし，APRNが異なった視点で彼らの経験を理解しようとすることによって，無効にされるとさえ感じてしまう人もいる」（Beck, 1997, p. 188）ため，ある一定の量のスキルとこつが要求される。そのテクニックは，認知と行動のテクニックを混合したもので，もちろん，患者のニーズに関するものである。一般的に，より病理が重篤であると，より行動的アプローチが必要となる（図10.2を参照）。

### 認知的技法

特定のAxis Ⅱ障害に有効な認知的技法は，非常に多い。最初に，クライアントは，思考，感情，行動における内的な作用に気づく必要がある。これは，

セッション，心理教育，ソクラテス的質問，ロールプレイ等を通じて行われる。毎日の思考記録（第3章，図3.1を参照）は特にそれを達成するために有効である。もう1つの有効なテクニックは，特有の意味を探し出すことである。PDの患者は，しばしば自分の感情体験のパターンに勝手にラベルづけするため，それを憶測でなく，常に情報をより多く集めることで明らかにすることが重要である。たとえば，クライアントは，自分自身のことを「まぬけ」と言ったりする。さらに質問すると，一般的でない考え方で，「私はいつも完璧にやらないと気がすまないので，自分のやっていることが時間内に終わらない」など，他より逸脱しているという意味の1つとして言っていることがある。後者の言い方は，概念化の形成のために重要な情報を与えている。もう1つの技法は，歪曲に命名することである。患者は，思考の特定の自動的パターンに気づくと，実際，事実より偏っており理にかなっていないことが理解できる。

　ソクラテス的質問や誘導的連想を使用することは，自動思考から中核信念を解明する助けとなる。以下にそのやりとりの例を挙げた。

　クライアント：私は彼なしでは生きられません。
　APRN：　　　「彼なしで生きる」っていうのはあなたにとってどういう意味？
　クライアント：私は一人ぼっちになってしまう。
　APRN：　　　そうなったらどういうことが起こるの？
　クライアント：動揺してしまうし，混乱してしまいます。
　APRN：　　　あなたが動揺したり，混乱したりすることは何がそんなに悪いことなの？
　クライアント：ええ，私は生きられると思う。私はただそれを考えると本当には幸せになれないだけ。
　APRN：　　　それは，そばに居た誰かがいなくなってしまうと，ほとんどの人がそういう感情になるように思うけど。

クライアント：そうね，あなたの言っていることは正しいと思います。私は，彼が私から離れても自分をコントロールできると思います。

　根拠を検証する技法は，非合理的な思考を阻止するときに用いられる。それにより，強制的なスキーマの確実性の正否の根拠が明確に評価される。同様に，クライアントには「決して」，「いつも」，「だれも」といった極端な思考に取り組む勇気が与えられる。クライアントは，選択可能なものや代替案を検証することを促されることで，緊急な状況のときにもそれを使うことができる。同様の方法で，クライアントは，もし破滅的な傾向があったとしても，特別に破滅的な何かが起こりうる理論的な確率について検討することができる。APRNは，クライアントに，信念の維持や変化についての利点と欠点を検証することを促し，それによって一次的，二次的利得を明らかにする。尺度化のテクニックは，経験を見通しに変え，孤立しているという思考による偏りを軽減するために用いられる。再帰属は，クライアントが特別な出来事（単なる自罰や他罰のどちらも）の責任の所在に関する誤った知覚が生じているときには，特に助けとなる。熟練のAPRNは，機会をみてクライアントの信念に正面から取り組むために，単刀直入な論争を挑むことがある。クライアントが代替の信念を展開するのを導く代わりに，代替の検索法を与える。このテクニックは，クライアントには威嚇や共感の欠如として誤解されることもあり，そのため，注意深い配慮と手法が重要である（Freeman, Pretzer, Fleming, & Simon, 1990）。最終的に，コーチング，自己教示への促し，励ましの手法を行いてクライアントが新しい行動パターンを使用できるよう導いていく（Meichenbaum, 1976; Novaco, 1975）。

### 行動的技法

　行動的技法を用いたときの目標は3つある。1つ目は，APRNは，自滅的（self-defeating）行動に代わるものに直接的に関わる必要がある。2つ目は，

患者は，スキルが不十分であるため，治療にはスキルの構築の要素を盛り込まなければならない。3つ目は，行動的課題は，患者の認知をテストする助けとなるようなホームワークとして行う。多くの行動的技法は，有効な助けとなる。行動観察とスケジュール化は，クライアントが自分の毎日の活動のレベルを調整する助けとなる。スキルの開発は，行動リハーサル，モデリング，自己主張訓練，ロールプレイなどを通して達成する。スキルの開発によって，古い問題状況や新しい問題状況のどちらにも効果的に反応することができるため，初期の奮闘以前より有効なものとなる。その他の有効な行動的技法には，リラクゼーション訓練，イメージ療法，気晴らし的行動などがあり，それらは不安がピークに達したときや，通常，変化が生じている期間に用いられる。過去や現在の曝露は，クライアントを問題のある状況に晒すことであり，APRNは，非機能的スキーマや手に負えない行動を処理することができるようクライアントを援助していく。段階的な課題の宿題によって少しずつ進んでいく段階は，クライアントを勇気づけ，達成感を強化するため，特に変化のプロセスにおいて助けとなる。統制（mastery）と楽しみ（pleasure）の評定は，患者が変化した経験や変化していない経験による成功や楽しみを確認するために用いられる。

## PDクラスター

前にも示したように，PDは，しばしば，人生早期において，一度は効果的であったスキーマの学習の結果である。言い換えると，PDの人は，発達しすぎた（過剰な使用もしくは不適切な状況での適用），もしくは，発達していない（期待される状況で使用や適用しない）一定の方略を用いている。このセクションでは，PDが用いているいくつかの例を提示しようと思う。事例の素材は，患者の行動様式の中に典型的なスキーマがどのように明らかになっていくかというものである（図10.3を参照）。例示では，はじめに特別な障害をもつ患者を明確に示した。AxisⅡの患者の多くは，診断が混在して

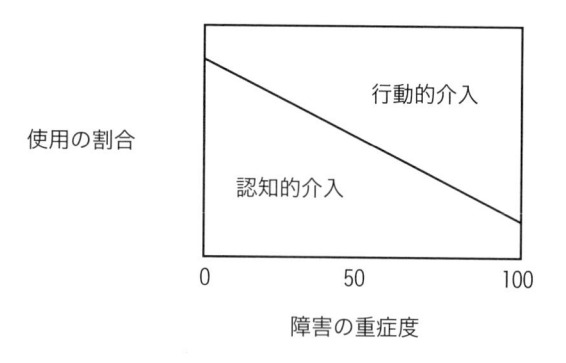

図10.3 認知と行動的介入の使用の決定関係

いる。DSM-Ⅳ-TRによると，患者に適合した分類があったとしても，1つ以上のPDが診断されるだろう（APA, 2000）。人格障害は，それらを定義する特徴によっていくつかのクラスターに分類されている。

### クラスターA：妄想性，統合失調質，統合失調型

DSM-Ⅳ-TRでは，このクラスターは，奇妙もしくは風変わりなクラスターとして記述されている（APA, 2000）。クラスターAのPDの人は，その他のPDのように，治療場面に現れることは少ない。クラスターAの病理は特に，自己同調性（ego-syntonic）に現れる。彼らは関係性において特に居心地の悪さを感じないため，彼らの変化へのニーズや動機を探し出すことは非常に困難である。彼らは1人での行動を好む傾向があり，援助を探すための促し（強制）による親和性や社会的接触が少ない。たとえば，妄想性PDの特異的な特徴として，他者に対して懐疑的というものがあり，本質的にどのような潜在的な治療的関係にもつながらず，それゆえ，援助の可能性が妨害される。AxisⅡのクラスターAとAxisⅠの精神障害との区別は困難で，実際，その2つは生理学的には最も近い関係にあり，合併することもある。アセスメントの局面で特に注意すべきことは，現象の広範性に関することであ

り，特に，幻覚などの顕在的な精神病的現象がないことを確認するべきである。

● クラスターA　例：妄想性PD

　認知的概念化　妄想性PDは，特に批判や他者の視線に敏感で，そのため社会的，対人関係技能が乏しい（Freemanら，1990）。相互作用においては，危険に対する選択的注意や脅威ととらえる中立的もしくは曖昧な刺激に対する誤解による堂々巡りが起こり，行動的ひきこもりや閉鎖的な居心地の悪さを引き起こす。同時に，妄想性PDの人の貧弱な社会的スキルは，他者からの回避を喚起し，それによって他者は信用するに値しないという疑惑にもとづいた誤解が確固としたものとなる（Freemanら，1990）。

　事例の概要　スティーブは30歳のコンピュータプログラマーである。ある会社に雇われて1年になり，スティーブは，会社でプログラマーのチームの一員として働いていた。彼は会社の誰とも話すことを拒否し，名前で呼ばず，ミスタージョーンズと苗字で呼んでほしいと主張した。「私たちは友達ではない。なぜ彼らと親しくしないといけないのか？」。彼の上司は，彼の1年間の査定の際に彼に注意を促し，彼の態度や仕事に対する行動が変わらなければ解雇すると脅した。スーパーヴァイザーは，スティーブを「支援する」よう提案し，会社の雇用援助プログラムに紹介した。スティーブの視点では，照会された理由は，スーパーヴァイザーによる個人的な復讐の一部ではないかととらえていた。彼は，「仕事に支障をきたす」ために，しぶしぶ治療に参加した。スティーブは，自分の情報に対する会社の守秘義務遵守に信頼を置いていなかったため，会社が費用を出すプログラムに行くことを拒んだ。彼は個人的に治療するところを探すことに決めた。彼は自分で出費してセッションに参加し，彼が契約している健康保険会社に文書を提示することを拒否した。彼は注意深い巧みな文章で，自分が治療を受けることは，雇い主との利害を一致させるためだけであり，雇い主との利害が一致しなかったとしても彼に治療への口出しは

してほしくないとAPRNに依頼した。治療に対するスティーブの目標は，雇い主の要求に応えるというだけの単純なものであった。彼は，現在の危機が解決されるまでの間治療を受けようとしていた。スティーブには，子どもの頃から仲の良い男性の友人が2人おり，どちらも独身だった。彼は，その友達を信頼しているが，「誰がいつあなたを攻撃するか絶対わからないでしょう」と全面的ではないと話した。AxisⅡの問題としてのスティーブの困難の特質を理解するには，APRNは，専門職の肩書きを基本として治療的関係を維持することを選択した。"専門職的に"関係性を維持するという目標は，閉鎖性に関するスティーブの不安を回避するためである。治療の焦点は，最初はスティーブの仕事における困難さを援助することで，それによって彼は仕事を続けることができる。信頼関係は非常に緩やかに築いていく必要があった。1つ重要なポイントは，APRNは，セッションに5分遅れてくることである。これは，後に，APRNの信頼性の欠如の"根拠"となりうる（訳注：5分遅れただけで他者は信用できないという結論を回避させるためにAPRNは故意に時間に遅れてくる→時間に遅れてきてもAPRNは信用に値する人物であるという根拠を逆説的に示している）。

　治療の18ヵ月後，1週間に1回の割合で，スティーブはグループに参加することに賛同した。グループの中では，スティーブは，非常に限られた中で自己開示を行うようになり，グループの中で人々の反応を経験していた。彼は，他者の反応を予測する試みを行い，その時点で多くの割合で間違っていたことに気づいた。スティーブは，他者の考えや計画を非常に正確に当てたならば，認知的不協和と不安を経験しただろう。彼は，グループの中の非常に依存的な32歳のある女性と親しくなり，交際を始めた。スティーブは，もちろん支配する立場であったが，しかし，この関係性は彼が今まで経験することのなかった初めての長期にわたる関係性であった。彼は，それからまもなく治療を終結した。彼の仕事の問題は改善され，彼は今では同僚とも話をすることができている。彼はもはや解雇される危険性がなくなった。

## クラスターB：反社会性，境界性，演技性，自己愛性

　DSM-Ⅳ-TR の定義によれば，このクラスターは，演技的で行動が突飛なものとされている（APA, 2000）。これらの人々は，入院，外来のどちらの場面でも頻回にみることができる。顕在化した問題が全く容易に発見でき，それは特に危険なものとなりうる（たとえば，自己破壊的もしくはリスクを負う）。NT は，しばしばこれらのクライアントの突飛な衝動や危害を起こす可能性のために，恐怖を感じることがある。この恐怖は，APRN が彼らを重要な人だと信じることで，クライアントへの支配の放棄という結果を導いていく。

### ●クラスターB　例：境界性PD

　<u>認知的概念化</u>　境界性人格障害の認知的概念化としては，基本的仮説，分極化した思考，同一性についての不安定感についての相互的強化と自己永続的な（self perpetuating）体系化の存在といった提案ができる（Freeman ら，1990）。境界性人格障害は，虐待やネグレクトや不遇な子ども時代の環境，感情の不安定性における遺伝的な素質などの相互作用が最も顕著である。境界性 PD の患者は，「世界は危険で人々は悪意をもっている」，「私は無力で弱い」，「私は役立たずで無能。価値がない」と信じている傾向がある。これらの信念は，自己への不安定な感覚と一緒になって，境界性の人を絶望感に追いやり，絶望感により躍起になって，全てをかなえ，全てを吐き出せる他者を求める。境界性の人の他者への特徴は，分極化―過大評価／理想化もしくは，過少評価／価値下げの傾向があるため，他者との関係性においては，極端な間を揺れ動く傾向がみられる。多幸感，怒り，敵意，ひどい落胆などを含んだ激しい感情を経験させられたため，他者の反応は激しいものとなる。自分が消滅するような恐怖と共存している基本的な見捨てられ感は，他者との関係性における激しさを永続させることにもなる。境界性の人は，特に衝動的で変わりやすい傾向があり，しばしばリスクが高く，危険な行動に走りやすい。

__事例の概要__　アリスは34歳の女性で，改善しないうつ症状により精神科医師よりAPRNに紹介された。薬物療法が無効で，1年ほど内観療法（insight oriented therapy）を行っていた。治療に入る時点で，彼女は6年間仕事をしていなかった。彼女は家に閉じこもっており，「うつ状態で何もできない」状態であった。アリスは，15年間結婚生活を送っていた。彼女は，修士課程での教育を受けており，以前は6年間教師として働いていた。アリスが自分のネガティブ思考のリストを挙げるよう促されたとき，リストに「私は生まれる前からついてない。私は運が悪い胎児だった」と書き始めた。アリスは，子ども時代や青年期を通してあまり友人がいなかった。彼女の母親は，アリスを叩くことによって，この世界は「悪意だらけ（viciousness）」という考えを植えつける傾向にあった。アリスは，毎日ほとんど母親から顔を背けていた。もしアリスが泣いたら，母親はこの世界の痛みに抵抗することを教えるために叩き続けた。最終的に，アリスは泣かないで叩かれることを受け入れるようになった。そうすると，アリスの母親はアリスがより情緒的な反応をするためにさらに叩いた。

　アリスが高校を卒業し，大学に進学するとき，母親は取り乱した。母親は，アリスに，「私はあなたが行ってしまうのが我慢できないわ。あなたがここにいないと死んでしまう。あなたは私の生きがいなのよ。私をおいて行かないで」と言った。

　アリスがAPRNを信用したと感じ始めるのは治療が始まってから13ヵ月が過ぎた頃だった。APRNがアリスに，自分の間近に迫った休暇について話すと，アリスは治療から遠ざかった。「あなたがいない間は治療をどうしたらいいの？」　アリスは，自分の他者への不信や別離の恐怖（そして見捨てられる）をどのように扱っていいかについて考えることができなかった。治療が2年経過した頃，アリスはAPRNに7歳の頃に起こった出来事について語った。その頃，彼女の父親はアメリカ陸軍で働いており，日本に駐留していた。母親はアリスにその夏の初めの1週間，祖母と過ごすように言った。アリスはそのときのことを語り，父親は家に帰ってきた

ら，母親と一緒に彼女を連れに来るということだった。祖母は，州の孤児院で保母として働いていた。最初の1週間アリスは祖母の部屋で暮らしていた。母親と父親が電話をよこさず，彼女を迎えにも来なかったので，アリスは少女のための寄宿舎に移された。彼女はその夏の残り全部をその寄宿舎で過ごすことになった。手がかりとしての「見捨てられ」を用いて，APRNは，それ以外に両親から取り残されたり，見捨てられたり，分離されたりしたことがなかったかという質問を行った。アリスは，いくつかの情緒的見捨てられ（母親が怒って何週間も口をきいてくれなかった）や，身体的に見捨てられた例（ショッピングセンターや店のベンチで置き去りにされ，動いてはいけないと言われた。母親は何時間も後に戻ってきた）を話した。このような人生早期の経験のため，アリスの見捨てられることに関するスキーマは，強力になっていた。夫との関係について尋ねると，非常に長い間一緒にいるのに信用していないと話した。

　治療の目標は，初めに，彼女の「見捨てられ感」に対して慎重に取り組んでいくことだった。アリスは，最初APRNが離れたり戻ったりするリスクを犯すことに気が進まなかったが，その後APRNが離れたり戻ったりしても，自発的に一緒に治療を行うことができるようになった。この件に関する彼女の思考の歪みは，APRNは離れている間，自分のことを忘れていると思っていることだった。治療の第2の目標は，アリスと彼女の夫が一緒に結婚関係改善のワークを行うことだった。カップルのセッションでは，夫がアリスと彼女の問題について，より良く理解できるよう促し，アリスには，多くの点で夫との関係性について満足していないことを夫に話すリスクをあえて犯すことを促した。週毎の治療の3年目には，アリスは最初の頃より抑うつも不安も少なくなっていた。アリスが再び仕事に戻れるかどうかは疑問である。治療的関係性は，彼女の世界に対する関係性の小宇宙となり，アリスが自分の見捨てられ不安を理解し，人生早期のスキーマを試す経験的枠組みをもつ舞台として継続していくものとなる。

## クラスターC：回避性，依存性，強迫性

DSM-Ⅳ-TRでは，クラスターCの人格障害は，不安と回避であると記述されている（APA, 2000）。クラスターC障害の顕著な症状は，適度ならば社会的に望ましいものもある。しかしながら，それらは過剰なものであり，障害になったり独特なものになる。

### ●クラスターC　例：強迫性PD

<u>認知的概念化</u>　強迫性人格障害の人は，情報処理過程の妨害による悪循環にとらわれている（Millon, Davis, Millon, Escovar, & Meagher, 2000）。強迫性の人の恐怖は，権威による批判であり，批判から逃れるために完璧によどみなく行動しようとする。完璧に行おうとする努力によって，強迫性の人は全ての予想できる結果を，統率し，コントロールすることで，避けられない結果の裏をかこうとする。これらの可能性は無限大に増幅し，細部にこだわる泥沼（quagmire of detail）となる。優柔不断と不安は，予測するネガティブな結果のピークに達し，情報処理プロセスの能力を超える。彼らは自分の分析を強固にして，さらに細かな部分をかき集めるが，最終的には失敗する。この循環の結果は，分析の停滞をもたらし，さらに優柔不断と不安に特徴づけられる（Millonら, 2000）。強迫性の人は，成功と結びついているため，高い社会的望ましさを備えている。しかし，不幸なことに，遊びやリラクゼーションや，彼らの特性に反抗するような自発的なものがほとんどない。

<u>事例の概要</u>　フィリスは，35歳の大企業で働く管理職で，高い報酬を得ていた。彼女は，社交的生活も友人もなく，デートもしていなかった。彼女の仕事の1日は朝6時30分に始まり，午後9時まで続いた。彼女は土曜や日曜にも5時間働いた。その時点で，彼女は，デートもしたことがなく，性的関係もなかった。彼女の紹介状には，不潔恐怖症で，25年間に何人か

の治療者に治療を受けていた詳細が書かれてあった．彼女のそれまでの全ての治療では，彼女の不潔恐怖に主な焦点を当てて治療が行われていた．APRN は治療を開始する際に，問題リストを作成し，協働していく問題の階層を構築していく．フィリスは，最も重要なものとして不潔恐怖をリストに挙げた．これは，彼女を無能力にする慢性的な症状というよりは，むしろ彼女を不快で不便にしている症状であり，APRN は，他の問題から取り掛かることが良いのではないかと提案した．治療目標は，過去全てのエネルギーを不潔恐怖症に焦点化し失敗を繰り返してきたため，それよりもむしろ他の症状の治療により何らかの成功を得ることとした．APRN は，社会的相互関係を発展させることを最初の焦点とすることを勧めた．治療の作業を通して，フィリスは，問題領域にある彼女の不潔恐怖に関することを話すと，治療の問題リストの下のほうに置き換えられた．治療が 1 年を過ぎた頃，スキルの構築のため，異なったタイプの社会的相互関係の経験をすることにした．フィリスの最初のデートによる付き合いは 2 回で終了した．その 40 歳になる離婚専門弁護士は，彼女より多くの恋愛経験があった．彼は，早く性的関係をもちたがった．彼女がこの男性を選んだのは，彼が成功した弁護士であったからだ．彼女の 2 番目のデート相手はヘンリーで，1 年ほど付き合いが継続し，性的関係もあった．この男性はフィリスにとって多くの理由で不満足であったが，彼の職業的地位は見事であった．

　1 年後，ヘンリーはフィリスに，会うことをやめたいと話した．フィリスはすぐに喪失の破滅的な面に焦点を当て，もう他の男性とは絶対に出会わないだろうと確信した．その後しばらくして，彼女はビルに出会った．彼は 1 つをのぞいて多くの点で彼女にとって申し分なかった．それは，彼女の仕事と比べると，彼の仕事は役職が低く給料も安かったことだ．フィリスとビルは，すぐに親密になり，数カ月のうちに，一緒に住み，結婚話がでた．彼女の両親は，この関係は，彼女の仕事を妨害するものではないと考えていた．彼女の母親は「結局，海にはたくさんの魚がいるのよ」と言っ

た。フィリスが治療で両親の考え方について語ったとき，APRNは，海にはたくさんの魚がいるけれども，彼女は多くのものをつかめなかったのだと指摘した。治療はまだ継続している。フィリスとビルは結婚し，一緒に家を購入した。フィリスは仕事の時間を修正し，少しずつビルの社会的な輪の中の一部となりつつある。

## まとめ

どの人格理論でも，何が人格の障害を引き起こすのかに伴う理論をもっている。PDの治療に対する必要なスキルは，APRNの中では，一番の関心事項となっている。この関心は，AxisⅡの問題を含んだ心理的障害のための治療を受ける患者が顕著に増加していることから来ている。これらの患者は一般的にAxisⅡの問題で治療に来る。これらの患者は，治療に長時間を要し，PDを合併していない問題をもった患者が治療によって得られるものを得ることなく，APRNからさらに多くのエネルギーと時間を奪うことになる。

AxisⅡの問題は，これらの障害を構成している中心的論点となるスキーマに関するBeckの考えを模範としている。PDは，基本的に発達もしくは発展していないスキーマの結果である。スキーマに基づいた表現形態は，個人により一度は有効に用いられたものであり，それが機能不全に至ったものである。PDの慢性的な特徴から，CBTは有効なものである。治療のための舞台は，治療的関係性である。患者は，AxisⅠの問題に取り組むことによってPDの扱い方にとって必要なスキルを教わる。スキーマの再構築のプロセスを通して，スキーマの修正やスキーマの再解釈を行うことで，患者は長期にわたる人生の問題に取り組めるよう支援されるのである。

## 〈参考文献〉

Abend, S.M., Porder, M.S., & Willick, M.S. (1983) Borderline patients: Psychoanalytic perspectives. New York: International Universities Press.
American Psychological Association. (2000). *Diagnostic and statistical manual of mental disorders* (4th ed., text rev.). Washington DC: Author.
Ansbacher, H.L. (1985) The significance for Alfred Adler of the concept of narcissis, *American Journal of Psychiatry*, 142, 203-207
Arntz, A., Dietz, R., & Dreessen, L. (1999). Assumptions in borderline personality disorder: specificity, stability and relationship with etiological factors. *Behavioral Research and Therapy*, 37, 545-557.
Baumeister, R.F. (1987) How the self became a problem: A psychological review of the historical research. *Journal of Personality and Social Psychology*, 52, 163-176.
Beck, A.T. (1964) Thinking and depression. II. Theory and therapy. *Archives of General Psychiatry*, 10, 561-571.
Beck, A. T. (1967). *Depression: Clinical, experimental and theoretical aspects.* New York: Harper & Row. (Republished as *Depression: Causes and treatment.* Philadelphia: University of Pennsylvania Press, 1972).
Beck, A.T., & Freeman, A. (2004) *Cognitive therapy of personality disorders.* New York: Guilford Press.
Beck, A.T., Freeman, A., & Associates (1990) *Cognitive therapy of personality disorders.* New York: Plenum.
Beck, A.T., Rush, A.J., Shaw, B.F., & Emery, G. (1979) *Cognitive therapy of depression.* New York: Guilford Press.
Beck, A.T., & Clark, D. A. (1997). An information processing model of anxiety: automatic and strategic processes. *Behavioral Research and Therapy*, 35, 49-58.
Butler, A. C., Brown, G. K., Beck, A. T., & Grisham, J. R. (2002). Assessment of dysfunctional beliefs in borderline personality disorder. *Behavioral Research and Therapy*, 40, 1231-1240.
Casey, P.R., Tryer, P.J. & Platt, S. (1985) The relationship between social functioning and psychiatric functioning in primary care. *Social Psychiatry*, 20, 5-9.
Chamberlain, P., Patterson, G., Reid, J., Kavanaugh, K., & Forgatch, M. (1984). Observation of patient resistance. *Behavior Therapy*, 15, 144-155.
Conoley, J. C., & Beard,M. (1984) The effects of a paradoxical intervention on therapeutic relationship measures. *Psychotherapy.* 21, 273-277.
Freeman, A. (1988) Cognitive therapy of personality disorders. In C. Perris & M. Eisman (Eds.), *Cognitive Psychotherapy: An update* (pp.49-52). Umea: DOPW Press.
Freeman, A., Reinecke, M., & Dattilio, F.M. (Eds.). (1995). *Cognitive therapy with children and adolescents: A casebook for clinicians.* New York: Guilford Press.
Freeman, A., Pretzer, J., Fleming, B., & Simon, K.M., (1990). *Clinical applica-*

*tions of cognitive therapy.* New York: Plenum.

Freeman, A., Pretzer, J., Fleming, B., & Simon, K.M. (in press). *Clinical applications of cognitive therapy, Second Edition.* New York: Plenum.

Freeman, A., & Rosenfield, B. (2002). Modifying therapeutic homework for patients with personality disorders. *Journal of Clinical Psychology, 58,* 513–524.

Freeman, A. (2004). Cognitive-behavior therapy with patients with borderline personality disorder. *Psychiatric Annals, 34,* 458–469.

Goldstein, W. (1985) *An introduction to the borderline conditions.* Northvale, NJ: Jason Aronson.

Hardy, G. E., Barkham, M., Shapiro, D. A., Reynolds, S., Ress, A., & Stiles, W. B. (1995). Credibilty and outcome of cognitive-behavioral and psychodynamic-interpersonal psychotherapy. *British Journal of Clinical Psychology, 34,* 555–569.

Horowitz, M. (Ed.) (1977). Hysterical personality. New York: Jason Aronson.

Kernberg, O.F. (1975). *Borderline conditions and pathological narcissism.* New York: Jason Aroson.

Kernberg, O.F. (1984). *Severe personality disorders: Psychotherapeutic strategies.* New Haven: Yale University Press.

Masterson, J. F. (1978). *New perspectives on psychotherapy of the borderline adult.* New York: Brunner/Mazel.

Masterson, J. F. (1980). *From borderline adolescent to functioning adult: The test of time.* New York: Brunner/Mazel.

Meichenbaum, D. (1976). *Cognitive factors in biofeedback therapy. Biofeedback and Self Regulation, 1,* 201–216.

Merbaum, M., & Butcher, J. N. (1982). Therapists' liking of their psychotherapy patients: Some issues related to severity of disorder and treatability. *Psychotherapy: Theory, Research and Practice, 19,* 6–76.

Millon, T., Davis, R. D., Millon, C., Escovar, L., & Meagher, S. (2000). *Personality disorders in modern life.* New York: Wiley.

Morrison, L. A., & Shapiro, D. A. (1987). Expectancy an Outcome in Prescriptive vs. Exploratory Psychotherapy. *British Journal of Clinical Psychology, 26,* 59–60.

Novaco, R. (1975). *Anger control: The development and evaluation of an experimental treatment.* Lexington, Mass: Heath & Co.

Perry, J.C., Banon, E., & Ianni, F. (1999). Effectiveness of psychotherapy for personality disorders. *American Journal of Psychiatry, 156,* 1312–1321.

Reich, J. (2002). Personality change after treatment. *American Journal of Psychiatry, 159,* 156.

Reid, W. H. (Ed.). (1981). *The treatment of the antisocial syndromes.* New York: Van Nostrand.

Rosenbaum, R. L., Horowitz, M. J., & Wilner, N. (1986). Clinician assessments of patient difficulty. *Psychotherapy, 23,* 417–422.

Saul, L. J. & Warner, S. L., (1982) *The psychotic personality.* New York: Van Nostrand.

Shea, M. T., Widiger, T. A., & Klein, M. H. (1992). Comorbidity of personality disorders and depression: implications for treatment. *Journal of Consulting and Clinical Psychology, 60,* 857–868.

Shea, M. T. (1991). Standardized approaches to individual psychotherapy of patients with borderline personality disorder. *Hospital and Community Psychiatry, 42,* 1034–1038.

Soloff, P. H. (1998). Algorithms for pharmacological treatment of personality dimensions: symptom-specific treatments for cognitive-perceptual, affective, and impulsive-behavioral dysregulation. *Bulletin of the Menninger Clinic, 62,* 195–214.

Waldinger, R. J., & Gunderson, J. G. (1984). Completed psychotherapies with borderline patients. *American Journal of Psychotherapy, 38,* 190–202.

Wills, C. E., & Holmes-Rovner, M. (2003). Patient comprehension of information for shared treatment decision making: state of the art and future directions. *Patient Education and Counseling, 50,* 285–290.

## 第11章

# 精神病性障害

Tullio Scrimali and Sharon Morgillo Freeman

　APRNが治療を行っている最も一般的なAxis I 障害は，精神病スペクトラム障害である。DSM-Ⅳ-TR では，精神病性障害は，統合失調症スペクトラム障害と重篤な気分障害（APA, 2000）を基礎とした，思考障害の異質な組み合わせであると定義されている。これらのカテゴリーを含んだ精神病の様々な類型学は，2つの共通的な要素に分けられる。最初の要素として，患者の自己の疾患についての何が悪いかという自覚の欠如（完全または部分的）があり，そのため，自己変革にエネルギーを使う傾向が少ない。2つ目の要素は，治療者と協働や協力をして治療的方法を継続するための患者の能力が，非効果的であったり，存在しないことである（Hales, Yudofsky & Talbot, 1999）。実際，この2つの要素は，それ自体が臨床症状として最も診断に役立つ。精神病と精神病性障害のこの異質な特性は，この集団の評価や定義，精神病理学，臨床的，リハビリテーションの治療の要素を目標に定めるときに，だんだん明らかになってくる。APRNは，どのような治療的プロトコルの操作的適用を行う前にも，患者のAPRNとの治療同盟や協働的関係の発展に対する拒絶や不能といった，時折みられる克服しがたい問題の処理について注意を向ける。こうした問題は，非機能的な状態にあるときや，妄想的な思考プロセスのようなその他の要因による拒絶が基礎にある場合が多い。

　精神病性の問題は，本章においては双極性Ⅰ障害の躁病相（APA, 2000）と同様に，DSM-Ⅳ-TR の統合失調症スペクトラムに記述されている症状を

参考にして議論を進めた。

　精神病性障害に罹患している患者の論点，介入，治療的プロトコルは，特定化している。薬物療法や精神療法的介入は，しばしばお互いに独立した選択肢のようにみえるかもしれない。しかし，この2つの介入は，全般的な治療的選択の領域の中での包括的な方略となりうる。実際，この2つの介入のタイプは，統一見解によって触発された1つの方略の異なった戦術という見方もできる。本章では事例の説明と，協働的実践問題について論議し，推奨する精神療法と精神薬物療法との複合的介入についても紹介する。そして，治療的選択肢の有効性に関する多くの研究の機会となるよう，精神病性障害の患者のケアについての将来的な方向性に関する勧告も行った。

## はじめに

　認知行動療法（CBT）は心理学的障害の広範囲な治療への経験的基盤をもったアプローチである。CBT は適切な精神病理学モデルの理解のための系統的探求によって特徴づけられ，その後適切な治療的方法論が開発されている。基本的 CBT モデルは広範囲な基盤を有しており，情報理論，サイバネティックス，神経科学，さらに最近ではヒューマン・エコロジーをルーツとしている（Beck & Weisshov, 1988; Beck & Rector, 2000; Bowlby, 1988; Mahoney, 1991; Freeman & Dattilio, 1992; Guidano, 1992; Scrimali & Grimaldi, 1999）。統合失調症の問題や双極性気分障害の治療に関しては，実験的な有効性のある認知的示唆や組織的な治療プロトコルの開発はされていなかった（Chor, Mercier & Halper, 1988; Wykes, Tarrier & Lewis, 1998）。過去10年間で，統合失調症の治療における認知的アプローチが発展し，解明されてきたが，双極性障害に対する認知的介入に関する文献はいまだ散在している（Cochran, 1984; Fowler, Garety & Kuipers, 1995; Haddock & Slade, 1996; Kingdon & Turkington, 1994; Perris, 1989）。APRN は，診断に関わらず，より重篤で衰弱を伴う疾患であればあるほど，治療者として，行動的 対 認知的技法に依拠

しなければならないことを，心にとどめておかなければならない（第3章を参照）。

## 精神病性障害

　統合失調症は，DSM-Ⅳ-TR では，以下に挙げる項目の2つかそれ以上の症状を示す障害と定義されている。(1) 妄想，(2) 幻覚，(3) 解体した会話，(4) ひどくまとまりに欠けるまたは緊張性の行動（catatonic），(5) 感情の平板化，思考の貧困（alogia），意欲の欠如（avolition）を含んだ陰性症状（APA, 2000）。加えて，少なくとも6カ月以上続く人生の主要な領域（たとえば，仕事，セルフケア，人間関係）における1つないしそれ以上の重大な機能の低下がある（APA, 2000）。

　Lewis, Tarner, Haddock, Bentall, Kinderman & Kington ら（2002）による近年の研究にも関わらず，これらの病理を理解するための認知的示唆をもったモデルは，いまも欠如したままである。統合失調症と精神病スペクトラムにあるその他の障害については，神経精神科的状態像に対する理解が少ない状況が続いている。精神病スペクトラム障害の病因学，神経病理学，病態生理学は，完全に不明瞭とまでは行かないが，いまだに議論の最中にある。たとえば，統合失調症は，慢性統合失調症者の巨大化した側脳室が発見されたことにより，脳内の神経病理学的変化の結果として発症するという仮説がある（Johnstone, Crow, Frith, Husband, & Kreel, 1976）。脳画像技術が発達したことにより，この分野の研究は，今では，注意，学習，記憶，実行機能（executive function）などに関する前頭葉皮質下の脳構造に焦点化されている（Breier, Buchanan, Elkashef, Munson, Kirkpatrick, & Gellad, 1992; Raine, Sheard, Reynolds, & Lencz, 1992）。

　全般的な人口に占める生涯有病率が，統合失調症は0.5～1%，双極性気分障害は0.4～1.6%であるならば，これらの障害の重篤な特性に伴って，効果的な治療的プロトコルの開発はさらに重要になってくると考えられる

(Jablemsky, 1993; Sartorius, 1993; Wing, 1987; World Health Organization, 1979)。さらに，この障害をもつ人たちにしばしばおこる，再発の循環パターンや機能の悪化は，初期の評価と，概念化，計画の策定を始めるときの敏感さと治療的アプローチの一貫性で決まってくる。精神病患者の治療に関する重要なものの1つは，経済的側面である。全人口に占めるこれらの病理をもつ人の発生率は低いにも関わらず，治療や，ケアやサポートなど，このような障害をもつ人たちをしっかりと支えていくためには多くの資源が必要とされる。資源のコストとしては，人的，社会的なものを除外した，障害に要する社会的コストが含まれる（Davies & Drummond, 1994; McGuire, 1991）。

## 文献レビュー

CBTの研究では，うつ病のようなその他の精神科疾病と生物学的関連に関する研究が多くみられる。たとえば，視床下部―脳下垂体―副腎皮質（hypothalamic-pituitary-adrenocortical: HPA）軸は，大うつ病の非薬物療法を行っている入院患者に対して実施された心理療法的介入の前後では，有意な変化があったことが報告されている（Young, 1993; Stokes & Sikes, 1988）。著者らは，dexamethasoneの投与に伴うフリーコルチゾール濃度の上昇が，大うつ病の入院患者の60％以上に測定され，HPA軸の有意な活動性を示したことを報告している。この結果は，これらの障害が薬物療法に反応するという仮説を支持している。しかしながら，経験的に確認された研究の全てがこの仮説を支持しているわけではない（DeRubes, Evance, Hollon, Garvey, Grove, & Tuason, 1990）。外来患者を対象としたこれらのネガティブな結果にも関わらず，より重篤な症状を示す大うつ病の患者に焦点を当て，CBT単独で中等度の大きな効果サイズ（effect size）で組み合わせて行われた付加的な研究では，コルチゾールの分泌レベルの上昇が最小であった患者のハミルトンうつ尺度の変数が31％上昇する変化が確認された（Thaseら, 1996）。コルチゾール分泌の上昇が中等度から高度であった患者は，CBT単独では反応

が十分でなく，このことは，最も重篤な大うつ病の症状のある患者は，少なくとも初期には薬物療法に反応しやすいことを示唆している。

　CBTが，大うつ病患者における測定可能な生物学的変化を証明してきたとすれば，この介入が，その他の統合失調症のような神経生理学的な基礎をもつ疾病に対する効果を評価することは論理的であると考えられる。事実，統合失調症のいくつかの側面（苦痛，無力感，再入院など）の軽減におけるCBTの効果についての研究が行われている（Kingdon & Turkington, 1991; Kingdon, Turkington, & John, 1994）。薬物難治性（drug-refractory）の症状がある入院中の慢性統合失調症に対するCBTの効果については，いくつかの最初の成功例が示されている。たとえば，ある研究では，2つの心理社会的介入―マニュアル化されたCBT介入 対 マニュアル化された"良き味方（befriending）"で構成された社会的介入―で，社会化現象によるCBT効果の可能性を除外した研究が行われた（Senskyら，2000; Sensky, Turkington, Kingdon, Scott, Scott, Siddle, 2000）。その結果は，CBT介入では，陰性症状も陽性症状も軽減し，治療後最初の測定と9カ月後の測定でも減少していたが，良き味方（befriending）モデルでは，最小の効果しかみられなかったというものであり，CBTにとっては非常に励まされる結果となった（Senskyら，2000）。この研究は，このような非常に困難な対象に対する，成功し確立した介入としてのCBTの妥当性を支持するものである。その後のフォローアップの研究として，持続的な統合失調症の症状のある患者と物質乱用問題を合併した患者を対象とした，CBT単独と他の治療法を複合した介入効果を検証した研究がある（Barrowcloughら，2001; Tarrier, Kinney, McCarty, Humphreys, Witkowski, & Morris, 2000）。認知の変容や行動的活動性を引き起こす脳の反応性に関する病態生理学的またはその他の問題は，実際に興味をそそるものであるが，病態生理学的視点から結果を説明している文献は，非常に少ない。

## 理論的背景

　対人関係の動機づけを行うシステムは，主として生物学的基礎と，それぞれの種において遺伝的に予定された（genetically preordained）情動，認知，関係性，行動パターンなどが包含されている。人間に適用されるシステムとしては，愛着システム，養育システム，共同システム，性的システムの4つが定義されている（Bowlby, 1977; Liotti, 1984）。

　愛着と養育の動機づけシステムは，1980年代に始まった認知の領域では非常に重要となった愛着理論を参考にしている（Bowlby, 1984）。Bowlbyの愛着理論の中では，対人行動の発達は，子どもと母親ができるかぎり繰り返し一緒にいることを通して，洗練され刷り込まれるものとされている（Bowlby, 1969）。愛着システムは，父親の存在感はあまりないが，母親など重要他者による補完的な動機づけシステムの存在に対する反応の中で発達する。養育システムと定義される動機づけシステムは，子どもの世話をするときに，親によって十分に動員されるものであり，それによって，子どもは危険の察知を行い，現実的な危険から守られる。親はまた，その養育態度によって，子どもにとって，安全で静かでバランスの取れた体験としての温かさと受容性を与える。愛着の動機づけシステムは，供給システム（feeding system）と同一ではなく，また重なっているわけでもない。むしろ，これは独特で自律的なシステムなのである。さらに，このシステムは，異なったライフステージを通じて，様々な方法でそれ自身調整されるにも関わらず，ライフサイクルの全体を通して一貫している。たとえば，乳児が，お腹が空いたり，オムツがぬれたり，または不快を感じると，不快の刺激が乳児を泣かせる。乳児の泣き声に対する養育者の反応は，乳児のニーズを満たすか，不信や苦痛の感情を強化するかのどちらかである。

　実際，それぞれの人間には，人生における様々な段階で，Mary Ainsworthによってサポートの"安全基地（secure base）"と命名されているいくつか

の重要な社会的様式が見出される（Ainsworth, 1975）。これらの様態は，弱さや恐怖を感じたときに保護と安全の感覚を喚起させ，安全な方法で重要他者と情緒的に接近するために安全基地を用いる基準点となる（Ainsworth, 1975）。成人の関係性においても，愛着と養育の動機づけシステムは，人が人間の仲間と情緒的に近い関係性をもち，自分自身に脆弱性を感じたときは，いつでも呼び起こされる。脆弱性を感じる人が他者に，信頼性を喚起するだけの共感や理解や安全性を保証する能力や資質や動機を認めると，より安全を感じたいために，さらに生理学的探査（physiological exploration）や親密な社会的接触を始めるだろう（West & Sheldon-Keller, 1994）。

　知識の発達を示す様々なプロセスは，継続的に活動との関連を示している。この知識は，社会的スキルと関連しており，"社会的知能"や"社会的能力"と呼ばれる。たとえば，暗黙の知識や情動的なプロセスは，認知的プロセスの単純な結果ではないが，同時に起こる。一方，情報処理プロセスは運動や構造的様式を通して起こり，このことは，知覚したデータは，関係性の脈絡やどのような進行中の手順とも分離しないことを意味している。もしこの系統的記述が正しいならば，患者とのセッションにおいて，多くの情動的，関係的，手続き的，認知的プロセスが，しばしば同時に起こってくることを銘記しておくことが重要である。

　統合失調症の事例では，中枢神経系の統合能力が障害されており，情報を活用するときにだけ質的・量的に適切な水準で機能する。情報の過剰な負荷や情報パターンの質的な変性（たとえば，曖昧だったり，内的な不一致があったり，二重拘束的な情報が入力されたとき）があると，感受性の強い患者の中枢神経系においては，既に減少している統合能力が飽和状態となる（Watzlawick, 1978）。中枢神経系の恒常性制御メカニズムは，一定して，混乱から（たとえば，エントロピー）秩序（たとえば，情報量；negentropy）を作るよう機能する。エントロピーの繰り返しや安定化に伴って，中枢神経システムは，危機的で危険で不安定な状態になる。そのため，右半球と左半球の機能的な力学は混乱してしまう。これは，情報処理過程の活動性が不均衡

な水準となり，左半球に変性した機能をもたらし，同様のことが右半球でも起こるためである(Gruzelier, 1991; Gruzelier & Raine, 1994)。治療的プロセスの目標は，進化した有益で再活性化された情報変換が生じることを通して，患者と環境の間に新しい接点を築くことである。この方法によって，統合プロセス(混乱から秩序を作る)が徐々に安定し，最終的に復旧していく(Jacobs, 1982; Mahoney, & Nezoworski, 1995)。この接点は，担当の治療者と病棟スタッフとの間に構築された安全基地となる関係性の中で完結する(Inderbitzin, 1990)。

　われわれは，前述した生物学的な間隙を基礎とし，分断された社会的環境と主要な養育者との関係性の中で培われた非機能的な養育的力動の経験をつなぎ合わせて，一連の情動的問題，認知的問題，行動的問題，コミュニケーション問題と態度が発達するという仮説をたてた (Bowlby, 1988; Perris, Arrindell, & Eisemann, 1994)。これらの問題と態度は，慢性的過覚醒，他者との接触や分離ができない関係性の困難，情報やコミュニケーションパターンの歪曲，使用可能な行動の選択における質的・量的な障害，特に基本的な社会的スキルに関するものとして表れる (Bellack, Mueser, Gingerich, & Agresta, 1977)。一方，養育的で共感的で一貫した，同時に補完的な心理社会的環境は，信頼感や大胆さのような保護的な要因を作り出す刺激となる(Birley & Hudson, 1991)。重篤な精神医学的障害に発展する可能性は，生物学的（たとえば，系統的な感染，幻覚剤の使用），心理社会的（仕事の開始，学習プログラムの強制）な2つの促進する要因が複合的に存在するときに加速する。10代後半の大学生活開始の時期に悪化したり，典型的な初発症状が発現すると，過度に恋愛妄想と結びつきやすい (Zubin & Spring, 1977)。

　統合失調症の典型的なコースは，固有の変動性による違いはあるが，心理社会的要因による影響がいくつか考えられている。それらの中で，最も影響を及ぼすものが，家族の情緒的な環境と治療的介入である (Leff & Vaughn, 1985)。経験的に支持された研究では，安全な雰囲気で過度なプレッシャーや情緒的過干渉がないことは，この障害がたどる方向性やコースに重大な影

響があることが証明されている（Brown, Birley, & Wing, 1972）。

　その他の決定変数は，効果的で肯定的な治療的・共同的同盟である（Kingdon & Turkington, 1994; Liotti, 1984）。重要な役割は，友人関係や社会的関係性や，安定した社会的ネットワークや職場関連の活動やサポートによって担われる。高いレベルのコミュニケーションの偏りや情緒表出は情緒的環境の1つと言えるであろう。このような高レベルの情緒的表出は，患者を支持したり励ましたりするどころか，不穏を増幅させるものとして働く（Atkinson & Coia, 1995）。これらの情緒的表出は，一般に患者に向けられ，侵入的，批判的，敵対的である。それにより悪化した感情は，患者の情報類推システムの，既にストレスを受けている過活動のチャンネルに，さらにストレスを加えることになる。自らの経験を批判的で分離させた方法で映し出す患者の能力は，このような不穏のときに重大な障害となる。統合失調症を引きおこす高い情緒的表出の構造は，経験的にしか支持されていない。そのため，この現象について現行の概念化では，高い情緒的表出の構造が経験的価値以上に強調されていることについて，多くの疑問がもたれている（Goldstein, 1985）。治療における治療者―患者関係の役割は，最近では認知の枠組みを再評価したり強調したりすることであるとされている（Safran & Segal, 1993）。危機介入における治療同盟の仮説は，成功した臨床的アプローチのどれにおいても中心的なものである（Inderbitzin, 1990）。このことは，APRNにとって，患者の情緒と危機における情緒的雰囲気は，統合失調症の治療の中で最も重要な要素であることを意味している（Levy & Ninan, 1990; Watts & Bennet, 1991）。

## 精神病性障害の偏見

　多くの産業化が進んだ国では，精神障害に罹患した患者への家族や社会のサポートは比較的低いが，偏見のレベルは非常に高い。Stigmatization（烙印を押すこと）は「極端な態度で強く信用を傷つけられ，それにより否定的な

架空の同一性が作られる性質」と定義されている（Goffman, 1986）。烙印を押された人（偏見を受けた人）は，差別により支持的なサービスが減少することを経験する。偏見は，しばしばタブーとされるものや行動にも関連している。タブーの意味は，何度も変化している。しかし，最も一般的には，不浄で，危険で，禁断である何かであると考えられており，コミュニケーションの禁止や制限として表現される（Freud, 1918）。フロイトによれば，タブーに接触したり，タブー破ったりする人は，タブーの対象がもつ力の伝播により汚染されるとしている（Freud, 1918 in Freud, Strachey, 1962）。伝染の恐怖に対する人間の反応は，一般的に自己保身を目的とした防衛的行動である。防衛的行動は，人間も含めた全ての動物の，普遍的な生き残るためのテクニックであり，それ自身まれにネガティブな特性として解釈される。しかし，治療における患者の防衛は，表出されようとされまいと，患者とヘルスケアの提供者との間に壁が作り出される。精神病疾患をもつ患者の例では，この保護的防衛プロセスは，タブーとされるものの力を強化するという方法でそれ自身を発現させる。Scheffは，精神科の患者に対する烙印付けとしてのラベル（たとえば「狂っている」）を貼ることは，その人が慢性的な精神疾患に罹患していると受け取られる可能性を増強すると指摘している（Scheff, 1966）。この仮説は，いくつかの経験的研究において支持されている。そのような研究の1つに，精神疾患に対する人々の態度を明らかにすることを目的として，ニューイングランドの小さな町に住む人々を対象にしたものがある（Phillps, 1966）。この研究で，過去に精神疾患に罹患したと自分自身で表明したら，行動的に騒動を起こす統合失調症の患者より重大な差別を受けることが明らかになった。しかし，一般的には，彼が精神疾患をもっていたという事実は隠すことができる。

Rosenhan（1973）の古い研究では，ボランティアのグループがいくつかの精神科病院に行って，幻聴について報告をしたものがある。彼らは，全て模擬患者として病院に入院し，数日間彼らは非常に正常に行動し，スタッフにもはや幻聴は聞こえていないと報告したが，病棟スタッフは彼らの行動は明

らかに病理的だと記述した。模擬患者は誰も1週間以内に退院したものはおらず，1人は2カ月間入院させられ，全ての模擬患者が統合失調症と診断された。この研究は，ヘルスケアの実践者の信念が，病因論，予後，精神症状をもつ患者の治療の臨床経過によって決定されることを実証している。

　Warnerは，偏見（スティグマ）は，認知的不協和理論に関連したネガティブな感情的迎合ではないかという説を通して，その形態について論じている（Warner, 1985）。彼は，それぞれの人が，自らの信念体系の矛盾を減少させることを目標として，安定性を維持するために，それぞれ異なった精神的操作を行う傾向があると仮定した。信念の矛盾の軽減は，もしその企てが成功しなかったら，不安や情緒的不快をもたらす結果となる。もし人が偏見的な診断を受け，加えてすでに不安定な認知状態にあるとしたら，これは信念体系の不協和を増加させ，それゆえ，個人の自尊心に衝撃を与える。このような例では，患者は，診断を拒否したり，偏見の感情から自分自身を守るために社会的隔離の状態の行動を取ろうとするだろう。自己防衛の反応は，社会的ひきこもりととらえられ，現実に逸脱した行動の知覚を強化するものとして受け取られ，そのため，スティグマの属性としての基盤を引き立たせる。この状況は，一般的ではないが，しばしば臨床場面ではみられることがある。多くの場合，患者の最初の質問は，自分の状況について，「私は狂ってる？」と尋ねる。

　こうした状況に立たされた人は，痛みを伴った内的な決定を迫られる。「私は治療を受け入れるべきだろうか？　だとしたら私は狂っているという意味であるし，または狂っているとみられたくないので，治療を拒否すべきだろうか？」。この障害の症状が，一般的に，個人の意識的な自覚がないままであるとすれば，患者が治療を拒否することは珍しいことではない。不幸なことに，この治療の拒否がしばしば思考障害という診断となり，治療に対する非自発的な関わりに弾みをつける。理想的には，教育を受け洗練された集団が精神疾患は治療可能な疾患であるという理解を深めることが重要である。もし社会一般の人が，これらの疾患の治療は成功することが多く，疾患の影響

が恥ずかしいものではないという事実を受け入れるならば，おそらく症状が軽減することを期待できる適切な専門職を探し出すことが容易になるであろう。精神疾患に関する教育—特に有効な治療と生物学的基礎—が，学校教育の中で早期に行われ，一般メディアを通じて強化され，それによって，この話題が一般的な世論となったら，最も効果的である。

マスメディアや学校を通した一般的な教育は可能性が低いため，精神疾患に関する知識を多くもった専門職が，個人を基本に心理教育を行っていく責任をもっている。精神病障害の疫学病理学（etiopathology）は複雑であるため，生物学的脆弱性，養育と発達的歴史，ライフイベント，心理社会的選択とそのパターンの，4つの主要な焦点（foci）をもつ多要因モデルを通して理解することが最良である（Gottesman, 1991）。

生物学的脆弱性について，非常に多くの研究がなされてきた。統合失調症スペクトラム障害は，脳の分泌とシナプスの受容体の機能におけるドーパミン作用（dopaminergic）のコントロール機能不全に関連しているという仮説である（Bird, Crow, Iverson, Longden, Mackay, Rileyら, 1979; Mackay, Barnick, Roberts, Delisi, Maes, Vandermeulenら, 2003）。最初の分泌の研究は，ドーパミン分泌が統合失調症の症状に関連して変化することを確認する傾向にあり（Pickar, 1990），最も受け入れられているものは，間接的な薬物の影響を基礎としたドーパミン神経伝達の過剰という説明である。この仮説は，ドーパミン分泌の水準が上がるのは，若年性の患者や以前に抗精神薬の治療を受けた患者だけに起こることが確認されたときに，意義を申し立てられた（Davis, Kahn, Ko, & Davidson, 1991; Mckay, Bird, & Spokes, Rosser, Iverson, Creeseら, 1980）。最近では，この研究は，統合失調症の臨床的症状は，ドーパミン作用の活性化を一時的に増加させることに伴う，側頭葉辺縁系（temporalimbic）の構造における前頭葉の低ドーパミン作用性（hypodopaminergic）機能が関連しているのではないかという可能性に傾いており，それは，統合失調症の陽性症状にも陰性症状にも関連している（Davisら, 1991）。実際，研究者らは以前から被殻（putamen）の前シナプスのドーパミン機能

と尾状核(caudate nucleus)の何かが，抗精神病薬に感受性のある患者の左半球の側頭部で，しばしば一貫して増加していることを見出したことを記述している。

こうしたドーパミン作用機能の変性は，患者にとっては感覚情報処理過程のギャップとして表れる(Corcoran & Frith, 1993; Frith, 1992; Steinhauer, Gruzelier, & Zubin, 1991)。このギャップは，脳波記録形の電位の喚起による心理生理学的方法 (Roth, Horvath, Pfefferbaum, Tingleber, Mezzich & Copell, 1979; Rapisarda, Grimaldi, Scrimali, & Zerbo, 1992)や，REM（急速眼球運動）の研究（Holzman, 1991）を通して証明されている。加えて，聴覚刺激への自発的な反応の変性が皮膚電位活動（electro-dermal activity）の記録中に観察されることが証明されている（Gruzelier & Venables, 1975; Gruzelier & Raine, 1994; Zahn, 1976; Prokasy & Raskin, 1973）。探知された生物学的脆弱性は，遺伝的決定要因や周産期（perinatal）の環境を起因とすることが最も考えられている(McGue, Gottesman, & Rao, 1985)。この現象の徴候は，統合失調症の症状における気質的なパターンとして観察される(Rilsner, Karas, Ginath, 1993; Torgesen, 1985)。この徴候は，精神科的介入がされなかったケースにおいても証明されている（Crow, 1994）。

さらに統合失調症は，辺縁系の構造内の灰白質（gray matter）量の減少と関連しているという生物学的根拠がある（Gur, Turetsky, Bilker, & Gur, 1999）。この質量の変化は，初発の精神病エピソードの患者では，症状の重篤性よりも認知行動と強い相関があったというエビデンスもある。その後の研究では，前頭野皮質における灰白質重量の減少は，背側正中（dorsomedial）と眼窩部（orbital regions）では，性差により緩和されたと報告されている。これらの結果は，症状の重篤度と認知機能との関連であり，治療の副産物ではない。なぜなら，それは抗精神病薬に感受性のある患者における差異のエビデンスであるためである（Gur, Cowellら，2000）。

定義によると，情報処理過程の中断は，統合失調症における思考障害の診断という正当な理由が要求される。処理過程の中断は，統合失調症患者の生

物学的脆弱性の最も重要な側面の1つであり，意識，連続体（serial），通信路容量（channel capacity）の限界として特徴づけられる（Callaway & Naghdi, 1982）。限定的に，無言で行う（tacit）活動のような，並列な情報に沿って操作されるデジタルで明確な知識の能力は，逆に機能亢進する（Callaway & Naghdi, 1986）。CallawayとNaghdiによれば，これは，自動的で，無意識な過程を意味しており，並列回路は正常もしくは正常すぎるようにみえる。臨床的な観察によれば，子どものような脆弱性をもった人は，健常な対象と比較すると，これらの過程に特異的なギャップがみられる。このギャップは，その人が自己成長や抽象的思考のカテゴリーの使用に限界があるときに，なおいっそう鮮明になる。これらの様々なプロセスに由来する生物学的システムは，脳の特殊な部位に特徴づけられた解剖学的構造と関連し，それぞれの半球の特別な機能によって区別される（Gruzelier, 1984）。これらの心の提携プロセスに関連しているとされる脳の異なった部位の統合は，いまだに心脳関係の不可解な難局（quandary）とされている（Eccles, 1989）。

## 治療と環境の開発

　治療は，多様で最適な介入設定の場で行うことが最良であり，APRNは，主要な治療者として，最初の評価を行う患者の認知療法とリハビリテーションを担当する。もし，患者が症状的危機や臨床的な悪化による治療での早急な介入が必要であれば，それはAPRNにとって，危機的状況における患者との接触の主要点となる恩恵を受けることになるだろう。協働的コンプライアンスによって，感受性と，患者との安全基地的関係性が築かれる。こうした関係を築くためには，APRNが，言語的，分析的コミュニケーションスキルと同様にプロトコルの操作について特別な訓練を行うことが極めて重要である。治療者には，個人的で論理的なスキルと，冷静で，理性的で，患者に対して指示的な態度を維持する能力も必要とされる。

　このモデルの訓練は，情報とスーパーヴィジョンを基礎としているが，危

機に対する反応についての自己観察と職業的成熟も非常に重要である (Scrimali & Grimaldi, 1999)。危機的介入を行っている間，患者と関わっている治療チームの全員が，肯定的な情緒的雰囲気を与えるようなスキルをもっていることが不可欠であり (Scrimali & Grimaldi, 1999)，そのためには，簡潔で，落ち着いていて，単刀直入なコミュニケーションとなるように一致団結して訓練することが必要である。これらの領域で実践している APRN は，治療的スタッフ間の情緒的雰囲気がいかに治療の成功や失敗に関与しているかを実証しなければならない。

　危機介入についての治療設定に関する最初の関心事の1つとして，特に，チームで行う家庭をベースとした介入がより有効なのか，病院のようなコントロール可能な設定で介入したほうがより有効なのかというものがある。どちらの意見も，それぞれの患者の環境要因を考慮に入れ，個別的に評価しなければならない肯定的，否定的要素がある (Mosher & Burti, 1994)。家庭をベースとした危機介入は，患者にとって安全な環境から引き離されなくても良いという利点がある。固有の組織や教育をもち，比較的安価で活動的な家族や近隣の人で構成されるサポートネットワークを得ることができる (Faloon & Boyd, 1984)。一方，病院環境での介入では，患者の問題を「医療の対象 (medicalizing)」とするリスクがあり，親密な関係性のない人工的な環境で学んだ新しいスキルを，より親密な家庭環境に移行することに，限界や，不十分さや，不足という結果をもたらすことになる。病院での介入の利点としては，連携したスタッフの対応やさらに高いレベルの安全性を患者に提供できることである。

　入院患者の治療の選択を考慮する際の最も重要な変数として，家族がある。病院に入院することは，家族成員の情緒的負担を軽減し，精神病をもつ家族成員と暮らすことによってしばしば経験される厳しいストレスからの回復のための小休止を与えることになる。たとえば，攻撃的な患者は，治療の必要性があり，それには2つの可能性がある。1つは患者を家庭で看て，病院を拒否する考えである。もう1つは，もっと重篤でないケースの場合で，患者が

拒否するにも関わらず，患者を病院の緊急室へ搬送する考えである。最初のケースの場合，稼動できる危機病棟のメンバーが患者の家に行き，患者を病院へ移送するか，そのまま家での治療を続行するかを決定する。2つ目のケースの場合は，訓練された専門職の援助の下に患者が決定する。どちらのケースでも，患者の動揺を軽減し，主要な治療同盟を構築し，施設での適切な薬物療法に関して配慮することが重要である。

　最初の介入は，患者への治療の可能性に関する成果のみならず，リスクの回復に成功する見込みにも影響を与える。統合失調症の患者や躁病のエピソードを経験した患者は，他者に対して極度に懐疑的であり，不信感を抱いており，敵対心や恐怖さえもっているようにみえる。もし，介入が強制的で，誤解を生じるような対決的なものであったら，患者は自分の感じる疑惑を正当化するため，治療の継続がより困難なものとなり，治療が不可能になることもある。それゆえ，患者との信頼を開発し，患者に治療を受容させるために全ての努力を傾けるべきであり，権威主義や権力を基礎とした方法は避けなければならない（たとえば，「私は権限を委任されているから，あなたは私の言うとおりにしなければならない」）。この目標を達成することは，危機介入の臨床的側面の1つである。

　次に挙げる例は，臨床的実践のなかでよくある典型的なケースである。若い男性の統合失調症の患者が，両親が彼に秘密で毒を盛っていると報告した。そのため彼は一切の食べ物を摂取しなくなったばかりか，できるだけ早く両親に復讐しようと計画を練っていた。はじめに，APRN はこれらの報告から，偏執的な妄想と診断した。経験を積んだ APRN が，さらに状況を評価し，妄想的ではあるが，彼の状況についての患者の報告の手がかりを探し出したところ，いくつかの現実に即した内容がみつかった。このケースでは，患者の両親が患者の食事や飲み物に haloperidol（セレネース）を混入していたことをスタッフが発見した。この患者への，善意ではあるが欺くような細工は，現実的に患者の歪んだ思考を強化させ，精神科チームにとっては妄想との区別のために努力する結果が生じたのである！

## ゲーム理論

　患者と治療者間で，自分も勝ち相手も勝つ（win-win）取り引きを促進することは，普遍的な目標を構築することを基礎としている。普遍的な背景や目標を構築することは，ゲーム理論に由来している（Watzlawick, 1978）。ゲーム理論は，ゲームには，ある人は，勝利を達成し，もう一方は負けるというたった2つの結果しかないという仮説をベースとしている。協働的な態度は，自分も勝ち相手も勝つ，という思考法を基本としたものの1つである。その焦点は，勝つことの必要性よりもむしろ，普遍的な目標と目的の達成である。協働は，患者を「あきらめさせる」ように強制したり，説得したりすることは含まれていない（Petty & Cacioppo, 1986）。

　治療同盟の構築を開始するために，APRNは，患者との同盟関係を如才なくすばやく結ばなければならない。時々，重要他者が，無意識に攻撃の引き金を引くときがあり，患者が危機に対して情緒的に反応したならば，危機的で危険な行動化を起こすことがある。このようなケースの場合，APRNは，患者1人だけでなく，患者と重要他者に対応する必要がある。患者による現実的な提案は，彼らにとって非常に現実的な解釈である。それを拒否することは適切ではなく，援助的でもない。むしろ，少なくとも危機介入中は，このような解釈を患者とともに共有することが望ましい。再び，以前にも議論したが，スタッフ全員で，このアプローチを統一戦線（united front）で実行することが緊急課題となる。スタッフ間の不一致は，患者がそれまで騙され，操作され，惑わされ，そして従っていた疑惑の感情を抱く引き金となる。危機への対応の基本的な側面は，積極的で注意深く聴く能力である。APRNは，あまりに多くの質問によって刺激をしてはならないが，最小限の刺激は維持しなければならない。ひとたび同盟が構築されたら，患者とAPRNの間で交わされた事前の同意を使った取り引きの最初の段階を終えることが重要である。その同意は，治療の受容，特に薬物療法を受けることが含まれていなけ

ればならない。この目標を達成するためには，支持的でケア的な口調で，治療方法について如才なく紹介することが有効である。患者が治療計画を受け入れ，APRNや治療チームやスタッフとともに治療をすることに賛同したら，引き換えに，患者の視点の妥当化と標準化を行い，彼らはあなたを被害から守ってくれるのだという保証を与える。ひとたび危機が終息し，患者の妄想的な感覚が解決したり，収まったならば，治療プログラムのその他の段階へ進む取り引きを行う。安定し，リラックスした形態での統一戦線や，自信をもったチームアプローチの存在は，成功する介入の鍵となる要因である。最後に，1人だけでは決して危機介入を行うことができないことを把握しておくことが必要である。精神病の状態にある患者の内的刺激による反応は，競争的な根源をもつ論理と恐怖を乗り越えようとする目的によるものである。もし，患者がスタッフメンバーといても孤独であったなら，病気の再発への誘惑は現実的な選択になり，それは患者とスタッフを危険に晒すばかりでなく，始まったばかりの治療的協働関係にとって不都合なものとなる。

## 薬物的問題

　前述したように，急性精神病エピソード期における治療目標は，患者と他者を安全に保ち，可能な限り症状を引き起こす要因を同定し，急性増悪期の症状に限定した治療計画を策定することである。長期の目標には，十分にバランスの取れた食事の摂取や規則正しい運動や，精神作用のある薬やアルコールを避けること，規則的な睡眠サイクルを維持すること，ストレスが生じるような状況を制限することなどが含まれている(Barrowcloughら, 2001)。慢性精神病と診断されている患者は，入院治療と治療的な薬物の処方量を維持することが，臨床的に重要である。最も一般的には，特に遅発性ジスキネジアやパーキンソン様症状のような衰弱させる副作用が少ない非定型の抗精神病薬を含んだ"次世代の"薬剤を選択する。非定型抗精神病薬は統合失調症の陽性症状だけでなく，この障害の重篤な病変である陰性症状の治療にも

効果がある（Kingdon & Turkington, 1994; Lehman, Carpenter, Goldman, & Steinwachs, 1995; McKayら, 1980）。

　これらの薬剤の，有用性，コスト，幅（breadth）には絶えず変化があるため，これらの薬剤について述べていたら，本章の範囲を超えてしまうだろう。それゆえ，読者には，特に薬物療法や最も一般的な副作用や適用や，禁忌（contraindications）について書かれたテキストをこの章の最後に挙げたので参照していただきたい（参考図書を参照）。

## まとめと今後の方向性

　医師によって統合失調症と診断されることは，患者にとっては，人生が荒廃してしまうという宣告と受け止められてもおかしくない。薬物療法は，薬物選択と，統合失調症の症候学が，特に受容体のサブタイプが中心となって改善されたため，抗精神病薬の発達に伴って近年では主流となっている（Crider & Schneider, 2001; Kulkarni & Ninan, 2000; Milan, 2002）。精神病と統合失調症への心理社会的介入の領域も，非常に多くなっている。統合失調症のような疾病を扱う際に遭遇する複雑性としては，評価，介入，環境のマネジメント，社会的スキルの安定性，症状悪化の管理の困難性がある。独特な社会的，環境的，生物学的，遺伝子要因は，破壊的で，苦痛で，やる気を失わせる精神病スペクトラム障害の慢性的精神疾患に発展する「精神病のスープ（psychotic soup）」を形成し，それは，医師にとっては，同等な能力をもつ，多角的な臨床的ツールに熟達することが要求される。このような複雑性があるため，多職種によるチームアプローチを形成し，患者の治療にあたっては，治療環境を家庭，病院，コミュニティのいずれにするかについて治療計画に関与することが避けられない家族成員も含めて行うことが勧められている。

　薬物療法やその他の生物学的治療にCBTアプローチを加えた介入の結果を評価する研究が今後必要である。技術をもった専門家が専門的な評価とケ

アを提供することで，統合失調症に罹患している多くの人々が十分に楽しみ，生産的で健康的なライフスタイルを送れるためのエビデンスを示すことができるだろう(Barrowcloughら，2001；Kingdon & Turkington, 1991; Kingdonら，1994)。これら少数の最小限の機能を維持するためにより提携した努力が必要とされる人々のために，医師は，薬物療法は言うまでもなく，最新の行動的介入の研究も平行して行うことが一層重要である(Barrowcloughら，2001; Senskyら，2000)。

〈参考文献〉

Ainsworth, M.D.S., (1975). Patterns of infant-mother attachment antecedents and effects on development. Attachment across the life span. *Bulletin of New York Academy of Medicine, 61,* 771-812.

American Psychiatric Association. (1994). *Diagnostic and statistic manual of mental disorders.* (4th ed., text rev.) Washington, DC: Author.

Atkinson, J., & Coia D. (1995). *Family coping with schizophrenia.* Chichester: John Wiley.

Barrowclough, C., Haddock, G., Tarrier, N., Lewis, S. W., Moring, J., O'Brien, R., et al. (2001). Randonized controlled trial of motivational interviewing, cognitive behavior therapy, and family intervention for patients with comorbid schizophrenia and substance use disorders. *American Journal of Psychiatry, 158,* 1706-1713.

Beck A. T., & Weishaar, M. (1989). Conitive therapy. In A. Freman, K. M. Simon, L. E. Buetler & H. Arkowitz (Eds.), in Comprehensive handbook of cognitive therapy (pp. 21-36). New York: Plenum.

Beck. A. T., & Rector, N. A. (2002). Cognitive therapy of schizophrenia: a new therapy for the millenium. *American Journal of Psychotherapy, 54,* 291-300.

Bellack, A. S., Mueser, K. T., Gingerich, S., & Agresta, J. (1997). *Social skill training for schizophrenia.* New York: Guilford Press.

Bird, E. D., Crow, T. J., Iverson, L. L., Longden, A., Mackay, A. V., Riley, G. J., et al. (1979). Dopamine and homovanillic acid concentrations in the postmortum brain in schizophrenia [proceedings]. *Journal of Psychology, 293,* 36P-37P.

Birley J., & Hudson B. L. (1991). The family, the social network and rehabilitation. In: Watts F. N., and Bennet H. D. (Eds.). *Theory and practice of psychiatric rehabilitation.* Chichester: John Wiley.

Bowlby J. (1969). *Attachment and loss.* New York: Basic Books.

Bowlby J. (1977). The making and breaking of affectional bonds. *British Journal of Psychiatry, 130,* 201-210.

Bowlby J. (1984). Violence in the family as a disorder of the attachment and caregiving systems. *American Journal of Psychoanalysis, 44,* 9-27, 29-31.

Bowlby J. (1988). *A secure base.* London: Routledge.

Breier, A., Buchanan, R. W., Elkshef, A., Munson, R. C., Kirkpatrick, B., & Gellad, F. (1992). Brain morphology and schizophrenia. A magnetic resonance imaging study of limbic, prefrontal cortex, and caudate structures. *Archives of General Psychiatry, 49,* 921-926.

Brown, G. W., Birley, J. L. T., & Wing, J. K. (1972). Influence of family life on the course of schizophrenic disorders: A replication. *British Journal of Psychiatry, 121,* 241-247.

Callaway, E., & Naghdi, S. (1982). An information processing model for schizophrenia. *Archives of General Psychiatry, 39,* 339-347.

Chor, P. N., Mercier, M., & Halper I. S. (1988). Use of cognitive therapy for treatment of a patient suffering from a bipolar affective disorder. *Journal of Cognitive Psychitherapy, 2,* 51-58.

Cochran, S. (1984). Preventing medical non compliance in the outpatient treatment of bipolar affective disorders. *Journal of Consulting and Clinical psychology, 52,* 873-878.

Corcoran, R., & Frith C. D. (1993) Neuropsychology and Neurophysiology in Schizophrenia. *Current Opinion in Psychiatry, 6,* 74-79.

Crider, A. M., & Scheideler, M A. (2001). Recent advances in the development of dopamine D(3) receptor agonists and antagonists. *Revisions of Medical Chemistry, 1,* 89-99.

Crow T. J. (1994) Aetiology of schizophrenia. *Current Opinion in Psychiatry, 7,* 39-42.

Davies, L., & Drummond, M. (1994). Economics and schizophrenia: The real cost. *British Journal of Psychiatry, 165* (Suppl. 25) 18-21.

Davis, K. L., Kahn, R. S., Ko, G., & Davidson, M. (1991). Dopamine in schizophrenia: A review and reconceptualization. *American Journal of Psychiatry, 148,* 1474-1486.

DeRubeis, R. J., Evans, M. D., Hollon, S. D., Garvey, M. J., Grove, W. M., & Tuason, V. B. (1990). How does cognitive therapy work? Cognitive change and symptom change in cognitive therapy and pharmacotherapy for depression. *Journal of Consulting and Clinical Psychology, 58,* 862-869.

Eccles J. C., (1989). *Evolution of the brain: Creation of the self.* London: Routledge.

Falloon, I. R. H., & Boyd, J. (1984). *Family care of schizophrenia.* New York: Guilford Press.

Fowler, D., Garety, P., & Kuipers, E., (1995). *Cognitive therapy for psychosis.* Chichester: John Wiley.

Freeman A., & Dattilio F. M. (Eds.). (1992). *Comprensive casebook of cognitive therapy.* New York: Plenum.

Freud, S. (1918). in Sigmund Freud & J. Strachey (Ed.). (1962). *Totem and Taboo: Some points of agreement between the mental lives of savages and neurotics.* New York: Norton.
Frith, C. D., (1992). *The cognitive neuropsychology of schizophrenia.* Hove, East Sussex: Lawrence Erlbaum.
Goffman, E. (1986). *Stigma: Notes on the management of spoiled identity.* New York: Touchstone.
Goldstein, M. J. (1985). Family factors that antedate the onset of schizophrenia and related disorders: The results of a fifteen year prospective longitudinal study. *Acta Psychiatric Scandiunavia Supplement, 319,* 7–18.
Gottesman I. I. (1991). *Schizophrenia genesis: The origins of madness.* New York: Freeman.
Gruzelier, J. H. (1984). Hemispheric imbalance on schizophrenia. *International Journal of Psychophysiology, 1,* 227–240.
Gruzelier, J. H. (1991). Hemispheric imbalance: Syndromes of schizophrenia, premorbid personality and neurodevelopmental influences. In H. A. Nasrallah (Ed.), (Vol. #5). Amsterdam: Elsevier Science.
Gruzelier J., & Raine, A. (1994). Bilateral electrodermal activity and cerebral mechanisms in syndromes of schizophrenia and the schizotypal personality. *International Journal of Psychology, 16,* 1–16.
Gruzelier, J. H., & Venables, P. H. (1975). Evidence of high and low levels of physiological arousal in schizophrenics. *Psychophysiology, 123,* 66–73.
Guidano, V. F. (1992) *The self in progress.* New York: The Guilford Press.
Gur, R. E., Cowell, P. E., Latshaw, A., Turetsky, B. I., Grossman, R. I., Arnold, S. E., et al. (2002). Reduced dorsal and orbital prefrontal gray matter volumes in schizophrenia. *Archives of General Psychiatry, 57,* 761–768.
Gur, R. E., Turetsky, B. I., Bilker, W. B., & Gur, R. C. (1999). Reduced gray matter volume in schizophrenia. *Archives of General Psychiatry, 56,* 905–911.
Haddock, G., Slade, P. D. (1996). *Cognitive-behavioral intervention with psychotic disorders.* London: Routledge.
Hales, R. E., Yudofsky, S. T. & Talbot, J. A. (1999). *Textbook of psychiatry.* Washington DC: American Psychiatric Press.
Hietala, J., Syvalahti, E., Vuorio, K., Rakkolainen, V., Bergman, J., Haaparanta, M., et al. (1995). Presynaptic dopamine function in striatum of neuroleptic-naive schizophrenic patients. *Lancet, 346,* 1130–1131.
Holzman, P. S. (1991). Eye movements dysfunctions in schizphrenia. In H.A. Nasrallah (Ed.), *Handobook of schizophrenia* (Vol. #5). Amsterdam: Elsevier.
Inderbitzin, L. B. (1990) Treatment alliance. In Levy, S. T. & Ninan, P. T. (Eds.), *Schizophrenia.Treatment of acute psychotic episodes.* Washington DC: American Psychiatric Press.
Jablensky A. (1993). The epidemiology of schizophenia. *Current opinion in Psychiatry, 6,* 43–52.
Jacobs, L. I. (1982). Cognitive therapy of postmanic and postdepressive dysphoria in bipolar illness. *American Journal of Psychotherapy, 36,* 450–458.

Johnstone, E. C., Crow, T. J., Frith, C. D., Husband, J., & Kreel, L. (1976). Cerebral ventricular sixe and cognitive impairment in chronic schizophrenia. *Lancet, 2*, 924–926.

Kingdon, D. G., & Turkington, D. (1991). The use of cognitive behavioral therapy with a normalizing rationale in schizophrenia. Preliminary report. *Journal of Nervous and Mental Disorders, 179*, 207–211.

Kingdon, D. G., & Turkington, D., John, C. (1994). Cognitive behavior therapy of schizophrenia: The amenability of delusions and hallucinations to reasoning. *British Journal of Psychiatry, 164*, 581–587.

Kingdon, D. G., & Turkington, D. (1994). *Cognitive-behavioral therapy of schizophrenia*. Howe, East Sussex: Lawrence Erlbaum.

Kulkarni, S. K., & Ninan, I. (2000). Dopamine D4 receptors and development of newer antipsychotic drugs. *Fundamentals of Clinical Pharmacology, 14*, 529–539.

Leff, J., & Vaughn, C. (1985). *Expressed Emotion in Families*. New York: Guilford Press.

Lehman, A. F., Carpenter, W. T., Jr., Goldman, H. H., & Steinwachs, D. M. (1995). Treatment outcomes in schizophrenia: implications for practice, policy, and research. *Schizophrenia Bulletin, 21*, 669–675.

Levy, S. T., & Ninan, P. T. (1990) *Schizophrenia: Treatment of acute psychotic episodes*. Washington DC: American Psychiatric Press.

Lewis, S., Tarrier, N., Haddock, G., Bentall, R., Kinderman, P., Kingdon, D., et al. (2002). Randomised controlled trial of cognitive-behavioral therapy in early schizophrenia: Acute-phase outcomes. *British Journal of Psychiatry (Suppl.) 43*, 91–97.

Liotti G. (1984). Cognitive therapy, attachment theory and psychiatric nosology: A clinical and theorethical inquiry into their interdependence. In A. M. Reda & Mahoney M. J. (Eds.), *Cognitive psychotherapies: Recent developments in theory, research and practice*. Cambridge: Ballinger.

McGuire, T. (1991). Measuring the economic costs of schizophrenia). *Schizophrenia Bulletin, 17*, 375–388.

Mackay, C. E., Barrick, T. R., Roberts, N., Delisi, L. E., Maes, F., Vandermeulen., et al. (2003). Application of a new image analysis technique to study brain asymmetry in schizophrenia. *Psychiatry Research, 124*, 25–35.

Mackay, A. V., Bird, E. D., Spokes, E. G., Rosser, M., Iversen, L. L., Creese, I., et al. (1980). Dopamine receptors and schizophrenia: drug effect or illness? *Lancet, 2*, 915–916.

Mahoney M. J. (1991). *Human change processes. The scientific foundation of psychotherapy*. New York: Basic Books.

Mahoney M. J., & Nezworski, M. T. (1985). Cognitive-behavioral approaches to children's problems. *Journal of Abnormal Child Psychology, 13*, 467–476.

McGue M., Gottesman I. I., & Rao D. C. (1985). Resolving genetic models for the transmission of schizophrenia. *Genetic Epidemiology, 2*, 99–110.

Millan, M. J. (2002). N-methyl-D-aspartate receptor-coupled glycineB receptors in the pathogenesis and treatment of schizophrenia: A critical review. *Current Drug Targets in CNS Neurological Disorders, 1*, 191–213.

Mosher, L., & Burti, L. (1994). *Community mental health.* New York: Norton.

Perris, C. (1989). *Cognitive therapy with schizophrenic patients.* New York Guilford Press.

Perris, C., Arrindell, W. A., & Eisemann M. (Eds.) (1994). *Parenting and psychopathology.* Chichester: John Wiley.

Petty, R., & Cacioppo, J. (1986) *Communication and persuasion.* New York: Springer Verlag.

Phillips, D. L. (1966). Public identification and acceptance of the mentally ill. *American Journal of Public Health, 56,* 755–63.

Prokasy, W. F., & Raskin, D. C. (1973). *Electrodermal activity in psychological research.* New York: Academic Press.

Raine, A., Sheard, C., Reynolds, G. P., & Lencz, T. (1992). Pre-frontal structural and functional deficits associated with individual differences in schizotypal personality. *Schizophrenia Research, 7,* 237–247.

Rapisarda, V., Grimaldi, I., Scrimali, T., & Zerbo, S. (1986). Recording the P300: Methodologic aspects and experimental data. *Minerva Psychiatric, 27,* 133–137.

Ritsner M., Karas, S., & Ginath, Y. (1993). Relateness of schizotypal personality to schizophrenic disorders: Multifactorial threshold model. *Journal Psychiat. Research,27,* (38).

Rosenhan, D. L., (1973). On being sane in insane placebo. *Science, 179,* 250–258.

Roth, W. T., Horvath T. B., Pfefferbaum, A., Tingleber, J. R., Mezzich, J., & Copell B. S. (1979). Late event-related potentials and schizophrenia. In Begleiter (Ed.), *Evoked brain potentials and behavior.* New York: Plenum Press.

Safran, J. D., & Segal, Z. V. (1993). *Interpersonal process in cognitive therapy.* New York: Basic Book Inc.

Sartorius, N. (1993). Implications of the results of the determinants of outcome in schizophrenia. *Epidemiologia e Psichiatria Sociale, 2,* 15–16.

Scheff, T. J. (1966). *Being mentally ill: A Sociological Theory.* Chicago: Aldine.

Scrimali, T., & Grimaldi, L. (1999). Negative entropy. A cognitive and complex approach to therapy and rehabilitation of schizophrenia. *Complexity and Change, 5,* 14–49.

Sensky, T., Turkington, D., Kingdon, D., Scott, J. L., Scott, J., Siddle, R., et al. (2000). A randomized controlled trial of cognitive-behavioral therapy for persistent symptoms in schizophrenia resistant to medication. *Archives of General Psychiatry, 57,* 165–172.

Steinhauer S. R., Gruzelier, J., & Zubin J. (1991). Neuropsychology, psychophysiology and information processing. In H. A. Nasrallah (Ed.): *Handbook of schizophrenia.* Amsterdam: Elsevier.

Stokes, P. E., & Sikes, C. R. (1998). The hypothalamic-pituitary-adrenocortical axis in major depression. *Endocrinological Metabolism Clinics of North America. 17,* (1), 1–19.

Tarrier N., Lewis, S., Haddock, G., Bentall, R., Drake, R., Kinderman, P., et al. (2004). Cognitive-behavioral therapy in first-episode and early schizophrenia. 18-month follow-up of a randomised controlled trial. *British Journal of Psychiatry, 184,* 231-239.

Tarrier, N., Kinney, C., McCarthy, E., Humphreys, L., Wittkowski, A., & Morris, J. (2000). Two-year follow-up of cognitive-behavioral therapy and supportive counseling in the treatment of persistent symptoms in chronic schizophrenia. *Journal of Consulting and Clinical Psychology, 68,* 917-922.

Thase, M. E., Dube, S., Bowler, K., Howland, R. H., Myers, J. E., Freidman, E., et al. (1996). Hypothalamic-pituitary-adrenocortical activity and response to cognitive behavior therapy in unmedicated, hospitalized depressed patients. *American Journal of Psychiatry, 153,* 886-891.

Torgesen, J. K. (1985). Memory processes in reading disabled children. *Journal of Learning Disabilities, 18,* 350-357.

Warner, R. (1985). *Recovery from schizophrenia.* London: Routledge.

Watts, F. N., & Bennet, D. (1991). Management of Staff Team. In F. N. Watts & H. D. Bennet (Eds.), *Theory and practice of psychiatric rehabilitation.* Chichester: John Wiley.

Watzlawick, P. (1978). *Change: The language of therapeutic communication.* New York: Basic Books.

West, M. L., & Sheldon-Keller, A. E. (1994). Patternss of relating. *An adult attachment perspective.* New York: Guilford Press.

World Health Organization. (1979). *Schizophrenia: An international follow-up study.* Chichester: John Wiley.

Wing J. K. (1987). Has the outcome of schizophrenia changed ? *British Medical Bulletin, 43,* 741-753.

Wykes, T., Tarrier, N., & Lewis, S. (1998). *Outcome and innovation in psychological treatment of schizophrenia.* Chichester: John Wiley.

Young, E. A., Kotun, J., Haskett, R. F., Grunhaus, L., Greden, J. F., Watson, S. J., et al. (1993). Dissociation between pituitary and adrenal suppression to dexamethasone in depression. *Archives of General Psychiatry, 50,* 395-403.

Zahn, T. P. (1976). On bimodality of the distribution of electrodermal orienting responses in schizophrenic patients. *Journal of Nervous and Mental Diseases, 162,* 195-199.

Zubin, J., & Spring, B. (1977). Vulnerability: a new view on schizophrenia. *Journal of Abnormal Psychology, 86,* 103-126.

〈参考図書〉

Feldman, R. S., Meyer, J. S. & Quenzer, L. F. (1997). *Principles of Neuropsychopharmacology.* Sunderland, MA: Sinauer Associates, Inc.

Goldman, H. H. (Ed.). (1995). *Review of General Psychiatry* (4th ed.). Norwalk,

CT: Appleton & Lange.

Hardman, J. G., & Limbird, L. E. (Eds.). (2001). *Goodman and Gilman's: The pharmacological basis of therapeutics* (10th ed.). Columbus, OH: McGraw-Hill.

Kaplan, B. J., & Sadock, V. A (Eds.). (2000). *Kaplan & Sadock's comprehensive textbook of psychiatry* (7th ed.). Philadelphia, PA: Lippincott Williams & Wilkins.

Kaplan, B. J., & Sadock, V. A (Eds.). (1993). *Pocket handbook of emergency psychiatric medicine.* Baltimore, MD: Williams & Wilkins.

Stahl, S. M. (2000). *Essential psychopharmacology: Neuroscientific basis and practical applications,* (2nd ed.). Boston, MA: Cambridge University Press.

第 3 部

# 特定の設定および特殊な集団

# 第 12 章

# 集団精神療法

Arthur Freeman and Sharon Morgillo Freeman

　本章では，異なるタイプのグループやそれに含まれるグループ認知療法（group cognitive therapy: GCT）の手順と治療技法について述べる。GCT のための理論として，基本的な方略と中核となるグループや特定の目的をもったグループのようないくつかの GCT の形式がある。読者は，ここで説明される集団療法の多くが，外来患者や入院患者そして，治療のアフターケアに適用できることを知るだろう。

## 背　景

　集団精神療法の歴史は，フロイトから始まって，20 世紀 (Shapiro, Barkham, Stiles, Hardy, Rees, & Reynolds, 2003) に及んでいる。歴史的に，最も一般的な臨床経験をもつ 3 つの集団療法モデルは，(1) 個々の精神的な問題に焦点を当てたグループの背景の範囲内での個人セラピー，(2) 対人関係の問題に焦点を当てた集団力学的アプローチ，(3) 幅広い一般的な症例をとりあげた集団的アプローチ，が含まれている。初期のグループモデルは，当時の最新の精神力動的な個人的治療作業のモデルと対応していた。初期の作業は，精神力動的な治療モデルに焦点が当てられていた。最初のモデルでは，治療者は，グループのなかで各々の人と個別に作業を行い，全員が終了するまで時間と努力を要した。この種のモデルで最も有名な例は，"ホットシート"にお

かれる1人の人間を必要とするゲシュタルト技法であった。そのとき，ナースセラピスト（NT）は，ホットシートにおかれた人に反応したり，関与するようにグループメンバーを誘う。しかし，NTがその作業の多くを行っていた。力動的グループワークモデルにおいて，グループメンバーシップの対人関係，グループ内での他者との関係，そして他者との交わり方は，議論と明確化のための目標となった。3番目のアプローチは，個人をうつや不安障害のような同じような問題を抱える人達のグループに入れた。"問題の共有"をするグループは通常，病院や精神衛生センターで行われており，不安の減少といった相互的な関心事に関するいくつかの領域に特有の，対人関係や対人関係を焦点としたグループワークと組み合わされた。たとえば，入院患者は，たとえ正式に集団療法が指示されなかったとしても，患者は自発的に心理教育のグループに加わった。

## 集団療法の治療的側面

NTは，特に入院患者に対して，あるときはグループプロセスの有効性を認めて，集団力学を最大限に利用するために，様々な方法を開発してきた。GCTは，治療を実現させるための経済的な方法である。GCTを治療プログラムに取り入れる正当性は，他の集団療法と共有される普遍性，支持およびピアフィードバックのような不特定な操作上の原則に基づいている(Yalom, 1985)。しかし，GCTには，認知行動療法（CBT）の不可欠な部分である，短期かつ問題解決型のアプローチであるという長所がある。GCTを用いるいくつかの重要な理由を以下に示した。

### 治療的契約

内科や外科病棟に入院すると，受動性が期待され，奨励される。診断手順，手術前後の計画や薬物治療は，その患者側からのある程度の努力も要求されるが，一般的な治療への関わりとしては，"受身"である。もし患者が圧倒さ

れ，無力あるいは絶望的であると感じるならば，同種の反応が精神科医療にも生じるだろう。そして，このタイプの人々は，何かが自分の"ため"に，あるいは自分に"対して"為されるだろうという信念をもつようになるだろう。GCTは，この仮定に疑問をもつ機会を提供する。NT（および，希望者，グループメンバー）は，思考や感情や行動を自己コントロールすることが可能というだけでなく，それが重要であるという前提を支持する。患者とNTとの効果的な協働は，CBTの中核をなす特徴の1つであり，問題解決に焦点を当てるGCTの方法は，患者自身が治療に積極的に関与することを促進する。グループの設定は，課題の設定，ロールプレーイング，自助訓練を通して協働を促進する。

### 診断機能

通常のインテークの手順には，臨床スタッフとの一回以上の面接が必要である。グループとしての経験は，異なった局面をその評価プロセスに追加する。社会的レベルにおける仲間との相互関係を観察することによって，NTはその人の対人関係反応のレパートリーに気づくことができる。また，NTは，他者がどのように人に反応するか，その人がどのように他者に反応するかを確認することができる。1対1の面接において全く健康にみえる人でも，グループ設定が付加された刺激に直面したときに，自分の安定性を維持するために，より多くのトラブルを抱えることがある。逆に言えば，個人セラピーにおいてはすぐには明らかにはならない共感性のスキルのような個人的な要因が，グループセラピーでは引き出されてしまうかもしれない。たとえば，あるクライアントの服装，ボディーランゲージ，態度，発言は，「カッコいい（cool but）」ということを伝えようとしていたことは明らかであったが，3回目のグループセッションまでに，彼が実際にはどれくらい社会的熟練に達していなかったかということが明らかになった。彼は，不適当な発言によって，3回目のセッションまでに，グループメンバーのほぼ全員から敬遠されることになった。

### 一般性（普遍性）

グループで認識と反応を共有することは，自分1人が苦しんでいるのではなく，似たような状況で他の人間も問題を抱えているということを，メンバーに認めさせることができる。行動の"正常化"は，Yalom (1985) が一般的な感覚として，また，集団療法で最も役に立つ特徴の1つとして観察した。個人的セラピーの中で表面化する共通のテーマは，「あなたは，私がどんな苦しみを経験しているのかわかっていない」というクライアントの治療者に対する発言である。ある人は，NTの視点を無視する方法として，「あなたが彼の靴をはいて1マイルを歩かない限り，あなたにはその人が理解できない」という発言を繰り返した。しかし，グループ設定では，同じ問題（病院にいるかどうかという問題では全くない）を共有する他者の観察を却下することは，はるかに難しい。

### 関係性と支持

グループは，支持と関係性を提供することもできる。グループは慢性的に孤立した人のために関係性の促進を援助することが可能であり，個人的損失やトラウマで苦しんでいるかもしれない人，そして，決断を下したり決断に苦しむ際に「志気を高める」ことを必要とする人に対して援助を提供することが可能である。社会的スキルは適切であるが，家族や友人と引き離されている人のために，グループは様々な点で，社会的喪失感を満たすことができる。また，グループは，外的な人生上のストレッサーを修正する方向に直面する人へのサポートとしても機能する。

### 心理教育の形式

グループの形式は，特に特定の話題に関する情報の提示に適している。特定の心理教育プログラムは，共通する心理教育の課題をもつ人々のグループのために計画されたものである。たとえば，薬物依存の治療を主な活動とす

る部門では，依存の生理学，安全なセックス，12ステップの哲学，そして再発防止の方略のための啓発的な提示を行う。思春期の集団には，性教育クラスが計画されるかもしれない。多くのGCTプログラムは文書資料として制作され，規則的に順序だてられたスキルの学習を助けるために入院と同時にフォルダやノートと組み合わせて提示されることがある。CBTアプローチの基本原則は，様々な実験やグループの訓練により指導され強化される。CBTの心理教育的な特徴は，グループにおいて非常に明確となる。黒板は，多くの場面でCBT概念を視覚的に表示するために用いられる。多くの人にとって，文書資料がセッションの治療における有益な補助的手段として使われる。社会的スキルの実践，自己主張訓練とその他の行動的スキルは，ホームワークとして紹介され，実施され，課題にされる。これに関する優れたホームワークは，「*Mind over Mood*」(Greenberger & Padesky, 1996) である。

### 実験のための研究室

グループは，比較的安全な環境で，人が行動に関する自動思考と経験をテストできる研究室として用いられることが可能である。グループは，広範囲な領域の認知と行動の実験のための機会を提供することができるが，また，非機能的行動や原始的な攻撃性の表現や自己愛的なテーマを繰り返すための舞台となる可能性もあることを指摘することは重要である。十分に訓練されたGCTリーダーの適切な指導のもとで構造化された問題解決アプローチは，これらの問題をくいとめることに役立つ。

### モデリングと社会技能訓練

人は，しばしば他のグループメンバーまたはNTの行動をモデル化する。その過程において，人は効果的な対処方略（たとえば，自己主張，共感的反応，目標設定，問題解決）を学ぶことができる。基本的スキルは，グループの中で，教育や議論やロールプレイとして指導される。訓練はこれらすべてのスキルにとって重要であり，グループは訓練のための機会を提供する。深

刻な社会的スキルの欠如がある人々は，より高い社会的能力を構築するために，最大限の援助が要求される。

**個別治療に対する動機づけ**

グループは，個別治療の動機づけとして用いることができる。グループメンバーが，それぞれの個人セラピーで得た援助や，どのようにして個人的進歩のためにセラピーを用いることができたかについて話すとき，すべてのメンバーが利益を得ることができる。同様に，そのグループのNTは，グループメンバーがグループの経験を議論し，詳細に検討する機会を提供することによって，個別的セラピーで，孤立している人により効果的に働きかけることができると思われるNTに対して，グループのデータを用いて，フィードバックすることができる。実際に，古い記憶や経験よりも，個別セラピーの利益であるGCT経験が蓄積された資料を使うことが役に立つ。

**自　　覚**

自覚は，GCTのもう1つの興味深い側面である。自覚を促すためには，内外のデータの両方をモニターすることが必要である。Naar(1982, 1986)は，認識要因である3つのカテゴリーを明確化している：

1. 私たちが周りから得る情報
   時々，こうした情報は不正確で，不明確もしくは歪められている。これらの考えは，個人が自らを定義し，そしてそこからの見方を学習する方法になることがある。たとえば，年上の兄弟ほど利口でないために"ばか"と呼ばれる子どもは，自分自身を頭の鈍い子どもとしてみてしまい，学問的な状況の中でうまく対処することができなくなることがある。グループ内で，誤ったデータを自覚し，調査され，検討することができる。
2. 不適当な教育または誤った情報

この考えは，全か無かの法則を学習している子どもたちが関係している。この学習は当面は適切かもしれない。しかし，彼らの親は情報を決して更新しない。たとえば，適切なルールとして「あなたの陰部を誰にも触らせてはいけない」と教えられる子ども達は，大きくなってから身体検査を嫌がるかもしれない。これは，関係性や性的なカウンセリングのために訪れるカップルの中にみられることもある。パートナーには，触れられることに対する嫌悪があるかもしれず，その規則が生じてしまった場所が理解できていないかもしれない。

3. 個人を援助することは過去のつらい経験の自覚を促す

 グループは活動休止中の思考を再び呼びさまし，また，初期のスキーマを活性化させることができる。これらは，重要な感情に暗号化されているかもしれない。これらがグループの中で，揺り起こされてしまうならば，その人には今ここで起こっている状況に関係した過去の経験を探求する機会となる。

## 新しい行動のリハーサル

現実の世界の中で新しい行動を試みることに先立って，グループの中で実際に演じることが可能である。グループは，現実検討と個人の責任の増大に伴う手段を提供する。たとえば，薬物依存の治療のために入院していたある患者は，グループメンバーが彼のことを，「良い子だね」と呼び続ける治療に取り組んだ。彼は，グループに出席するように告げられた最初の GCT セッションで，(1) 本当は薬物依存ではなく，(2) 薬物の使用をコントロールでき，(3) 自分の問題はまわりからの重圧の結果だと考え，(4) 実際には薬物依存ではなかった，とグループに話すことから始めた。この場合，そのグループはただちに彼の反応に疑問を抱き，彼の仮説に異議を唱え，彼が自分の行動について，より大きな責任をとることを援助した。そのグループメンバーは，彼の防衛と回避の明確化を熟知していた。このようなグループの現実指向の反応は，彼のイネーブラーである両親や非指示的な治療者の反応とは全く異

なるものであった。

### 資源管理

最終的に，グループは，スタッフや資金や資源の不足の際には，費用効果を提供する。現在の生活の課題に焦点を当て，堅固な構造を維持することによって，この治療は，今ここにおける問題に取り組み，時間や努力や財源の節約になる。数人のメンバーは通常，2つの個人的セッションのための時間が確保できる。

## グループの選択

特定化して設定されたメンバーは，多くの場合グループの選択を明確にする。一般に，グループメンバーの最適の人数は，6〜10名である（心理教育の家族とコミュニティ会議のメンバーが多くを占めるが）。年齢や性別，診断，問題の焦点化という観点からみると，グループの均質性については有利な点も不利な点もある。たとえば，若者は仲間で行動する傾向がある。女性のグループは，しばしば慎重に扱われるべきジェンダー問題についての議論を促進する。うつ病または摂食障害のような問題を焦点化する均一化したグループは，メンバーとの一体感と共感を強化することができる。同時に，グループの選択は，ある問題を生じることがある。たとえば，うつ病に罹った人だけから成るグループには，うつ病ではない人達から提供されるエネルギーと希望的な励ましが欠如しているかもしれない。異質なグループメンバーの選択は，より現実的な社会的環境が想定される。メンバーは，異なる観点からのフィードバックを提供することができる人の洞察，強さ，そして個人の経験から学ぶことができる。器質性脳疾患，急性精神病または躁病の人は，通常，GCTにふさわしくないといわれる。しかし，彼らは現実検討や社会的相互作用を焦点化する活動グループから，しばしば恩恵を得る。ひどく混乱した人格障害の人は，どんな種類のCBTグループであれ，除外する必

要があるかもしれない。Linehan (1987) は，外来患者を基礎とした境界性人格障害（BPD）の人が上手く機能しているCBTグループについて記述した。しかし，その設定は，彼らにとって必要とされるであろう限界設定（limit setting）と再指導のための時間を割けないことが多かった。私達は，人々が見守る中で構成されたBPDの人達のグループで，その後，非常に不適切で競争的な方法で，病理と行動の模倣が行われるのを観察した。

## セッションの期間と頻度

グループミーティングの長さと頻度は，入院日数，予算，治療的焦点，病院日課と場所の制約を含む変数の数によって決まる。通常，私達は中心的なグループが1時間半を最小限としてミーティングすることを勧めている。この時間設定は，グループが，価値ある治療的な取り組みにするための課題を設定したり，復習やホームワークによってセッションを締めくくるための時間を与える。1時間もしくはそれに満たないグループミーティングでは，通常，治療的な話題における発展や議論の終結を得ることが難しくなる。しかし，目標を設定したグループ（たとえば新人のためのオリエンテーション，家族メンバーのための心理教育的なセッション，自己主張訓練）は，1時間以内でも効果的に機能できるかもしれない。この種の特別なグループは，1週間に1回のミーティングだけかもしれない。プログラムの主要な構成要素がデザインされているグループは，通常，週に2～3回ミーティングをする。GCTが毎日治療セッションを組めるように専念努力しているプログラムもいくつかある。

## 場所と設定

グループの場所と物理的な設定は，この種のセラピーの重要性をメンバーに対して示すために重要である。グループには，快適な椅子があり，明るく

換気が行き届いた部屋を確保するべきである。グループメンバーが立ち上がって，ロールプレーイングのために活動できる十分な広さの部屋は，もう1つの必要条件である。また，黒板と支え台，便箋とペンやマジックの利用も可能であるべきだ。

## 治療者の変数

Perris（1987）らや Yalom（1983）は，いくつかのプログラムにおいて，専門職の競争は有害であり，治療的な結果を台無しにしてしまうことに注目した。もし心理士，精神科医，看護師，ソーシャルワーカー等の専門家が団結しないなら，どうして，適切な方法で問題を解決することをメンバーに期待することができるだろう。グループにスタッフを置くときの鍵となる議論は，そのグループの主要な治療者が訓練された CBT の経験者であるかどうかということである。CBT に精通していないグループ治療者または，GCT に関して不十分な見識しかもたない CBT 治療者は，最初に補助的治療者として参加するべきである。グループは，優れた教育機会として用いられることができる。補助的治療者として働くことによって，初心者は実際の治療プロセスを学ぶことができる。補助的治療者は，セッションでは，ロールプレーイングまたはモデリングで参加することができる。理論上で対立する方針をもつ治療者は，グループにとって非常に否定的な影響を及ぼすことになる。

## 今，ここでの焦点化

治療が短期のとき，グループでの幼児期の経験の振り返りによって，ライフヒストリーの観点を得ることは非常に難しい。各々のメンバーが，自分達の詳細な過去について，完全に明らかにする十分な時間がないからである。しかし，スキーマの影響を通して，「今，ここで」の中で，ライフヒストリーの問題は要約される。いくつかのスキーマは非常に明らかで，NT とグルー

プメンバーにはすぐにわかってしまう。それ以外のスキーマはそれほど詳細に捉えることができず，グループの中で，その人の認知スタイルまたは行動から推測される。これらの機能不全のパターンは，過去においては彼らの根源であったにもかかわらず，現在の機能を治療的介入の標的とするならば，治療に向けての認知的アプローチは，その機能に変化を起こすことが最も効果的であることを示している（Beck, Rush, Shaw, & Emery, 1979）。歴史的な再構築の作業が要求されるほど，堅固で不適応な信念をもっている一部の人，特に，虐待にあった人または高度の人格障害者などがいる（Beck, Freeman, & Associates, 1990; Beck, Freeman, Davis, & Associates, 2004）。しかし，このような人たちへの治療は，通常，退院後に長期的に行われる。

## ペースの設定

　セッションを適切なペースで行うことは，新しいグループの NT にとって，最も難しい仕事のうちの1つである。開かれたグループ設定では，常に，そのグループは多様な診断をもつ人達から構成され，病状の程度や動機づけのレベルは様々で，異なる人々が入り混じっている。NT は，定期的な精神的変化や気分の浮き沈みにも対処しなければならない。メンバーの中には初めてグループに入った人がいるだろうし，退院が近いメンバーもいる。様々な点で，NT の仕事は，「動く標的を攻撃すること」にたとえることができる。新メンバーの歓迎や，退院のために有意義な終結の過程を通過しているメンバーの両方にとって，有用な手順が開発される必要がある。グループへの加入と別れを告げることに，あまりたくさんの時間がかからないように，NT はこれらの活動を構築することに対する責任をとらなければならない。グループは，新人をメンバーに紹介するきっかけづくりの意味合いをもつ看護師の質問から始まり，セッションのテーマを決定するときに他のメンバーとともに参加できるようにする。初めてのセッションに来る前に，新メンバーには GCT の紹介をある程度行うが，基本的な規則と手順の簡単なチェックが

通常必要である。歓迎の行事は，通常，5分未満で終わらせる。短時間は，通常5分以内を指すが，グループを去るメンバーに別れを告げることに備えて，その時間を取っておくことができる。外来患者のための設定では，グループからの正式な終了の際に，グループメンバーのために長く時間を取ることで感動的なものになり得る。課題項目が議論され，CBT的介入の実施によるセッションの中核的な部分が行われている間，メンバーの多くの人が利益を得ることができるように，NTは手順のスピードと複雑さを調節しなければならない。そのバランスは，より進歩した人達のニーズ（や能力も）と，経験豊富なメンバー，深刻な疾患に罹っている人，考えるのが遅いかあるいは，GCTの新メンバーである人達のニーズによって影響をうけるにちがいない。残念なことに，必ずしもある意味で全グループメンバーにとって有効なグループのペースをつかむことができるとは限らない。

　そのグループ内に大きな不均衡があるとき，いくつかの異なる手順が用いられる。最初に，セッションは（1）基本的な原則の提示または検討，（2）一般的に適切で理解可能な治療的な作業が行われること（たとえば，自動思考または認知の歪みを聞くこと，有利な点と不利な点を考えること），（3）より抽象的で複雑な問題（たとえば，スキーマ，代替の問題解決方略の選択の影響）の議論，に分類することができる。NTは，セッションの間に作業の調整をすることができる。個別的な課題は，CBTモデルを学習しようと努力し始めたばかりの人，またはよりやりがいのある治療経験を希望する人を援助するために用いる。グループメンバーは，これらの訓練の達成を互いに援助しあうために集められる。

　セッションにとって効果的なペースを保っていくもう1つの手順は，フィードバックを求める質問をするために，頻繁にセッションを中断することである。「資料を理解していますか？」，「だれか混乱しているメンバーはいますか？」，「復習または追加の説明となる言葉は役に立ちましたか？」，「議論は関心のあることに焦点化されていたようですか，それとも目標からずれていたようでしたか？」。GCTは効力があるように計画されており，時

間を有効に使うために問題解決を指向するものである。その中で，NT は，過度の要求か，グループメンバーが適応できないスピードでセッションが進むことを回避するために注意を払わなければならない。セラピーが個人の許容能力を越えたレベルでゆっくり進むならば，GCT が絶望感と無力感を増加させるという危険がある。グループの全メンバーのために，構築的経験学習を促進するレベルで，セッションの内容とテンポを調節することが目標となる。

## 認知療法

CBT の主要な目的の 1 つは，人々に対して，問題状況で生じる否定的な自動思考を同定し，この考えが自分の感情と行動に及ぼす影響を認識することを教えることである。否定的な自動思考の性質を理解することは，非機能的認知を変えるための最初のステップである。GCT の大部分は，このプロセスに捧げられる。自動思考の基礎をなすスキーマは，ほとんどの場合明確になるであろう。スキーマを明らかにして，修正するために，NT はグループ設定でのデータを使うことがある。理想的には，各々のメンバーは，その他のメンバーの思考を同定し，テストすることによって援助する。そのグループメンバーは，このように他のグループメンバーを援助する一方で，思考のモニタリングの経験を積むのである。この本の第 3 章と第 4 章で記述されている CBT の基本的な技術の多くは，グループ設定に適用することができる。

### 特異な言動の理解

NT とグループメンバーは，非機能的にみえる言葉や思考の意味について明らかにすることを求められる。NT はソクラテス的質問を用いる。そして，グループメンバーはプロセスへの参加を促される。

ジョー：自分の家族が来るたびに，僕はいつもうんざりしてしまうんだ。
NT： ジョー，うんざりする，の意味は何？

ジョー：知らないよ。何か気分があまりよくないんだ。
NT：　もしジョーが，自分の反応についてもっと詳しく知っていれば，援助できるかもしれない。
モウド：それはいい考えね。
ジョー：そうだね。それは全く僕を評価してくれないような，そんな罪の意識にさせるんだ。

### 歪みの分類（ラベリング）

　グループは，認知やラベリング，そして，認知の歪みの変化のために，多くの機会を提供する。最初の段階は，グループに認知の歪みや誤り（たとえば，全か無思考，過度な一般化，個人化，心の先読み，結論への飛躍）の概念について，教えることである。これは，ソクラテス的質問によって，そして，認知の誤りの特徴に関する説明によって，セッションの間にその場で行われる。経験豊かなグループメンバーまたは NT が先導する。解釈の課題，思考記録およびその他のホームワークは，認知的病理の形式についての学習を強化するために用いられるだろう。一部のグループは部屋で大きなチャートを使って，最も一般的な歪みをリストアップする。それは認知の誤りを認めることの重要性を強調して，グループが同じ定義と用語を使用することを助ける。以下に，GCT セッションで歪みにラベルをつける方法を例示する。

アレックス：僕は，どんなことでも全然きちんとできないんだ。決して望みどおりに上手くいったことがないんだ。
NT：　　私達は，認知の歪みを認識して，ラベルをつける方法を学ぼうとしているのよ。アレックスがたった今使った認知の歪みを，だれか解説してくれない？
サム：　　いいよ，誰かが，代わりにそんなことを考えるとき，それがどんなに滑稽なことかということは明らかだ。アレックスは，全か無の思考を使っていたよね。僕は，彼が，何もきちんと

できていないってことをイメージできないね。実際に，彼が自分の仕事でどのように気を静めるべきかを語ってくれて，僕はとても助けられたんだから。
マリー： 私が思うに，アレックスは，過剰に一般化しているのよ。彼は重要じゃない問題について話して，それから，私達に話したのよ。「決して望みどおりに上手くいったことがないんだ」ってね。
NT： アレックス，どう思う？
アレックス：君たちは正しいよ。僕はそうやってたんだ！

## 内的会話の言語表現（自動思考）

この技法は，グループの場面で，非常に上手く機能する。これは，グループメンバーに自分達の内なる否定的な対話を言葉で表現させることが必要になる。他のグループメンバーは，否定的な声による"ディベート"を設定する。それから，メンバーは，役割を入れ替わって，別のメンバーに否定的な声や合理的応答者になってもらう。他の人は，適切な反応をするためのコーチとしての役割をする。一旦この技法がマスターされたならば，それはプログラムの中で，次のセッションまでの間に出される優れたホームワークになる。

## エビデンスを疑うこと

各グループメンバーは，かつて維持していた観念や行動や感情のエビデンスを明らかにし，疑問をもつように促される。

NT： ジョーは，ちょうど今，「僕は決して評価されない」という自己否定的な発言をしましたね。皆さんの中で，自分でも同じような考えがちょっとでもあると思う人はいる？
ティム：そうですね。僕もそう思います。父が批判的な言い方をすると，

いつも私は「自分がそれほど良くない」と考え始めるのです。
NT： それは，自己否定的な発言のわかりやすい例です。私は，皆さんに，この種の思考について1つか2つほど書きとめてほしいのです。それができたら，皆さんの書きとめた内容を板書して，その根拠や対抗する考え方について一緒に考えてみませんか。
ジョー：ありがとう，やってみます。僕は，たくさんの「僕は決して評価されない」というような観念にぴったりの根拠がわかります。僕の妻は，いつも僕を批判するのです。「あなたはあんまり稼いでない。あなたは時間通りに帰ってきたことがない。私達はけっしてどこにも行けないのよ」。僕は，母と父から同じやりとりを聞いたものです。
NT： グループメンバーから何か言うことはある？
ケン： ジョー，君はこの病院ですばらしい友人だったよ。君は，グループの中で，いつも他のメンバーを助けようとしていたよ。
モウド：あなたの息子が面会に訪れるときの行動から察するに，あなたは良い父親にちがいないわ。
NT： どうやら上手くいき始めているようですね。私達は，物事には両面があり，否定的な判断に疑問をもたないことが，非常に有害な影響をもってしまうことがわかりました。自己否定的な発言がないか他のグループメンバーのところへすぐに行ってみましょう。私達は，ここで，分析を始めようとしています。あなた方はそれぞれ，ホームワークのためのプロジェクトを続けることができるのです。

**脱破局化**

この技法は，グループメンバーの破局的な予測や解釈の影響力を弱めるものである。脱破局化の1つの方法は，「起こり得る最悪の事は何ですか？」という質問をすることであるが，NTが，この質問の背景にある仮説や抽象的

本質を，メンバーやグループが理解できると判断したときや，非常に否定的なことに対する適切な対処方略の開発や「もし私が最悪のことを処理できれば，その他のどんなことでも上手く扱うことができる」という概念から恩恵を得られると判断したとき以外は，この種の質問をするべきではない。

「最悪の場合のシナリオ」を用いた介入は，メンバーが上記にリストアップした属性をもったときや，彼らが想像した結果が，主に否定的な歪んだ認知（例「私はことごとく恥をかくだろう」，「みんな私を笑うだろう」）であったときに行うことが望ましい。この手順は，非常に有害な結果であるときでさえ，かなりの効果をもたらすことが可能である。

NT： あなたは，自分の過量服薬の原因の1つを，ビルにだまされたと感じたためだと話しましたね。もし，あなたが，彼に助けが必要なのだと話したら，起こり得る最悪のことは何でしょうか？

ジョアン：彼は，出て行くでしょう。そして私は1人っきりになるのよ。

ケン： もし彼がそうしたとすれば，何だっていうんだい？ 道徳観を欠く人間が出て行ったとして，何か大きな問題にでもなるのかな？

カルメン：これまで彼は，あなたのために何かしたことあるの？

ジョアン：わからない，でも，私はまだ彼のことが本当に好きなのよ。

ジョー： 君は，彼がいなくても，上手く対処することができたじゃないか。多分，これまでよりもっと良い状態じゃないのかな？

NT： ジョアン，私達のグループとしては，たとえ彼が出て行ったとしても，あなたは上手く対処することができたと思っているのです。今，この状況をどんなふうに感じる？

ジョアン：多分彼らが正しいのでしょう。実際，「男（彼氏）なしで」なんとかやっていくと考えることは楽しいわ。

### 有利な点と不利な点

　もう1つの有効な問題解決技法は，グループメンバーに，特定の信念や反応の仕方を続けてしまうことの有利な点と不利な点をリストアップさせることである。この手順は，思考や行動が常に有効だったり，完全に非機能的なわけでもないということを認め，全か無といった焦点化から離れることを助ける。有利な点と不利な点の調査は，しばしば，仮説の理解や習慣的な行動を深める役割をする。この手順は，たびたび，スキーマや，軽率な入院に至る重要な役割を演じる有害な行動について指摘する。

ケン： 僕は，どうして自分を落伍者のように感じてしまうのかがわかり始めてきた。

NT： あなたが何を学んだかについて，グループに話すことはできる？

ケン： そうだね。認めるのは難しいけど，僕は何をするときでも目一杯がんばらないといけないと思うし，そうしないと失敗だと感じるんだ。

マリー： 私の考えもそれと同じよ。私は，オールAでなければとか，オーケストラのバイオリン部門で最優秀演奏者でなければといつでも思っていたのよ。さもなければ両親や友人は，私のような人間を愛してくれないのだとね。

NT： こういった類いの信念は，たくさんの問題を引き起こしてしまうけど，いいこともあるの。それが，こういった信念を長引かせてしまう原因の1つなの。自分のすることは，なんでも最高でなければならず，そうしないと失敗してしまうというケンの根拠がない仮説の，有利な点と不利な点に注目してみましょう（黒板へ行って，グループの考えを2つの欄にリストアップする）。

アレックス：さて，君がその信念を信じているならば，多分とても一生懸命にやろうとするだろうね。
ジョアン：そして，ひょっとして大きな成功をおさめたかもしれない。
カルメン：でも，もしあなたが，ベストを尽くせなければ，何が起こると思うの？ その次には，あなたは惨めになって，あきらめてしまうどころか，ケンがしたように自殺について考えるかもしれない。
ケン：その通り。僕は追い詰められた人のように衝動的に振舞ってしまう。何の楽しみもないし，リラックスすることもできない。多分僕は，他人に対しても，厳しいと思う。妻は，僕を喜ばせることは絶対にできないと言っている。
NT：おそらく，あなたは，有利な点と不利な点をリストアップすることで，自分にとってあまり上手くいかなかった信念や仮説を修正する重要なステップであることに気づくことができたと思います。

**適応的な自己命令を構成すること**

グループメンバーは，行動をコントロールしたり，新しい活動を始めるという特別な助言を自分たち自身で学ぶことが可能である（Meichenbaum, 1977）。これは，特に衝動をコントロールすることが困難なメンバーにとって効果的である。個人やNTやグループは，自己命令を生成することができる。

NT：あなたはどんなことを，自分に話す必要があると思う？
アレックス：さあ，わからないな。
NT：アレックスは，自分に何と告げる必要があるのでしょう？ 特にアレックスが，学ばなければならないことは何でしょう？
ジョー：彼は，自分の飲酒がどれだけ自分自身を損ねているかについ

て話す必要があると思う。
NT： そうね。もし，アレックスが何度も「僕は，自分の体の健康に気をつけたい」と言うならば，それは彼にとって役に立つと思います？
アレックス：もし僕が，それを言えたら，多分役には立つだろうけど，別の方法で考えることを忘れないでいることは難しいよ。
NT： それは，まさに実験なんですよ。あなたは，何が起こるかを知るために試してもいいのですよ。

## リフレーミング

災難にみえても，その人にとっては有利になるときがある。最も適切な例は，病院への入院である。人が最後の手段として入院したとき，その経験は，終りというより，むしろ始まりとして再構成することができる。

モウド：私は，精神科病院に入院する必要があるほど，自分が落ち込んでいたなんて，今では考えられないの。
ケン： ちょっと，くだらない話はそこまでにして。僕たちは全員，そんなふうには考えてないよ。
モウド：そう？ どういうわけで，ここに入院しているのか分からないし，入院が私に少しでも役にたったことがあった？ 自分では，回復しているように感じるのに。
NT： 入院することが大きな打撃に思えるとき，あなたは何をすることができるでしょうか？
ケン： うーん，僕はこれまでに比べて気分が良いね。僕は，違うやり方で，物事をみることを確かに学んだからね。
マリー：これは，多分，私に起こった最高のことなのよ。もし私がここにいなかったら，今までと同じ，もとのやり方に戻っていたと思うの。

## 選択肢と二者択一の検討

グループメンバーは，選択肢のリストアップを開発する問題解決技法と，1つの選択についてもう1つ別の選択をする利点を検討する問題解決技法を教えられる。

## 行動の手順

本書（第2章，第3章および第4章）のはじめに個々のCBTのために記載された行動技法は，GCTにも用いられる。行動的介入についての詳細な解説は，ここでは繰り返さない。その代わりに，活動計画表（スケジューリング），段階的な作業課題（ホームワーク課題），行動のリハーサルといった，3つの主要な行動手順のグループへの応用について簡潔に述べる。

## 活動計画表

多くのCBTプログラムでは，活動計画表は治療プログラムの基礎となる不可欠なものである。それは，(1) その人の1日を組み立てること，(2) 論理的方法での治療の組織化，(3) うつ病またはひきこもっている人の活動レベルを増大させる刺激，(4) 満足できる活動の計画，(5) 自己モニタリングの教授，(6) 個人，グループ，および家族セラピーのための認知的教材の提供，を含む多面的な目的をもっている。通常，毎日の予定の実行に対して，看護スタッフが主に責任をもつ。それにもかかわらず，GCTは進歩を復習したり，新しい活動を考案するのに用いられても差し支えない。しばしば，活動計画表は，人に自動思考またはスキーマに刺激された行動を仕向ける。それゆえ，これらの認知は，集団療法に実験と解決をもたらすことができる。

## 段階的な作業課題

段階的な作業課題は，行動的"シェーピング（具現化）"と脱感作の方略に

由来する．各々の小さな，連続したステップは，患者が段階的な方法で自分自身の行動を拡大して，最終的な目標に達することを援助する．最初のステップから過度な期待をもって作業に取り組むことを避けることが重要である．グループは段階的な課題を計画するだけでなく，相互に予定している行動の実施を援助することも可能である．たとえば，対人関係をもつことが困難な人には，彼の社会的技術を改善するための一連のステップについての概要を説明する．ステップ1は，彼がプログラムの参加者のそばを通る際に，微笑みかけることであった．次のステップは微笑みながら，会釈することであった．ステップ3は，そばを通って行ってしまう間に，「こんにちは」と声をかけて挨拶することが盛り込まれた．その人は，自分の行動に対する他のメンバーの反応を評価して，その練習によって生じた認知を記録するよう求められた．もう1人のグループメンバーは，彼と共に行動し，他のメンバーからの反応を評価する手伝いをすすんで引き受けた．好結果の課題任務の完了は，次回のグループセッションで報告された．

### 行動の構成要素

GCTは，適応性のある行動（たとえば，上司または友人といった重要他者と直接関わること）の練習に用いることができる．グループとNTは，メンバーのパフォーマンスのフィードバックができ，より効果的な反応方法に基づいて，指導することができる．一部のメンバーと，他のグループメンバーまたはNTは，たとえば，電話をかけるロールプレイ，家族の訪問，または段階的課題の構成要素を実際に演じたり，モデルとなることが必要になるだろう．ロールプレイは，NTによるスーパーヴァイズを受けたり，ホームワークの課題として実施され，次回の治療セッションで報告される．

## GCTにおける転移と逆転移

NTは，グループ内において，過度な，あるいは感情的な対人関係の反応を

管理できるように準備しておく必要がある。そのような反応は，しばしば転移あるいは逆転移の徴候である。精神分析療法に由来するこれらの用語は，初期の重要他者との関係の経験に由来する対人関係の反応の総称の用語として，GCTに適用される。転移反応は，むしろ多種多様な人達と非常に近接した状況で生活し，医師，看護師，補助治療者やその他の権威者と触れ合う機会がある精神科病院のような強烈な環境において，突然に生じることがある。これらの反応は，診断にとって重要であり，重要なスキーマの同定に格好の機会を提供するかもしれない。この場合のNTの役割は，(1) 転移反応の認識，(2) それが有害なようであれば，転移を制限するための行動をすること (手順としては，注意深いフィードバック，GCTにおけるNTと患者の責任についての説明，そして議論のなかで，内外の反応をはっきりと明らかにすることが含まれる)，そして，(3) 根底にあるスキーマの同定と修正の方向へグループの関心が向くようにすることである。通常，短期のグループメンバーは，これらの現象を認めない傾向があるため，NTは転移反応がある状態で働くことに対して，主要な責任をとらなければならない。NTが患者の転移に対して，重要な認知的・感情的反応をもつとき，逆転移が起こる。NTは自分自身の自動思考とスキーマを自覚し，グループメンバーの相互関係におけるストレスの下でさえ，共感的で合理的な振る舞いを維持することが必要である。たとえば，もしNTがグループで特定の人に怒ったり，次回のセッションが面倒であると思い始めるならば，補助治療者やもう1人の同僚との議論を行う。NTが用いる同様のCBT技法は，患者が，グループ経験によって引き起こされる思考と感情を探り，対処できるように援助するために勧められている。

## 治療へのアドヒアランス（遵守）欠如の勧告

　目標の達成，予測，プログラムの治療的処方が上手くいかなかったり，患者が拒否するとき，NTの責任はその問題の性質と原因を確定することであ

る。アドヒアランスの欠如は，技術不足（たとえば，その人の能力がないために課題を遂行できない）によって生じているのかもしれない。この場合，NTは，もう少し簡単な，厳しくない治療的手順を提案し，患者が必要な技術を習得する援助的介入を立案することも可能である。長期間継続されてきた受動性―攻撃性のような行動パターンは，治療の遅延を引き起こす可能性がある。このとき，NTは行動を継続する利点と不利な点を評価するために，その患者のパターンを同定し，患者と共に作業を行う必要がある。

　グループの全員が実質的な成長に意欲的であることは稀である。ほとんどのグループは，いやいやそこにいるか，治療に対して相反する感情をもつメンバーを含んでいる。この種のメンバーは，グループのNTに特別な難題を生じさせる。十分に動機づけされなかったメンバーが相当数（8人から10人のグループ中に3人以上）いる場合は，グループプロセスを失敗させてしまうことがある。このように，NTは治療についての否定的な認知を修正するためにGCTを用いて，さらなる協働的努力を刺激したり，それができないときには，グループ作業に専念できないメンバーを"選出"して，グループの構成を変えることも必要である。私達は，メンバーの家族や友人が治療プログラムを軽んじることや，メンバーとの関与（「あなた方の問題は聞きたくない」「私の問題についてあなた方に話してほしくない」）といった巧妙で間接的な方法によって，治療に対する否定的な捉え方を強化してしまう状況も体験した。このようなことが起こったとき，NTは，家族に会う必要や家族療法者にGCTプロセスの混乱を覆す援助の要求をすることもある。そのメンバーの家族間のコミュニケーションについての反応が，GCTの課題となることも可能である。

## グループ認知療法：形式

　ほとんどのCBTプログラムは，1週間につき2回以上集まる中核的なグループを有している。私達は，経験上，中心的構成要素であると考えられる

グループを引き合いにだすために，中核的なGCTの用語を使用する。中核的グループの3つの形式は，自由であること，課題が交替すること，そして，プログラム化されていることである。短期プログラムでは，中核的グループの3つすべての形式が，必要に応じて，自由に選択されなければならない。しかし，課題の交替とプログラム化されたグループは，さらなる構造要素を治療につけ加えていく。コミュニティ会議は，集団療法のもう1つのバリエーションである。また，多くの集団でも，特別なグループの目的を用いる。例としては，家族，遠出（管理された病院外への小旅行），ホームワークと自己主張訓練グループを含む。この種の治療は，心理教育的な目的や，プログラムにおけるメンバーの区分け（たとえば，女性，高齢者，社会的技術が欠如している人，退院が予定されている人達，その他）の定義を明確にするために用いられる。グループの特別な目的の実際は，以下に論じた。

## 自由なGCT

　外来患者に用いられる伝統的で自由な集団療法の形式は，精神科への入院の状況の変化の速さに対応するために，大幅に修正される必要がある。ところが，外来患者グループのNTは，メンバーが3カ月間以上グループに留まることを期待するかもしれないのに対して，入院患者グループのNTは，メンバーと接するのは，1週間〜3週間と考えていることが多い。場合によっては，メンバーは10以上のセッションに出席することが可能であるが，2〜5のセッションの治療コースに出席することが一般的である。メンバーの頻繁な行き来が，グループプロセスに影響しないように，自由な外来患者グループにおいては，メンバーの移動は通常最小限に保たれる。病院での設定では，グループ構成は，絶えず変化している。2つの継続したセッションで，グループ構成がまったく同じであることは非常にまれである。メンバーの変遷は，重大な問題を生じさせる。それでも，NTは，メンバーを治療に向けて急遽社会化するための手順を開発し，限られた時間の中での意義ある作業を遂行し，効果的な方法での迅速なやりとりを制御している。自由なグループは，

病院設定の GCT で最もよく用いられる形式である。最初に述べた GCT のための基本的な手続きの全てが、自由なグループで用いられる。早く治療プロセスを始めることができるグループメンバーを選ぶために患者が選別される。

　事前の準備も重要である。GCT に出席する前に、患者は最低でも1つ以上の、個人的治療、読書、課題のホームワークまたは治療者による教育的セッションの CBT モデルに触れる機会をもつ必要がある。どの中核的な GCT グループにも、少なくとも2人の治療者を置くことが推奨されている。2人、もしくは3人である理由は、(1) 激しく厳しい作業、(2) 否定的な逆転移の回避、(3) 正確で効果的な認知のケースの概念化の開発促進についての活発な議論、(4) 補助治療者がホームワークの課題の達成をグループ外で援助することができること（特にもし1人の補助治療者が看護師または活動治療者であるならば）である。また、補助セラピーの役割は、グループ認知治療者のための訓練計画にも有益となるためである。

　NT と補助治療者は、自由なグループのために非常に積極的な治療スタイルを採用する。彼らは、グループの文化（たとえば、基本的な理論、規則、責任、治療的な関係の条件）を伝達することについて直接の責任をもつ。NT は、効果的にグループプロセスを構築し、学習のための機会を最大限にし、混乱や治療の負担が最小となるレベルを保っていくセッションのペースを保つ必要がある。Yalom (1983) は、1つのセッションしか参加しないとしても、個人としての治療的な経験として、各グループセッションを見学することを勧めている。そうすることによって、彼らはそれを理解し、応じることができる。私達は、ほとんどの場合、GCT のこの観点を支持している。以下に、それぞれの自由なグループセッションを「治療の範囲内での治療」とするために GCT の手順を用いることへの提案を述べた：

1. 治療における心理教育的な面の強調
　　GCT の主要な目的の1つは、患者が現在、そして退院後に、自助的に使用することができる CBT 技法を教えることである。NT は、短期間

で，患者の抱えている歪み，対人関係の葛藤，または問題行動のすべてについて教育し，取り組むことは期待できない。その代わりにNTは，患者が長期間にわたって自分の問題を解決するために適用が可能なCBTの概念を理解できるよう援助する。患者は，さらに行われるセッションの機会の有無に関わらず，自分のためになる新しい情報を得ることで力をもち，それぞれのセッションを終了するべきである。

2. 意義ある課題の設定

　患者は，1つか2つの協議項目を考慮に入れて，自由なグループに来るように指示を受ける。新メンバーの挨拶を含む短いやりとりの後，NTはすぐに，課題のセッションへの導入にとりかかる。通常，課題はグループに対するメンバーの重要性によって定められる順位に基づいてカテゴリーにまとめられる。

　通常，課題設定には，セッションのうち5〜15分間を使う。NTは，患者が明確かつ簡潔に自らの課題についてはっきり宣言できるような質問を組み立て，個別のセッションに対応できる，またGCTのための目標に一致できるような課題の開発に向けて，グループを指導していく。漠然とした，またははっきりと内容が定まっていない課題は，やる気を失わせてしまう。イベントや対人関係の状況が記述されるならば，NTはグループに状況をより理解できるようにするために，患者の際立った認知的反応を求めることができる。課題の設定についてのプロセスは，まさに，セッションのための課題の選択以上に，多くの成果をあげる。患者は，問題を同定すること，他者に対する気づかいを表現すること，グループ内での交渉術を手にいれるという経験を積む。この活動で，患者が治療に反応しそうな項目にすることで，圧倒されたり，過度に一般化する考え方が減少するならば，挫折的で，絶望的な態度を逆転させることも可能である。

3. 幅広いベースをもつ的確な描写に焦点を合わせること

　少しの間，選出されたすべての課題項目について議論する試みが行わ

れるが，大多数のセッションは，一般的な関心事やグループメンバーにとって非常に重要である2, 3の課題についての作業や，CBTの原則の説明に向けられている。すべてのグループのために，教育手段として用いることが可能な限定された項目を選ぶことが重要である。

4. GCTと環境の安定を関連づけるために，ホームワークを用いること
各セッションでは，グループの作業をより大きな環境に広げることが可能なホームワークの課題を導いていく試みが行われる。理想的には，患者には，課題の結果を議論するためにグループに戻る機会がある。しかし，たとえそれができないとしても，その他の意見交換の場（個人的または家族の治療，退院に関するカンファレンス等）でホームワークの効果を評価することができる。患者が短期間のGCTコースを終了した後にもこれらの手順を継続していくことを促進するために，ホームワークの自助的側面が強調されるべきである。

5. 患者に，退院の準備をさせる認知的行動の変化に取り組むこと
退院への準備は，自由なグループの主要な課題の1つである。

ある意味では，急速な入れ替えは，絶えずグループを入院の主要な目標（退院が許可される症状の軽減）に集中させておくので，実際には有利である。新メンバーは，他のメンバーが退院する前には，実質的に進歩していることや入院が彼らの人生の中ではごく短期間のことであることを理解する。初めてのGCTセッションでは，新メンバーは，より経験豊かなグループメンバーから，どのようにして退院へ移行するべきかを学び始める。もし，その患者が，1つか2つのグループセッションだけの出席であれば，その人は，グループから退院のための準備を援助してもらうことが可能である。

### 交替するテーマグループ

交替するテーマグループは，特に病院における設定で発展してきた（Bowers, 1989）。このタイプのGTは，セラピーの議題設定のための外的な

構造をもち，グループメンバーが急速に入れ替わるたびに出会う問題を回避するために用いられる。いくつかのステップが，交替するテーマグループの発展に関与している。NTの最初の仕事は，通常の入院中に行われるいくつかのグループセッションを確認することである。このグループの説明のために，1週間に3回のGCT開催と，入院中に多くの人が8つのグループセッションに参加していることを仮定する。特定のテーマ（たとえば，入院への偏見，子どもの扱い方，親との対処，学校や仕事上の問題，その他困難な一般的な領域）に関する8つのセッションをそれぞれ焦点化することで，NTは，包括的なGCTの経験を構造化できる。それぞれのセッションの話題は，掲示板に貼り，患者には，グループミーティングが活発になる準備をすることが求められる。参加者は，選択したテーマに関する2つの質問や問題や考えを書き出し，書いたものを次のグループセッションにもってくるよう指示される。書き出した考えにインデックスカードが与えられる。その他のスタッフメンバーは，グループミーティングが始まる前に，カードに書かれている内容を検討することによって参加者の準備を手伝う。

　全てのテーマが，全ての参加者にとって十分に適切ではないかもしれないが，その話題の領域は，多くのグループメンバーの注意をひきつける幅広いものである。参加者の中には，自分の主要な問題を扱う前にいくつかのセッションを待たなければならない人もいる。グループでは自発的になることが困難な人にも，書き出した質問や考えは，自分自身を表現するための機能をもっている。その他のセラピーグループから来た参加者は，構造化されていないアプローチに慣れているため，テーマに焦点化した形式に移行することが困難かもしれない。より伝統的なグループセラピーの形式では，率直な人は自分の意見を前面に出すため，グループで優位を占めることができていた。

　最初は，セッションの話題は，グループNTにより，病院環境で出会う一般的な範囲での経験を基にしたものが出されるだろう。話題のリストは，混合した集団に適合したものでなければならない。たとえば，うつ病に特定化したプログラムによるGCTのテーマは，自尊心の構築，楽しい活動の選択，

喪失への対処などが含まれる。一方，摂食障害のための GCT のテーマは，ボディイメージ，食事計画，食べることに関する考えなどが含まれる。グループ NT が関与する話題のリストは，様々なグループテーマの実験の機会となる。グループの構成の変更は，セッションのテーマは変化するものであることを示唆している。あるときは，そのグループは，感情障害の人で構成されるかもしれないし，あるときは，人格障害や化学物質依存，その他の疾病の患者が主流になるかもしれない。NT は，そのセッションのために，あらかじめそれぞれのテーマに相応しい一般的な内容や手順の概要を準備する必要がある。しかし，議題の設定におけるグループメンバーの関与やセラピーのための指示をすることも重要である。交替するテーマグループは，自由なグループよりも，ある意味構造的であるが，自発的で活発なグループの相互作用は，なおいっそう促進される。

### プログラム化されたグループ

中核的な CBT グループの 3 番目のタイプは，CBT に関する知識が明確にされたプログラムが伝えられるようにデザインされた一連のセッションを提供する。これらのグループは，自由なグループ，交替するテーマグループの混成であり，さらに制限された心理教育的グループである。その他の中核的なグループと比べて，このプログラム化されたグループは，構造的で教訓的な技法に根ざしており，グループの相互作用による自発的プロセスが少ない。Covi, Roth, & Lipman（1982）は，うつ病の外来患者のためにプログラム化されたグループの成功した用い方について記述している。外来患者の設定では，全ての参加者は，同じ順序で同じ時間にセッションの継続を行うことが多い。これは，教育的課程に似た配置の治療セッションのパッケージを進めていくための導入となる。それぞれのセッションは，次のための基礎工事となる。もし，8 つのプログラム化されたグループがあり，そのグループが自由であったら，ある人はセッション 1 から始め，ある人はセッション 7 か 8 から始めるかもしれない。そのプログラムは，参加者がどの順番から始めても

特に最初のセッションを受けなかったことに対してハンディがないようにデザインされなければならない。基本的なCBTモデルでは，少なくとも新しいメンバーをそのセッションに送り出す前に，アプローチの概要がわかるように，どのミーティングの開始時にも説明を行っている。ホームワークの復習の後に，NTは，自動思考の同定や段階的課題の使用などのような，今日の話題について短く紹介する。図表やプリントなどが学習プロセスを促進するために用いられる。次の段階では，グループから議事項目を導き出し，この素材をセッションの中で述べられた治療手順の説明のために用いる。自由なグループで行われるようなきっちりとした相互作用的な議事設定は，通常時間的制限があるため不可能である。代わりに，NTは，より指示的に，セッションの目標に適合するように，限られた小箱からその議題を選んでいく。ホームワークの特定化は最終段階である。

　通常，グループミーティングで出された材料に近い標準的な課題がホームワークとして出される。個別化したホームワークも準備されるかもしれない。プログラム化されたグループは，CBTにおける基本的な情報を与える中核グループの3つのタイプの中でも最も効果的である。しかし，このGCTの形式は，いくつかの欠点ももっている。最も重大な欠点は，教育的目標のために，グループメンバー間の相互作用のための時間が犠牲になることである。普遍的，支持的，仲間によるフィードバックのようなグループセラピーの一般的な原則のいくつかが割愛されるというリスクがある。また，参加者は自分の本来の考えを声に出すことができないという欲求不満に陥るかもしれない。加えて，プログラム化されたグループのペースは，メンバーによっては速すぎることがある。参加者の中には，新しい概念の急速な導入で混乱する人がいるかもしれない。こうした問題は，NTが，心理教育的な努力をして混合したグループプロセスの相互作用を採用するか，そのグループがこころよく教訓的な教材を吸収することで，メンバーがグループ活動の対人的な領域にすばやく入っていけるならば，回避できるかもしれない。

　プログラム化されたグループは，比較的入院期間が長く，均質的な集団が

いる病棟に最も適している。重篤な病理や，特に，精神遅滞や学習や記憶機能の障害などを排除することが可能で，それは非常に有利である。これらの条件の下で，参加者は，一連の全体的なグループミーティングに入ることを通して，より前進することができ，NTはグループの全てのメンバーが理解できる，より困難性が少ない材料を提示できる。プログラム化されたグループが用いられるとき，同時に発生する個別的なセッションがそれぞれの個人自身のセラピーのための特定の議題のプロセスとなる。

　一般的に，業務の最初に，新しいメンバーの紹介を行う。参加者は，自分の名前を尋ねられ，新しいメンバーはなぜ入院したかの簡単な説明をするよう促される。グループメンバーやスタッフによる支持的なコメントによって，絶望感と士気喪失が緩和されることはまれなことではない。個人的な心配事は，その他の治療的活動に向けて切り替えられる。コミュニティにおけるミーティングは，プログラムに特化した人や入院中に生じた対人問題に関する公開討論の提供という形で用いられることが多い。導入のプロセスには，ルールや，政策，グループメンバーの役割についての説明，CBT原理の簡単な説明，プログラム手順の説明などが含まれている。経験のあるグループメンバーは，スタッフが情報を伝達することを助ける。コミュニティに影響を及ぼす問題にも留意しなければならない。関心事の範囲は，比較的ありふれたもの（たとえば，食事が来るのが遅い，暖房システムの故障）からより重要なもの（たとえば，重篤な精神病患者への恐怖）まである。他者やスタッフとの葛藤は一般的にコミュニティのミーティングで確認されることが多い。このような葛藤状況は，CBT思考の問題解決アプローチを用いることによって，実地での生きた経験を提供する。グループリーダーは，初期に説明したどの技法を選ぶこともできるが，強調したいことは，グループが認知の歪みを理解し，選択肢を同定し，実践がより適応的な行動になることである。交渉や妥協は，可能な限りいつでも促していく。

　絶望感は，スタッフメンバーが独裁的で支配的だと感じられるような入院であれば悪化する。プログラム化されたコミュニティのミーティングでは，

特にその活動が個人の力と責任を共有するとき，絶望感を払いのけることができる格好の場所となる。協働的治療関係は，引き出された入力信号，提案，環境の機能についての助言などを促進する。ペンシルベニア大学プレスビテリアン医療センターでの依存症治療病棟では，コミュニティミーティングにおける，（絶望感を緩和させるための）特別扱いの水準に基づいた変化についての検討や承認といった手順を用いている。治療チームは，グループの決定に拒否権はないが，実践においてはまれに生じることがある。意思決定に参加する訓練は，プログラムにおける個人の投資やCBTの協働的本質に対する強化を増大させる。

　最後に，プログラム化されたコミュニティミーティングは，病院からの退院に関する問題に対処するための援助として用いられる。入院最終日に，参加者は自分の治療体験の再評価と，自分の"座右の銘"をグループメンバーと共有することを促される。退院は，しばしば病院でできた新しい友人を失う感覚はもちろん，希望，興奮，気づかいなどの両価的な思考や感情を生じさせる。グループメンバーとの仲間意識は，重要な成功した入院体験の1つとなることが多い。プログラム化されたコミュニティミーティングの重要な目標は，参加者が，自分が帰っていく環境と共に，自分の入院体験を肯定的な側面で見直すことができることである。

### 家族グループ

　病院のプログラムに家族成員の関わりが利用できると非常に有利である。家族成員は，参加者や，入院や治療プログラムや将来的な目標についての心配事をスタッフと話すことでグループに関わる。このグループは，家族が当事者の入院期間の長さによって利用でき，それ以外でも自由なグループは退院後でも継続できるよう提供される。家族グループは，通常，主として心理教育活動やCBTの基本についての話し合いや抗精神病薬の副作用の詳細などのような一般的な精神科疾患の情報に関わっている。これらのグループでは，家族成員が入院したことによるストレスに抑圧された人たちへのサポー

トを提供している。

### ホームワークのグループ

1日の治療的活動の最後にホームワークのグループを計画に挙げておくことは，非常に援助的である。このグループは，夜勤看護師によって指導され，GCTや個人的セラピーのホームワークの課題を支援する。参加者が日中行った活動を再検討するこの作業は，必要であれば，その課題を仕上げる援助も行う。このグループでは，ホームワークの実施を強化する付加された利点として，ホームワークによって生起された思考を検証する機会を与え，特定の課題を行うことによって遭遇する問題を議論し，お互いの相互的サポートを得ることができる。

### その他のグループ

CBTの原理を用いた，その他の特別な目的をもった多くのグループがある。焦点を当てたグループの例として，（1）服薬に関する教育，（2）芸術，ダンス，音楽，工芸などの創造的な表現活動，（3）職業セラピー，（4）女性もしくは男性の問題，（5）外来患者からの移行，などがある。

### まとめ

GCTは，全般的な治療プロセスにおける個人の関わりを早めることを助け，治療チームは，個人の問題の多角的な構図がわかり，グループメンバーにそれをフィードバックすることができる。このCBTの形式は，個人の孤立や恥や罪悪感からくる苦痛を和らげる普遍性の感覚も促進する。しかし，GCTの主要な貢献は，認知行動的病理の同定や修正を通じた症状の解決にある。本章では，GCTのための個人の選択や準備，セッションの長さや頻度の構造，「今，ここで」を焦点化することの維持など，GCTのための基本的な手順について記述してきた。自動思考の同定，利点や不利な点を挙げること，代替

案を検証することなどの認知的介入では，グループセッションの恩恵を多く用いることができる。段階的課題やリハーサルなどの標準的な行動手順は，GCTで幅広く使用されている。GCTの3つの主要なカテゴリーは，中核的グループ（自由，交替するテーマ，プログラム化），プログラム化されたコミュニティミーティング，特定の目的に関するグループである。入院日数の長さ，グループメンバーの均一性，配置されたCBTのその他の方法の使用などの要因は，GCTの構成要素をデザインするときに考慮しなければならない事柄である。GCTは全てのCBTプログラムの主要な特色をもった形式として発展していくはずである。

〈参考文献〉

Beck, Freeman, & Associates. (1990). *Cognitive therapy of personality disorders* (2nd ed.) New York: Plenum.

Beck, A. T., Rush, A, J., Shaw, B. F., & Emery, G. (1979). Cognitive therapy of depression. New York: Guilford Press.

Bowers, W. A. (1989). Cognitive therapy with inpatients, In A. Freeman, K. M. Simon, L. E. Beutler, & H. Arkowitz (Eds.), *Comprehensive handbook of cognitive therapy* (pp. 583–596). New York: Plenum Press.

Covi, L., Roth, D., & Lipman, R. S. (1982). Cognitive group psychotherapy with depression: The close-ended group. *American Journal of Psychotherapy* 36, 459–469.

Greenberger, D., & Padesky, C. (1996). *Mind over mood: Change how you feel by changing how you think.* New York: Guild Press.

Linehan, M. M. (1987). Dialectical behavior therapy in groups: Treating borderline personality disorders and suicidal behavior. In C. M. Brody (Ed.), *Working in groups* (pp. 145–162). New York: Springer Publishing Co.

Meichenbaum, D. (1977). *Cognitive-behavioral modification: An integrative approach.* New York: Plenum Press.

Naar, R. (1982). *A primer of group psychotherapy.* New York: Human Sciences Press.

Naar, R. (1982). *A primer of group psychotherapy.* (2nd ed.) New York: Human Sciences Press.

Perris, C., Rodhe, K., Palm, A., Abelson, M., Heelgren, S., Lilja, C., & Soderman, H. (1987). Fully integrated in- and outpatient services in a psychiatric sector: Implementation of a new model for the care of psychiatric patients favoring continuity of care. In A. Freeman & V. Greenwood (Eds.), *Cogni-

*tive therapy: Applications in psychiatric and medical settings* (pp. 117–131). New York: Human Sciences Press.

Shapiro, D. A., Barkham, M., Stiles, W. B., Hardy, G. E., Rees, A., Reynolds, S., et al. (2003). Time is of the essence: A selective review of the fall and rise of brief therapy research. *Psychology and Psychotherapeutics, 76,* 211–235.

Yalom, 1. D. (1983). *Inpatient group psychotherapy.* New York: Basic Books.

Yalom, 1. D. (1985). *The theory and practice of group psychotherapy* (3rd ed.). New York: Basic Books.

## 第13章

# 高齢患者との仕事

Bruce S. Zahn and Cynthia A. Diefenbeck

　高齢者のケアにおける看護師の役割としては，一般的に，最適な医学的健康の維持がきわめて重要であると考えられている。高齢者の多くは，地域における家庭での生活調整の支援やナーシングホームでの長期的ケアなど，医学的または看護ケアが必要となるため，看護師は，高齢者集団の身体的心理的健康を支援する新しい役割を引き受けるために，様々な方法で取り組んでいる。高齢者患者の医学的，身体的ニーズを世話することに加えて，ナースセラピスト（NT）は，治療を遵守し，前向きな心理的健康を保ち，老化を受け入れ他者との友好関係を増進ために認知行動的介入を用いることが求められる。本章の目的は，高齢患者のケアを行う看護師の独自な取り組みについて議論し，また，様々な状況の中で看護師が認知行動療法（CBT）を使用するための枠組みを提案することである。

　高齢患者のケアにおける取り組みの1つは，看護専門職が直面する中で最も広範に報告されている障害の1つであるうつ病である。現在，600万人を越える高齢の米国人がうつ病に苦しんでいる。米国人7人のうちの1人が65歳以上の高齢者であり，人口比では最も急激に増加している年齢集団である。研究者達は一般に行き渡っている高齢者のうつ病を分類している。ある研究では，高齢者のうつ病の罹患率は一般人口より多くないと報告している（Walker & Clarke, 2001; Leszcz, 1997）。その他の研究者は，高齢者のうつ病の罹患率は，生物社会心理的ストレスが増すとともに増加すると報告してい

る (Thompson, 1996)。30 年以内に，65 歳以上の年齢集団が，総計で人口の 20% になるだろうと予測されている (http://www.aoa.gov/aoa/stats/aging21/health.html)。

## 文献レビュー

高齢者のうつ病の対処についてはほとんど知られていない。多くの研究者は，高齢者のうつ病の普及，評価および対処を含め，すべての面についての研究が少ないことに合意している (Walker & Clarke, 2001; Thompson, 1996)。医師に関するある調査によると，医師の 8% しか高齢者に関する仕事をしていないと報告されている (Levendusky & Hufford, 1997)。この年齢集団を避ける理由は不明瞭であるが，偏見や固定観念かもしれない (Leszcz, 1997)。高齢者が情緒的な症状について必ずしも率直ではないことが状況を複雑にしている。彼らは，心理学的障害は弱さのしるしであり，かなりの人がメンタルヘルスケアに対する偏見をもっていると信じている (Casey & Grant, 1993; Leszcz, 1997)。高齢者は症状を十分に報告せず，その症状をその他の障害の何かであると誤ったものに帰することが多い。患者は，高齢者のうつ病を十分診断できなかったり，誤った治療をしたりする未熟な医師にかかることには気が進まない。

高齢者のうつ病における，精神療法と薬物療法の効果を比較した研究はほとんどない (Thompson, Coon, Gallagher-Thompson, Sommer, & Klein, 2001)。高齢者への様々な精神療法が偽薬との対照群や治療なし群よりも有効であると結論づけている研究はいくつかみられる (Thompson, Coon ら, 2001)。その他の研究では，高齢者に対する他の精神療法より CBT モデルの優勢を実証したものがある (Koder, Brodaty, & Anstey, 1996)。高齢者における CBT と薬物療法が同等の効果であったという，相反する結果の文献もある (Thompson, Coon ら, 2001)。CBT は，ケアの受け手の自発的なスキルの獲得により，受動的なケアである薬物療法より治療の利益を持続できるという主

張を裏づけている研究がいくつかみられる（Leszcz, 1997；Koderら, 1996）。研究者は，高齢者に対する薬物療法と精神療法を統合した，より多くの併用治療アプローチの研究を求められている。これらの結果は，実際にうつ病をもつ成人の結果を再現している（Thompson, 1996）。

## 問題の議論

　平均寿命の延長により，老人やナーシングホームでの生活を支援するような継続ケアを受ける施設では，指導を受けた多職種によるケアが求められ，加えてコミュニティの中でサポートを受ける高齢者も増加してきている。契約する心理療法サービスは，心理士や上級実践看護師やソーシャル・ワーカーによって提供されるが，看護職員との毎日の関係は高齢者のうつ病の治療において重要な構成要素である。看護師は，一般的にケア計画の展開および実践に責任を負い，高齢患者との高度な日常的な相互作用を維持する。看護師は高齢者の健康生活に，開発された専門的なCBTのスキルや，心理教育的なグループの指導やCBTの指向を反映する治療環境を用いることによって，多様で有効な影響を及ぼす。役割要求と介入における柔軟性は，1日単位で高齢患者の精神的健康を最も促進する影響を及ぼす1つとなる。NTがどのように高齢者に最も有効に介入することができるかを理解するためには，うつ病の高齢患者の思考や気分を支配するいくつかのテーマに対する洞察力を獲得することが有効である。これらのテーマには，個人的失敗，社会不適応，罰，子育ての失敗，負担，放棄，自律性とコントロールの損失，病気や死の恐れ，などが含まれる。

### 個人的失敗

　多くの人々にとって，仕事や犠牲を強いられた一生の頂点は"黄金期（golden years）"で絶頂を迎えると思われている。不幸なことに，今日の社会ではこの夢を実現できる人はほとんどいない。代わりに，衰退していく年月

は，別のイメージ，すなわち個人的失敗の1つとして特徴づけられるだろう。この失敗の認識は，財政的安定，家族の完成度，人間関係，個人的達成感や完成度の次元に沿ってみなすことができる。家族や友人の暖かさや連帯感のイメージは，冷たい孤独，中身のない戸棚，急速に悪化する健康などに取って替えられ，介護のために帰ってくるものは1人もいない。うつ病の高齢者の中には，黄金期の夢を実現できないことを個人の失敗として解釈するものもいる。多くの人々が，誤った決断や機会の不足の結果を個人的失敗と関連づける。「自業自得の報いを受ける（You made your bed, now lie in it.）」ということわざが，これらの人のモットーであるようにみえる。

### 不適格

多くの人々は達成度と能力によって自己信頼と自尊心を測定する。そのような信念体系の結末は，ほとんどの人がよく知っている。私たちは，達成すると気分が良く，達成感を感じ，さらに他者が私たちの業績を評価するプラスの感情を集めることさえできる。しかし，自分で定めた標準的で単純な課題さえ，もはやできなくなった場合，何が起こるだろうか？　重篤な抑うつ気分や自殺念慮により，途方に暮れる結果となる。

　ロンは，68歳で南フィラデルフィアの長距離トラックの運転手を退職していた。彼は，ブルー・カラー労働者のイメージの典型であった，本物の"ミート＆ポテト"で，そのモットーが，「よく働き，よく遊ぶ」ことだった。ロンは，近年糖尿病を含む，多くの医学的な問題に苦しんでいた。彼は去年，糖尿病が次第に悪化した結果，膝の上で両脚とも切断した。そのため，ロンは車椅子を使用しなければならなくなった。加えて，最近排尿コントロールができなくなり，すっかり面目を失っていた。ユーモアセンスがありざっくばらんな一面をもつやや粗野な人，という評価にもかかわらず，ロンには慕われるところがあった。彼は，"地の塩"タイプの人—1つ挙げるとすれば，本物の"真面目人間（straight-shooter）"であった。

ロンは，ある寒い冬の日に老人ホームの集会室にいた。居住者の集会のために仲間の到着を待っている間，ロンは，ある看護師が前夜にあった自動車のトラブルを同僚に伝えているのを聞いた。その夜，自動車を機械工にみせることができずに，彼女は公共交通機関で家に帰り，近くに住む同僚に乗せてもらって仕事に来なければならなかった。彼女はその問題について説明し始め，その問題を適切に分析し修理するために何をするべきかを数人の同僚に尋ねた。ロンは，看護師の方へ向きを変え，彼女が車に乗るときに問題がなかったか具体的な質問を始めた。車は，どんな種類の雑音だった？　エンジンはかかっていたのか？　その音は，キーキー？ブーブー？　パチパチだったか？　彼はその問題を瞬間的に分析した。「どこに車を駐車してた？」と彼は尋ねた。「私だったら車を降りて，ボンネットをあげてすぐにピストンを動かすよ」と熱心に声高に話した。しかし，すぐに，彼は涙を流し始め，泣きじゃくることを制御できなくなった。どうしたのか聞かれたとき，彼は，義足や車椅子の下にたまった尿を疑うような目で注視して言った。「お願いだから，何が悪いのか教えてくれ？　私は，呪われた赤ん坊のようにズボンを小便でぬらす，嫌な障害者なんだよ。もう死んでしまいたいよ」

## 罰

　ある高齢者にとって，ナーシングホームのような長期滞在ケア施設（extended care facility: ECF）は，その人の一生に関わる説明できないがなんとなく分かっている間違った行いに対する罰に等しい。"自業自得"という言葉が最も適切であるようにみえる。多くの高齢者にとって，"治療"を口実にナーシングホームという制限されたところへ島流しされることは，"リハビリテーション"のために刑務所に入ることを宣告されるような，相容れない，不可解なものに等しい。これらの高齢者にとって，ECFへの入居は，たとえそのときはささいなことにみえるかもしれないが，この世的な犯罪に対する自明な結果なのである。

タイロンは，その衰えた外観のため，62歳にはみえない透析中の元気のない虚弱な人である。彼は，脅迫という法律上の問題だけでなく，アルコールと物質乱用の経歴をもち，粗野で転落した人生を送っていた。彼はまともだった頃は，町の高級レストランで料理の下ごしらえをする料理人として，いくつかの仕事をしていた。彼は，3回の結婚と離婚の経験があり，その地区に5人の子どもが住んでいたが，彼を訪ねることはめったになかった。

老人ホームでは，タイロンは，医療センターで行われる週に3回の透析のために外出する以外，1日中部屋の中にいた。彼はベッドで眠っているか，ベッドの横の12インチの白黒テレビから流れてくる話を受け身で聞きながら日中だらだらと横になっていた。室外でのより面白く満足な活動をすることに関心があるかを尋ねられたとき，タイロンはそのような関心について否定し，看護師を直視した。「なあ」彼は乾いたきしむような声で言った。「そのときは，あんたも犯罪に関わるんだぜ」

### 子育ての失敗

「もし私がもっと良い親だったなら，子どもたちは私にこんなことをしていないでしょう」というのが，ECFへの入居者の共通の説明である。高齢者の中には，老いることの自然な結果として，健康や機能的な能力は最終的に衰えるけれども，そのとき，子どもたちをきちんと育てていたら，子どもたちは自分のサポートのための準備をするはずだと考える人もいる。高齢者が病気になり，独立した生活を安全にしかも十分に保証する，最も基本的な毎日の生活技能がもはやできなくなったときに，子どもの犠牲という期待（あるいは暗黙の希望）が活性化されるのだろう。高齢者は，このような期待をあからさまに否認するだろう。しかし，このような期待や要求が非現実的であっても，必要なケアのために子どもたちを手元に呼び寄せ，子どもたち自身の安楽や時間を犠牲にすることを，どういうわけか，ひそかに希望している。

高齢者は，自分たちが子どものために支払った犠牲に対して子どもたちが恩返しを始めようとしているのだという特権的な考えは，非現実的であると認識しているかもしれない。しかし，高齢者の中には，かつての自分達の親がそうだったように，なんとかして，子どもたちが"自己犠牲"の決断をするのではないかという希望に固執している人もいる。この期待や希望が確実な体験にならないとき，高齢者は適切な価値観をもった子どもを育てることができなかったと自分自身を非難することになる。自己非難（self-blame），二分された思考（dichotomous thinking），過度の一般化（overgeneralization）などを含む認知の誤りが，この帰着で活性化される。

## 負　　担

　コミュニティの中の住居も，管理された環境での生活も，高齢者はそのこと自身を家族や友人にとっての負担と考える。高齢者の中には，子どもたちにとって当然の休息を与えるものとして老人ホーム入居をとらえる人もいるかもしれない。子どもたちの生活に不合理な負担を与えているという彼らが抱く罪悪感は，あきらめを増大し，強化するかもしれない。「彼らは十分犠牲になった。これからは，子どもたちの生活を滞らせてはいけない。私の身に起こることが彼らの心配事になってはいけない」。このような思考と感情の分離は，より深い倦怠感や絶望を強化することになる。行動的には，高齢者は家族との愛着のある共同支援から ECF 居住者という匿名の役割へと変化するため，自己軽視や急速な身体的衰弱に移行することが考えられる。これらの高齢者にとって，犠牲は一般的な習慣であり，それが自分の肉親からであっても，しばしば支援（期待）を求めなければならないことに対する恥と関係している。罪悪感と恥は，ECF 環境の支援スタッフや介護者などの他者との接触からほとんど身を引くほど，一般化されているものである。それは，あたかも，居住者が，専門の介護者と彼らの子どもたちの間の役割の違いを認識せずに，「結局，彼らにも生活がある」と言っているかのようである。

## 放　棄

現実的にこの考えが間違いであることを示しても，ECF にいる高齢者の中には，入居が身体的・情緒的な放棄に起因すると考えている人もいるだろう。それとは対照的に，はっきりした根拠があるにもかかわらず，家族や友達がもっといろんなことをしてくれたらならば，地域に住み続けられたかもしれないと思う高齢者もいる。

　エセルは，ナーシングホームの一階個室に住む82歳の車椅子に拘束された女性であった。彼女は未亡人になって12年になる。エセルは，初期の痴呆による混乱や記憶喪失などいくつかの徴候を示していたが，時間，場所，人に対する見当識は保たれていた。さらに，彼女は骨粗鬆症とうっ血性心不全に罹患していた。
　毎日午後1時から2時の間に，エセルの息子で，忙しく立派なコンサルティングビジネスの役員であるロバートは，忠実に30分間母親を訪ね，彼女のそばにすわり，母親が快適で満足していることを確かめるために看護職員と会話した。それにもかかわらず，毎日の短い訪問の直後に，エセルは，息子の放棄に対して部屋で我慢できずに泣いたり，ときには情緒的苦痛から泣きじゃくることもあった。彼女は，ナーシングホームから出してくれるように息子に電話してほしいと看護職員に頼むのだった。彼女の社会的既往に，放棄された問題があったかどうかは不明であるが，エセルは明確に家族による放棄についての恐怖を伝えていた。その他の喪失が，故意の拒絶と誤解されることもある。たとえば，配偶者の死や転勤による成人した子どもの移動などが，放棄の考えを思い起こさせるかもしれない。

### 自律とコントロールの損失

　高齢者が，以前は比較的容易にできていた活動や機能を放棄しなければならなくなったとき，高齢者の中には，自らの独立性，自律性，自己決定，コ

ントロールをも放棄する傾向にある人がいる。これらの人々にとって，自分独りでものごとを行えなかったということを少しでも認めることは，他者に世話になり，惨めな依存状態に置かれ，脆弱な存在になることであることを意味している。独りで歩く能力のような身体的な機能の喪失や，"頂点（on top of）"にいる人が財産を守ろうと奮闘することなどにみられる精神的繊細さの喪失や，批判的思考力や意思決定力の喪失は，ある高齢者にとっては，実質的にもはや人生をコントロールしていないという信念を引き起こすかもしれない。この全か無かの思考は，その他の機能領域の自律性やコントロールに対する対策の自覚が保たれている間は，いくつかの機能喪失を認識し受容する余地を残さない。

　ヒルダは，いつ毎日の高血圧症，浮腫やうつ病のための薬物を服用するのかを忘れずにいることが困難になり始めた。看護師が彼女を訪ね，症状を改善するために週毎の錠剤入れを使用することを提案したとき，ヒルダは気落ちし，我慢できずに泣きだした。「私は，こんな簡単なことさえも自分でできないようになってしまったのね」と彼女はすすり泣いた。「私は，自分でやろうと思っているのに薬を飲むという単純なことさえコントロールできないし，何もできない。私はもう何もかもあきらめるわ！」

### 病気と死

　ある高齢者は，ECFに居住することは，非常に不幸なことであり，生活における上質なものは何もないというサインであると推察する。ある人々は，多くのナーシングホームやECFのケアの質が，公的に広告されたものよりも不足していることを指摘するかもしれないが，24時間の看護や医療的配慮のあるこれらの施設で，社会的で構造化したレジャー活動への参加の機会が増加したり，準備された食事などに，非常に感謝しているという事実を証明する居住者も多い。

　地域に居住する高齢者でさえ，病気を一方通行のものであるように解釈し

ている。慢性病に関連した機能低下は，病気や死に関する中核信念を引き起こすだろう。こうした機能不全の信念は，人を活動に動機づけるのではなく，むしろ，意気消沈させたり，病気と格闘する動機づけを減少させる。高齢者は，病気の役割を取り入れた，人生の質を高める役目をする高齢者センターに出席したり，毎週の礼拝に行ったり，病院でボランティアをするなどの活動も軽視する。医師との約束や薬物の管理などのような病気に関係した活動だけでなく，活動の領域が徐々に狭くなっていく。家族や友人は，趣味や関心や活動を排除した，もっぱら病気に関連した話題を中心に会話が展開していることに気づくだろう。病気の意味は，人生早期に発達した病気や健康に関する中核信念まで辿ることができる。悲観主義の否定的なフィルタを通した解釈では，病気は憂うつや悪い運命の前兆であるという問題になる。そのような，病気を自己の不利益（self-handicapping）と捉える思考のルールは，「健康である限り，なんでもできる」ということである。この信念の結論は「病気である（医療を必要としている）限り，私は幸福になりえない」ということである。

　ある高齢者にとっては，ECF に居住することは，自分の人生の終焉（後ではなく，今すぐ）の最終章であると捉えている。これらの人々にとっては，彼らの最悪の悪夢が現実のものになったのである。社会に適応する活動やリクリエーションや教育的活動に従事する活動を行うことは，無意味なくだらないことと解釈するので，無視するのである。彼らは，そのような活動に従事することは，タイタニックが沈んだとき陽気にダンスをしていたり，「大事をよそに安逸にふける」ことと同じくらいばかげたことだと信じている。治療に参加する動機づけの欠如は，しばしば身体的，精神的健康の減退を招き，それにより，最悪の悪夢の予言が逆説的に自己達成されるのである。

### 治療論争

　日々の看護実践での CBT 介入は，高齢者に対する他の介入より多くのメ

リットがある。

　多くの場で，看護師は公式・非公式な相互作用において，治療チームの中で重要な部分を担っており，したがって，彼らは本章の残りではナースセラピスト（Nurse Therapist: NT）と呼ばれる。CBT の教訓的なアプローチは，従来の精神力学的療法に対して偏見を抱く高齢患者にうけいれられるだろう（Casey & Grant, 1993, p. 300）。さらに，過度の依存性や退行の可能性は，協働的な関係性をもつことによって最小になる（Leszcz, 1997）。CBT は，セッションの限界を超えて治療を継続するために必要とされるスキルも患者に提供する。

　CBT 介入は，個人でもグループ設定であっても NT によって実施される。研究により，グループと個人の精神療法の効果が等しいことが示されている（Koderら, 1996）。グループで行うCBTは，うつ病の高齢者にとっては，費用効果や社会的孤立の減少や社会的支援の増加などの付加的な利点がある（Coon, Rider, Gallagher-Thompson, 1999）。高齢者は喪失と孤独の問題をもった存在であり，また自殺は密接に社会性の崩壊と結びついているため，グループ形式は個人精神療法より有効だと思われる。Richman (1999) は，「自殺率と社会的な結合とは反比例の関係にある」と表明した（p. 650）。それゆえ，グループ CBT によってもたらされる，社会的支援の改善による付加的利益は，高齢者の死を減少させる重要な役割を果たすだろう。

　高齢者集団に働きかけることは，治療のために従来のオフィスを越えて行動することを NT に要求する（Coonら, 1999）。NT は，貸切の家族面会室や図書館のような指定された治療室や閉鎖された領域やプライベートな居室で，公式の個人およびグループセッションをもつ。対処技法の議論や適用のための機会として，非公式の会合や介入も同じ場所で生じることもあるだろう。コミュニティで働く看護師は，家庭訪問や施設訪問の際にこれらの技法を用いることができる。

　高齢者の急性，慢性の医学的疾病の有病率が高いため，NT が患者のプライマリーケアの提供者と同盟を結んで働くことは重要である（Coonら, 1999）。

NTは主に処方する医師と連携して,向精神薬の薬物治療をモニターし,評価しなければならない（Coonら, 1999）。メンタルヘルスケアに関連した歴史的な偏見があるため，CBTモデルのもう1つの修正は，治療のために患者に費やす時間を増加させることである(Gallagher-Thompson, & Thompson, 1992)。精神病とその治療に関する信念や神話についてのオープンな議論が推奨されている（Thompson, 1996）。患者は自ら「私は年をとりすぎているので，変わることができない」，「うつ病は老化の当然の部分である」というような信念をもっているかもしれない。そのため，NTは，治療におけるより積極的な役割が予想され，その信念に挑む必要がある（Koderら, 1996）。NTは専門用語を避けるべきである。専門用語を素人がより受け入れやすい言葉に再構成することは重要である（Kaas & Lewis, 1999）。Thompson(1996)は，私たち自身やあまり専門用語を使わない人々に対して，認知の歪曲を"卑劣な策略（dirty tricks）"と翻訳することが有効であると考えている(p.35)。

　すべての患者に測定可能で現実的な，期日限定の治療目標を設定することは特に重要である。なぜなら，多くの高齢者は，精神療法のプロセスに精通していないので，包括的な目標設定が生じることが避けられないからである（Coonら，1999）。患者がある程度判断できたり，達成して報酬が得られるために，「良い気分」を操作可能なものにすることが同様に重要である。たとえば，ある患者は，「気分が良いこと」は「よく眠れること」だと報告するかもしれない。NTは，「患者が毎晩6時間の中断されない睡眠を達成できる」ような，睡眠に関連した具体的で現実的で測定可能な目標を開発できるように，患者に働きかける。結果を測定可能にすることは，医療者がそうするのと同様の方法で，患者が成功を認識することを可能にする。治療における成功は，通常さらなる変化への動機づけを増大させる。高齢者へ働きかける場合，治療の枠組みは修正されるべきである。一般に，個人のセッションは持続期間を短くして，より頻回に行われるべきである。CaseyとGrant（1993）は，週に1回以上のセッションを勧めている。老化による一般的な認知的変化のため，情報伝達の速度は一般に遅くなり，セッションからセッションまでに

情報の繰り返しが生じるはずである(Koderら, 1996)。うつ病の高齢者の治療では，16〜20回のセッションが最適の期間であると推定されている(Coon ら, 1999)。

　退行と依存を防止する協働的なアプローチを促進するために，NT は，可能ならば，高齢者に治療セッションや重要な学習ポイントの記録をとるように促す。協働作業の促進に加えて，この形式の記録は，情報の記憶を最大限にする(Thompson, 1996)。うつ病の高齢者に働きかける場合，特定の認知技法の修正をする必要がある。5 コラム形式の毎日の思考記録(Daily Thought Record: DTR) は，ほとんどの高齢患者は混乱するだろう。研究者の中には，最初に患者が熟達を実証するまでは，3 コラム(出来事，考え，感情)以下で，DTR を簡略化することを提案しているものもいる(Coonら, l999; Thompson, & Gallagher-Thompson, 1997)。最初に，NT は，彼らが概念を理解するまで，患者用の例としてシナリオを作成する必要があるだろう。重篤なうつ病や認知障害の患者には，簡略化されたモニタリング・ツールである，毎日の気分記録様式(Daily Mood Monitoring Form: DMMF)が使用される (Thompson, 1996)。DMMF は，気分のための非言語的な数量的リッカートスケール（訳注：質問項目について段階をつけて選択させるもの）を含んでおり，患者は，特別な気分が生じた理由について考えることも促される。

　うつ病高齢者に働きかける場合，さらに特定の行動の修正技法を使用する必要がある。高齢者の楽しい出来事尺度( Older Person's Pleasant Event Scale: OPPES) は，高齢者がしばしば楽しいと評価している 66 の活動を含んでいる （Coonら, 1999)。この尺度は，活動における楽しみと忍耐の違いを区別することを考慮に入れている。治療の一部分はこの尺度を完成するために用いられる。ホームワークには通常，項目の 1 つ以上を日課に組込むことが含まれる。毎日の気分記録様式 (DMMF) は，患者の楽しい出来事と肯定的感情の関係をみるために，同時に完成させる。Thompson と Gallagher-Thompson (1997) は，患者の感情を視覚的なグラフに作成することで，その関係をより明確にすることを勧めている。一般的に社会的孤立，退行，依存

があるような人々には，活動計画や段階的作業課題が特に有効である（Casey & Grant, 1993）。社会技能訓練（social skills training: SST），ペンフレンド，グループ形式は，孤立感を減少させる働きもする（Casey & Grant, 1993）。

　高齢患者に働きかける場合，終結プロセスを調整するべきである。Thompson（1996）は，各患者に対する，特別仕様のCBT介入を含む，再発のための"サバイバルガイド"を作成することを推奨している。その中には，患者や家族，または介護者が抑うつ的な再発の初期徴候を明らかにできるように，再発の特有の症状が図解されており，それぞれの危険な徴候の出現が概観でき，特定の介入が可能となる。高齢者のうつ病は，より慢性化や再発する傾向があるため，維持管理が推奨されている（Leszcz, 1997）。Coonら（1999）は3，6および12カ月でのブースター・セッション（効果促進のためのセッション）を提案している。

## うつ病高齢者のためのCBTグループモデルの提案

　次に続くのは，介護施設（assisted living facility: ALF）に住むうつ病の高齢者に対するCBTグループのために提案された形式である。ALFは，独立した地域居住者からナーシングホーム居住者までの，過渡期を橋渡しする中間的な生活の準備をするところである。ALFの高齢者は，身体的または感覚系の障害があることがほとんどで，日常生活動作（たとえば，料理，金銭管理，移動）に対するある程度の援助を必要としている。高齢者が抑うつになると，グループは，構造化されたCBTワークブックに基づいた方式に従う（Zahn & Davis, 2001）。このワークブックには，大きく印刷され，簡略化された内容，学習ポイントの要約，技術習得活動の反復などを含む修正版が使用される。この提案されたグループの肯定的な結果としては，抑うつ症状や罹患率や死亡率の減少，社会化の増進，そして家族関係の改善などが可能性として考えられる。

　ALFで暮らしているうつ病の高齢者のためのCBTグループは，その施設

の中で行われるべきである。最初に1時間のセッションを週2回で8週間，次は週1回で4週間の合計20セッションが計画される。高齢者のうつ病の慢性化や再発率が高いため，そのグループは3，6および9カ月のブースターセッションを伴う。グループは閉じられた方式なので，患者の募集や選択は，セッション開始の2～4週間前に行う。強力な仕事の同盟者であるALF居住サービス管理者は，患者を募集するために重要な役割を果たす（Kaas & Lewis, 1999）。グループ参加が見込まれる患者は個々にインタビューを受ける。選択基準は（1）60歳以上，（2）昨年の身体検査証明書，（3）プライマリーケア提供者（primary care provider：PCP）からの患者がグループへ参加することに関する情報開示への同意，（4）ベックうつ病尺度（Beck Depression Inventory）得点が16以上，（5）ハミルトン抑うつ尺度（Hamilton Rating Scale for Depression：Ham-D）得点が14以上，（6）ミニメンタルステータス検査（Mini-Mental Status Exam：MMSE）得点が23以上，（7）医学的，精神的禁忌がない，（8）重大な物質依存を示す証拠がない，（9）切迫した自殺の危険を示す証拠がない，である。この段階で，治療の登録や事前の評定尺度得点の通知がPCPに送られる。

　プログラムを始める前に，NTは，プログラムをモデルに適応させるために，ALFスタッフに対してCBTの概観を説明する4時間のセッションを実施する。スタッフと家族がCBTのモデルや目標に精通していれば，NTの影響を十分に拡大できる（Thompson, & Gallagher-Thompson, 1997）。家族のための個別のセッションが，治療コース（下記に示した）の定期的な間隔で実施される。

　グループは，ALFにある大きなテーブル，黒板やその他の視覚教材がある会議室のような個室に場所をとる。部屋は車椅子での入場が可能でなければならない。グループは注意力とエネルギーレベルを最大限にするために午前中半ばに開催されるべきである。それぞれの患者は，ワークブックのコピーと記録のためのフォルダを与えられる。

　グループの最初のセッションは，一般に精神療法の概念のために，患者を

社会化することに費やされる。そして，ワークブック中の1章 You Feel As Old As You Think（自分が思う分だけ年齢を感じる）を読んで議論することにより，CBT の基本概念を紹介される。ホームワークは"肯定的な実行"と読み替えられ，最初のセッションに続いて，患者は，悲しみや"ブルーな"気持ちに関連した，年齢についての否定的な考えを少なくとも一例明確化し，記録することを求められる。セッション2と3では，"憂うつな気持ちについての学習"や"あなたの感情の測定"では，抑うつに関する心理教育に当てる。抑うつの徴候や症状の概要および DMMF が提示される。もし質問がグループ全体に興味がないものであったならば，医学関連の質問についても簡単に応答する。服薬指導に特化したもう1つのグループは，患者自身のPCPからの照会とともに，いつも有益なものとなっている。ホームワークには，うつ病についてのパンフレットを用いて，1人で，あるいは家族，友人，スタッフと検討することが含まれる。同じ週に，家族は，グループ内容を反映する3つの心理教育のセッションの1回目に招待される。

　セッション4～7は患者のCBTモデルの基本概念についての知識を拡大するために用いる。素人にとっては，行動療法の技法は，その概念を理解するのが容易で，一般的に急速な改善を遂げるため，治療の初期に強調される。初期の成功は，治療の継続への動機づけを刺激する傾向がある。この時期のセッションでは，活動計画，障害に対する期待や対処，進歩の軌跡，ベックの統制と楽しみの評定尺度を修正した楽しみ評定尺度，ライフイベント楽しみ指標（Life Events Enjoyment Index: LEEI）などの基本的な行動技法を紹介する。各章において，その内容は，社会的相互関係を最大限にするために，各グループやグループ外で行われる二者間の会話で議論される1つか2つの重要なポイントを学習することに集中する。各セッション後に出されるホームワークでは，次のセッションまでに毎日の活動計画と楽しみの評定を完成させることを患者に求める。

　患者の活動計画および楽しみ評定の調査（気分活動との関連を明確にした）後，患者はセッション7で，高齢者の楽しい出来事尺度（OPPES）を完

成させる。毎日，それらのスケジュールの中に，1つの楽しいイベントを組み入れる一方，セッション4と8の間に出されるホームワークでは，DMMFを維持することを求められる。この段階で，患者の家族は2回目の心理指導セッションに招待されるだろう。

セッション9と10は患者の基本的なCBT技法の知識を拡大するために用いられる。選択されたセッション内およびホームワーク活動は，患者の思考，感情，行動を識別することを支援するための練習が含まれている。混乱した仲間と話したり励ましあったりして作成した"親友"あるいは中立的観察者の図を使用したDTRの修正された2コラムのフォーマットは，セッション11と12に導入される。ホームワークでは，患者に毎日少なくとも1つのBest Friend Technique form（親友技法方式）やNeutral Observer Technique form（中立的観察者技法方式）を完成させることを求める。セッション13～19では，患者は，証拠（evidence），実験（experimentation），利点と不利な点（advantages-disadvantages），代用信念（belief substitution），逆説的な意図（paradoxical intention）の検討を含む非合理的思考について議論したり，挑戦するために様々なCBT技法を学習する。患者は，ホームワークによって，毎日の環境の中で選択された戦略を実践することができる。この段階で，家族は3回目の心理教育の最終セッションに招待される。

セッション17～20は，基本的に毎週，週に2回以上もたれる。最終的な課題が紹介され議論される。患者は再発予防に関する教育を受け，うつ病に関連した気分を引き起こす休日や記念日に対処するための計画だけでなく，再発予防計画を完了させる。最終セッションまでに，BDIおよびHam-D評定尺度が実施される。治療後の得点プロフィールおよび経過の要約はPCPに送られる。最後のセッション中に，患者は，3，6，9カ月後に予定される3回のブースター・セッションの日時を示される。患者は，各ブースター・セッションの前に，老人ホームやALFのソーシャル・ワーカーによって郵送される郵便はがきに自分の住所を書く。ブースター・セッションは2時間の長さで，一般的な回復やCBTの概観についての知識が提供される。BDIとHam-

D もこの時点で実施される。

　ケア提供者と家族は，NT の及ぶ範囲を拡大することができる。重要他者が意図しないうつ病的な行動を強化しているときに，"運命共同体（on board）"的なサポートシステムをもっていることは，少なくとも，治療の中断を防ぐことができる。理想的には，家族は CBT 介入の極めて重要な中枢になり得る。このような理由から，家族教育セッションは，その様式について重要他者を教育するために，患者のグループセラピーと同時にもたれる。

### 事例の概要

　マーガレットは 67 歳の元秘書であり，苦難の結婚生活の末，30 代の初めに，離婚していた。彼女は再婚しなかった。彼女には 2 人の子どもがおり，離婚後子どもを育てるために，かなり家事や仕事をこなした。今子どもたちは近隣の町に住んでおり，近くに住んでいる近親者はいない。彼女は近隣に住む昔からの少数の友達がいるが，必要なときに頼ることができる人は誰もいない。彼女は，自分は完全にこの世界で孤独であると信じている。約 4 か月前に，マーガレットは，左側に部分的な麻痺が残る軽い発作をおこした。ALF に居住しながら，彼女は，看護リハビリセンターに短期滞在し，回復しつつあった。彼女は，左手の使用に制限があり，また，左の脚が弱いため杖であちこち歩き回っていた。彼女は，更衣や入浴のような毎日の日常生活動作に相当な困難があった。マーガレットは自分が向かうところはどこでも，自分の障害のために失敗すると感じているようにみえた。記憶障害を含む発作により軽い認知の欠損が残っていた。彼女の思考は全体的に固かった。握力や 1 人で歩く能力の強化を目指した理学療法の訓練は，不十分な経過であり，マーガレットはますます腹を立て，欲求不満に陥った。そして，彼女は，自分の体に裏切られたと感じて，最終的に，この悲劇に対して何もできないのは，自分の人生は何も無かったことと同じだという結論に達した。彼女は積極的に自殺はしなかったが，消極的な死の願望を持ち続けていた。「私は手と足をこれ以上使うことができない。

これでは死んでいるのと同じだ」。マーガレットの否定的で歪曲された考えは次のように聞こえた：

「私ができることは何もない」
「私はもう絶対幸福にはなれない」
「私は，今，全く他の人々に頼っている」
「誰も私を心配しない」

　CBTの訓練を受けたNTの率いる構造化された小グループで，マーガレットは，うつの症状を評価することを最初に教えられた。彼女は，彼女の知覚や評価（「私は全くだめだ」），と彼女の気分（不快）および彼女の行動（不活発）の関係を学習することにより，CBTの基本を教えられた。グループ訓練では，彼女と仲間は，旅行雑誌の様々な景色の写真を観た後に生じる自発的な考えや関連する感情，同じ写真（出来事）が異なる考え（肯定的，中立的，あるいは否定的）や感情（幸福，中立，悲しい）を喚起することに気づく練習をした。たとえば，海岸と坂道の写真を観たとき，1人の仲間は優しい記憶や幸福な感情と関連づけたが，マーガレットは，彼女の自動思考（「私は二度と道を歩くことやジャージー海岸を楽しむことができないだろう」）に関連した悲しみと喪失の感情を打ち明けた。さらに，彼女は数人の仲間との小集団訓練に参加し，同じ状況が，人によって様々な程度に楽観的あるいは悲観的にみえるという，いままで自分が経験してこなかった状況や気づきについて書かれた彼女のワークブックの様々なシナリオを読んだり議論したりした。NT主導のグループ討議で，マーガレットは，まだ現実の違いをどのように受け入れたらよいかという理解はしていないが，現在の健康状態が彼女の感情に影響を及ぼしていることを理解し始めた。続くグループ・セッションで，マーガレットは「障害された」という言葉の意味を定義するように促され，彼女の定義は，黒か白かの断定的歪曲（categorical distortion）を含んでいることをグループメンバーに

指摘された。彼女は，楽しい"憂うつ退治（blues busting）"活動に参加して達成された小さな成功を集めて記録できるよう，仲間とともに，彼女の「完全に障害された（totally disabled）」という言葉の根拠について検討し始めた。さらに，彼女は3つのレベルの達成を記録するようにデザインされた，「私は何ができるか」という3コラムの形式を用いて，障害がなかったときの実践の証拠を集めるよう促された。(1) 私が今までどおりできること，(2) 少々困難は伴うが，今までどおりできること，(3) 私がもはや行うことができないこと。その後，マーガレットは，ライフイベント楽しみ指標（LEEI）を使用して，自己評価と予測に挑戦し始めることを教えられた。最初に，彼女は，ゆっくり庭を歩くために看護スタッフの助けを借りて，個人的な楽しみをもたらす可能性がある活動を計画した。その後，彼女は，0（無）から100（最大）まで，その活動からどれだけの楽しみを引き出せるかの予測を評価した。その後，彼女はこの活動に取り組み，楽しみの事後評価を行った。看護スタッフからの繰り返される試みや励ましを通して，マーガレットは，自分の事前評価が否定的で偏見的でしばしば全く悪いものであることを理解し始めた。彼女は，判断を一時中止することで，楽しくないだろうと確信していたために以前は回避していた活動を試みることに，非常に動機づけられた。

最後に，マーガレットは，自分自身，自分の能力，自分の環境に対する見解が，知覚と不快な気分の状態との関連性を否定的に偏らせる結果になっている，という事実をぼかす，"曖昧な（Fuzzy）"考え（認知の歪み）を明確化する方法を学んだ。ワークブック中の構造化した事例の練習を通じて，マーガレットは，彼女の人生観をぼかし，回復の進展を妨害していた"精神的なトリック（mental tricks）"を捉える技術を向上させ始めた。翌週，マーガレットは，感情の改善を目指した様々な対処技能や介護施設の毎日の活動に従事することへの熱意について学習し練習した。彼女は，簡略化された2コラムの思考記録（親友技法）を用いて，彼女の，否定的で"曖昧な"考え

を書きとめたり，彼女の健全な推論に基づいた同情的な提案を用いて，彼女の残存機能の欠損に関して落胆を感じた親友を激励するというロールプレイングを練習した。さらに彼女は，中立の観察者のイメージを用いて，彼女の考えをより客観的に立証するためにロールプレイングと同様の方法を用いた。

　看護スタッフは，さらに学習を強化するための支援策（prop）を用いて，マーガレットを CBT に関連する多くの活動に従事させることができた。そのうちの 1 つの支援策は「展望の箱（Perspective Box）」と呼ばれている（Zahn & Davis, 2001）。その技法は以下のように説明される。「ペンシルバニア中部の穀物畑では，毎年，ある農夫が，大きな迷路を作るためにトラクターを使っています。人々は，ねじれ曲がった迷路を通るため，かなり遠方からやってきます。ある場所で，人々は，迷路の状況が良くみえ，迷路を通り抜けることができるように，農場を見渡す梯子に登ることができます。ときに，私たちの思考はその迷路に似ています。私たちは，あたかも出口がないかのようにみえる，否定的または不正確な思考で身動きできない状況になることがあります。今までこのような問題をもったことがありますか？　どのようにそれを解決しましたか？　違った角度からそれをみれるようになるまで，心の中でその問題をひっくり返しましたか？　あなたが特定の問題に夢中になったと感じるとき，異なる角度や観点から問題をみることは，多くの場合非常に有効かもしれません。これが，私たちが，新しい光で問題を照らし出すのを支援するために，展望の箱を使用する理由です」。

　展望の箱は，5 つの面は明るい黄色の色画用紙で，6 番目の面は暗い色画用紙で飾られた厚紙の箱である（図 13.1 を参照）。マーガレットの否定的思考「私はこれ以上何もできない」が接着性の紙に書かれ，箱の暗い面に付けられた。箱はグループの中で回され，様々な患者が，肯定的で正確で勇気づける考えを自発的に出した。これらの考えは，接着性の紙に書かれるとともに，箱の明るい黄色サイドに貼付された。箱が最後にマーガレットに帰ってきたとき，彼女は箱のすべての側面を調べ，肯定的なメッセージを声に出して読むように指示された。彼女にとって明らかに真実で，かつ信用できると思

私の否定的考えは次のとおりである：私はこれ以上なにもすることができない
暗くなった下記のスペースに，できる限り多くの選択肢と状況に関する肯定的な思考様式を埋めてください。

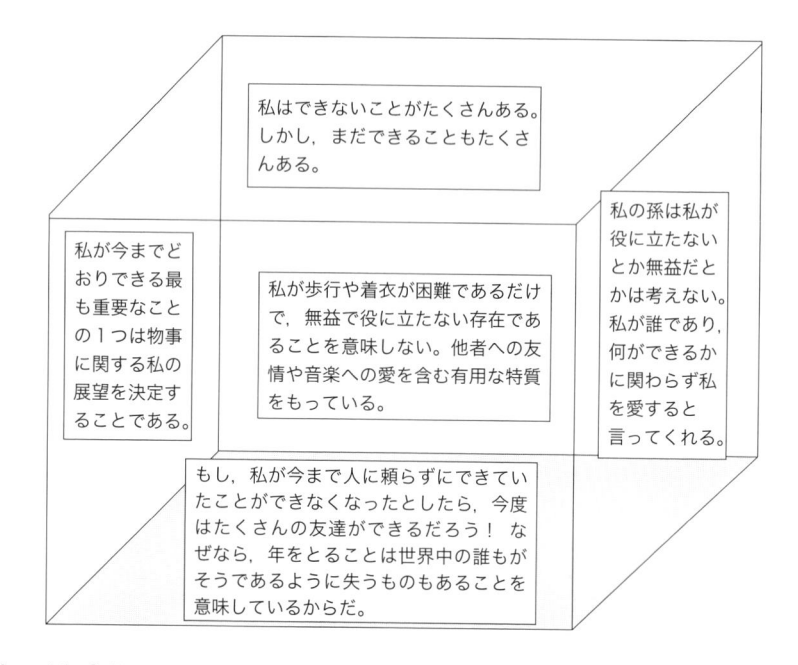

```
私はできないことがたくさんある。
しかし，まだできることもたくさんある。

私が今までどおりできる最も重要なことの１つは物事に関する私の展望を決定することである。

私が歩行や着衣が困難であるだけで，無益で役に立たない存在であることを意味しない。他者への友情や音楽への愛を含む有用な特質をもっている。

私の孫は私が役に立たないとか無益だとかは考えない。私が誰であり，何ができるかに関わらず私を愛すると言ってくれる。

もし，私が今まで人に頼らずにできていたことができなくなったとしたら，今度はたくさんの友達ができるだろう！　なぜなら，年をとることは世界中の誰もがそうであるように失うものもあることを意味しているからだ。
```

Copyright © 1999　by Bruce S. Zahn Ed.D.

図 13.1　展望の箱

われる考えをみつけたとき，彼女は，否定的な紙だけでなく肯定的な紙も引きはがして，それらをくっつけた。彼女は，今，自分の状況についての新しい展望を得，対処できるカードをもったのである。

　続くセッションでは，マーガレットは，自分の新しい機能レベルを調節できるように，様々な認知行動の技法を用いることに，より熟練し始めた。彼女は，あちこち歩き回る必要なく楽しめる可能性を備えた新しい活動（トラ

ンプのような）を学習しようと決意するようになった。また，障害者としての自己に対する定義を再評価し始めた。彼女は毎日挑戦と自己発見への努力をしながら，今，自分自身の状態を，達成感で微笑むという用語である"再復帰（re-abled）"と表現した。

## 将来的方向性

　ベビーブーム世代が成熟するに従い，多くの高齢者は，地域での支援活動だけでなく，ナーシングホームや介護施設のような様々に整備された居住生活の消費者となるだろう。

　このような居住施設の整備は，訓練された看護師に対する取り組みを拡大している。NTは，高齢患者のうつ的な思考，感情，行動を，より適応性があり，生産的な相互作用に変化できる支援をするための，個別で価値ある介入を，より効果的に行うことができる最前線にいることに気づくであろう。本章で議論されたモデルのようなCBTプログラムは，高齢患者や家族のための重要な治療戦略に対する大きな保証となる。これらの介入の訓練を受けた看護師は，長期介護施設におけるCBTの治療モデルのリーダーになるだろう。高齢者の仕事に従事する看護師によるケアを必要としている配偶者や介護人を含むもう1つの消費者となる集団がいる。多くの高齢者は，自らが医学的問題や社会的な困難を共に負担している配偶者によって家庭でケアを受けている。高齢者を介護しているこの集団は，ほとんど沈黙を保っているが，この人々は訪問看護や家庭医療プログラムを通して，家庭で最初の接触を行う看護師の世話を受けるに相応しい人たちである。

　この議論の多くは，うつ病高齢者の治療における看護師の役割に注目しているが，この集団へのCBTには，その他多くの実行可能な応用がある。こうした取り組みには，いくつか挙げると，医学や精神薬理学の養生法へのコンプライアンスの支援，医学的疾患や慢性病への対処法，身体的制限があっても訓練を行う態度の学習，食事制限への対処法，および悲嘆と喪失に対処す

ることなどが含まれる。高齢者に対する健康の調整のための取り組みにおいて，看護師は，治療提供者である主治医や家族の間の協働的なコミュニケーションに橋を架け，NTの役割を通して心理治療的なサービスを提供し，問題の早期発見や明確化に重大な役割を果たすことができる。高齢者に働きかけるNTの役割をより広範囲に概観すると，「年をとりすぎている」，「限界がありすぎる」と以前から考えられていた集団に対する効果的な介入のための機会は，この集団に有意義な変化を起こし，その成果を高めることに伴って，拡大していくだろう。

〈参考文献〉

Casey, D. A., & Grant, R. W. (1993). Cognitive therapy with depressed elderly inpatients. In J. H. Wright, M. E. Thase, A. T. Beck, & J. W. Ludgate, (Eds.), *Cognitive therapy with inpatients* (pp. 295-314). New York: Guilford Press.

Coon, D. W., Rider, K., Gallagher-Thompson, D, & Thompson, L. W. (1999). Cognitive-behavioral therapy for the treatment of late-life distress. In M. Duffy (Ed.), *Handbook of counseling and psychotherapy with older adults* (pp. 487-510). New York: Wiley.

Gallagher-Thompson, D., & Thompson, L. W. (1992). The older adult. In A. Freeman & F. M. Dattilio (Eds.), *Comprehensive casebook of cognitive therapy* (pp. 193-200). New York: Plenum Press.

Kaas, M. J., & Lewis, M. L. (1999). Cognitive behavioral group therapy for residents in assisted-living facilities. *Journal of Psychosocial Nursing*, 37(10), 9-15.

Koder, D., Brodaty, H., & Anstey, K. (1996). Cognitive therapy for depression in the elderly. *International Journal of Geriatric Psychiatry*, 11, 97-107.

Leszcz, M. (1997). Integrated group psychotherapy for the treatment of depression in the elderly. *Group*, 21, 89-113.

Levendusky, P. G., & Hufford, M. R. (1997). The application of cognitive-behavior therapy to the treatment of depression and related disorders in the elderly. *Journal of Geriatric Psychiatry*, 30, 227-238.

Richman, J. (1999). Psychotherapy with the suicidal elderly. In M. Duffy, (Ed.), *Handbook of counseling and psychotherapy with older adults* (pp. 650-661). New York: Wiley.

Thompson, L. W. (1996). Cognitive-behavioral therapy and treatment for late-life depression. *Journal of Clinical Psychiatry*, 57(Suppl. 5), 29-37.

Thompson, L. W., Coon, D. W., Gallagher-Thompson, D., Sommer, B. R., & Koin, D. (2001). Comparison of desipramine and cognitive or behavioral therapy in the treatment of elderly outpatients with mild-to-moderate depression. *American Journal of Geriatric Psychiatry, 9*, 225–240.

Thompson, L. W., & Gallagher-Thompson, D. (1997). Psychotherapeutic interventions with older adults in outpatient and extended care settings. In R. L. Rubinstein, & M. P. Lawton (Eds.), *Depression in long term and residential care: Advances in research and treatment* (pp. 169–184). New York: Springer Publishing Co.

Walker, D. A., & Clarke, M. (2001). Cognitive behavioral psychotherapy: A comparison between younger and older adults in two inner city mental health teams. *Aging and Mental Health, 5*, 197–199.

Zahn, B. S. & Davis, B. (2001). *When the golden years turn blue.* Unpublished manuscript.

## 第14章

# カップルのためのCBT

Sharon Morgillo Freeman, Arthur Freeman, and Alexander Duncan

「楽しい結婚の日々をありがとう。私たちがお互いに本当に話し合う日々，親密な関わりと協力そして情熱でお互いを深く理解する時間。そして，私たちが人間であることに気づく波乱，どんなことがあっても，一緒にいまだにカップルとして成長していることに感謝します。これらのものすべては，私たちがまだとても愛し合っていることを気づかせてくれます」
── Sharon Morgillo Freeman から Arthur Freeman へ 2002年11月29日

長く愛しあう関係をもつための秘訣は実際にはない。どのような関係性であれ，育み，忍耐，信頼，会話，行動，接触，保持，寛容さ，献身を必要とする。もしなにか秘訣があるとすれば，それ自体がより健康的な成長と密着した要素を破壊させる毒となるだろう。本章は，困難や失敗や致命的な不幸を抱えている関係性に焦点を当てる。カップルは，一般に困難な初期段階にセラピーを求めず，「私たちは素晴らしい関係をもっているけれども，コミュニケーションの問題をいくつか経験し始めています」と言う。カップルは，関係が危険に晒されたり，重大な崩壊の脅威がある場合にだけ，外部の支援を求める傾向がある。

カップルは，関係性の難しい局面の最後の最後にセラピーを求めるかもしれない。時々，弁護士や裁判所からの指示で照会されてやって来る。これらのケースでは，セラピーは「最後の頼みの綱の法廷」となる。しばしば，カップルは，感情を傷つけることを言ったり，不利になるようなことをしている

ことでセラピーにやってくる。もし彼らが，まだ両者の空間に火をつけていない場合，セラピーによって彼らはそれに燃料を注ぎ，薪を集めて，ヒューズに点火するだろう。問題の重大さは，適度なこと（共同の損失や失望への対処）から厳しいこと（仕事に関する論争，家族を始めることや新しい都市への移動），あるいは破滅的なことや悲劇的なこと（婚外交渉・浮気，暴力）まで及び，カップルの論争をもたらしている。多くのカップルは，暴力以外に，関係の中で訪れる様々なトラウマ的な出来事や，婚外交渉の浮気や情事により別れたり離婚することが多い（Spring & Spring, 1997; Subotnik & Harris, 1999; Whisman, Dixon & Johnson, 1997）。多くの場合，このような情事は，概して，人格障害，薬物乱用，他者との親密性の発達が不十分で関係性が脆弱になるといった困惑させる結果をもたらす，もう1つの問題の症状であることが多い（Spring & Spring, 1997; Subotnik & Harris, 1999）。人間関係の危機のときカップルが経験することは，それまでの対人間葛藤の全体像（完全な事態）が投影されている。パートナーの一方あるいは両方が，抑うつ，不安，恐怖症を経験したり物質乱用になるかもしれない（Glass, 2000, 2002, 2003）。

　苦悩するカップルは，葛藤するカップルと著しく異なる。苦悩するカップルは，攻撃性を隠したまま治療にやってくる。彼らは，「私たちは問題を抱えています。私たちは愛し合い，お互いに心配をしています。そして，困難を克服するために助けてほしいと思っています」と不満や思いをもって現れる。葛藤するカップルは，攻撃の真っ最中にパートナーとともにセラピーにやってくる。思いや不満は恐ろしく正確に照準が当たっている。「彼が眠っているあいだに，私は彼の心臓を引き裂きたい！　セラピーで私の思いを変えることができると思いますか？」

　セラピーを求める4つの共通の理由がある。それは状況の問題，行動の問題，認知の問題および感情の問題である。たとえセラピーがどこで始まろうとも，セラピストは，これらの領域について各々を検討し，次に，治療計画にこれらの構成要素を統合しなければならない。使用される特定の介入は，カップル（または存在する問題）によって，その時間や努力や，これらの要

素の焦点は異なるだろう。たとえば，あるカップルにとっては，介入点は状況で，その後の焦点は行動，認知，感情となるかもしれない。別のカップルにとっては，状況，感情，行動そして認知といった順序になるかもしれない。ほとんどのカップルにとって，状況の要素は，一般にセラピーへの介入点として役立つものである。

　照会の焦点にかかわらず，カップルは，セラピーという状況の中で取り組むときには，最も挑戦的な集団といえるだろう。ペアのそれぞれのメンバーは，心理学的障害や危機的状況の通常の範囲の治療のために，従順に従っているだけかもしれない。しかし，個人的なストレスや怒りや不安への独特の反応を結合させるセラピーの時間のなかで，その結果は困難と抵抗の相乗効果をもたらす。この相乗効果は，幼児期に始まり，青年期を通じて育まれ発達した全ての構成要素を含んでおり，他者との関係や社会的環境において試され，この関係の中で確認される。そして最後に，APRNのオフィスに，苦悩あるいは葛藤の形でやってくるのである。

## 取り組み，問題および可能性

　苦悩または葛藤を経験している人々は，自己とプライドの感覚を守ることを意図した生活を通して，防衛を学んでいる。怒りの状態で，セラピーを求めるカップルは，民事の争いから迅速に開戦に移行するかもしれない。表出される訴えは，「私たちはいつも戦っている」あるいは，「私たちは最も小さな意見の相違でも，全く解決することができない」というように，一般的で直接的かもしれない。一方，不満は，「関係は終わっている」あるいは「物事は，実際に私たちにとって悪くなっている」というように一般的で曖昧であるかもしれない。まれに，カップルが，直接的で具体的な不満をもってくることがある。たとえば，重大な物質乱用，法的な危機，不信，破滅的な喪失やトラウマ，財政危機などである。またはカップルの一方か相互の関係性における親密性の発達の能力欠如などもある。最後の関係性における親密性の

発達の能力欠如という問題は，仕事や学問的な状況では，発達したコミュニケーションスキルをもっているかもしれないが，個人的な1対1の関係の領域では，彼らは自分自身を防衛し，自らの考えや言葉を抑制する。そして他者に対する不信は維持され，親密な関係性を形成し，維持し，発展させることの重大な困難性を創出してしまう。

## 契約の原則：セラピーで守るべき・べからず集

　APRN は，互いにまたはセラピストとともに，カップルのコミュニケーション・スタイルを評価することから始める。これは，通常最初のセッションの導入の時間中に行われ，セラピー全体にわたって続けられる。最初のセッションの最も重大な構成要素は，APRN によって，明確で直接的で明瞭なルールと指針の設定を行うことである。これらの指針は，セラピーセッションの有効性を高めるだけでなく，セラピールームのすべての人の安全性および保護のためのルールでもある。思考，感情，状況について議論する場合，ルールには，"私"を用いた言明の使用が含まれる。さらに，判断を保留する"データの追求"という態度も含まれる。データ追求の態度は，否定的な言明を制限し，別の人が反応する前に話し終えることを勧め，欠点を発見するのではなく問題解決を可能にする。

　一旦ルールが設定されると，彼らがセラピー内で再交渉しないかぎり，ルールはそのまま維持されなければならない。セラピールームは中立の領域のままでなければならない。この点はしばしば確認しなければならない。事実，APRN のオフィスは APRN の支配下にある。また，最も重要なルールは「あなたはここでは安全を保証されるべきである」ということである。同時に，脅威，侮蔑あるいは威嚇の形での感情の高ぶりがあれば，休止，中止を要求することを意味する。こうした行動は，どれでも直ちに中断されなければならない。戦争状態への拡大は，カップルが彼ら自身の時間において実行できる行動設定である。APRN はこの破滅的なパターンを中断し，効果的に，建

設的に感情に対処することを支援しなければならない。そうしないと，全くセラピーではなくなってしまう。Beck（1988）は，戦いは，セラピーにおいてかなり良いものであると指摘したが，彼のモデルでは，カップルに，単に戦わないようにというのではなく，公平に戦うことを教えることに焦点を当てている。もし怒りの表現が，相互の，あるいは個人の心の内部の苦悩の減少という結果になるならば，精神浄化作用（カタルシス）モデルが推奨された方法になるだろう。しかし，怒りや言語的な侮辱の形をとった抑制のない表現，身体的な脅威や行動では，苦痛は和らがない。実際に「それから逃げることができて良かった」と感じる瞬間的な経験があったとしたら，パートナーに加えられる損害はきわめて有害なものになるだろう。敵対的なコミュニケーションは反治療的なことであるため，APRNは厳しくコントロールしなければならない。

## 失望と怒り

人生の早期に学んだスキーマの1つの方法である威嚇，皮肉，あるいは声を荒げる形での怒りは，他人をけなすために，バケツ一杯の古い教訓や記憶のように表面に現れる。バケツが素早く満たされた怒りの井戸は，ほとんどの井戸と同じく，根源的な源から供給されるので，再び満ちてくる。根源的な"帯水層（aquifer）"は，関係性やパートナーを取り巻くスキーマや自動思考である。敵対行為の中断は，中立的な方法で，同定され，分類されなければならない。これを行うための1つの方法として「今何が起こっていますか？」と尋ねることがある。これにはいくつかの目的がある。

1. 過去のある時点で起こったことの報告や独白よりも，むしろ今，ここで扱われることで，そこにいる人々に葛藤をもたらす。
2. パートナー双方が葛藤を知ることができるように，プロセスへの注意を促す。

3. （感情の）高ぶりを中断，中止し，意見を変えることを証明する。
4. 暴力と威嚇を抑制することができることを示す。

　APRN が観察するどんな極端な感情表現も，否定的で役に立たないパターンを中断したり，埋もれたスキーマや思考パターンや探索できる条件づけられた手がかり反応を同定することを支援する絶好の機会となる。セッションではバランスを維持することが非常に重要なので，暴露された資料のどれがカップルのセッションに必要なのか，どれを個人のセラピストに問い合わせるべきかを明確にすることは重要である。一旦検証が終わったならば，APRN は，より適応性があり，より関係性に脅威のない別の方法でパートナーに尋ねることができる。カップルが動機づけられたなら，再教育のプロセスは始まっている。片方あるいは両方のパートナーが威嚇することに大きな価値を見出しているならば，その行動を中断するのが困難であるだけでなく，カップルのコミュニケーション・パターンを再教育するのはさらに困難である。多くのケースでは，威嚇対象者は「彼は私を叩いたことがありません」と容易に認めるかもしれない。しかし，彼女（あるいは彼）には，威嚇者の行動の本来のものと考えられるコミュニケーション，特に体力の差や短気や抑制が外れ身体的暴力が爆発する可能性があることを明らかにする助けが必要かもしれない。

　たとえば，あるカップル・セッションにおいて，ルディが握りこぶしをつくり，あごを食いしばっているとき，APRN は，妻にアイコンタクトしているのに気づいた。APRN はこれを静かな脅威（暗黙の脅威）と解釈し，その時点で彼が何を思いどう感じていたかを尋ねた（注：怒りや恐ろしい行動を解釈するのではなく，データを求めるような質問を持ち出すことが非常に重要である）。ルディは APRN にアイコンタクトを移し，「別に，ただうんざりなだけさ」と言った。APRN は，「そうだね，彼女は，それで僕をまた告訴するだろう」と応答するルディの姿勢が緊張し，こぶしを固く握りしめ，あごを食いしばっているのを観察した。それに反するような明らかな証拠がな

ければ，APRN は患者の報告を疑ってはならない。それは APRN からのそれ以上の介入がないという形で現われるかもしれない。ルディのケースでは，彼がオフィスで立ちあがり椅子を蹴るという形で現れた証拠が，彼らの生活における妻の冒頭陳述という反応で表現された。この点で，うんざりするというのが問題でないことは明らかになった。

　そのような場合，APRN が安全対策として，セッションの"水準化"あるいは"均等化"のプロセスを使うことは避けられない。このプロセスは，両方のパートナーに対する公平性と時間の均等性のモデリングが含まれる。APRN が"正当"であると信じるパートナーを支持する傾向を抑えることは重要である。ルディの状況においてこれを行う可能な方法は，行動化するパートナーを指摘したら，別のパートナーへも同程度の指摘を行うことである。これは，非難や一方につく形勢を変え，状況の悪化を軽減し，それぞれのパートナーの再編成を可能にするだろう。言明のバランスを保ち，ほぼ同じ距離にしておくことによって，APRN は中立のままでいることができる。公然の暴力がある場合は，この中立性は即座に消えるだろう。その場合には，APRN は，どのような種類の暴力も承諾できないと明言するべきである。治療の永続性が終了する可能性という代償を払っても，APRN は進んで法的な介入を動員する意思を示すべきである。進行中の暴力があるカップルのセラピーを継続することは，拘束力を与えるか暴力を増大するかもしれない。照会は殴打される配偶者のためになされるべきであり，そのときは，セラピーはカップルの中の1人だけで継続することもある。

## 競争か混同－精神病理学

　観念，先入観，当惑させる要因，関係性の危機または苦痛の状態にいる可能性を増加させる精神病理学的傾向には多くの理由がある。関係性の苦痛における，いくつかの最もありふれた予測は，個人的な問題発展の予測を反映している。個人的関係性が親密になったときに心理学的問題が明らかにされ

る。なぜならば，パーソナリティ構造，スキーマ，認知パターン，期待が，全く新しい複雑な混合物を形成するためである。たとえば，APRN が，早い時期に，あるパートナーが，セラピーのプロセスを非常に困難にする重大な精神機能障害をもっているかもしれないことに気づくことは珍しいことではない。これらのケースでは，「何かがここで起こっているかもしれない」ことを観察することは重要である。時々，一方もしくは両方のパートナーにより自発的に病状が明らかにされることがあり，APRN は，照会や，もし必要ならば，調整的なケアのための情報公開を要求することができる。事前に未診断の精神病理を抱えた状況では，APRN は，共感的にセラピーを継続するために，補足的評価として照会することが必要であることをカップルに通知しなければならない。APRN は，中立的に，照会の性質とその利点とカップルのセラピーの利点について簡単な教育を提供する。

関係における危機の触媒として一般にみられる基本的な精神病理学は，ほとんどすべてのカテゴリーを含んでいる。境界性，自己愛性，受動攻撃性，演技性を含むパーソナリティ障害は，配偶者を疲れさせるだけでなく，配偶者を非難するときの不適切な行動によるおきまりの言い訳は，熟練した雰囲気を醸し出している。双極性及び単極性のうつ病，激しい不安障害および精神障害を含む Axis I 障害は，周囲の人達の忍耐の限界を試し，パートナーの関係性における対処への備えを使い果たす。

## 愛着の障害もしくは問題

もう1つの一般的な問題は，うまく機能しない関係性の中で，他者と重要な愛着を形成したり，それらを維持することや，見捨てられることへのパートナーの不安に対する，一方もしくは両方のパートナーの無力感である。ロマンチックな愛に応用された愛着理論によると，大人の関係は主要な成人の愛着関係であることが示されている（Hazan & Shaver, 1994）。成人の関係へ転化された愛着機能は，幼児期の愛着と同じ目的の効力があり，したがって，

成人の関係においても，彼らが親ともっていたような愛着スタイルを再生させる傾向がある（Baucom, Epstein, Sayers & Sher, 1989; Hazan & Shaver, 1994）。見捨てられることや存在感への恐れ，価値のない愛情，両価的なパターンは，配偶者を不幸な結婚に留まらせたり失敗するリスクに晒し，それによって彼らの"愛着理論"の正当性が証明される（Davila & Bradbury 2001; Davila, Karney & Bradbury, 1999; Greenberg & Johnson, 1988; Kirkpatrick & Davis, 1994）。親密性の回避（他者への依存，親密性の困難，脆弱性によって測定されたもの）は，結婚の満足感が低いこととも関連している（Brennan, Clark & Shaver, 1998）。Drigotas と Rusbult の依存モデル（1992）は，関係にとどまるかあるいは別れるかの決定は，その関係性における依存のレベルに基づいていることを示唆している。たとえば，互いに一緒に楽しいことをして時間を過ごし，主要なパートナーとして，感情，関係，夢や計画をいつも共有し，緊密に結びついた関係を深めるカップルは，パートナーとの意味ある健全な依存を経験するだろう。パートナーの依存ニーズが他のところで満たされているなら，彼らは満足な関係をそれほどには経験しないだろう。同じ理論に従うと，パートナーが彼らのパートナーに多くの依存をしているときや，価値がないとか，無能であるとか，孤独であることを恐れているとき，彼らは全く誰もいないよりは悪い関係を選ぶかもしれない（Van Lowge, Rusbult, Drigotas, Arriaga, Witcher & Cox, 1997）。

　夫の浮気から立ち直った1人の女性，マリーが言った。「私は，彼のもとを去る準備ができていました。しかし，私は彼を他の女性へと駆り立てるものが，彼の誰かとの親密性への恐れであることを次第に理解することができました。もし誰かが真実の彼について理解し，彼が本当に傷つきやすいのを知っていたら，彼が詐欺師なのか，それとも危機的に傷つく危険にあるのかが理解できたでしょう。私は，それを理解することができたので，セラピーで彼の問題に取り組んでいる間，耐えることができ，愛し続けることができました」。

## 物質乱用

　物質乱用や物質乱用による身体的依存は，自己破壊の方法として確実なものである。これが関係性の中に適用されると，絆が解消される確率は確実なものとなる。ペアの1人が，薬物におぼれ，残る1人も自分自身の病理に焦点をあてるようになる状況においては，個人生活で重要な位置を占める第三の要因（物質乱用）を解決するための時間と忍耐は残されていない。ある患者は，「アルコールは私がかつて人生で経験した最も強い愛の対象です」と依存について語った。また別の人は，「私が完全で，安全で，暖かく，快適で，穏やかと感じる唯一のときは，ヘロインを使用した後の1，2時間です。私は，止めなければならないことを知っています。それは結婚を破滅させています。しかし，私はやめることはできません」と報告した。

　パートナーの1人もしくは両方が精神状態を変性させる薬物を積極的に乱用しているとき，関係障害のために治療を求めるカップルは，非常に挑戦的で，潜在的に気まぐれで，治療状況が急速に不安定になることがある。個々にあるいはペアで，物質乱用のクライアントに関わる状況においては，各セッションの安全性に関する基本原則に注目することが重要になる。安全問題は，その物質の影響下で，暴力や真夜中の自殺の危機に関わっており，治療的関係性におけるいくつかの点で法的な問題が絡んでいる。治療者は，彼ら自身の問題との境界線を明確にして向き合い，積極的な物質乱用患者とうまく機能できるよう指示していかなければならない（第5章を参照）。

　非常に多くの場合，薬やアルコール使用が彼らの関係を滅茶苦茶に破壊したにもかかわらず，パートナーがそれを認めないならば，物質乱用患者の配偶者は防衛的になる。これは，物質使用をしているパートナーによって，時々配偶者はある程度トレーニングされているからである。この"トレーニング"は，乱用─許し，許しを請う─休む─許す，許しを請う─節制の期間，だけでなく，救助者─犠牲者シナリオを含む円環状況と議論である。このよ

うな間歇的報酬条件づけ (interval reward-conditioning) 構成要素を含む状況は，ギャンブル強迫観念を引き起こす構成要素に似ている。すなわち，時々生じる"勝利"は，「もう少しここであきらめなければ，大きなものを釣り上げるだろう」と人々に信じさせる正の強化を導く。

　APRN は中立を維持し，非難を回避しなければならない。これらの戦術は，セラピーの維持と強く関連しており (O'Farrell & Fals-Stewart, 2001)，それはこのようなカップルの初期の主要な目標である。変化はおそらく非常にゆっくりと起こり，そして，変化を維持することは安定化の見込みを改善するために重要である。結局，彼らを理解することなしに，治療することはできない。アルコールや薬が関与しない共有できるレクリエーション活動のためにカップルを査定することが必要である。配偶者を治療に引き込むための勧告は，節制のために正の強化を用い，再発のための負の強化を回避し，葛藤や信頼性のテストを中立化することに関する教育が含まれる (O'Farrell & Fals-Stewart, 2001)。O'Farrell と Fals-Stewart (2001) は，それぞれのパートナーにとって，互いに具体的な責任の概要を書いた，個々の契約書を作成することを推奨している。パートナーは自分の契約に基づいて，それぞれカウンセリングが行われる。この技法は，関係性における第三者としての物質乱用を伴うカップルにしばしば生じる，非難ゲームを制限する。

　依存的行動は，非物質関連の連続した破壊的な行動の形態で示されることもある。その例としてギャンブルとセックス依存が挙げられる。これらの障害のタイプは，しばしば，長期にわたる関係において避けられないストレスとして加えられた，根本的な精神病理学的な相互作用が関与している。セックス依存では，情事における深い親密性の不足があるかもしれないが，そのような人の配偶者は非常に困難な状況にある。心痛，不信，および不倫の発覚に関連した怒りに加えて，裏切っているパートナーの人格障害の問題があるためである。セックス依存によって生じるそのような不倫は，パートナーとの荒んだ関係や自己中心的な行動の既往のリスクは低い (Subotnik & Harris, 1999)。そのようなパートナーの関心を再活性化する試みは，配偶者

が，裏切るパートナーが求めるもの—関わりと親密性の制約なしに支配できる新しい相手への興奮—を提供できないことがすぐに証明されるため無駄に終わる（Subotnik & Harris, 1999）。不誠実な行動を止めさせるためには，セックス依存の原因となる劇的あるいは人生が変わる出来事を捉えることである（Subotnik & Harris, 1999）。しかし，このときまでに配偶者は，もはやパートナーの回復のために時間を費やす意思がなくなっているかもしれない。こうした状況においては，APRNは中立を保ち，浮気をした配偶者が，家庭の中で非機能的で不満足な関係性の原因であるという憶測を避けなければならない。単一もしくは連続しない危機としての不倫は，依存性障害とはみなされないかもしれないが，それは関係性において心的外傷となり，しばしば致命的となる。

## 不　　倫

カップルを治療へもたらす最も破壊的な問題のうちの1つは，不倫の形をとる関係の裏切りである。ポルノグラフィー，インターネット関係および持ち帰りのビデオセックスの形式をとるサイバーセックスの到来に伴い，不倫は新しい意味を呈してきた。ほとんどの場合，セラピーオフィスで遭遇する婚外交渉や婚姻外の関係を含む状況は，簡易なもの（たとえば，一夜限り），やり逃げ [flings]（短期に繰り返す関係），あるいは本格的なもの（長く隠し立てする関係）である。そのレベルが強くなるとともに，損害と苦痛が急激に上昇する (Glass, 2002)。カップルは，結果としての協議事項や関係崩壊の恐れを携えてセラピーにやってくるだろう。一連の結果をもって来るカップルにとっては，その結果は，「私は，彼女に彼女がどれくらい悪いかを聞いてほしい。彼女を混乱させ，罰し，非難し，傷つけたい」であるかもしれない。それ以外の考えられる結果としては，「私たちはとても愛し合っていて，これは私たち双方にとって破滅的です。私たちは，この損害をどうやって癒し，補償できるかを理解したい」であるかもしれない。関係性の喪失を心配

するカップルにとって，それらは重要な愛着（あるいは愛着の不足）問題をもっているかもしれず，あるいは，このような状況での離婚を促進する社会の期待を恐れているかもしれない（Olsen, Russell, Higgins Kesslet & Miller, 2002）。現在の期待，期待や恐れの不足にかかわらず，APRN は一方に味方する状況を回避するために中立性を維持しなければならない。

　不倫は少数の婚姻関係で生じると推測されるが，統計では，社会や現実的な状況があり把握しにくい。治療者は，不倫を，セラピーでの治療で扱うべき最も難しい問題の1つであり，関係性に最もダメージを与える問題の1つと捉えている（Whisman, Dixon & Johnson, 1997）。統計によれば，この問題が明白になっていてもならなくても，カップルの50〜65%は不倫のためにセラピーにくることが明らかになっている（Glass & Wright, 1985）。APRN が心に留めておくべき重要な要因は，パートナーが不倫の意味に関して，それぞれ完全に異なる概念をもっているかもしれないということである（Olsen ら, 2002）。たとえば，女性は，はるかに情緒的に重大な構成要素としてコミュニケーションと関連させる（女性40.5% 対男性11.5%）傾向がある（Spanier & Margolis, 1983）。加えて，男性は，女性より"セックスのみ"の不倫関係をもつ可能性があり，女性は，"ソウルメイト（魂の伴侶）"を探しやすい（Glass & Wright, 1985）。もう1つの違いは，不倫の年齢に関連する典型的な"危険地帯"にある。男性は，50〜70歳の間に不倫関係をもつ可能性がある。一方で女性は，35〜50歳の間に不倫関係をもつ可能性がある（Atkins, Baucom & Jacobson, 2001）。追加の危険要因として，収入（Atkinsら, 2001），パートナーと離れての長期間にわたる旅行（Traeen & Stigum, 1998），そして重要人物を「捕まえた」という感覚で自らを高揚させたい人を惹きつける可能性がある名声のある身分である（Treas & Giesen, 2000）。多くの場合，略奪者は，その関係が，財政上，職業上のサポートとして使えることを発見し，賞品を「捕まえた」と考える。この関係におけるサポートとして，旅行，高い評価あるいは職業的な成功などがしばしば生じ，男性が通常経費を支払い，仕事上の承認や昇格を助けてくれるので，これらの"贈り物"は自らの価値

を高めるのである (Treas & Giesen, 2000)。多くの場合，裏切り者は，パートナーを失うかもしれないというパニック状態でセラピーにやってくる。また，そのパートナーはセラピーにいやいやながら参加している。不倫の割合におけるジェンダー差は等しくなっており，女性が男性と同じくらい婚外関係を頻回にもつことが多くなっている（Weiderman, 1997）。

興味深いことに，研究は，関係性や性の不満と不倫の間に重要な相関がないことを示している。SpanierとMargolis（1983）は，婚姻中のセックスの質が不倫と無関係であることを見出した。この結果は，不倫が自動的に，主要な関係の貧弱さを意味するものではないことを確認した追加の研究で支持された（Elbaum 1981; Finzi, 1989）。実際，不倫をした人は，強い化学反応が生じる，いわゆる壮大な情熱と呼ばれる愛を想定しているかもしれないが，それは実際は，他者との関係より，満たされていない幼児期のニーズのほうがより関係している。不倫をした人は，傷つけられる危険（あるいは捨てられる可能性）があるが，一時的な"高邁な"目的のために，高品質で本物の関係を得られる可能性もある。APRNは，最初にこの領域を調査し，次に，これらの満たされていないニーズに作用するために，不倫をした人に対して，個別の治療者に照会させたいと思うだろう（カップル・セラピストはクライアントをペアとしてのみみなすために，パートナーが自分の治療者と個々のセラピーをもつことは，パートナーにとって一般的に良い倫理的実践と考えられている）。APRNは，不倫の理由に関する先入観が，治療にあたるAPRNによって調査されるだけではなく，セッションにおいてカップルでも調査しなければならないことを理解する必要がある。危機における関係性の強さを支持するデータを示すことは，それとは反対のデータを示すことよりはるかに治療的である。相手が非難しないことで，不倫をした配偶者を安心させることは，壊滅的な損傷から関係性回復までのプロセスを促進するだろう。

この回復のプロセスは，その他のトラウマサバイバーのタイプのプロセスに似ており，実際に，配偶者の婚外交渉の事実の発見は，大うつ病性障害と同様に心的外傷後ストレス障害（PTSD）の前兆として確認されている

(Whisman, Dixon & Johnson, 1997)。

## 薬理学的介入

　ほとんどの女性は，パートナーの裏切りを自分自身の欠点の表れとして考える。これは，結果として，女性の重大なうつ病や高い自殺発生率を導いている。大うつ病の発症のためにアセスメントし，できるだけ早く向精神薬の治療を始めることが重要である。私たちは最初の週の後に有害な副作用がなければ，1日当たり20mgまで増量し，毎日10mgのfluoxetineのような低用量の選択的セロトニン再取り込み阻害薬（SSRI）を開始することを推奨している。しばしば，患者は，SSRIのもつ有害な副作用である不安と睡眠障害を伴うことがある。この場合，これらの徴候は通常1, 2週間後に減少するため，できれば，患者は追加された週の間服用量を継続するべきである。わずか5〜10日間，夜にzolpidem（Ambien〔マイスリー〕）5〜10mgのような低用量の抗不安薬／催眠薬を追加することは，SSRIの副作用を軽減する助けになるだろう。症状が緩和しなければ，不眠，食欲変化および不安が最も基本的な問題となるため，そのポイントを越えて継続することは逆効果である。加えて，パートナーの不倫の発覚に伴い，行動化としての暴力の可能性が常にある。殺人未遂あるいは実際の殺人に関連する記事や，時々，その後自殺をはかる裏切ったパートナーを含めた報道がたくさんみられる。これらのケースでは，暴力の可能性は，強調しすぎるものではない。

## 転移および逆転移

　男性または女性として，社会人として，ことによると親族関係におけるパートナーとして，APRNには多くの個人的偏見やそれに伴う反応が生じるだろう。APRNは，彼ら自身の考えや感情に非常に共鳴するかもしれない。カップル研究は，APRNの不意をつく個人的問題を引き起こす可能性をもっ

ている。たとえば，1人のパートナーが非常に弁が立ち，より攻撃的であるカップルを対象とした場合，APRN は多くの段階の報告書をつくる必要がある。ある時点では，より弁の立つパートナーは，関係困難を示すいくつかの状況で，自分を非難する何かを言ったと相手を非難するかもしれない。違ったことを聞いている APRN は，「彼女はそんなこと言っていません」と言明すると，それに呼応して，彼女が，「そうです。彼は私が全く正しいと聞きいれました。彼のほうが間違っているんです」と強気で言う。これは，APRN（もう1つの良い技法）に反抗する参加するパートナーの問題なのか，それとも，APRN は過度に保護しているのか。APRN は，内省し，それが後者であると判断する。この時点では，信用を維持するように誤りを認め，かつ誤りを犯したことから回復する能力をモデル化することが重要である。時々，容易に逆転移と転移が起こるので，それについては，患者の利益のために注意して扱わなければならない (Kaslow, 2001)。患者は，過去の関係に起因する考えや感情を投影することにより APRN に反応する。したがって，患者の反応は，現在の治療同盟に関連した新しい相互作用の結果ではない (Kaslow, 2001)。セラピストは，その上，自分自身の反応にも気づいていなければならない。セラピー中のカップルは，しばしば，注意を引き，承認されるために争い，また，転移—逆転移のプロセスが同時に生じることもある。Kaslow (2001) は，セラピストが，自分自身の無意識の逆転移反応および投影に敏感になり続けることができるように，洞察力のあるコンサルタントに依頼することを勧めている。

## カップル機能における認識の役割

　認知や思考パターンは，人々の評価，解釈，そしてストレスの多い状況における行動において決定的な役割を演じる。こうした認知は，人々が，苦痛な関係性での多くの否定的な出会いを通して発展してきた仮説を試すとき，規則的に強化される。認知行動療法の基礎は，そうした認知が，損害を与え，

非機能的で，現実的な出来事にさえ抵抗していることを人々が理解することで，認知を変える援助をすることである。従って，代替の思考パターンや解決策を再構成し生成するような技法は，カップルセラピーのための基礎的なツールボックスの中に存在している。次のリストには，関係性の中で認知の歪みの動因となる共通の神話が含まれている。

1. 変化は決して起こらないか，もしくはいつも可能である。
2. 1人のパートナーが常に責任がある(それは彼の欠点です！ 彼が飲酒をやめたならば，すべては正常に戻るでしょう！)。
3. 正反対は引かれ合う(彼女は彼に何をみていたのか？)。
4. カップルは同じ動機や関心をもつべきだ(憤慨した"ゴルフ未亡人")。
5. 上手くいく関係が今に起こる(白雪姫および理想の男性の効果)。
6. カップルは決して離れてはならない。
7. 絶対的な正直さはペアのメンバー間で不可欠である。
8. 性の興味や志向，個人の楽しみは話し合う必要はない。
9. 心の先読みは完全に受理可能なコミュニケーション法である。
10. 私が何を食べるのが好きか，何をするのが好きか，何を読むのが好きかなど，パートナーに伝える必要はない。彼あるいは彼女は，すでに知っているべきである。
11. 怒りは正常である。身体的な接触がない限り，それを規則的に表現することはOKだ。
12. 彼または彼女が知らないものは，彼または彼女を傷つけることはない。

## 治療，再建，そして改造

一旦，調査が終わり，そしてセラピーを求める理由—状況の問題，行動の問題，認識の問題，感情の問題—が確立したら，APRNは，互いに対人関係

のスキルを構築するために，パートナーと作業をしなければならない。本章の初めに言及したように，パートナーのどちらも，仕事，学問，社会環境においては，聞くことやコミュニケーションの素晴らしいスキルをもっていることが多い。しかし，これらのスキルを関係性のなかで適用する必要がある。したがって，APRN は，有効なスキルを強化することや，お互いにスキルを提供することをパートナーに教えることに焦点を当てる必要がある。以下に使用される技法のいくつかを記した。

1. 各々のパートナーから問題についての明瞭で具体的な声明を得ること
   APRN は，その問題に対する彼らの見解を例示する重大な出来事を，わずか3つの文の声明で提示するよう各パートナーに指示する。この技法は，長く繰り返される入り組んだ語りを制限する。各パートナーから声明を得たら，段階的なプロセスを始める。各パートナーの一般的な目標は，彼らがパートナーの悪い行動の犠牲者であると（カップルの裁判官および陪審員である）APRN に確信させることである。
2. 非難を最小限にすること
   最初から，データに支持された問題解決の態度を想定することが重要である。表面上その問題がパートナー1人の欠点であるとみえるときには特に難しい。APRN は，一方のパートナーがその問題に（異なる程度とはいえ）協働していることを忘れてはならない。
3. 問題を小さな部分に分類すること
   カップルはしばしば自らの問題を圧倒的なものであると考える。APRN は，言葉や解釈に伴う問題の重みを軽視することはできない。関係性の問題はできるだけ小さな部分に分類されるべきである。この技法は，構成要素の部分に問題を縮小するための必要な技術をモデル化する。これは，最小の共通分母を求めるというものではない。前者は主な問題を扱うことやそれらを分解することに関与している。後

者は，一旦発見されたならば，その問題を統合させる，たった１つの根本的なテーマを求めることを含んでいる。私たちはより合理的な戦略として前者を推奨する。

4. パートナーが考えた代替案を説明させること
   セラピーの心理教育的な仕事の一部として，ライフイベントにおける代替案の説明を開発する訓練を構造化することがある。APRN は，パートナーに個人的に，見込みを顧慮せずに，可能な代替案のリストを作成するよう求める。パートナーは，代替案のリストを構築するために，できるだけ多くの視点から考える。目標は，馬鹿げた指摘であっても，最初の説明が"正しい"ものであるという考えにくさびを入れ始めることである。

5. パートナーにブレーンストーミングで代替案の説明を考えてもらう
   これは上記の訓練の拡張である。これは，気楽な感じで非常に重大なインパクトを備えたやり方で行われる。APRN は，資源，相談者およびカップルの創造性のための助言者になることができる。

6. 判断の保留のためにパートナーを助けること
   判断の保留は，パートナーが開発するべき最も困難な技術かもしれない。彼らは，しばしば相互作用の進行中の部分においては十分に開発された厳しい判断力をもっている。判断を保留することをパートナーに教えるために，APRN は，データが集められるまで結論を保留する科学的な実験技法を伴う代替案の獲得を組み合わせさせるべきである。

7. カップルが解決策への障害物を予想するのを助けること
   パートナーが言葉や行為によって自分を驚かしたと報告することがある。驚きが楽しい場合（たとえば花，個人の好意，楽しい言葉），苦情はほとんどない。しかし，驚きが楽しいとは言い難い言葉や行動である場合，それは否定的な準備を引き起こす役目をはたす。APRN は，パートナーに潜在的な障害物のリストを共同して作成させることによ

り，効果的な問題解決や解決に向かうための潜在的な障害物を予想するよう援助するべきである。障害物は個人的な障害物やパートナー，家族，社会支援および友人から予測されている障害を含んでいるかもしれない。可能な障害物のリストを作ることによって，カップルは，より好ましい結果をもたらす計画や解決策を開発する。

8. 解決を実行するために試用期間を選択すること

   カップルは，セラピーの無制限のモデルにすぐに落胆するようになる。ほとんどのカップルは，問題を解決することができ，それらが直ちに過去になることができるような，"答え"を望んでいる。カップルが，小さく，持続的で，時間制限があり，最も近い目標を設定できるように支援することによって，APRNは有効な（そして求められる）問題解決アプローチをモデル化する。試用期間内に小さな目標を設定することは，成功の可能性を増し，それによって，進歩における満足感を増加させる。1週間の集中した介入は，カップルに次のセラピーセッションで成功を報告する楽しい経験を与える。

9. 必要なスキルが適所にあることを確実にすること

   個人は，直面すると思われるストレッサーに有効に対処するための必要なスキルをもっていなければならない。カップルが，必要な技術をもっていない場合，長年の問題に上手く対処することを期待することはできない。APRNは，教育，評価，社会化，自己主張，コミュニケーション，聞くこと，性的な相互作用のスキルをモデル化しなければならない。アセスメントや治療計画プロセスは，パートナー双方が協働し同意しなければならない。1人あるいは両方のパートナーは，彼らが既に必要とされるスキルをもっていると主張するかもしれない。もしそうであれば，単純な行動実験は有効なスキルを強化し，さらに学習され修正されたスキルのための実践を提供する。

10. 必要に応じて共同で計画を評価して修正すること

    進行中のセラピー評価の構成要素の一部として，パートナーおよび

APRNは，同意した目標にむけて，絶えず経過を評価し，必要とする目標を修正しなければならない。

## カップルセラピーにおけるホームワーク

セラピーはカウンセリングルームの境界を越えて継続される。カップルにとって，セラピーでの作業をセラピーでない時間にまで拡張することは，より重要なセラピーの焦点化を行うことであると理解することが重要である（Dattilio, 2002）。ホームワークは，双方の個人的および対人関係レベルでの変化の意味を強化する。カップルとAPRNにとって，ホームワークは，治療中に明らかになるかもしれない問題の認識を高める。さらに，そのプロセスが曖昧で，抽象的にみえる場合には，再度カップルの治療への焦点化を促す役目も果たす（Dattilio, 2002）。APRNは，ホームワークがセラピーの"研究室"的構成要素であることを強調するべきである。そのホームワークは卓越した行動もしくは卓越した認知となる。

非機能的な思考の記録は，セッションに代わる学習と彼らの関係性に関する徴候の観察のつながりを導き出すために非常に有効である。ホームワークは，セラピーには当然含まれるべきであるという単純な考えからセッションの終了時に出されるより，むしろセッションの素材の中から出されるべきである。言い換えれば，より意味のある，協働的なホームワーク課題であればあるほど，よりカップル自身のものとなり，セラピー計画に従うものとなる（Dattilio, 2002）。

簡単なホームワーク技法の1つに，パートナーの情緒的やりとりのベースラインの割合を評価することがある。このやりとりは言語的（「私はあなたを愛しています」，「あなたはすてき」）であったり，身体的（性的追求のない身体接触の増加）なものであったりする。一旦ベースラインが確立されたならば，パートナーは同意の合計数（たとえば50％）などで情緒的やりとりを増加させるよう努力する。パートナーは，さらにそれらの反応を高めるた

めに評価することができる。完成したホームワークがセッション議題の一部でなければ，カップルは課題遂行をすばやく中断するため，ホームワークはいつも次回のセッションのはじめに検討される。

## 認知行動技法

　治療的介入は認知行動技法に分類することができる（これらの技術は，第2章と第3章で詳細に議論されている）。しかしながら，APRNは，ペアの各々のメンバーが，もう1人のパートナーの歪んだ思考を反映しているかもしれない歪んだ思考パターンを評価する必要があることを忘れてはならない。その結果，パートナー間で交わされる全ての会話は，非常に分離した距離のある会話になり，相互に満足する見込みがほとんどない結果となる。下記にカップルにおける歪曲された思考のいくつかの例を示した。

1.  全か無の思考
    パートナー達（または1人のパートナー）は，永久的な傷跡，弱点，損傷された関係であり，完全な失敗と感じる。中間はない。その関係性が幸福でなく，親密でなく，結合せず，性的に満たされていないとしたら，それはぞっとするほど嫌なものになる。
2.  過度な一般化
    パートナー達（あるいは1人のパートナー）は，「いつも」，または「決して」といった言葉を使う。非常に多くの場合，これは，重要な破局（子どもの死，財政的荒廃，不倫）を経験したカップルの結果である。過度の一般化は，単に意気消沈させるだけでなく，関係性やセラピーにおける前進する可能性を事実上中断させる。
3.  フィルタリング（フィルターをかけること）
    これは，関係性における多くの苦痛，怒り，混乱を引き起こす1つの否定的な出来事にのみ注目するプロセスである。ある女性は，「私は，

彼が何をしたかを考えたり，思い出すことを止められません。なぜなら，もしそれをやめたら，私の人生における傷の重大さが小さくされると感じるからです」と報告した。
4. ポジティブなものを剥奪する
パートナー達（あるいはパートナー）は，"幸運な出来事""面白い"あるいは"価値がある"といった肯定的な経験を剥奪する。楽しい出来事，人々，会話は，悲観的な含みをもった侵入的なものと捉えられる。何か楽しいことが生じる場合，パートナー達は「これは続かない」と考える。
5. 心の先読み
他方がどう思っているか彼らは「知っている」ので，パートナー達（あるいはパートナー）は互いに否定的な動機をもっていると考える。ある男性は，この問題に伴う過去の経験について話した。「私が彼女が言うだろうと思ったことを憶測したために，彼女が狼狽したり，彼女が一度もやったり言わなかった何かのために，彼女にますます腹を立てたりすることは，私にとって非常に自然なことでした。また，私は，頭の中で実際に行われた会話を何とかして思い出そうとさえしました」。

認知療法において行動の技法を使うための多数の目標がある。最初の目標は，非機能的な思考や行動を試すための直接の行動的戦略や技法を用いることである。カップルが怖がったり，回避する行動を試みる場合，古い考えは直接，異議を唱えられる。

# 事　例

**事例1**

マリア（44歳）とアンソニー（48歳）は，アンソニーの飲酒が彼らの結

婚における障害を引き起こしているとマリアが考えているため，カップルでセラピーを受けている。彼らは結婚して12年になり，3人の子どもがいる。パートナー達は，アンソニーの飲酒が，通常の飲酒から極度の飲酒へと進展したことを認めている。アンソニーは，約9か月前に仕事を失って以来，飲酒量が増加したと報告した。彼は，1日に15杯近くビールを飲み，安定した雇用への関心を失ったと述べている。マリアは7年間看護師として働いており，もしアンソニーが「悪習慣をやめ，仕事を得た」ならば，経済状況がはるかに良くなると信じている。マリアは今の2人の関係を「通りすがりの人」と表現する。一方，アンソニーは，「私たちは楽しく暮らしています。私はつらい時期をちょうど今通り抜けています」と返答する。彼は，アルコール摂取のことで口論することのない妻との付き合いを楽しみたいと述べた。さらに，彼は子どもたちと遊びたいが，しばしば二日酔いで，1日当たり12〜14時間眠り，二日酔いを「治療する」ために起きてすぐ飲み始め，目覚めているときは，大酒飲みであることに加えて怒りっぽい，と述べた。

たとえ彼らの生活が現在混乱していても，アンソニーとマリアは彼らの関係を守りたいと考えていた。彼らは，個人的な技術を構築し，不測の事態に対応する管理計画を展開し，関係改善に取り組むことで，大きな利益を得ることができる。治療計画は広範囲なものでなければならない。アンソニー，マリア，ユニットとしての彼らの関係性，家族，アンソニーが関係しているその他の社会システムも考慮されなければならない（McCrady & Epstein, 1999）。

APRNと協働で取り組むことで，アンソニーは，飲酒によるネガティブな結果だけでなく，継続的飲酒と飲酒の減少のための，潜在的および現実的な強化子を評価することができる（McCrady & Epstein, 1999）。APRNは，アンソニーが継続的なアルコールの使用と禁酒の誘因を明確化するのを助け，それにより，将来のセラピーに刺激的な枠組みを提供する。APRNは，自己

管理計画，飲酒拒否および飲酒衝動の自己モニタリングを含む物質関連の状況を扱う対処技術を彼に教える必要があった（O'Farrell & Fals-Stewart, 2001）。対処技術は，さらに認知再構成，リラクゼーション訓練，ライフスタイル評価およびアルコール摂取や誘因と関係がないレクリエーション活動を含んでいる（McCrady & Epstein, 1999）。APRN は，さらに対処技術を開発するために，マリアを研究の対象としなければならない。APRN は，治療に入り継続する彼女の動機，およびアンソニーのアルコール摂取の変化の肯定的・否定的な結果に対する彼女自身の認識を評価する必要があるだろう。アンソニーのアルコール摂取を引き起こすかもしれない彼女の行動を個別的に扱う評価は，きわめて重要である（McCrady & Epstein, 1999）。マリアが必要とするいくつかの対処行動は，飲酒，およびアルコールに関連した状況について議論する新しい方法を開発し，アンソニーの飲酒や行動に対する新しい反応の学習，そして機能している彼女自身の生活を高める個々の技術を含んでいる（O'Farrell & Fals-Stewart, 2001）。

治療の第3の部分は，アンソニーとマリアのアルコール使用やその他の問題をめぐる相互作用の強化に注目する。物質に焦点を置いた介入は，コミュニケーション，問題解決技術や欠陥を導入する方法として物質関連の話題を用いる。その話題には，アルコールが存在する場合カップルがどのように状況を管理するか，彼らが家でアルコールを続けるかどうか，マリアはアンソニーが衝動に対処するのをどのように助けることができるか，また，カップルが家族に何を伝えるかなどが含まれる（Epstein & McCrady, 1998）。カップルは，このような議論を生み出すための話題を用いて，基本的なコミュニケーションスキルを教えられる。アンソニーとマリアのコミュニケーションや問題解決スキルを評価した後に，APRN はスキルの不足を明確化する。治療計画の中でカップルのスキルのニーズに取り組むことは，肯定的な変化を増加させると同時に結婚の葛藤を減少させるだろう（Epstein & McCrady, 1998）。

APRN の指導の下に，マリアとアンソニーは，禁酒をサポートしてくれる

人々や状況を同定するだけでなく，重症なアルコール摂取に関連する状況と人を同定する必要がある。一般的な自己主張性や飲酒を拒否するなどのスキルを具体化することは重要だろう。さらに，自助グループに参加できるようにアンソニーやマリアを促すことは，カップルにとって非常に有益である。アンソニーにとって，個人的な 12 ステップのプログラムや AA が重要であるように，マリアにとってもアラノンは重要であるだろう（Epstien & McCrady, 1998）。

### 事例 2

アーロン（34 歳）とメリッサ（29 歳）は結婚して 4 年になる。彼らには子どもはいない。アーロンはコンピュータ科学の修士号をもっており，コンピュータコンサルタントとして雇われて 4 カ月になる。メリッサは，学術学士号をもち，秘書として地域の法律事務所で 3 年間働いている。メリッサは，2 カ月前に，同僚と浮気したことを認めた。彼女はアーロンの反応を「純粋な激怒」と評した。アーロンは，腹を立てたことは認めるが，自分の反応は正当化されると信じている。アーロンはもはや彼女を信頼することができないことを言葉で表し，そして，もし本当に自分を愛していれば，彼女は僕を欺くことはかったろうと語った。アーロンは，メリッサが嘆願したので，セラピーに来ることを承諾しただけだと伝えた。そうでなければ，彼女をまだ愛していることは認めるけれども，彼は関係を終わらせただろう。メリッサは，アーロンをとても愛していて，とても罪の意識を感じている。しかし，その上でアーロンは自分に興味をもっていないと感じると述べた。メリッサは，アーロンがいなくなると孤独や恐れを感じると述べた。彼女は，彼が新しい勤めを始めたので，1 週間にわずか 6〜8 時間しか自分と過ごさない…「かろうじて 2 回のデート程度の時間」…と伝えた。

治療を始めるにあたって，APRN は，関係を保持するか終結させるかの両

方についての費用と利益について議論するために,アーロンとメリッサの間で,正直であるが脅かすことのない対話を開始する必要がある。さらに,APRN は,カップルの互いの恐怖感を調査し,根拠を調べ,どんな非機能的な信念についても同定し修正するための歪みのラベリングについて支援する必要がある。もしパートナーたちが関係を保ちたいなら,APRN は,彼らが関係性の損害を修復できるような支援を開始しなければならない。APRN は謝罪を促す必要があり,また,メリッサは彼女の感情を述べ,自分が行った情事に対して責任をとる必要がある。メリッサの浮気のことをアーロンが非難することは,さらに彼を犠牲にするので防ぐことが重要である(Subotnik & Harris, 1999)。謝罪の第2のステップは,罪滅ぼしの手段として賠償を含んでいるが,何が適切かをカップルが決定する。賠償は,一旦メリッサが責任を取り,アーロンに対する彼女のニーズを協議し,関係性を強くするための段階をとることで始まる。謝罪の最後の段階は許容が含まれる。APRN は,浮気を許さないアーロンと許容することについて検討するが,同時にパートナー双方のダメージを癒す支援を行う(Subotnik & Harris, 1999)。

APRN の援助で,アーロンとメリッサは,浮気に対する責任の適切な役割を受け入れる必要があった。彼らは,同等の責任ではないが,各々が役割を演じたことを受け入れる必要があった(Spring & Spring, 1997)。パートナーは,関係性がどのようになりそうで,現在のパートナーとの相互作用にどのように影響を与えるかを,早期の学習で詳しく吟味することから始めるだろう。不倫が様々な理由で起こり,その問題は,関係性または個人の双方であるかもしれないことを,カップルが理解することが重要である(Subotnik & Harris, 1999)。APRN は,アーロンがメリッサの行動をあきらめて受け入れるのを助けるために,不倫を助長しているジェンダー(性役割)による相違に基づいてカップルを教育することを選択するかもしれない。パートナーが浮気を理解した後,彼らは関係性を強化するために動くことができる。関係性を再構築する主要な部分は信頼を回復することである。カップルは,信頼が再確認の言葉による声明だけでなく,特定の行動の変化を通して得られる

ことに気づく必要がある。SpringとSpring (1997) は，信頼を高め回復することを目指した，低コスト，高コストの行動について検討している。低コストの行動の例では，泊まりの旅行を制限すること，愛人が接触を試みたらパートナーに伝えること，その日のうちに電話すること，彼あるいは彼女がまだ魅力的であることをパートナーに知らせること，そして寝室以外で愛情を示すこと等である。高コストの行動の例は，愛人が属するクラブや会社を辞めること，共同口座にお金を投じること，別の町に引っ越すこと，そしてパートナーの名前で家を登録することなどが含まれる（Spring & Spring, 1997; Subotnik & Harris, 1999）。

最後に，APRNは再犯を犯したカップルに働きかける。この段階は，期待や違いを解決すること，折衷案を交渉すること，コミュニケーションを改善すること，性的関係を再活性化すること，寝室以外での関係性について議論することなどを含んでいる（Subotnik & Harris, 1999）。APRNの指導を通じて有効なコミュニケーションや聞く技術を開発することは，確かに再犯予防の段階を増強するだろう。加えて，リラクゼーション訓練，行動のロールプレーイング，活動予定，歪みのラベリング，思考停止，誇張した矛盾，利点と不利な点，選択肢と代替案の検証，再帰属，そして根拠の質問の利用は，カップルが彼らの関係性を強化し回復するために開発することができる手段である（Spring & Spring, 1997; Subotnik & Harris, 1999）。

## 要　　約

カップルは，どのAPRNにとっても，最も困難で忍耐を要求される集団かもしれない。個人の場合は，抑うつ後の迅速な変化がほしい短い時期や不快で非機能的なことが生じた問題の終わりの時期にしばしばセラピーを求める。一方，カップルは，関係性が始まるときにも，お互いに離れ始めているときでも，一般にセラピーを求めない。争いや口論は，一般に闘争を開始するために行われている。ある分類では，苦悩するカップルと，葛藤のあるカップ

ルに分けられる。苦悩するカップルは，攻撃性を隠した関係でセラピーにやってくるが，一方，葛藤のあるカップルでは，パートナー同士お互いに攻撃しあっている。

　個人的なセラピーでは，APRN との双方向の相互作用がある。カップルセラピーは，考えられる相互作用が 6 つもあるため，より複雑である。多くのカップルにとって，行動的な関心事の主要な領域は（そして困難の主な源）関係性コミュニケーションスキルの不足である。個人が十分に訓練された仕事の領域では，専門的で社会的なコミュニケーション技術をもっていることは興味深い。しかしながら，1 対 1 の関係性における親密性の領域においては，コミュニケーションスキルが不足しているのである。

　セラピーの開始時には，APRN は，明白に，直接的に，そして明確に，指針を示し，より有効なセラピーを構築する計画をしなければならない。セラピーにおけるルールとしては，考えを示すときには "私" を用いた言明を使用すること，問題解決姿勢を維持すること，否定的な発言を制限すること，データを求める立場を維持すること，判断を保留することなどが含まれる。さらに，セッションにおける行為に関して，安全のために必要な規則を作らなければならない。セラピールームは，中立地帯のままでなければならない。さらに，APRN は，個人的な先入観やそれに付随する反応をもつことがあるが，自分自身の考えに常に耳を傾けなければならない。

　認知の問題を考察するには，APRN は対人関係のスキルを構築するために，パートナーに働きかけなければならない。そのプロセスには，明瞭な問題への言明，非難を最小化し，より小さな部分に問題を砕き，代替案の説明を考え，判断を保留し，障害物を予想し，問題解決のためのテスト期間を設定し，必要な技術が適所にあることを確かめ，一緒にアセスメントし，必要ならば目標を修正することなどが含まれる。カップルにとってより大きな焦点を考慮に入れ，セラピーのない時間にもセラピーの課題を拡大することを理解することは重要である。ホームワークは認知や行動となり，次のセッションの初めに検証されなければならない。

〈参考文献〉

Atkins, D. C., Baucom, D. H., & Jacobson, N. S. (2001). Understanding infidelity: Correlates in a national random sample. *Journal of Family Psychology, 15*, 735–749.

Baucom, D. H., Epstein, N., Sayers, S., & Sher, T. G. (1989). The role of cognitions in marital relationships: Definitional, methodological, and conceptual issues. *Journal of Consulting and Clinical Psychology, 57*, 31–38.

Beck, A. T. (1988). *Love is never enough*. New York: Harper & Row.

Brennan, K. A., Clark, C. L., & Shaver, P. R. (1998). Self-report measurement of adult attachment: An integrative overview. In J. A. Simpson & W. S. Rholes (Eds.), *Attachment theory and close relationships* (pp. 46–76). New York: Guilford Press.

Dattilio, F. M. (2002). Homework assignments in couple and family therapy. *JCLP or In Session: Psychotherapy in Practice, 58*, 535–547.

Davila, J., & Bradbury, T. N. (2001). Attachment insecurity and the distinction between unhappy spouses who do and do not divorce. *Journal of Family Psychology, 15*, 371–393.

Davila, J., Karney, B. R., & Bradbury, T. N. (1999). Attachment change processes in the early years of marriage. *Journal of Personality and Social Psychology, 76*, 783–802.

Drigotas, S. M., Rusbult, C. E., Wieselquist, J., & Whitton, S. W. (1999). Close partner as sculptor of the ideal self: behavioral affirmation and the Michelangelo phenomenon. *Journal of Personal and Social Psychology, 77*, 293–323.

Elbaum, P. L. (1981). The dynamics, implications and treatment of extramarital sexual relationships for the family therapist. *Journal of Marital and Family Therapy, 7*, 489–495.

Finzi, S. C. (1989). Cosi fan tutte: So does everyone. *Family Therapy Networker, 13*(3), 31–33.

Glass, S. P. (2000). The harder you fall, the farther you fall. In J. R. Levine & H. J. Markman (Eds.), *Why do fools fall in love?* New York: Jossey-Bass

Glass, S. P. (2002). Couple therapy after the trauma of infidelity. In A. S. Gurman & N. S. Jacobson (Eds.), *Clinical handbook of couple therapy* (3rd ed.) New York: Guilford Press.

Glass, S. P. (2003). *Not "just friends": Protect relationship from infidelity and heal the trauma of betrayal*. New York: Free Press.

Glass, S. P., & Wright, T. L. (1985). Sex differences in types of extramarital involvement and marital dissatisfaction. *Sex Roles, 12*, 1101–1119.

Greenberg, L. S., & Johnson, S. M. (1988). *Emotionally focused therapy for couples*. New York: Guilford Press.

Hazan, C., & Shaver, P. R. (1994). Attachment as an organizational framework for research on close relationships. *Psychological Inquiry, 5*, 1–22.

Kaslow, F. W. (2001). Whither countertransference in couples and family ther-

Kaslow, F. W. (2001). Whither countertransference in couples and family therapy: A systemic perspective. *JCLP or In Session: Psychotherapy in Practice, 57,* 1029–1040.

Kirkpatrick, L. A., & Davis, K. E. (1994). Attachment style, gender, and relationship stability: A longitudinal analysis. *Journal of Personality and Social Psychology, 66,* 502–512.

McCrady, B. S., & Epstein, E. E. (Eds.) (1999). *Addictions: A guidebook for professionals.* London: Oxford Press

O'Farrell, T. J., & Fals-Stewart, W. (2001, November). *Behavioral couples therapy for alcoholism and drug abuse.* Paper presented at the meeting of the Association for Advancement of Behavior Therapy, Philadelphia, PA.

Olsen, M. M., Russell, C. S., Higgins-Kessler, M. & Miller, R. B. (2002). Emotional processes following disclosures of an extramarital affair. *Journal of Marital and Family Therapy, 28,* 423–434.

Spanier, G. B., & Margolis, R. L. (1983). Marital separation and extramarital sexual behavior. *Journal of Sex Research, 19,* 23–48.

Spring, J. A., & Spring, M. (1997). *After the affair: Healing the pain and rebuilding trust when a partner has been unfaithful.* New York: Harper Perennial.

Subotnik, R., & Harris, G. G. (1999). *Surviving infidelity.* Avon, MA: Adams Media.

Traeen, B., & Stigum, H. (1998). Parallel sexual relationships in Norwegian context. *Journal of Applied Social Psychology, 8,* 41–56.

Treas, B., & Giesen, D. (2000). Sexual infidelity among married and cohabitating Americans. *Journal of Marriage and the Family, 62,* 48–60.

Van Lange, P. A., Rusbult, C. E. Drigotas, S. M., Arriaga, X. B., Witcher, B. S., & Cox, C. L. (1997). Willingness to sacrifice in close relationships *Journal of Personal and Social Psychology, 72,* 1373–1395.

Weiderman, M. W. (1997). Extramarital sex: Prevalence and correlates in a national survey. *Journal of Sex Research, 34,* 167–174.

Whisman, M. A., Dixon, A. E., & Johnson, B. (1997). Therapists' perspectives of couple problems and treatment issues in couples therapy. *Journal of Family Psychology, 11,* 361–366.

# 第15章

# 子どもと家族のためのCBT

Arthur Freeman, and Sharon Morgillo Freeman

　DiGiuseppeによると,「若者の照会は多くの場合,若者が混乱しているというより,若者自身が周囲を混乱させていることから来ることが多い」(パーソナル通信, 1991)。照会の大多数は,悩まされたり手に負えないことまでに及ぶ,好ましくないと定義づけられた若者の行動に気づいた親や教師から来ている。たとえば,ある教師が,クラスにおいて行動的で活発で,多くの質問で教師に挑戦し,他の子どもと非常に社交的に付き合う子どもが,割り当てられたクラスでの勉強に退屈し,前に出てきていることに気づいてその子どもを手に負えない子どもとみなす一方,もう1人の教師は,彼または彼女の創造性,知的スタイルや反応をみて,この子どもを大事にするかもしれない。同様に,親自身の病理やしつけといった理由で,「子どもたちは見るべきだが,子どもたちの言うことを聞いてはならない」と考える親は,不快でとても手に負えない非常に活動的な子どもに気づくだろう。

　私たちは,毎年感謝祭で,ピルグリムの子どもたちと礼拝に行き,ピルグリムファザーズとマザーズの写真を飾る。その当時の子どもの姿は,小さな大人のようだ。より小さなサイズにもかかわらず,子どもは大人と同じように着飾り,同じ規則に従うことを期待されていた。子ども達は,コミュニティーにおける親や年長者の行動,道徳感,考え,倫理をまねることで成年期の準備をした。理論的,概念的,観察的,経験的な人間発達に関する重要な論文によって,私たちは,今では子どもが,認知,心理社会的,道徳,モ

ラル，そして行動的発達の多くの段階を通って発達する単に小さな大人ではないことを知っている。

　発達上の個人と行動の特性の出現に関する理解をしたならば，青年を活動の対象とする看護臨床家（nurse clinician: NC）は，期待される発達のレベルと段階を熟知していることがきわめて重要である。たとえば，抽象的な言葉を使うと，3～6歳の子どもは認知発達の前操作期の段階にあるため，言語的解釈や認知的技法は成功しないだろう。しかし，行動技法は，その同じ集団において大きな価値と影響力をもつだろう。同様に，より若年の患者に求められる心理教育的な変更は，セラピーのプロセスを進めていくために，その問題と個別的な子どもの能力に合致するように構造化し，巧みに行われる必要がある。

　子どもは一般に家族という単位の中で暮らしているので，一緒に生活している家族を考慮に入れずに活動することは難しい。基本的スキルを学習する状況としての家族"システム"という基礎的な概念は，最も適切である。Bedrosian & Bozicas（1994）は，家族システム（family system: FS）と認知行動療法（CBT）モデルを統合し，1つの家族の起源から生じる問題を解説した。家族システムは子どもが育つ全環境である。これは家族（不明確で拡大する），教会，学校，そして（その後の）仲間等，社会生活に適応する手段のすべてを含んでいる。便宜上，本章では，子どもと青年期の両方をカバーするために，若者（Youth）という用語を使用する。特定の1つあるいはもう1つのグループについて述べるときには，私たちはその年代に相応しい表現を使用する。

## 若者の照会

　若者の照会に関わる問題を解決するには，NCは，若者が医学と行動のヘルスサービスにおける不本意な消費者であることをできるだけ認めなければならない。彼らはおそらく，引っぱりだされ，送られ，押しだされ，脅かされ，

言葉巧みに誘われて治療に来る。青年は約束した時間に訪れ，「私は家庭や学校でいくつかの調整しなければならない問題をもっているので治療に参加したい」とはめったに言わない。多くのケースでは，照会は，若者に腹をたてた親や教師が，家庭や教室がより平和で，より静かで，より穏やかな場所になるように，彼らが「落ち着くこと」を望んで行う，敵意をもった照会によるものである。セラピーが若者を「落ち着かせること」ができないなら，その場合，非協力的な若者が行くところに送られる。これらの若者は，注意欠陥障害（ADD），注意欠陥または多動性障害（AD または HD），あるいは双極性障害と診断されるだろう。これらの診断は，混乱している若者に対して，単独で行われることがあまりにも多く，明確な診断ガイドラインや基準に基づいていないことが多い。ADD あるいは AD/HD というレッテルを貼られなければ，その後，このような若者は，教師，親，学校管理者あるいは法廷制度によって，しばしば"悪者"というレッテルを貼られることになる。

　照会された人を理解する第一歩は，問題の所有者を同定することである。これは誰の問題なのか？　若者が自由のきかない未成年者であるので，家族の問題は，彼らが一緒に住む人の一部もしくは一群のものである。青年は，16歳で学校を卒業し，時々家を出る準備をする。これは，反抗的な子どもの問題なのか，あるいは過度に厳しい家族システム（FS）の問題なのか？　そのような質問に答える際に，NC は家族スキーマに敏感でなければならない。親は，家族のために規則を設定する権利があるが，NC はその規則の結果について説明して，親がよりよい子育ての戦略を開発することを援助することができる。

　NC は，さらに自分の反応や逆転移に敏感でなければならない。Freeman & Rosenfield（2002）は，"悪いセラピー"のケースについて記述している。Freeman は，青年期の少年の治療で，影響を及ぼし，最終的に治療を妨害する母親の力を誤って判断した。その困難を引き起こしたものは何かと聞かれたとき，彼は，それが母親への否定的な逆転移であると答えた。Freeman は，母親を，息子を支配し要求する存在とみなし，彼の目標は，息子に勇気を与

えることであった．しかし，息子は，より自由に，母親を怒らせること，依存したままであること，母親を喜ばせることを選択し，治療を終了させた．彼は，家族や母親の世話の安全性を選んだのだ．

## 両親が尋ねる質問に取り組むこと

両親は，NC に子どもを任せることに関して多くの質問をもっている．これらの質問の多くは問われたことがない．両親が合理的にもつと考えられる問いかけ，もしくは問われていない質問に対処するのは NC の義務である．

1. NC の経験や指向および訓練はどのようなものか？ 親は，当然子どもが受け取るケアの質について関心をもっており，NC は，教育（どこで，いつ，最終学歴），理論的指向（CBT アプローチとは何かを説明するために，行動療法の促進のために協会が出版した情報をまとめた"印刷物"が非常に有用である），や付加的な訓練に関する説明を簡単に答えることができる準備をしておくべきである．
2. 同じような問題をもった子どもを何人くらいみたのか？ NC は，質問には明確に，同様の集団や状況や，扱った問題の経験について簡単に説明する．
3. 同様の問題をもった子どもを対象とした結果はどうだったのか？ 親の質問は，統計データを求めているわけではなく，評価と治療の後に続く必然的な活動の範囲を求めている．たとえば，「同様の問題をもった子どもはセラピーを要求された」のか，あるいは「家族療法が期待される」のか，あるいは，「宿泊の手配が指示されるのか」等である．
4. どれくらい頻繁に子どもと会うのか？ 適当な治療スケジュールは？ 毎週，2週間に1回，あるいは毎月？ セッションの時間はどれくらい？ 時間調整について明らかにすること．

5. 家族の他のメンバーが若者のセッションに参加することが予定されているか？ あるいは，家族別々に行われるか？ セラピープログラムと予定が示されると良い結果をもたらす。

6. どれくらいの期間治療するのか？ 多くの場合，セラピーの初めに，最終期日をはっきりと告げることは難しいが，NCはおおよその時間枠について話し合う準備をするべきである。たぶん，CBTを経験的に組み立てる最良の方法は，モジュールと関連している。「私はジョニーに，週単位で10セッション会いたいと思っています。5回目と9回目のセッションで，10セッション後の設定を計画できるように，あなたにも参加してもらいたいと思っています。もちろん，セラピーが保険や払い戻しによる制限によってその可能性がなければ，その対策とスケジュールはその他のものに変更できます」。

7. NCあるいは仲介者は，親にどのように知らせるのか？ 治療の輪の中に親がとどまるためにコミュニケーションシステムを設定することはきわめて重要であり，彼らがセラピーに興味をもつことを助け，潜在的な妨害行為を減らすことができる。コミュニケーション方法や形式性は詳細に説明されなければならない。それらには，毎週の電話，文書によるコミュニケーション，向かい合っての面会，あるいはその3つの組み合わせ等が含まれる。

8. NCは，家庭や学校への訪問を行うのだろうか？ 現場への訪問は，いくつかの事例において，教育に役立ち，きわめて重要である。若者は，教室でどのように反応するのか？ 家庭はどのようなものか？ 子ども部屋はどのようにみえるか？ こうした情報のすべては，診断と治療計画の目的に対して有用である。

9. 親は，家庭や学校において，治療の進展や問題をどのように報告するだろうか？ 親は，セッションの間，あるいは緊急の出来事の後に，NCと連絡をとる方法をもっているべきである。これは，NCが緊急事態に扱う通常の方法で行うことが可能である。

10. NCと親は，セラピーでの進展をどのようにして知ることができるのか？ 変化のための個別の目標を設定し，変化がどのようにチェックされるかを明らかにし，変化の双方向の報告を適宜組み入れることによって，必要に応じてセラピーの効果は評価され，方向を変えることができる。
11. NCは，親が仲介者やNCやセラピーから何を期待するかが具体的に書かれた報告書や契約書を提供するだろうか？ 若者と一緒に使用することができる伝達方法の1つである文書や契約モデルを親に提供すること。
12. 治療費用はどのくらいで，支払い方法は？ 保険会社との協定は何か？ セラピーを横道に逸れさせたり，損なわせたりするものがたくさん存在する。お金をそのうちの1つにしないようにすることが重要である。財政上の協定は，まさに最初のセッションで文書を練って作られるべきである。セラピーの料金が支払われないなら，NCがセラピーを取り消すか延期するなど，支払いにおける不確実さは整備されなければならない。それが親との契約の初めに行われていたら，問題となる機会は減るが，全く行われていないことが多い。

## アセスメント

NCは，様々な状況にわたって子どもの行動を徹底的に査定し，子どもの現在・過去の履歴を得なければならない。NCは，子どもの思考様式，認識，感情に対する洞察を得たいと考えている。

### 親の報告書

子どもの現在と過去の行動を明らかにするために，文書や口頭の報告書を用いるべきである。情報により，恐怖反応，反復あるいは強迫的な反芻，強迫的または回避的な行動，虐待の実例，トラウマの報告などを得る。

## 学校の報告書

学校からの報告書は，学業機能，コミュニケーション様式，および他の子どもや大人との関係に関連した評価についての優れた情報が提供される。

## 若者による自己報告書

自尊心，自己概念，恐怖やその他の視点についての自己報告書は，若者の認識，感情や行動様式の優れた診断的観点の機会を提供する。

## 直接観察

他の報告書が矛盾している場合，直接観察は特に有用である。直接観察によって得られたデータは，NC が有効な比較情報を提供する行動のベースラインを決定する助けとなる。NC にとって若者の行動を標準の行動と比較することは，きわめて重要である。たとえば，報告された若者の行動は正常な発達として説明できるか？ その行動は，環境や周囲の状況や集団に関連して変化するか，また，変わりやすさの範囲はどの程度か？ それは周期的なのか，あるいは一貫していて予測可能か？ それは，若者の年代における一時期の，認知，感情，社会，あるいは行動を共にする世代との不一致や矛盾の結果であるのか？ 若者は異なる環境の中で同様に機能しているか？ 問題行動は若者の置かれた状況に関係があるか？ それは状況であるか？ 観察された行動は，若者の言語様式，思考様式あるいは態度の結果であるのか？ 行動様式は文化的に関連づけられるか？

NC は，若者の行動が，生活環境の規範を伴った診断基準（たとえば，田舎 対 都市環境あるいは学校）や世代規範と比較してどうなのか確かめたいと思うだろう。また，その行動が，年齢で予測される行動と関連して，どれくらい安定しているか判断したいと思うだろう。たとえば，4歳の少年が攻撃的な行動をとっても，その行動が6カ月間そのままであることは少ないが，一方，同じ行動が7歳の恒久的なレベルまで達することもある。最終的に，

おそらく最も重要なことは，NCは，その行動パターンが未治療のままで自然寛解できるという予後を判断するには，若者の潜在的リスクを同定しなければならないということである。

アセスメントに関する問題を解く鍵は，標的となる行動を具体的に挙げ，親，教師，裁判制度および若者から操作的定義を得ることである。たとえば，その行動が，どれくらい頻繁に生じるか？　標的行動をより誘発しそうな刺激状況や特定の刺激は何か？　問題は，どのように今の状況と関係しているのか？　多くの場合，照会もしくは照会された個人のすべてに，重大なスキルの不足があるということである。たとえば，親は子育てのスキル不足かもしれないし，教師は教室管理のスキル不足かもしれない。あるいは，若者は問題解決スキルが不足しているかもしれない。

具体的な評価は，若者の必然的な思考，人生経験の構築や認識，そして自分自身の構築と認識のレベルについて行われる必要がある。若者や親とのインタビューでは，広範囲な困難が明確にされるだろう。これには，親との関係や対処，兄弟との問題や対処，一般的な家族問題，学校や学習の問題，友達との問題そして個人内の問題などが含まれる。データ収集は，親との焦点化された面接の一部，照会された患者とのインタビュー，家族インタビュー，教師あるいは他の学校職員によってなされた行動観察，学校または家庭訪問を通じてNCによってなされた直接的な行動観察，親が繰り返し行う評価報告書，教職員が繰り返し行う評価報告書，家族歴，心理テストで行う。

## 若者照会に隠された思惑

いくつかの隠された思惑は，特に若者のための照会で明らかになる。これらのうちのいくつかは年少の子どもの照会では存在しないというわけではないが，おそらく年長の子どもや青年で多くみられるだろう。隠された思惑には下記のようなものが含まれる。

1. 青年は，青年期に家庭内で経験する家族の問題や悩みに注意を引きつける方法としてセラピーに同意する。
2. 青年は，NCに，親の考えに反する青年期の考えや視点を防衛してもらうためにセラピーを始めるかもしれない。
3. 青年は，薬物使用，近親相姦，病気や法的問題を含む，より多くの隠されたまたは秘密の問題への対処欲求の一部として，ある理由（たとえば登校拒否）で治療に来ることに合意するかもしれない。
4. 青年は，セラピーを，自らの要求を満たすことを親に強要する方法とみなしているかもしれない。
5. 親は，配偶者，学校，教師あるいは法制度に反対する自分の協力者としてNCを利用しようとするかもしれない。
6. 子どもや青年のセラピーへの照会は，親自身の混乱や問題の支援を獲得するための親（あるいは両親）による試みであるかもしれない。
7. 親は，自分たちの関係の欠落を満たしたり，喪失を和らげる方法として，セラピーを利用するかもしれない。
8. 親や学校は，青年を脅かし，強要し，かつ支配するためにセラピーを使用するかもしれない。
9. セラピーは，裁判所によって監禁する代わりとして使用されるかもしれない。
10. 親は，青年の措置または保護に関する困難な決定を下すために，NCの支援を必要とするかもしれない。

## 子どもと青年に関する認識の歪み

　認識の歪みの内容，力，方向および強さは，この本の中で既に議論された。いくつかの歪みは，親や教員の報告書のなかに典型的にみられる。第1に，または恐らく最も浸透しているものは，邪悪な子どもという仮説である。その子どもは，不良で，邪悪で，強情で，拒否的になるように，本来備わって

いる遺伝子にプログラムされている"悪い子孫"のようにみなされている。これは遺伝傾向とみなされているために，その後，親はその子どもを変化させるための彼ら自身の責任を免れることができ，遺伝傾向をもう1人の親に負わせることができる。

2番目の共通の歪みは，若者が意図的に問題を引き起こしているということである。大人は，親を混乱させたり，いらいらさせたり，悩ませる若者の行動を，意図的な企て以外のものであるとは考えない。第3に，大人は，子どもの好ましい役割や，若者が親や教師に向ける行動はこうあるべきという様式に関する固い信念をもっている。

4番目のテーマは，照会する大人の迷いのない確固とした柔軟性のない規則に基づいている。第5は，家族内にどのように力が分配されなければならないかに関する親の考えや歪みである。これらの歪みは，家族内の実権は1人あるいは2人にあるべきであり，子どもに権限を与えることは，許されないという考えに根づいている。頻繁におこる歪みのもう1つの問題は，何が"よい"家族を構成するかに関する考えをめぐる，第6の規則である。よく理想として挙げられたモデルは，初期のテレビのRobert Youngの「パパは何でも知っている（Father Knows Best）」の，OzzieとHarriet，そしてDonna Reedのようなものである。

親の歪みの7番目のテーマは，若者の行動を，完全に親の失敗のようにみなすことと関連している。若者が問題に陥るか，何か間違ったことをすれば，親は責任のすべてを引き受ける。「それはすべて私の失敗です。もし私がきちんとやっていたら，こんなことは起こっていないでしょう」。8番目のテーマは，うつ病の一部である自己，世界，将来に対するネガティブな予測である。親の歪みは，（親の）行動とは関係なく，否定的な出来事によって生じる。これは，セラピーに関与していない親にも起こる。歪みの9番目の領域は，家族の忠誠に対する無条件の要求と関連している。これは，一般に，若者が，NCに対して家族の秘密を明らかにすることやセラピーを回避する試みであると解釈される。さらに，学校，警察，裁判所および他の機関や組

織に対しても団結する家族と映るかもしれない。

## 家族システム

　FSは同定され，若者の治療計画の中で考慮される必要がある。"システム"についての概念はいくつかの前提を意味している。最初に最重要とされるのは，FSが活動的でダイナミックな力をもつ集団として認められなければならないという観念である。FSは，いろんな意味で若者に影響を及ぼす個人で構成されている。FSのメンバーは，若者に接近したり離れたりすることができるので，NCは，どの時点でも，若者に関与しているメンバーを認識していなければならない。FSのメンバーは，家族（不明瞭で拡大する），友人，教師または隣人であるかもしれない。

　FSに焦点をあてる第2の理由は，FSが均衡や恒常性の状態に達しているということである。たとえその均衡が不安定あるいは病理的であっても，そのFSにとって機能しているものである。均衡が影響されたり，分裂するときはいつでも，その"システム"は均衡を回復させようとして，その資源のすべてを使用する。セラピー中の若者が，FSの中の個人やシステム自体に変化することを要求するならば，FSはその力やエネルギーがシフトすることになじまないだろう。最初の試みは以前の均衡を回復させることである。たとえば，教室での好ましくない行動のために子どもを照会した教師は，子どもがクラス"システム"の中で変化するのを期待する。そのため，子どもが新しい行動を示したとき，教師やクラスは，行動を受け入れ，改訂されたシステムに新しい行動を統合することができる。障害された家族は，FSを変更する柔軟性をもっていないかもしれない。この場合，若者は外来または入院治療を行い，その後，若者の否定的で不適当な行動を引き起こし，促進した同じFSに戻るのである。

# BASIC ID

　Lazarus（1973）は，すべての個人のための診断と治療計画を系統立てるために，簡単で焦点化できる頭字語である BASIC ID（B=Behavior：行動，A=Affect：感情，S=Sensations：感覚，I=Imagery：イメージ，C=Cognitions：認知，I=Interpersonal interactions：対人間の相互作用，そして D=Drugs and or chemicals：薬や化学薬品）を開発した。若者へのモデルの適用のために，いくつかの小さな修正がなされている。若者のために，私たちは，学校問題あるいは学習問題（School problems）を表す，もう1つのSと，適性（Aptitude）と達成（Achievement）を表す，もう1つのAを加えた。改訂されたモデルを以下に示した。

　B= 行動―若者，親あるいは学校はどんな行動を変えたいか，また彼らは，これらの行動がどの方向（増加あるいは減少）に変わるのを望んでいるか？

　A1= 感情―若者，親あるいは学校はどんな感情を変えてほしいか？ 治療者は，ある感情を減らすと同時に，特定の感情を増幅させるために作用しているか？

　A2= 適性と達成―若者の現在の学問成績のレベルはどの程度か？ 学年レベルか？ 若者は特定の特別な適性あるいはスキルを示しているか？

　S1= 感覚―振戦？ 身震い？ チック？ 身体虚弱？ などのような報告された特定の生理的反応があるか？

　S2= 学校問題―学校環境に関係する問題があるか？

　I= イメージ―若者は自己，世界，将来に関してどのような"心の絵"あるいはイメージをもっているか？ 厄介，もしくは面倒なイメージがあるか？ 若者は，これらのイメージをぬぐい去り，より鋭く焦点化したもっと楽しいイメージをもちたいと考えているか？

C= 認識―若者の考え，価値，態度，信念はなにか？
I = 対人間の相互作用―若者は家族，きょうだい，親，教師，仲間と仲良くやっているか？
D= 薬あるいは化学薬品―若者は処方薬（リタリン）または処方箋なしの化学薬品（マリファナ）を使用しているか？

## 微妙で明白なサイン

　NCは，おそらく矛盾している，多くの要因を理解しなければならない。たとえば，彼らはよく泣くので，抑うつと診断されるかもしれない。教師や親は，仲間との悲しい関係とみなすかもしれない。その他の直接的なサインとしては，以前は活発な子どもが静かになる，学業成績の低下，社会的孤立の増加，元気のなさ，仲間とのコミュニケーションの減少，エネルギーや"活力"の低下，昼食やおやつでの食欲低下，以前は気に入っていた活動への無関心，自己損傷や自傷行為，そしてより年少の子どもや教師とのスキンシップを求めることが増加する等が含まれる。より間接的なサインとしては，学校活動（school work）の減少，身体的な清潔さの低下，学校の課題がずさんになる，宿題や親の連絡帳を忘れる，たとえば，クラスにおける"仲間はずれ（zoning out）"，大人とのアイコンタクトの減少，事故にあいやすい，身体や言葉の攻撃性や闘争性等が含まれる。最後のポイントである攻撃性は，接触をかわす効果があり，それによって，さらに孤立が深まる。児童期と青年期にみられる主な障害のうちの2つは，反抗挑戦性障害（oppositional defiant disorder: ODD）と行為障害（conduct disorder: CD）である。ODDあるいはCDのための基準の多くは，ADやHDで説明されることが多いため，鑑別診断で，ADまたはHDの子どもを除外する必要がある。以下に要約された違いを挙げた。

反抗挑戦性障害：
・ 反抗性の行動をもつ子どもは，本来他者の価値をおとしめることはな

い。
- 子どもは問題解決スキルが貧弱である。
- 反抗は，他者から望まれた反応に強制された"故意"にみえる。
- 認知は，評価しにくく，より初歩的にみえる。
- ODDパターンは，一般に就学前や初等教育早期に現れる。

行為障害：
- 子どもは他者の基本的な権利を無視し軽視する。
- 子どもは自分の行動の他者への影響をほとんど気にしない。
- 子どもは自分の行動の結果をほとんど気にしない。
- 倫理的な論法を無視する。
- 彼らの認知は評価しやすい。
- CDパターンは，一般に初等教育後期と中学校で現れる。

　行為障害の発展に寄与する要因のうちのいくつかは，親がより高いレベルの欲求不満耐性を教えないことや，促さないことが含まれる。低い欲求不満耐性のため，このような若者は容易に行動化に移行する。行動化は，親の価値体系，基準や様式の根拠ともなる。DSM-Ⅳ-TR（APA, 2000）では，CDは"遺伝と環境上の要因をもっていること"と記載されている（p.89）。アルコール依存症，気分障害，人格障害あるいは統合失調症といった親の精神機能障害は，CDパターンに寄与しているかもしれない。上記の結果として，間違いなくCDの若者はさらに親のネグレクト，不適切な育児，親の子どもを管理するスキルの不足あるいは親の拒絶を経験しているだろう。
　CDの若者は，攻撃のきっかけにひどく敏感である。彼らは，誰かがそれらを感じるかなり前に，攻撃への十分なヒントをみつける傾向がある。実際，合図の送り手が攻撃の発生に気づくかなり前に，彼らは攻撃的な合図に対応している。この感受性は攻撃的な合図の過度の警戒へと続く。これに関連して，CDの若者の増強された暗号化と攻撃的なきっかけがある。彼らはそれ

を感知し，備え，知覚された攻撃から自分自身を保護するためにそれらを呼び起こすだろう。上記と同時に，彼らは，他者からの攻撃をしばしば過大評価する一方，自分自身の攻撃のレベルを過小評価する。これは，攻撃の原因となり，煽ることに対する彼らの責任の過小評価もしくは無知を導く。

結果として，CDの若者は，合理的な倫理観や貧弱な社会問題解決スキルの障害を示し，彼らの行動のネガティブな結果に対する注意を減少させる。それらは，常に彼らの攻撃性が，人間関係の問題解決のために，妥当で，有効で，有用なツールであるという結論を下す。多くのケースにおいて，ODDはCDへの前兆となる。

## 若者のためのCBT

迅速に関係性を構築することはきわめて重要である。DiGiuseppe（1999）は，青年は治療者を受け入れるにせよ中断するにせよ，2回以上のセッションを見込んでおらず，治療者と関係をもちたがらないことを見出した（DiGiuseppe, 1999）。これは真実であり，中断しがちな若者に働きかけるNCは，数え切れないチェスのゲームを行い，信頼関係が望めず価値のない模型飛行機をたくさん組み立てるだろう（Grodnitzky, 1999; Tafrate, Kassinove, & Dundin, 2002）。関係を築くためのいくつかの単純な規則は以下のとおりである。

1. 若者の年代や認知機能に適切なイメージや比喩的表現や隠喩を使用すること。
2. 1対1の大人であること。子どもと青年は，わざとらしいNCにだまされず，感激しない。同様に，最新の若者言葉で話そうとすることは裏目に出るかもしれない。
3. 正直であること。正直には多くの報酬がある。若者から説明を引き出そうとするより，照会により知っていることや彼らの行動について話

されたことを正直に若者に伝えること。
4. 最も近い目標を設定するように努力すること。遠くにある目標は，子どもや多くの青年の処理能力を越えているかもしれない。
5. 若者の代弁者と大人を非難するぎりぎりの境界線を歩くこと。
6. 多くの若者がセラピーに来る理由となっている否定的な評価と釣り合うような肯定的な評価を開発するように努力すること。
7. エネルギーと協働の大部分をセラピーのために供給できる準備をしておくこと。
8. 逆転移をコントロールすること。子ども（特に ODD や CD）は，彼らの人生においてだれよりも NC との関係が深いため，これは不可欠である。
9. セッションのコントロールを維持すること。これは開始や終了時間やその焦点や内容を定めることや，境界を維持し，適切なときに不測の事態に対応すること等が含まれている。

## 親への働きかけのためのCBTの段階

　アセスメントの後の若者に行う CBT には，いくつかの段階がある。CBT の第1の段階は親との契約である。以前に議論したように，もし親がCBTプロセスに乗ってこなければ，彼らがセラピーを妨害することが予想される。契約には，CBT の性質，目標，焦点および技法に関する情報を聞くことと提供することが要求される。また，CBT 形式についての話し合いも含まれる。

　第2の段階は，患者との治療的協働（therapeutic collaboration）を発展させることである。若者が治療的協働の価値を理解できるように援助しなければならない。第3の段階は，CBT の主要な焦点になる標的行動を選ぶことである。第4の段階は，若者と親双方に，問題解決のための行動を指導することである。第5の段階は，親の意見や考えについての認知の再構築と，何が

合理的で適切な行動であるかについての教育が含まれるべきである。親の中には，縛りを緩めるための援助が必要な親や，逆にコントロールを強化する必要がある親もいる。NCは虐待のあらゆる行動に聞き耳を立て，いつも注意していなければならない。虐待には，情緒的，身体的，性的虐待が含まれる。

第6の段階は，親による変化への妨害を予想し，減少させることである。第7の段階では，親も進行中のセラピーの活動の支援を利用できる。第8の段階では，親は再発のサインについて教育され，再発予防のスキルを身につけるための支援を受けなければならない。最後に，セラピーは評価され，何度もフォローされる必要がある。一般的には，セラピーが終了して，約1年後のフォローアップを意味している。

## CBTのための形式

CBTのための形式を決定する際に，NCはいくつかの要因を評価しなければならない。これは誰の問題か？　もしその判断が，貧弱な子育てのスキルの問題としたら，この選択は親との活動に充てられるかもしれない。しかし，もし親が参加できないなら，若者がセラピーのパートナーとなる。その形式には，若者だけに会う：親と若者に会うが，それぞれ別に会う：親だけに会う：若者と親は，個人，カップルおよび家族セラピーを交互にもつ：システムから選択されたメンバーだけの限られた家族セラピーを用いる：家族が全員参加する広範囲にわたる家族セラピーを用いる，といったものが含まれている。

### 若者だけ

若者は，基本的にセッションにやってくる。目標は，若者がセラピーに来るための理由を得るのを助け，若者をセラピーに引き込むことだろう。多くの若者にとって，セラピーに来る大きな理由の1つは，彼らの背後にいる親

を取り除くことである。セッションの焦点は，セラピーで驚かないように，すべてのセッションの開始時に予定表で設定を詳細に説明しなければならない。アセスメントを行って，若者がスキルをもっていることは明らかなのに，それらを使わないか，使用したくないかのどちらかなら，そのアプローチは，より認知を用いたもの，すなわち，若者が様々な新しい状況において，これらのスキルを使うことが受け入れられるように理解するのを助けることになる。しかし，若者のスキルが不十分だとわかったなら，行動的スキルの構築が必要となる。

**若者と親**

NCは，時間と努力を最も投入できる方法を決定しなければならない。その順番は，2回か3回の若者セッションの後に，1週間の基本的なセッション日の中に1回の親セッションを含むことが可能である。あるいは，子育てがセラピーの焦点であるなら，若者とのセッションに引き続いて，3回の親セッションが必要かもしれない。同様の代替モデルは，その他の形式—親とのペアでの活動，短縮した家族での活動，家族全員での活動，単に家族での活動に頼ること—に応用することができる。

# CBT技法

第2章と第3章に記述した範囲の技法は，すべて適用が可能である。理想的な若者への働きかけには，下記のものが含まれる：

1. 適切な長さのセッションを行うこと
   若者が大人と1時間単独で過ごすことは一般的ではない。大人といることで，若者は多少の不快を経験する。セッション時間は患者に合わせなければならない。週に1度，50分のセッションを行うよりも，週に2度，25分のセッションを行うほうがはるかによいだろう。このス

ケジュールは，若者の不安を引き起こす心配がより少なく，セラピーを面倒にしない。セッションに通うことが問題である場合，長いセッションが選択されるかもしれないが，それは最良の選択ではない。NCは50分のセッションより，むしろ30分のセッションから利益を得るだろう。

2. 標的行動の発生を調査すること

    患者報告書および親と教師の報告書を使用し，その前のセッションから同定された標的行動を評価する。若者が，NCと自分の生活圏にいる他者との間でコミュニケーションがあることを知ることは重要である。若者が行動の発生のアセスメントに同意しなければ，そのセッションで議論することができる。

3. 若者の情緒的な語彙を発達させること

    多くの若者は，肯定的，否定的な感情を表す語彙を発達させていないため，感情を表現することに苦労している。これを促すための技法には，感情のレベルと程度を分類することや定義することがある。すべてのものに，"ひどい（lousy）"あるいは"滅茶苦茶（screwed up）"とラベルをつける若者は，"滅茶苦茶"が意味するレベルが異なることを詳しく説明する必要があるだろう。少し滅茶苦茶，やや滅茶苦茶，非常に滅茶苦茶，適度に滅茶苦茶，あるいは救いがたい滅茶苦茶なのか？ 年少の子どもへの，感情を描写した顔を揃えた絵は，人には様々な感情があることを教えるために利用できる。40あるいはそれ以上の顔を揃えたチャートは，ほとんどの子どもには，一般的ににぎやかすぎて圧倒される。

4. 非機能的な考えを同定すること

    成人に行うように，第一歩は非機能的な考えを同定し，その考えに取り組み，議論できるための若者のスキルの獲得を支援することである。

5. 自己指示を教えること

    注意深く練られた自己指示を用いて，すべての状況について仮想的に

教えることができる。これらの指示は，セラピーの治療的協働の一部としてセッション内で開発され，ホームワークとして練習されなければならない。

6. 問題解決スキルを教えること

   これらのスキルは思考や代替案の発見の結果（認知，感情，行動，そして社会的な問題解決のために）として開発されたものが含まれている。NCは，若者を訓練し，次に，若者が直面する様々な問題にどのように対処するかを評価するために，注入技法（inoculation technique）を使用する。

7. ロールプレイの特定の技術を用いること

   応答のロールプレーイングやモデリングの使用は，"路上（on the road）"での技法を学ぶ前に，安全な治療セッションの中で，新しい行動を試す機会を与える。

8. 重要他者を得ること

   親や他の家族成員が利用可能で適切な場合は，セラピーの助手として彼らに協力を求めること。彼らは役割を演じ，自己指示を実行し，非機能的な思考に取り組むことを支援し，新しい行動を促進し，実行できるように教育される。

9. 家庭や学校での行動をモニターすること

   CBTは，照会元や，基本的に毎日若者に会い一緒に仕事をする人々からのデータが含まれている。

10. 肯定的な行動を強化すること

    若者は，悪い行動のため，あまりにも多く罰されてきた。望ましい肯定的な行動の強化のために学校と親の協力を得ることは重要である。

## 子どもの自殺

若者の自殺の問題は広すぎるため，1つの章で完全に網羅することはでき

ない。読者はこの問題のより詳細な記述については，Freeman, Reinecke & Beck (1994) を参照してほしい。1997年に，疾病管理予防センター (Centers for Disease Control and Prevention: CDC) は，青年の自殺が20年前より300%増加し，また，自殺が，アメリカの5～14歳の子どもの死の6番目の主要原因だったことを報告した。これは，1950年代以来の自殺率の4倍であった。また，自殺は，15～24歳のアメリカ人の死の3番目の主要原因であることが明らかになった (National Institute for Mental Health, 2001)。これらの信じられない統計は，報告と記録保存の一部分であるが，より多くの若者が，これまで以上に自分の手によって死んでいることがうかがわれる。自殺願望に捉われた典型的な青年は，14歳の女性でAD, HD, 行為障害，不安，怒りのいずれかを診断されたが，抑うつ症状はない。彼女はしばしば家族の問題，友人関係での問題や学校での困難を報告する。自殺を試みる最も一般的な方法は，低レベルの自殺念慮を伴う，売薬の摂取である。

　自殺企図を理解する際の困難さの一部分は，現代社会における死の見解と関係している。たとえば，Road Runner が，Wile E. Coyote (アメリカのアニメーションのキャラクター) を崖から落としたりトラックの車輪の下に轢きそうになって死にそうなときでも，Wile E. Coyote は生き残る。ペットまたは親族が死んだとき，子どもは彼らが「眠っている」か，天国にいると伝えられる。特に子どもがそこで最愛の祖父母に会うことができるならば，天国はハリウッドのような行きたい場所の1つとして常に描かれる。

　5～9歳の子どもにとって，死は，死の天使のような特定の絵として具体化されるようになる。9歳以上の子どもでは，死は，人生の進行中のプロセスの一部であり，最終的にすべての人におこるものであると現実的に考えることができるようになる。若者が自殺しそうであるとNCが感じる場合，自殺の危険を家族員に知らせるために迅速に動き，その危険を制限するために行動を起こさなければならない。これは一日単位で若者をチェックするか，入院の照会をすることが含まれるだろう。後者は自動的に永久に自殺の企てを止めることはできないが，通常，若者の絶望感の減少に働きかける治療チー

ムに持ち時間（the therapy team time）を与えるために推奨される。
　以下に，子どもと青年のための重要な自殺のアセスメントポイントを挙げた：

1. どの程度の死ぬ意志があるか？
2. どのようなストレッサーが自殺念慮や自殺企図のリスクを増加させているか？
3. 若者の死や死ぬことの概念は何か？
4. 自殺あるいは自殺企図の家族歴はあるか？
5. 若者の衝動的なレベルはどの程度か？
6. 行動化の既往があるか？
7. 子どもは AD か HD あるいは行為障害と診断されているか？
8. 若者は以前に自殺を企てたことがあるか？
9. 若者の一般的な対処様式は何か？
10. 死ぬことや自殺に対する家族の態度はどのようなものか？
11. 家族は喜んで外部の支援を受け入れるか？
12. 若者のストレス耐性は低いか？
13. 若年性のうつ病はあるか？
14. 落第の前歴があるか？
15. 重篤な精神機能障害（精神病，解離性障害）があるか？
16. 若者は，事故傾性の既往をもっているか？
17. 子どもの低い自尊心が報告されているか？
18. 若者は神秘的な思考に関わっているか？
19. 若者は孤立しているか，あるいは孤独であるか？
20. 若者は，自殺の計画について述べているか？
21. 計画はどれくらい現実的であるか，あるいは，可能性が高いか？

## 家族との作業

　問題のある家族はいくつかの特徴をもっている。たとえば，それらは多くの場合，子育ての障害を示している。原因は多様である。親は病気であるかもしれないし，重篤な身体障害をもっている場合のように，子どもを育てられないこともある。病気あるいは障害それ自体は，損なわれた子育てや問題のある家族の前兆や徴候ではないが，障害された家族は，これらの2つの要因のうちの1つをもっていることが多い。もう1つの要因は，依存物質の探索や使用が，家族の時間だけでなく資源を使いきってしまう親の物質乱用である。生化学的な病気が一因となり，また，親の学習障害あるいは精神遅滞は子育てのスキルや実践に重要な影響をもつ。ストレス，トラウマ，うつ病，不安，摂食障害あるいは人格障害は，さらに子育ての障害を引き起こす場合がある。結局，親が限定された身体的・心理学的資源しかもっていなければ，子育てが障害されるだろう。

　子どもに，情緒的，認知的，身体的に準備できていない役割や経験を強制する，「子どもの擬親化」は，多くの問題を引き起こす。子どもが自己意識を発達するには，自己と他者との境界を確立することがきわめて重要である。個人化といわれるこのプロセスは正常な発達において重要である。境界が明確でないか存在しない，あるいは絶えず予告なしに変わる場合，親または世話をする人が絶えず境界を破る場合，問題は矢継ぎ早に起こる。ある人への境界侵害が，ある人にとっては侵害ではないかもしれないし，ある人や家族にとって不適切と考えられるものが，別の人にとっては適切であると考えられるかもしれない場合もある。しかし，重大で持続的で，一般に異常であると認められる境界侵害もいくつかある。これらの境界侵害には，繰り返される身体的虐待，近親相姦，不適切な性的あるいは誘惑的な行動，プライバシーの妨害，仲間や他の家族との関係を発展させている若者に対する不合理で不当な干渉，慢性的な世代間連合，若者の年代に必要な範囲を超えた個人

衛生への繰り返される不適切な関与，頻発する不当な医学的処置，親の性的関係，財政，結婚問題の詳細を若者に不必要に曝露するというようなものを含んでいる。障害された子育てに寄与するその他の問題として，親からの慢性的拒絶，トラウマの源である家族状況，歪曲された家族コミュニケーション，歪んだ認知がある。

　性的虐待の問題あるいは疑いがあれば，NCは，適切な機関にその疑いを報告する以外ない。性的虐待があるか，問題をもつ家族を扱う際に，NCはいくつかの問題に取り組まなければならない。最初に，前虐待状況は何であったか？ 長年持続し，発展する虐待パターンはあるか，それとも，それは見たところでは自発的な行動であったか？ その虐待の本質は何であったか？ 何が子どもに虐待のトラウマをおこしたか？ その虐待はどのように発見されたか？ それを前面に曝露したのは子どもであったか？ 家族であったか？ 学校であったか？ 社会福祉事業機関あるいは裁判所はどのように関係していたか？ 子どもにとっての発達上の問題は何か？ しばしば，虐待は，子どもの行動に直接的影響をもっていないことが多く，むしろ，子どもの行動が虐待の後数年間影響を受けることがないスリーパー効果をもつことがある。

　家族との作業において，NCは，語られたこと，除外するもの，行われたこと，あるいは放っておかれたものが意味する役割を強調しなければならない。NCは無意識の動機を捜してはならないが，特定の家族集団がもっている出来事や言葉の特有の意味を捜さなければならない。個人や家族のスキーマは詳細に説明され，明らかにされる必要がある。しばしば，このような暗黙のルールが，家族メンバー自体ルールが何であるのかを理解していない家族の行動を支配していることがある。その問題の源は，恐らく大部分，各家族成員の歪んだ認識や，非機能的な行動から生じているだろう。認識と相互作用は互いに影響しあっている。不完全で障害された情報処理過程から結論が引き出され，決定が下されているのである。

　家族との作業のための一時的な展望は，「今，ここ」，である。現在における焦点は，物語や過去の不満を生じることを排除し，手中にある課題にエネ

ルギーを集中することである。そうすることで，NCは，認知と行動の関係，改善された対処方略の開発，問題解決の増進，一般的なスキルの構築に焦点を当てることができる。NCが，グループとしての家族との作業を決断するなら，家族セッションがNCのコントロール下にあることを明確にしておかなければならない。セラピーオフィスは"中立の"領域と考えられる。ここでは，家族のコミュニケーション様式やパターンが，非常に素早く明確化されるだろう。これは家族がオフィスのどの位置に座るかで明らかになるかもしれない。誰の近くに座り，誰から離れているか？ 参加者の姿勢やボディー・ランゲージは何か？ 誰が話すか，誰が話さないか？ 発生するいくつかの典型的なコミュニケーション問題には下記のようなものが含まれる:

1. 第三者を通して話す―直接的にコメントしたり，意図的に誰かに話しかけることを求める。
2. 非難あるいはとがめる発言。「私」を用いた言明の使用を教えること。
3. 頻繁な中断。聞くこと，注意を求めること，順番を守ることを練習するように個人に促す。
4. 講義あるいは説教。簡潔な「私」を用いた言明を教えること。
5. 過度な一般化もしくは融通の利かない発言。「恐らく」や「時々」のような，より多くの条件つきの言葉の使用や，よりデータ指向で正確な言明の使用を教えること。
6. 話題や議題から離れた討議。問題に戻ること。
7. 過去をくよくよ考えること。焦点を現在に移動すること。
8. 時間を独り占めにする1人のメンバー。簡潔な「私」を用いた言明を教えること。
9. 脅迫的な行動。脅威の本質を指摘して，希望に沿えるような代替の技法を提案すること。
10. 長い静寂。静寂に関してコメントして，メンバーが感情を表現するの

を支援すること。

## 再婚家族あるいは混合家族のための活動

　再婚の増加は，混合家族の増加をもたらした。混合家族の問題は核家族の問題とほとんどの点において類似している。しかし，親のための明瞭で明確な役割定義を含めたいくつかの追加される問題に取り組む必要がある。新しい親の役割は，意見の一致の後に明言されるべきである。役割の一部になる特定の責任や行動についても，同様に詳しく説明されなければならない。

　混合家族では，家族のメンバーシップに関する忠誠心の葛藤や疑問は，迅速というより表面的である場合が多い。少年が，継父と，あるいは少女が継母と結びつけば，生物学的な親（生みの親）は裏切られたと感じ，子どもの忠誠心の不足を感じるかもしれない。さらに，誰が混合家族のメンバーであるかという疑問が生じる。離婚した配偶者の母親はまだ祖母と考えられるか？　彼女が訪問して贈り物を買う権利があるか？　彼女は家で歓迎されるか？　これは長く家で暮らしていない年上の子どもも同様にあてはまる。彼らはまだ「私たち」の一部と考えられるか？

　さらに兄弟姉妹の間でおそらく競争があるだろう。これは，兄弟姉妹間のライバル心とあまり違わないが，注意してみておく必要がある。特に取り組むべき難しい問題は，子育て様式，子育てのスキルやしつけに関する問題である。すべての親が，このような問題に誰がどのように処理するかに関して，協力して取り組む必要がある。具体的な結果が議論され，同意されなければならない。NCは，親との作業において，親が子育てのスキルやしつけの困難な問題を処理する援助をする。しばしば対立へと導くその他の2つの領域として，家庭における物理的な調整と財源の割り当てがある。最後に，セクシュアリティの問題についての概要が，詳しく説明され，議論される必要がある。青年期の適切な性行動を，服装や行動の点から説明する必要があり，また，驚きが少なくなるように，親の期待が共有されなければならない。

## 若者の人格障害

　急性期治療や学校などの状況での専門家である教師，児童心理学者，精神科医，小児科医，およびNCは，人格障害（PD）の基準を満たす若者に定期的に出会っている。一般に受けいれられているフィクションは，この診断が，18歳以下の若者に適用されないということである。しかし，DSM-IV-TRでは，「PDカテゴリーは，個人の独特な不適切な人格特性が，限定された特定の発達段階において，広範で持続的に出現するか，もしくは，Axis I 障害のエピソードをもつときに，比較的まれに児童期，あるいは青年期にも適用される」と記述されている。児童期に現れたPDの特性が，成人期まで不変のまま持続しないことが多いことを理解しなければならない。18歳以下におけるPDを診断するためには，その特徴が少なくとも1年間存在していなければならない。1つの例外は反社会性PDであり，それは18歳以下の個人に診断することはできない（APA, 2000, p. 687）と明確に述べられている。DSM-IV-TRはさらに，「PDの特徴は，通常，青年期あるいは成人初期に見分けがつくようになる」（APA, 2000, p. 688）とも記述されている。

　児童期に存在するPDは，臨床的な前兆や成人の障害に匹敵する遠まわしな言い方やタイトルや診断名をみつけようとするよりも，むしろ適切に査定し，同定し，治療を行うべきである。早期の介入は，その症状が強化され習慣化する前にその行動に取り組むために，治療的意義を最大化するきわめて重要な構成要素である。PDの本質的な特徴は，個人が文化（または下位文化）的期待から著しく逸脱する，内的な経験や行動のパターンをもっているということである。読者は基準の全リストをDSM-IV-TRで参照してほしい（APA, 2000）。特定の診断基準は，DSM-IV-TRに含まれる各々のPDの項目により提供される。基準設定における項目は，診断的効率（利用可能な場合）における適切なデータによって測定される際の，診断の重要性を減少させるために掲載されている。

アセスメントは，PD を定義する特性が，個人によっては問題と捉えられないかもしれないという事実によって複雑化している（たとえば，ego-syntonic［自我同調的な特性］）。人格機能に関する判断は，明らかに，若者の人種，文化，社会的背景を考慮しなければならない。異なる背景から誰かを評価する場合，若者の文化的背景をもつ親しい情報提供者から追加情報を得ることが有効である。

### 児童期の人格障害に対する議論

18 歳以下の子どもは PD ではないという議論がある。この議論の仮定として，子どもの人格はまだ形成途上であり，パーソナリティが十分に形成されると石の中に包まれる，という印象を与えるラベルづけがある。パーソナリティが生涯にわたる発達における継続的な状態であることを忘れてはならない。若者に PD 診断を使用することの第 2 の議論は，不適切なラベルづけに関係している。最も単純にいうと，若者に PD の診断が貼られるのは，若者に見切りをつけた治療者と教師が原因かもしれない。PD 診断が，子どもに「見切りをつけた」大人の治療者が原因とするなら，非常に重大な問題であり，それは診断よりもメンタルヘルスシステムの大きな問題である。治療を必要とし，最高で最適な治療を受けるために診断される必要のある子どもの治療を避けるなら，そのシステムは本当に破壊されてしまうだろう。もう 1 つ恐れることは，PD が文化的に異なるグループ（文化的なマイノリティー）に不適切に当てはめられることである。そうなると，それは，少数派の子どもを治療しないための安易な解決法になってしまうだろう。

### 若者の人格障害に対する議論

若者の PD の診断に対する主な議論は，早期発見と介入が慢性化を制限するかもしれないということである。ほとんどの NC は，看護の主要な目標や疾病の予防に忠実であり，この金言は PD にも適用されるだろう。治療は，子ども，親の関与，学校および機関の介入のために CBT に限定され，数年に

わたって介入後の機会が継続されるだろう。この障害は，人格がしっかりと固まる前のほうが，より治療可能なため，青年期の境界性 PD を扱う医師の早期診断は重要である。若者に人格的病理が生じるなら，その後できるだけ早期の機会に診断することが賢明であり，個人のためだけでなく，さらに進んだ実証研究を生み出すためにも意味がある。

## 児童期の人格障害の展望

Beck, Freeman, Davis と Associates (2004) は，児童期に観察される特定の行動—粘着性，内気，反抗性—は，彼らが依存性，回避性，反社会性という PD のラベルを与えられるその時点では，成人期までの様々な発達上の期間を通して存続する傾向があることを指摘した。誕生時点で，比較的安定した気質および行動パターンが存在するというエビデンスもある (Rosenberg & Kagan, 1989)。Kernberg, Weiner および Bardenstein (2000) は，未就学児童に，人格の永続的パターンがみられることが増加しているとコメントした。これらのパターンには，攻撃的な行動，柔軟性を欠いた対処方略，不安定な愛着などが含まれる。これらのパターンが成人期には，抑うつ，薬物使用，犯罪行動として現れるかもしれない。児童期の行為障害から反社会性 PD への進行は，PD が発達段階初期にそれらの起源をもっていることを示唆している (Kasen, Cohen, Skodol, Johnson & Brook, 1999)。衝動性と共感性は，2 歳程度の若年の子どもにもみられ，衝動性と共感性の逸脱は，確かな PD の構成要素である。児童期中期における具体的操作的思考の存在は，学齢に達した子どもの思考障害と現実検討障害の識別を可能にする。

## 家族とシステムの展望

家庭環境は，児童期の PD の発展に寄与する重要な要因であると考えられている。子どもの主要な養育者への愛着が崩壊している（死，離婚，重篤な親の病理，無秩序な家庭環境によって）家族においては，子どもの不適切な人格パターンが発展するかもしれない。PD の病因として虐待の役割が広く

研究されている。たとえば，児童期の虐待（特に性的虐待）は，多くの治療者が，診断の構成要素と考える，境界性 PD の病因であると広く認められている。家族および個人内の要因は，発達段階を通じて持続する不適切なスキーマの形成を導く学習経験を提供することで，子どもの PD を発展させる一因となっている。これらの要因には以下のようなことが含まれる：

1. 欲求不満耐性を教える親の失敗
    善意の親であっても，子どもの人生の初期に明確な境界設定を含んだ欲求不満耐性を教えることに失敗することがある。
2. 不適切な子育ておよび子どもの管理技術に関する無知
    過度に罰することや過度に寛大な子育ては，子どもの境界と自己規制の感覚に混乱を起こす。
3. 歪められた親の価値体系
    期待以上の成果をあげる完全主義者の子どもは，優秀な親や成功する必要を強化する親によってしばしば駆り立てられている。親の信念は，彼らの子どもたちが，社会的に相応しいか逸脱しているかによって判断する社会化戦略の選択を反映している (Rubin Mills & Krasner, 1989)。
4. 親の精神病理
    親の精神病理と児童期の反抗性障害との関連は強い。Hanish, Tolan と Guerra (1996) は，反社会性 PD をもった親のモデリングと強化を通して，権威を無視することが受容されるという考えを子どもに伝えていることを示唆した。子どもがこの信念を内在化すると，彼らは，親や，最終的に他の権威者にも反抗し始める。
5. 心理社会的ストレッサー
    結婚の放棄は，児童期の行動問題，特に従順でないことや破壊的な行動の 1 つの予測因子となる (Hanish ら, 1996)。
6. 親のネグレクトおよび拒絶

親のネグレクトや拒絶は，子どもに主要な愛着対象から分離されることを暗示するスキーマの発達に結びつき，より広範な孤立感を導く。

7. 気難しい子どもの気質

   気難しい幼児は，不適切なスキーマ形成に寄与する養育者の反応を引き出すことがある。泣き叫ぶ子どもは，親からの厳しい罰やより多くの拒絶，もしくは子どもの自己沈静の能力を育成するより，子どもをなだめる親からの過度の世話を体験する。

8. 頻繁で深刻な境界侵害

   これらの侵害は，子どもと親の両方の側に生じる場合がある。たとえば，親自身が依存される必要性を感じていて，子どもが自律性の正常な発達を犠牲にして依存する役割を強制されたなら，個体化に苦労するだろう。内向的な子どもは，自律に向けての自然な段階を遅らせるか抑制するかもしれない。また，過度に懲罰的な子育てスタイルは，子どもの，自己の明確な定義に向けた最初の段階を妨害する。身体的・性的虐待は，いくつかのPDの発展と連結している明確で深刻な境界侵害である。

## 機能に対する人格障害の影響

　成人と同じく，子どものPDは，対人関係，人間関係での経験，学業あるいは家族関係から肯定的あるいは否定的な影響を受ける。ある若者にとっては，この障害は重大で深刻な苦痛や機能障害を引き起こすものである。それ以外の者にとっては，人格様式は自我同調的であり，また，苦痛は他者（家族，仲間，学校）からもたらされるものである。さらにある人にとっては，この障害はこの時点で機能的である。たとえば，従順，依存的，強迫的，勤勉，成功動因や要求がある子どもは，学校で成功し，一生懸命で優秀な学生とみられるだろう。この場合のPDは，学校の成績を高める役目をする。また，教師とNCは，一般に回避的な子どもは教室において破壊的ではないので注意を向けず見落としがちである。

## 治療のために最適な焦点を選ぶこと

　子どもを心理療法に引き込むための決定は，子どもの行動や人格構造を証明する様々な情報源によってなされるのが理想的である。この時点では，子どもを治療という単独の焦点として捉える傾向がある。しかし，子どもを治療対象として強調することは，それ以外の力がその問題に影響を与えている可能性を否定する。たとえば，その問題は，親の正常な発達に関する知識や若者の行動規範の知識不足の結果なのか？　子どもの行動は，親の行動や期待にどのように関係しているか？　親の子育てに対するスキルは何であるか，また，家族コミュニケーションの典型的なスタイルは何であるか？

　教師はさらに照会問題に影響を与える。NCは，照会が教師の正常な発達や発達上の予測に関する知識の不足と関係があるかどうかを判断する必要があるだろう。子どもの行動に対する教師の期待，および教師の行動と子どもの行動との間の相互関係が調査されなければならない。照会された問題に関わるような教室でのストレッサーがあるか？　同定された行動は，仲間とのふれあいに関連や制限があるか？　その子どもは普段どのようにして新しい学習状況に取り組んでいるのか？　その子どもは危険な可能性のある状況から身を引くか，それとも，不安や恐れの結果として攻撃的な行動を増加させるのか？

　家庭環境と遺伝的体質は，孤立化やひきこもり（統合失調質の子ども），疑い深い（妄想性の子ども），短気もしくは敏感（境界性の子ども），自己中心（自己愛性の子ども），攻撃的（反社会性の子ども），注意を求める（演技性の子ども），慎重で注意深い（強迫性の子ども），依存的（依存性の子ども），内気（回避性の子ども），あるいはみたところでは愛想がよいけれども頑固（受動攻撃性の子ども）な子どもという結果をもたらす独自な方法で互いに影響しあっている。

## 治療問題

　治療に子どもを引き込む前に，NC は，治療に対する子どもと親の動機を査定する必要がある。子どもの発達段階を評価し，治療を最後までやりとげる方法が考慮されなければならない（たとえば，子どもは言語的な治療を受けるとき，静かに座り，聞き，集中し，焦点を当て，また最終的に種々の情報を統合し，治療セッション以外の状況へ一般化することができるか）。その子どもの認知発達のレベルは，治療介入の選択と直接的な関係がある（たとえば，抽象的 対 具体的推論）。セッションの長さは，子どもが参加することができる長さに制限されていなければならない。NC は，最後のセッションまで標的行動（親あるいは教師報告書に基づいた）の発生の観察に努力しなければならない。セラピーの目標は，肯定的，否定的な感情を説明できる情緒的な語彙を発展させる，非機能的な思考を同定し議論することを援助する，自己指示の技法や問題解決のスキル（結果として起こる考えや代替案を探すこと）を教える，具体的なスキルのロールプレイングなどが含まれる。可能な場合，重要他者が，子どもの家庭や学校環境における学習スキルを強化することで，セラピー助手の役割をすることができる。親と教職員による継続的なモニタリングがデータ収集のために奨励され，また子どもに最も近い人々における関係性や友好性の感覚を促進する。

## 要　　約

　若者への CBT は，治療的セッションが有効となるために，事前の考慮と適切な計画が要求される。NC は，割り当てられるセッションの長さや治療セッションの回数に関して，限定された時間を考慮しなければならない。どの CBT セッションにおいても，賢明な時間の使い方が重要である。NC は，子どもがセッションの目標に専念することができる計画を設定したいと考え

ている。可能ならば，子どもが議論のための課題項目を提案できるよう勧めるべきである。親と教師は，セッションやセッションで学習したスキルを補強するために与えられたホームワークを通して子どもへの支援に関わる。時々，親はセッションに参加することができる。NCは，子どもを治療すべきか，親や家族あるいは（システム）との組み合わせで子どもを治療すべきかを決定しなければならない。NCは確実に子育てのスキル不足を査定し対処しなければならない。

　NCは，子どもの認知レベルやセラピーに対する反応に基づいて，経験の経緯を明確にする能力を確認しなければならない。たとえば，思考の具体的操作レベルにいる子どもは，行動のための選択範囲に制限のあるセラピーの介入に一番反応するかもしれない。セラピーの焦点は変化のプロセスそれ自体であるべきである。NCは，NCと同盟をもつ能力を子どもの中に探して共感することにより，子どもとの作業同盟を発展させなければならない。これは，NCとのセラピーの過程で，認知的，情緒的双方を結びつける子どもの能力と意欲の正確なアセスメントを必要とする。NCは，発達心理学の理解と同様に，不安，実行，学習問題，記憶のような神経心理学の基本についての理解が必要である。

　CBT技法は，それぞれの子どもの特定のニーズを満たすために，修正し調整することができるので，子どもにとって有益である。治療的介入は，洞察力を強調するより，むしろ，情報の誤認，現実検討，継続的な適応的反応，基本的な問題解決のスキルのような具体的概念に注目する。学校や家庭における日常の問題は，より広くより良い対処スキルのレパートリーを発達させるという目標として取り組まれる。この基本的な枠組みを使用すると，様々なCBT技法は，時間管理，自己主張，問題解決，リラクゼーション，社会的スキル，自己管理，行動分析，活動計画，自己モニタリング，そして適応的な自己会話といったものとして教えることができる。

　子どもへのCBTは，現在の行動に関する，不適切あるいは非機能的な考えや態度の影響を強調している。その前提は，出来事に対する子どもの反応は，

彼らが出来事に加える意味づけに影響されるということである（Reinecke, Dattilio & Freeman, 1996）。出来事に対する子どもの行動や情緒的な反応が不適切なとき，それは，子どもがより適切な行動のスキルを欠いていたり，彼らの考えや問題解決能力が妨害された（認知的要素）ためであるかもしれない。CBT ナースセラピストは，子どもが新しい行動のスキルを得ることができるように，子どもに認知の変化を促す経験を提供することを試みているのである。

〈参考文献〉

American Psychiatric Association. (2000). *Diagnostic and statistical manual of mental disorders* (4th ed., text rev.). Washington, DC: American Psychiatric Press.

Beck, A. T., Freeman, A., Davis, D., & Associates. (2004). *Cognitive therapy of personality disorders* (2nd. ed.). New York: Plenum.

Bedrosian & Bozicas (1994) *Treating family of origin problems: A cognitive approach.* New York: Guilford Press.

DiGiuseppe, R. (1999). End piece: reflections on the treatment of anger. *Journal of Clinical Psychology, 55*(3), 365–379.

Freeman, A., Reinecke, M., & Beck, A. T. (1994). *Cognitive therapy of suicidal behavior: A manual for treatment.* New York: Springer Publishing Co.

Freeman, A., Reinecke, M., & Dattilio, F. M. (Eds.). (1995). *Cognitive therapy with children and adolescents: A casebook for clinicians.* New York: Guilford Press.

Freeman, A., & Rosenfield, B. (2002). Modifiying therapeutic homework for patients with personality disorders. *Journal of Clinical Psychology, 58,* 513–524.

Grodnitzky, G. R., & Tafrate, R. C. (2000). Imaginal exposure for anger reduction in adult outpatients: a pilot study. *Journal of Behavior Therapy Experimental Psychiatry, 31*(3–4), 259–279.

Hanish, L. D., & Tolan, P. H. (2001) Patterns of change in family-based aggression prevention. *Journal of Marital and Family Therapy, 27,* 213–226.

Kasen, S., Cohen, P., Skodol, A. E., Johnson, J. G., & Brook, J. S. (1999). Influence of child and adolescent psychiatric disorders on young adult personality disorder. *American Journal of Psychiatry, 156,* 1529–1535.

Kernberg, P. F., Weiner, A. S. & Bardenstein, T. X. (2000). *Personality disorders in children and adolescents.* New York: Basic Books.

Lazarus, A. A. (1973). Multimodal behavior therapy: treating the "basic id." *Journal of Nervous Mental Disorders, 156*, 404–411.

National Institute of Mental Health (2001). The numbers count: Mental disorders in America. (NIMH Publication No. 01–4584). Bethesda, MD: Author.

Reinecke, M., Dattilio, F. M., & Freeman, A. (Eds.). (2003). *Cognitive therapy with children and adolescents, second edition: A casebook for clinical practice.* New York: Guilford Press.

Rosenberg, A. A., & Kagan, J. (1989). Physical and physiological correlates of behavioral inhibition. *Developmental Psychobiology, 22*, 753–770.

Rubin, K. H., Hymel, S., & Mills, R. S. (1989). Sociability and social withdrawal in childhood: stability and outcomes. *Journal of Personality, 57*, 237–255.

Tafrate, R. C., Kassinove, H., & Dundin, L. (2002). Anger episodes in high- and low-trait-anger community adults. *Journal of Clinical Psychology, 58*, 1573–1590.

Tolan, P. H., Hanish, L. D., McKay, M. M., & Dickey, M. H. (2002). Evaluating process in child and family interventions: aggression prevention as an example. *Journal of Family Psychology, 16*, 220–236.

# 第4部

# 結　論

## 第16章

# 追想，統合，展望

Arthur Freeman, and Sharon Morgillo Freeman

## 追　想

　認知行動療法（CBT）は，25年以上にわたって，理論と治療的枠組みの急激な成長を体験してきた。初期の興奮は，CBTに影響を与え，推進され，その創始者の未来像をはるかに超えたものになった。Albert Ellisが50年以上も前にこの作業を開拓し始めてから，CBTは，臨床心理学と精神医学の領域において日の出の勢いで発展してきた。この成長は，幅広い専門職の連帯と協働が必要とされる進化的なプロセスを発生させた。初期の創設者たちには，心理学者（Ellis, Meichenbaum, Lazarus）や，精神科医（Beck, Wolpe）が含まれていた。看護師の集団は，CBT共同体のなかで，今までずっと軽視されてきた。CBTが注目され，その経験的なサポートや急激に拡大する文献がありながら，どうして看護師はCBTに関わっているのにそれは看護ではないのか，という疑問があがっていた。こうした考えは，われわれの全ての考慮から抜け落ちていた。CBTは，看護学がもたらしたであろう医学的，健康関連の適用や洞察の鍵となるものを見失っていた。看護師は，苦痛の改善を援助するCBTを用いた看護介入のための，CBT訓練の機会をもっていなかった。

　この本の中のどこにも，「全体は，部分の総計以上のものである」という考えより真実なことは書かれていない。それぞれの章で，問題，治療内容，患

者集団へのCBTの適用についての展望を与えている。この本では，3つの主要な目標が示された。1つ目は，構築され，十分に裏づけされたモデルと，看護実践—今までは決して達成されなかった何か—への適用の貢献者としてのCBTである。2つ目の目標は，国際的基盤に遠く及ばなかった看護臨床家 (nurse clinician) の最先端の科学的展望をもたらした。最後の目標は，ナースセラピスト（NT）にとって有効で，価値があり，看護に受け入れやすい様式としての材料が示された。これら全ての目標が適合したのである。この最後の章で，われわれは，各章の執筆者の重要な点を引き出し，統合して最終的な意見を述べたいと思う。

## 統　合

CBTの適用は，この本の中で詳述したが，患者の要因（たとえば，治療動機，変化への積極的関与，効果的な変化のための技術），NTの要因（たとえば，概念化の技術，介入の技術，治療的創造性），障害の要因（たとえば，障害それ自身を明らかにさせる要素），環境的要因には限りがない。CBTと看護実践を結合させるために関連した重要な要因について，下記に概略を述べる。

### 活動性

患者は，治療に積極的に参加しなければならない。これは明白に思えるが，全ての患者が積極的に参加する意思をもち参加するわけではない。多くの人は，セラピーに参加したいと思っておらず，そこに強制的に参加させられると怒りを感じる人も多い。さらに，患者は，多くの場合，抵抗するか，思考や行動の洞察のレベルが低い。

### 指示的

CBTモデルの2つ目の要素は，指示的であるということである。NTと患

者が相談室にいるとき，どちらかが，セラピーに対して，意見や焦点や方向性をもっていなければならない。指示的アプローチは，多くの形式があり，多くの方略や介入が関与している。NT は，資源としての情報を与え，患者に人生上の問題について，より有効な対処技法を発達させる場所を提供し，基本的なスキルを獲得できるよう患者を支援する。

## 先見性

セラピーは，反応的でなく，先見的でなければならない。先見的なスタンスは，多角的なレベルの治療計画を含んでおり，それはいくつかの選択肢をもった中核的な計画である。多角的なレベルの治療計画を作成するために，NT は，患者の動機や能力や目標をアセスメントしなければならない。

## 時間限定性

いくつかのセッションにおいて，NT は患者と限定的に出会うが，時間制限は，患者が非限定的なセッションを受けるときでさえも，重要である。時間制限は，セラピーが本題から離れず焦点化することを助ける。

## 協働的

治療的協働には，50 対 50 は必要ではない。患者の中には，90 対 10 で，NT がその作業において 90％を占める協働が必要な人もいる。セラピーの過程を通して，協働の相対的な重みは変わってくる。NT は，患者がどのくらいセラピーに貢献したいと考えているかを判断し，その残りの部分を提供しなければならない。NT は，全ての患者が平等にセラピーに貢献したいという意思があると期待してはならない。

## 重要他者と二次的資源の活用

セラピーの初期に重要他者と会うことにより，NT は，家族の治療目標や理論的根拠やホームワークの役割を含めた説明をすることで，家族の同定を

行う。CBTや疾病の特質について早期に教育することは，重要他者によってもたらされた，誤った信念や間違った情報や歪みを払拭することができる。患者の社会的または家族ネットワークがセラピーに関与するとき，NTは，情報に対するニーズやグループの期待に伴う個人的ニーズについて信頼性のあるバランスをとり，CBTの遠い目標を近いところに設定しなければならない。

### 問題の焦点化

アセスメントの基本として，NTは，診断と主訴の中核にある要因に焦点を当てなければならない。主訴は，その問題を要約するために用いられる省略したラベルである。NTは，それを拡大し，構成要素の部分に並べ，その問題の定義づけを行わなければならない。曖昧な目標を設定すると，曖昧なセラピーとなり，曖昧な結果をもたらすことになる。

### 構　　造

セッションの構造は，非常に重要である。NTは，最初に極めて具体的な用語を用いて目標を同定しなければならない。これは，セラピーの限定範囲を設定する具体的な問題リストの開発に関連している。もし患者が問題リストから離れたら，NTは，議論を行い，その後もう1つ別の議題項目を統合するために必要な情報は何かを決定するために，再度焦点化を行う。それぞれのセッションの初めに，患者が協働的に行う議題の設定のための時間をもつことは，もう1つの構造的基準である。その議題が導かれると，それによって問題がもたらされ，変化が可能となる。

### 原動力

CBTの本質的な構成要素は，ルールや信念やスキーマを基礎とした理解と詳細な説明である。これらのスキーマは，人生における最も早期に生じた認知や行動の強制力として構築され，児童期中期まではそれは良く適合してい

る。スキーマは，個人の学習や家族成員，宗教的，民族的集団，ジェンダー，地域の下位集団，広範囲な社会における経験によって蓄積される。

### 心理教育的

古い言い伝えに，「ある人に魚をやるとその日の内に食べて1日でなくなってしまう。彼に魚の取り方を教えると，彼はそれをいつでも食べることができるようになるだろう」というものがある。多くの患者にとって，彼らがセラピーに持ち込む問題は，スキルの不足から来ている。彼らは人生における多くの圧力に対処する適切なスキルをもっていない。しかし，それに取り組むとき，彼らは自分がスキル不足であることが理解できる。

### ホームワーク

CBTは，セッション間に使用されるホームワークを通して，そのアプローチの推移や一般化を識別できる。スキルや新しい認知や新しい行動は，その時点で適応されるべきである。ある状況に関する学習や変化は，同様な状況に向けて有効に一般化していかなければならない。このような方法で，新しい学習は，個人の対処レパートリーの自然で自動的な局面となる。

## 展　望

この本で展開した我々の目標はシンプルである。今までほとんどできていなかったCBTの成長の一部分を担う看護師にとって，有効なものになることである。専門職としての成長には，経験的に支持された治療モデルが不可欠であるとすれば，CBTと看護は良い適合である。この本に書かれた，看護師による，または看護師にとってのCBTに関する貢献の見識の広さ，深さ，範囲は，印象的である。CBTにとって，適用できず，修正ができない患者集団や治療内容や精神障害は無く，看護師は重要なCBTの貢献者となるに違いない。この本で精一杯取り上げた領域や問題は，氷山の一角にすぎない。個々

の看護師の創造性や活力が仕事を成長させる原動力になっている。看護研究者によるCBTの採用は，CBTが，看護師の後継者世代のモデルとして共有されることを促進している。我々の願いは，この本が，それ以前のこうした本と同様に，CBTが看護実践に拡大していくための発端となることである。

# 索　引

## 〈欧　語〉

AA　420
ABI（acquired brain injury）　215
AD（attention deficit）　429
AD/HD（attention deficit/hyperactivity disorder）　429
ADD（attention deficit disorder）　429
alumni　154
analgesia　136
ANCOVAs　179
anhedonia　133
anxiolytic　113
APA（American Psychiatric Associstion）　96
APN（advanced practice nurse）　xvii, 3
APRN（advanced practice psychiatric nurse）　56
arbitrary inference　9
ASD（acute stress disorder）　100
BA（behavioral activation）　66
basal ganglia　110
Beck Depression Inventory（BDI）　383
Best Friend Technique form　385
breathing retraining　120
BRS（brain reward system）　135
categorical distortion　387
cauded nucleus　110, 317
CBT（cognitive behavior therapy）　3
CD（conduct disorder）　439
coarse tremors　152
cognator　10
cognitive misattribution　101
contexual stimuli　13
DTR（Daily Thought Recoed）　74
Daughter Technique　46

decatastrophizing　79
delirium tremens　132
detoxified　152
diaphoresis　152
DMMF（Daily Mood Monitoring Form）　381
dorsomedial　317
DSM-Ⅳ-TR　96
ego-syntonic　269
EMDR（eye movement desensitization and reprocessing）　118
Emotional Opinion Technique　45
etiopathology　316
FS（family system）　428
GAD（generalized anxiety disorder）　96
GAVA　129
graded-task　76
grand theory　5
gray matter　317
guided discovery　34
half-lives　132
Ham-D（Hamilton Rating Scale for Depression）　383
HD（hyperactive disroder）　429
HPA（hypothalamic-pituitary-adorenal）　102
Hundred People Technique　46
hyperalgrsia　136
inoculation technique　446
interdependence　19
jitteryness syndrome　112
LEEI（Life Events Enjoyment Index）　384
limit setting　341
logical errors of thinking　9
malaise　152
MAOI　56
middle-range theories　4
Mitral valve prolapse　106
MMSE（Mini Mental Status Exam）　383

Motivation Scale　141
multimodal therapy　9
Neutral Observer Technique form　385
nociceptive　135
Nottingham Health Profile　197
nucleus accumbens　129, 135
nurse psychotherapist　3
OCD（obsessive-compulsive disorder）　96
ODD（oppositional defiant disorder）　439
OPPES（Older Person's Pleasant Event Scale）　381
orbital regions　317
other-blaming　138
overgeneralization　9
Perspective Box　389
PET（positron emission tomography）　100
physiologic　19
post-hoc analysis　74
progressive muscular relaxation　119
PTA（posttraumatic amnesia）　216
PTSD（post-traumatic stress disorder）　96
putamen　316
QOL（quality of life）　258
RAM（Roy Adaptation Model）　3
RET（rational-emotive therapy）　9
reattribution　79
regulator　10
REM（rapid eye movement）　317
residual stimuli　13
reward pathway　128
role function　19
rumination　208
scaling　80
SCD（self-control desensitization）　99
SCD（sickle cell disease）　172
selective abstraction　9
self-concept　19
self-correcting learning　251
SIP（Sickness Impact Profile）　197
skill net　251
SSRI　56, 98
SST（social skills training）　382

successive approximation　83
SUDS（Subjective Units of Distress Scale）　121
therapeutic collaboration　442
transactual model　190
upregulation　102
vental tegmentum　129, 135
WHO　196
WHOQOL　199
World Health Organization's profile　198

〈日本語〉

【あ】

Axis Ⅰ障害　402
愛着理論　310, 402
アサーティブトレーニング　83
アセチルコリン　232
アドラー心理学　16
アネルギー　192
アラノン　420
アルコールアノニマス（AA）ミーティング　154
アルムニ　154
意思決定プロセス　254
依存モデル　403
イネーブラー　339
イメージ療法　291
陰性症状　316
疫学病理学　316
エクスポージャー法　114
SOC モデル　140
ABC モデル　38
オペラント学習　60

【か】

快感消失　133
外傷後健忘　216
階層化　80
$x^2$ 検定　179

索　引

灰白質　317
海馬—脳下垂体—アドレナル軸　102
解離性障害　448
過換気症状　102
学習性無力感　164
拡大化と矮小化　63
仮説の検証　82
家族システム　428
価値下げ　287
活動スケジュール表　74
過度の一般化　9，63
鎌状赤血球症　172
間隔伸張法　251
眼窩部　317
看護心理セラピスト　3
感情的記号化　84
感情選択技法　45
関連刺激　8，13
危機介入　319
擬親化　449
基底核　110
機能的MRI　100
気晴らし的行動　291
偽薬　171
逆転移　355
キューカード　238
急性ストレス障害　100
急速眼球運動　317
強迫観念　109
強迫性障害　96
起立性低血圧　206
筋弛緩法　231
禁断症状　129
具現化　353
具体的操作的思考　455
クラスカル・ウォリス検定　179
グリーフワーク　260
グループの均質性　340
系統的脱感作療法　232
ケースフォーミュレーション　37
解毒　152
原因帰属　77，190

限界設定　341
行為障害　439
抗コリン作用　233
抗うつ薬　233
後天的な脳損傷　215
行動観察　291
行動随伴性契約　200
行動的活性化　66
行動リハーサル　291
抗不安薬　113
高齢者の楽しい出来事尺度　381
5HT　111
声の内在化　81
呼吸再訓練法　120
心の先読み　116
個人化　63
混合家族　452

【さ】
再帰属　79
サイナム舞踏病　110
三環系抗うつ薬　56，233
残存機能　251
残存刺激　8，13
恣意的推論　9，63
シェービング　353
思考—感情—行動のサイクル　43
思考の歪みの修正　98
自己概念　19，207
自己帰属　88
自己言明法　231，238
自己効力感　179
自己コントロール脱感作法　99
自己修正学習法　251
自己主張訓練　83，291，337
自己同調性　269
事後分析　74
自殺企図　257
自殺念慮　257
自助グループ　420
自尊心　207
事態依存学習　73，84

失感情症　192
実質的サポート　208
自動思考　64
自動思考の同定　73
社会技能訓練　83, 382
社会恐怖　96
主観的苦痛尺度　121
12ステップのプログラム　420
順応　61
上級実践看護師　iii, 3
状態不安　166
情緒的サポート　208
情緒的脆弱性　89
焦点刺激　8
情報的サポート　208
侵害受容　135
神経質症候群　112
神経受容体の増加　102
神経心理学的検査　237
振戦せん妄　132
心的外傷後ストレス障害　96
親友技法方式　385
スキーマ　11, 60
スキーマ的偽装　277
スケジュール化　291
ストレス素因モデル　59
スピリチュアルニーズ　250
スプリッティング　287
生理的様式　19
生活の質　258
精神科上級実践看護師　56
精神浄化作用　399
性的虐待　450
生物学的脆弱性　43, 316
世界保健機構　196
セロトニン　111, 232
漸近法　83
全身倦怠感　152
漸進的筋弛緩法　119, 172
選択的神経受容体　56
選択的セロトニン再取り込み阻害薬　56, 98
選択的抽出　9

選択的抽象化　63
全般性不安障害　96
せん妄　254
相互依存　19
僧帽弁脱出　106
ソーシャル・サポート　69
側座核　129, 135
ソクラテス的質問　34, 256, 346
粗大振戦　152

【た】

対処モデル　190
耐性　136
大理論　5
他者非難　138
多手法療法　9
脱感作　353
脱破局　79
多動性障害　429
多発性硬化症　264
段階の課題　76
段階的脱感作　97
断定的歪曲　387
窒息恐怖反応　104
注意欠陥　429
注意欠陥障害　429
中核信念　271
注入技法　446
中範囲理論　4
中立的観察者技法方式　385
調節器　10
調節器サブシステム　12, 21
治療の協働　442
治療的ラポート　67
治療同盟　37
痛覚過敏　136
痛覚脱失　136
通信路容量の限界　318
適応の障害レベル　18
適応の代償レベル　18
適応の妥協の過程　103
適応の統合レベル　18

適応様式　19
転移　355
展望の箱　389
同化　61
動機尺度　141
道具的サポート　207
統合失調症スペクトラム障害　305
ドーパミン　232
ドーパミン神経伝達の過剰　316
ドーパミン分泌　316
特性不安　166
特定の恐怖症　96

【な】
ナースセラピスト　32
内観療法　296
二元配置分散分析　179
ニューマンシステムモデル　5
認知器　10
認知器サブシステム　12, 21
認知行動療法　3
認知再構成法　231, 238, 419
認知的ケースフォーミュレーション　37
認知的誤帰属　101
認知的再帰属　98
認知的調整　226
認知的不協和　294
認知的不協和理論　315
認知の三つ組　59
認知の歪みのラベリング　77
認知療法　9
脳報酬系　135
ノーマライゼーション　39
ノッティンガム健康プロフィール　197
ノルエピネフリン　232
ノンコンプライアンス　143

【は】
バイオフィードバック　203
背側正中　317
発汗　152

発見への導き　34
パニック障害　96
ハミルトン抑うつ尺度　383
般化　228
半減期　132
反抗挑戦性障害　439
反芻　208
反復プライミング法　251
被殻　316
非遵守　143
100人の人技法　46
尾状核　110, 317
非定型抗精神病薬　322
非薬物療法的アプローチ　234
ヒルデガード・ペプローの理論　5
広場恐怖　104
ブースター・セッション　382
腹側被蓋　129, 135
プラセボ　171
フラッシュバック　109
フラディング法　232
フリーコルチゾール濃度の上昇　308
ペインスケール　141
ベースラインのアセスメント　43
ベックうつ病尺度　383
ベンゾジアゼピン　234
扁桃体　111
報酬経路　128

【ま】
毎日の気分記録様式　381
毎日の思考記録　74
マインドリーディング　116
マン・ホイットニーU検定　179
ミニメンタルステータス検査　383
$\mu$-オピオイド受容体　135
無作為対照試験　175
娘技法　46
無反応　192
メタ認知　79, 271
免疫抑制剤　192, 199
モデリング　291

モノアミン酸化酵素阻害薬　56, 206

【や】
薬物耐性　235
薬物難治性　309
役割機能　19
揺さぶられっ子症候群　215
陽性症状　316

【ら】
ライフイベント楽しみ指標　384
ラポート　282
理想化　287
リタリン　439
リラクゼーション訓練　98, 291, 419
理論情動療法　9
理論的思考の誤り　9
ロイ適応モデル　3
ロールプレイ　291

## 監訳者あとがき

　本書は「Cognitive Behavior Therapy in Nursing Practice」を翻訳したものである。
　この本との出会いは，誠に偶然であった。近年，認知行動療法に関する本は，多数出版され，私も数冊持っていたが，看護における認知行動療法を扱った本は全くといっていいほど存在していなかった。そこで，看護師が行う認知行動療法の本を探して，Amazonを検索していたところ，私が探していたテーマにぴったりなタイトルのこの本が目に飛び込んできたのである。
　早速購入し，読み進めていくうちに，この本は，これからの日本の看護にとって重要な本になるという確信を持つようになった。そして，是非，日本の看護師に広く読んでもらいたいと考えるようになった。
　思い立ったら，すぐに行動する私は，懇意にしていただいている鳴門教育大学の井上和臣先生に相談をし，是非この本を翻訳したいことを伝えた。井上先生は唐突な相談にも関わらず，星和書店の石澤社長にすぐに連絡を取ってくださった。社長は，星和書店にとって重要な人物である井上先生からの申し出を無下に断ることができなかったようで，すでに翻訳の権利がどこかに渡っていないかどうかを調べてくださり，まだ翻訳権が渡っていないことがわかると赤字を覚悟で契約をしてくださった。
　この段階になっても私は翻訳というものの作業がまだ十分に理解できておらず，「私にできるだろうか？」と考える以上に，この本を翻訳できる喜びの方が勝っていたため，楽観的に考えていた。
　今となっては，実際の翻訳の作業がこのように大変なものであることを知っていたら，躊躇していたかもしれない。しかし，留学経験も翻訳の経験もなく，独学で原書を読んでいただけの私であったが，なぜかこの本の翻訳が完成している"画"しか思い浮かばなかったのである。

そして，一緒に翻訳を分担してくれる方々を選出し，翻訳作業に入った私は，翻訳が進むにつれてさらにワクワク感を抑えきれなかった。この本はこれからの日本の看護にとって重要な本になることが実感となったからである―早く翻訳を進めて早く世に出したい―。

　翻訳を始めてからしばらくして，私は"World Congress of Behavioural and Cognitive Therapy 2007"へ出席するためにスペインのバルセロナへ向かった。その道中，私はこの本の著者であるSharon Freeman博士にもしかしたら会えるのではないだろうかと根拠のない期待を持っていた。誰の紹介もなく，また実際博士がこの会議に参加しているかどうかもわからないため，実現しない可能性のほうが高かったからである。会議には，世界中から2,000人以上の認知行動療法に関わる研究者や実践家が集まっていた。私はバルセロナの観光を楽しみつつ，世界における認知行動療法の勢いを肌で感じていた。

　会議中，私は何気なくあるシンポジウムの会場に入った（実際は聞くためというより，椅子に座りたかったという理由であるが）。そのシンポジウムは終わりにさしかかっていた。そのとき司会者が話している言葉の中に「…Dr. Freeman…」という単語が聞こえた。前を見ると，写真で見たことのある認知行動療法で世界的に著名なArthur Freeman博士らしき人を発見した。私はFreeman博士に思い切って話しかけようと思った。しかし，博士は終了後多くの人から話しかけられ，一緒に写真をとったりしていたため，私が話しかけるような隙はなかった。

　「これまでか……」と思い，会場の外に出て，コーヒーを飲んでいると，Arthur Freeman博士が夫人（Sharon Freeman博士）らしき人と一緒に会場から出てきているところが見えた。私は今がチャンスと思い，Sharon Freeman博士に近寄り「今，日本であなたの本を翻訳しています」と話しかけた。すると，博士は非常に驚き，「日本で私の本が出るなんて！」と喜びを隠せない様子で応えてくれた。そして，名刺を交換し合い，また連絡することを約束して別れた。この会議での出会いは，偶然であったが，私にとって

は必然の出来事であったとしか思えない経験であった。

　そういった偶然が重なった経緯を経て，この翻訳書が完成したことも，私にとっては必然の出来事であると考えたい。

　本書は看護師のための認知行動療法の理論的背景から，具体的なプログラムまで網羅されている実践の書である。また，ロイの看護理論とCBTとの理論的融合は非常に新鮮であり，看護を考える上で重要な概念を示している。しかし，第16章に，「看護師の集団は，CBT共同体のなかで，今までずっと軽視されてきた。CBTが注目され，その経験的なサポートや急激に拡大する文献がありながら，どうして看護師はCBTに関わっているのにそれは看護ではないのか，という疑問があがっていた」とあるように，米国においても，看護の分野では認知行動療法の実践はまだ始まったばかりである。

　日本と米国では看護師の制度に違いがあり，全てを一緒に論じることはできないが，非薬物療法として，患者のセルフマネジメント能力や自己効力感の向上など様々なエビデンスが報告されている認知行動療法を日本の看護の中に取り入れていくのは，今こそまさにそのときではないかと感じている。

　本書は，精神科の看護師だけでなく，一般科の看護師にも是非読んでいただき，認知行動療法が看護実践における力強い理論基盤になることを願っている。

　最後に，私の拙い監訳にお付き合いしていただいた星和書店の石澤雄司社長，編集部の近藤達哉氏に多大なる感謝を申し上げたい。

2008年　初夏<br>
白石　裕子

## 編　者

**Sharon Morgillo Freeman, PhD, MSN, RN-CS**

　上級実践臨床専門看護師（Advanced Practice Clinical Nurses Specialist）で，1998 年から 2004 年まで，ペンシルベニア・プレスビテリアン大学医療センター（Pennsylvania Medical Center at Presbyterian）の，依存症入院施設，精神科急性期病棟および多重診断病棟（Dual Diagnosis Units）の臨床管理者を務めている。これらの病棟は，2002 年の国家的治療プログラムの賞を受賞したのみならず，同年，ペンシルベニア州とプレスビテリアン市における最良の看護実践に贈られる賞も受賞している。博士は，認知療法学会認定の認知療法士（Cognitive Therapist）の資格と，上級実践臨床専門看護師（Advanced Practice Clinical Nurses Specialist）の資格を得ている。社会学の博士号と心理学および上級実践精神科看護学の 2 つの修士号を有している。

　Freeman 博士は，上級の国際的資格（MAC）を有する国立依存症専門職協会（National Association of Addiction Professionals: NAADAC）の次期会長（President-Elect）であり，依存症専門職のペンシルベニア協会の前会長でもある。また，Northeast Addiction Technology Transfer Center Practice Improvement Collaborative の運営委員会と米国保健省（U. S. National Department of Health and Human Services）の外部団体の物質乱用とメンタルヘルスの管理部局も勤めた。博士は，物質乱用，依存問題，認知行動療法，慢性疼痛の問題に関する国内外での講演を行っている。Freeman 博士は，国際依存症看護協会（International Society for Addiction Nursing）の依存症看護師のためのコアカリキュラムの中の数章を著した。Freeman 博士はインディアナ州に移る前の 4 年間，ペンシルベニア大学医学部の講師と指導者を歴任し，ペンシルベニア大学看護学部では，物質乱用と精神障害の講義を受け持った。博士は，インディアナ州パデュー大学（Indiana/Purdue University）の教員組織の一員であり，インディアナ州フォートウェインの Aboite Behavioral Health Service で個人的な実践を継続している。

**Arthur Freeman, EdD, ABPP**

　コロンビア大学教育学部（Teachers College, Columbia University）から博士の称号を受け，米国専門心理士協会（American Board of Professional Psychology）から，臨床，家族，行動心理学の認定資格を受けている。彼は，40冊の著書と60以上の共同著者であり，認知行動療法の様々な視点からの学術雑誌の論文を発表し，近年，米国のみならず20以上の国において広範囲な講演活動を行っている。Freeman博士は，過去，行動療法促進協会（Association for Advancement of Behavior Therapy）の会長を務め，現在，インディアナ州フォートウェインのセントフランシス大学（University of Saint Francis）の心理学の学部長と教授を務めている。彼の著作は，ドイツ語，オランダ語，スウェーデン語，日本語，スペイン語，イタリア語，ブルガリア語，ポルトガル語，中国語に翻訳されている。

## 執筆者

**Heather Charatz, MA, Mphil.**

ニューヨーク市立大学大学院（The Graduate School and University Center of City University of New York）の発達心理学の博士課程在学中。ハンター大学（Hunter College）より MA の称号を，ニューヨーク市立大学（Center of University of New York: CUNY）大学院から Mphil の称号を受けている。Charatz 氏は，Mt Sinai の NIDRR 基礎的研究と外傷性頭部損傷患者のためのコミュニティ統合訓練センターの研究助手の経歴を有している。

**Cynthia A. Diefenbeck, MSN, RN-CS**

デラウェア大学看護学科（Department of Nursing at the University of Delaware）講師。デラウェア大学で BSN を，ペンシルベニア大学の成人精神科メンタルヘルスで MSN を，フィラデルフィア Osteopathic Medicine College の臨床心理学で MS を取得した。また，成人精神科メンタルヘルス看護学で ANSS の資格と，メリーランド州の上級実践看護師（Advanced Practice Nurse）の資格を取得した。彼女は，急性期，慢性期の精神科入院病棟や緊急的危機サービスを含む様々な臨床勤務経験があり，1997 年から BSN の学生にも教えている。Cynthia は，現在フィラデルフィア Osteopathic Medicine College の臨床心理学の博士課程に在学中である。彼女の関心領域は，認知症患者における行動障害の非薬物的管理や専門的介護者のバーンアウトなどである。

**Alexandra Duncan, MS**

フィラデルフィア Osteopathic Medicine College で心理学の修士号を取得，現在フィラデルフィア Chestnut Hill College の博士課程在学中。Duncan 氏は，現在フィラデルフィアのプレスビテリアンキャンパスにあるペンシルベニア大学医療センターの依存症入院病棟のカウンセラーとして勤務している。

**Mary R. Hibbard, PhD**

ニューヨーク州のマウントサイナイ医科大学リハビリテーション医学部 (Rehabilitation Medicine, Mount Sinai, School of Medicine) 教授。彼女は，米国専門心理学協会員 (American Board of Psychology Diplomate) であり，学術誌「*Rehabilitation Psychology*」，米国リハビリテーション心理学 (American Board of Rehabilitation Psychology) の評議員を務めている。Hibbard 博士は，過去20年間実践的な研究を行い，現在，障害とリハビリテーション研究国立機関 (National Institute of Disability and Rehabilitation Research: NIDRR) とマウントサイナイ医科大学に併設されている外傷性頭部損傷をもつ人のコミュニティ統合における研究と訓練センターおよび TBI モデルシステムプログラムの研究指導者として活躍中。また，NIDRR の高度リハビリテーション研究のポストドクタープログラムの指導，米国心理学協会から派遣されたリハビリテーション心理学および臨床神経心理学における臨床実習指導の管理者である。Hibbard 博士は，臨床神経心理学，リハビリテーション心理学，外傷性頭部損傷，脳卒中に関する幅広い領域の著書がある。主な関心領域は，神経学的障害の精神医学的後遺症である。


**Lynne Kothera, PhD**

マウントサイナイ医科大学リハビリテーション学科 (Department of Rehabilitation, Mount Sinai Medical Center) の上級臨床心理士。彼女は，マウントサイナイに併設されている，米国心理学協会から派遣されたリハビリテーション心理学および臨床神経心理学における臨床実習指導の副管理者である。Kothera 博士は，コネチカット州の Institute of Living in Hartford において，2年間の神経心理学のポストドクタープログラムとニューヨーク大学の精神分析と心理療法のポストドクターの訓練の2つのポストドクターとしての訓練を受けた。

### Danny C. K. Lam, PhD, MSc, RN

キングストン大学 (Kingston University) と聖ジョージ病院医学校 (St. George's Hospital Medical School) の看護学の上級講師。彼は, 精神看護師の資格を取得後, 数年間, 修士課程で化学を専攻し化学者として勤務した。彼は, Open University (通信制) で心理学の修士号を取得し, ミドルセックス大学で健康心理士の MSc を, Open University で教育学学士 (主専攻は心理学), ロンドン大学で認知行動療法の MSc と博士号を取得した。

主な研究の関心領域は, 治療者の臨床的判断におけるラベリング効果, 治療プロセスと治療同盟, 患者の健康信念と自己イメージなどがある。その他の関心領域としては, CBT における変化のメカニズム, 心理学的アセスメントと介入, CBT 技法がある。彼はこの領域で多数の論文を著している。

### Claudia R. Miller, MSN, RN

ミシガン大学 (University of Michigan) で成人精神科およびメンタルヘルス看護学の修士号を取得し, 現在ミシガン大学の不安障害プログラムと Ann Arbor Veterans Administration 病院の PTSD 外来でナースプラクティショナー (Nurse Practitioner) として勤務している。

### Mary DuBry Morgillo, PhD, ABMPP

トレド大学 (University of Toledo) で 1970 年に教育学学士, 1974 年に教育学修士, 1980 年に博士号を取得。マサチューセッツ州のボストンカレッジ (Boston College, Massachusetts) で心理診断の資格 (Psychodiagnosis Certification) を取得。心理学課程で教え, 現在では, ヘルスケア専門職のためのセミナーを多数行っている。彼女は 20 年以上, 終末期の問題をもつ患者に対する個人的な実践を行った。Morgillo 博士の前夫の Constantine 氏は,「風は彼女の翼のもとに集まっている」と語った。彼らは, 3 人の子ども (Vincent Morigllo, Sharon Morigllo Freeman 博士, Robert Morigllo), 9 人の孫, 9 人の曾孫がいる。Morgillo 博士は, 多数の専門職組織 (米国心理学協会を含む)

に属し，いくつかの賞を得ており，米国医療心理士および心理診断士委員会（American Board of Medical Psychotherapist and Psycho-diagnosticians）とニューヨーク科学アカデミー（New York Academy of Sciences）の終身会員である。

### Jeanne Paskawicz, PhD, PA

フィラデルフィア・プレスビテリアンフィラデルフィア大学医療センターの医師助手であると同時に，テンプル大学医療センター（Temple University Medical Center）の心臓移植チームの中心的メンバーである。彼女は，慢性期医学的疾患の環境に関するQOLの論文を数編著している。

### Diane Rendon, EdD, RN

ニューヨーク市立大学ハンターカレッジのハンターベルビュー看護学科（Hunter-Bellevue School of Nursing, Hunter College, City University of New York）の准教授と指導者を過去10年間勤めている。彼女は精神科看護の専門看護師であり，老年精神科と心理社会的老年学に焦点を当てている。

### Sister Callista Roy, PhD, FAAN, RN

看護理論家，著者，講師，研究者，教員として高い評価を得ており，現在，1987年からChestnut Hillのボストン大学看護学科の教授，看護理論家である。彼女は，看護認識論や知識創造の方略のコースを修士と博士課程で教授しているのみならず，博士論文研究の指導も行っている。ロイ博士は，理論，実践，看護研究の枠組みとしてのロイ適応モデルの発展や継続を最も熟知した人である。ロイ博士の著書で非常に有意義と考えられる最新の出版物は，Heather Andrewsにより著された「ロイ適応モデル（第2版）」と「*The Roy Adaptation Model-Based Research*（研究の基礎となるロイ適応モデル）」の2つである。これらは25年以上も看護の科学に貢献してきたものである。ロイ博士は，ロサンジェルスのカルフォルニア大学（University of California,

Los Angeles) で社会学の博士号を取得した。彼女は，国際的論客としての名声を得，過去 30 年間で，北米はもとより 30 以上の国で，ロイ適応モデル，看護理論，研究，カリキュラム，臨床実践，将来に向けた専門職の動向などの話題に関する講演を行っている。彼女の著書は，12 の言語に翻訳されている。

**Pamela Bifano Schweitzer, MSN, RN**

ミシガン大学精神科部門（University of Michigan Department of Psychiatry）の不安とストレス障害プログラムの外来における精神科ナースプラクティショナー。彼女の臨床実践は，不安障害や気分障害をもつ成人への個人，集団における様々な認知行動，精神薬理療法に関わっている。マドンナ大学（Madonna University）で BSN を取得し，ミシガン大学看護学科で成人精神看護とメンタルヘルス看護学 MS を取得し，同大学で講師助手（Adjunct Lecturer）としての契約を受けている。

**Tullio Scrimali, MD**

医師，心理士，心理療法士。ミラン大学精神科（University of Milan）に所属。彼は，イタリアにおける認知精神療法のパイオニアの一人である。彼は，1990 年に創立された ALETAIA の管理者であり，カタニア大学（University of Catania）では，心理療法，精神疫学，心身医学，学術英語に焦点をあて研究を行っている。カタニア大学精神科（Department of Psychiatry, University of Catania）では認知療法の病棟を創設し，指導にあたった。120 の科学的著作と数編の論文を著し，15 年以上にわたり，統合失調症患者の治療への認知的アプローチとリハビリテーションを研究している。彼の統合失調症に関する初めての対照群を用いた研究は，イタリアにおける認知的な統合失調症治療のプロトコルの発展を促した。

**Veronica J. Thomas, PhD, RB**

　現在，イギリス・ロンドンの Guy's & St. Thomas Hospital Trust の血液部門内の保健心理相談員（Consultant Health Psychologist）として勤務している。彼女は，1997 年から，英国で初めてとなる鎌状赤血球症の患者のための健康心理サービスの専門家としてスタートした。このサービスは，今では，医学的な血液疾患をもつ患者のための心理学的サービスを行うものとして拡大している。彼女は，少数民族の健康問題，疼痛管理についての幅広い経験をもち，鎌状赤血球症の疼痛管理に対する認知行動療法の効果評定を，多中心型無作為法（multi-centered RCT）で実施した。さらに，彼女は，疼痛経験の文化的差異，鎌状赤血球症の心理学的側面，ヘルスケア専門職のためのコミュニケーションと文化的自覚のスキル訓練などの広範囲な経験を有している。

**Bruce S. Zahn, EdD, ABPP**

　フィラデルフィア Osteopathic Medicine College の心理学科における臨床的訓練の准教授および指導者。以前の学術的職位は，ペンシルベニア・プレスビテリアン大学健康システム医療センター（Presbyterian Medical Center of the University of Pennsylvania Health System）の老年精神科プログラムの臨床指導者である。Zahn 博士は，臨床心理士の委員会認定を得ている。彼は，老人のための構成的 CBT 治療マニュアルの副著者である（未発刊）。

■監訳者略歴

白石　裕子（しらいし　ゆうこ）
　看護師，臨床心理士
　1958 年　佐賀県生まれ
　1979 年　日本バプテスト看護学校卒業
　1994 年　香川大学教育学部卒業
　1996 年　鳴門教育大学大学院生徒指導コース終了
　1999 年　香川県立医療短期大学精神看護学講師
　2001 年　香川大学医学部博士課程入学～在学中
　2004 年　香川県立保健医療大学地域精神看護学講座助教授
　2007 年　宮崎大学医学部看護学科地域精神看護学講座教授


〈訳者一覧〉50 音順

國方　弘子（くにかた　ひろこ）　第 8 章～第 9 章
　香川県立保健医療大学保健医療学部看護学科教授

榮　玲子（さかえ　れいこ）　第 14 章～第 15 章
　香川県立保健医療大学保健医療学部看護学科教授

白石　裕子（しらいし　ゆうこ）　第 3 章～第 5 章，第 10 章～第 11 章，第 16 章
　宮崎大学医学部看護学科教授

則包　和也（のりかね　かずや）　第 2 章，第 12 章
　弘前大学大学院保健学研究科講師

淘江　七海子（ゆりえ　なみこ）　第 1 章，第 13 章
　前香川県立保健医療大学保健医療学部看護学科教授

吉永　純子（よしなが　じゅんこ）　第 6 章～第 7 章
　徳島文理大学保健福祉学部看護学科教授

**看護実践における認知行動療法**

2008年10月7日 初版第1刷発行

監 訳 者  白石裕子
発 行 者  石澤雄司
発 行 所  株式会社 星和書店
　　　　　東京都杉並区上高井戸1-2-5　〒168-0074
　　　　　電話　03(3329)0031（営業部）／03(3329)0033（編集部）
　　　　　FAX　03(5374)7186
　　　　　http://www.seiwa-pb.co.jp

© 2008 星和書店　　　Printed in Japan　　　ISBN978-4-7911-0682-0

## 認知療法入門
フリーマン氏による
治療者向けの臨床的入門書

A.フリーマン 著
遊佐安一郎 監訳

A5判
296p
3,000円

## 認知療法実践ガイド・基礎から応用まで
ジュディス・ベックの認知療法テキスト

ジュディス・S・ベック 著
伊藤絵美、神村栄一、
藤澤大介 訳

A5判
464p
3,900円

## 認知療法・認知行動療法カウンセリング初級ワークショップ

伊藤絵美 著

A5判
212p
2,400円

## 認知行動療法を始める人のために

レドリー、マルクス、
ハイムバーグ 著
井上和臣 監訳
黒澤麻美 訳

A5判
332p
3,300円

## CD-ROMで学ぶ認知療法
Windows95・98&Macintosh対応

井上和臣 構成・監修  3,700円

発行：星和書店　http://www.seiwa-pb.co.jp　価格は本体(税別)です